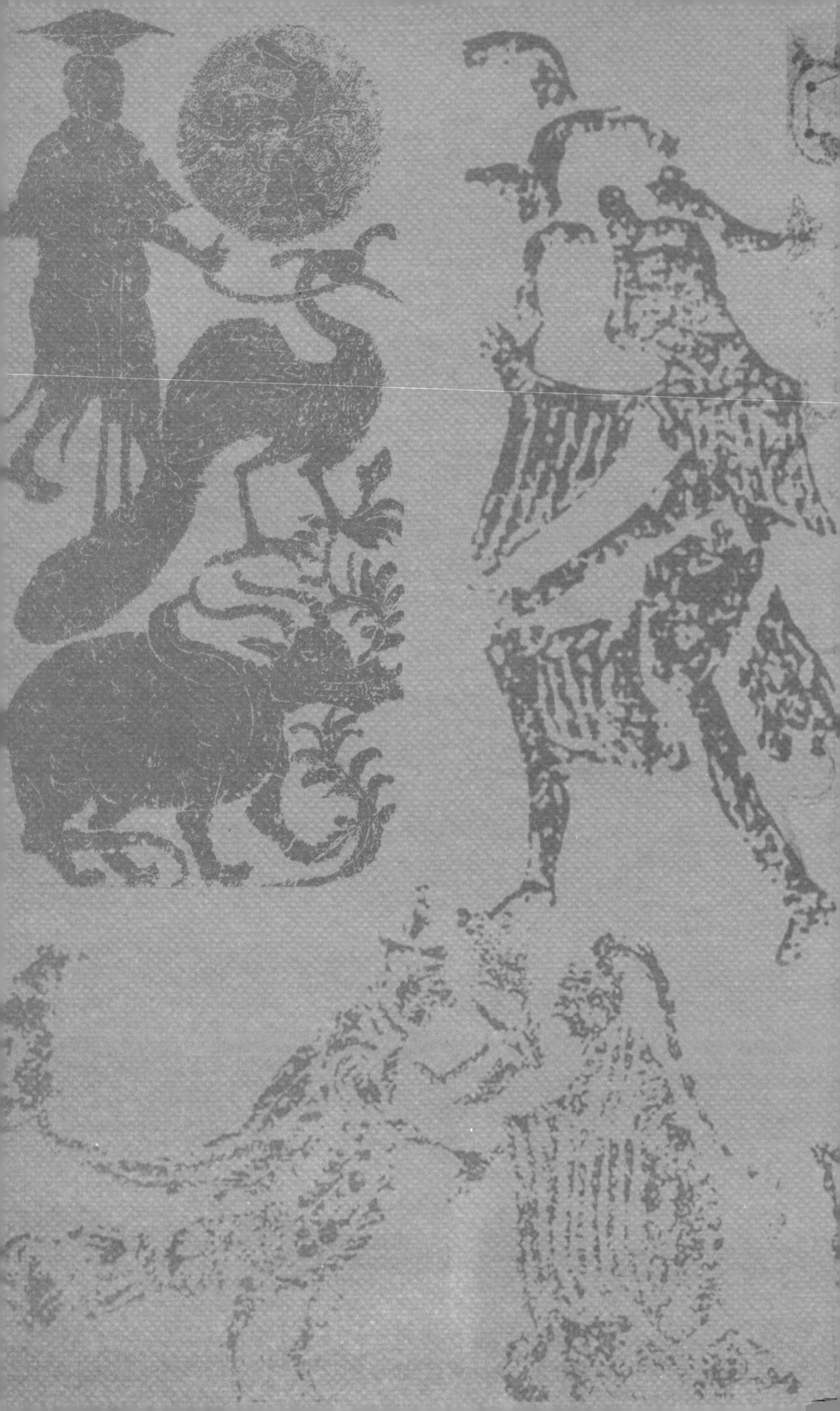

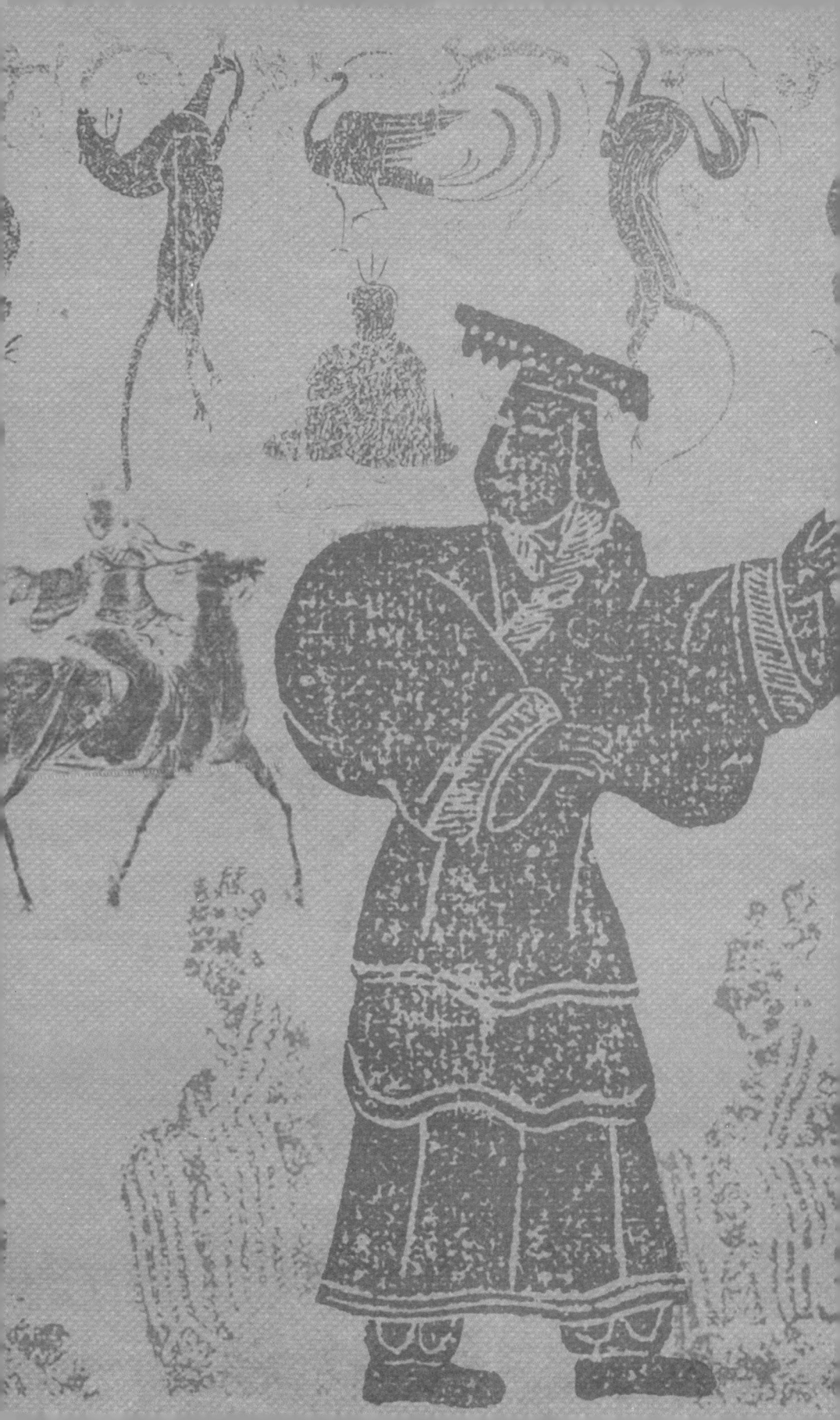

中国古医籍整理丛书

脉药联珠药性食物考

清·龙柏 撰

苏　颖　赵宏岩　张茂云　魏晓光
王利锋　聂金娜　黄朝忠　金学敏　校注

中国中医药出版社
·北 京·

图书在版编目（CIP）数据

脉药联珠药性食物考/（清）龙柏撰；苏颖等校注. —北京：
中国中医药出版社，2016.11
（中国古医籍整理丛书）
ISBN 978 - 7 - 5132 - 3475 - 7

Ⅰ. ①脉…　Ⅱ. ①龙…　②苏…　Ⅲ. ①脉学—中国—清代
②中草药—食物疗法　Ⅳ. ①R241.1　②R247.1

中国版本图书馆 CIP 数据核字（2016）第 139164 号

中国中医药出版社出版
北京市朝阳区北三环东路 28 号易亨大厦 16 层
邮政编码　100013
传真　010 64405750
保定市中画美凯印刷有限公司印刷
各地新华书店经销

*

开本 710 × 1000　1/16　印张 36　字数 306 千字
2016 年 11 月第 1 版　2016 年 11 月第 1 次印刷
书　号　ISBN 978 - 7 - 5132 - 3475 - 7

*

定价　105.00 元
网址　www.cptcm.com

国家中医药管理局
中医药古籍保护与利用能力建设项目
组织工作委员会

项目专家组

顾　问　马继兴　张灿玾　李经纬

组　长　余瀛鳌

成　员　李致忠　钱超尘　段逸山　严世芸　鲁兆麟
　　　　郑金生　林端宜　欧阳兵　高文柱　柳长华
　　　　王振国　王旭东　崔　蒙　严季澜　黄龙祥
　　　　陈勇毅　张志清

项目办公室（组织工作委员会办公室）

主　任　王振国　王思成

副主任　王振宇　刘群峰　陈榕虎　杨振宁　朱毓梅
　　　　刘更生　华中健

成　员　陈丽娜　邱　岳　王　庆　王　鹏　王春燕
　　　　郭瑞华　宋咏梅　周　扬　范　磊　张永泰
　　　　罗海鹰　王　爽　王　捷　贺晓路　熊智波

秘　书　张丰聪

前 言

前
言

一

中医药古籍是传承中华优秀文化的重要载体，也是中医学传承数千年的知识宝库，凝聚着中华民族特有的精神价值、思维方法、生命理论和医疗经验，不仅对于传承中医学术具有重要的历史价值，更是现代中医药科技创新和学术进步的源头和根基。保护和利用好中医药古籍，是弘扬中国优秀传统文化、传承中医学术的必由之路，事关中医药事业发展全局。

1949 年以来，在政府的大力支持和推动下，开展了系统的中医药古籍整理研究。1958 年，国务院科学规划委员会古籍整理出版规划小组在北京成立，负责指导全国的古籍整理出版工作。1982 年，国务院古籍整理出版规划小组召开全国古籍整理出版规划会议，制定了《古籍整理出版规划（1982—1990）》，卫生部先后下达了两批 200 余种中医古籍整理任务，掀起了中医古籍整理研究的新高潮，对中医文化与学术的弘扬、传承和发展，发挥了极其重要的作用，产生了不可估量的深远影响。

2007 年《国务院办公厅关于进一步加强古籍保护工作的意见》明确提出进一步加强古籍整理、出版和研究利用，以及

"保护为主、抢救第一、合理利用、加强管理"的方针。2009年《国务院关于扶持和促进中医药事业发展的若干意见》指出，要"开展中医药古籍普查登记，建立综合信息数据库和珍贵古籍名录，加强整理、出版、研究和利用"。《中医药创新发展规划纲要（2006—2020)》强调继承与创新并重，推动中医药传承与创新发展。

2003~2010年，国家财政多次立项支持中国中医科学院开展针对性中医药古籍抢救保护工作，在中国中医科学院图书馆设立全国唯一的行业古籍保护中心，影印抢救濒危珍本、孤本中医古籍1640余种；整理发布《中国中医古籍总目》；遴选351种孤本收入《中医古籍孤本大全》影印出版；开展了海外中医古籍目录调研和孤本回归工作，收集了11个国家和2个地区137个图书馆的240余种书目，基本摸清流失海外的中医古籍现状，确定国内失传的中医药古籍共有220种，复制出版海外所藏中医药古籍133种。2010年，国家财政部、国家中医药管理局设立"中医药古籍保护与利用能力建设项目"，资助整理400余种中医药古籍，并着眼于加强中医药古籍保护和研究机构建设，培养中医古籍整理研究的后备人才，全面提高中医药古籍保护与利用能力。

在此，国家中医药管理局成立了中医药古籍保护和利用专家组和项目办公室，专家组负责项目指导、咨询、质量把关，项目办公室负责实施过程的统筹协调。专家组成员对古籍整理研究具有丰富的经验，有的专家从事古籍整理研究长达70余年，深知中医药古籍整理研究的重要性、艰巨性与复杂性，履行职责认真务实。专家组从书目确定、版本选择、点校、注释等各方面，为项目实施提供了强有力的专业指导。老一辈专家的学术水平和智慧，是项目成功的重要保证。项目承担单位山东中医药大学、南京中医药大学、上海中医药大学、福建中医药大学、浙江省中医药研究院、陕西省中医药研究院、河南省中医药研究院、辽宁中医药大学、成都中医药大学及所在省市中医药管理部门精心组织，充分发挥区域间互补协作的优势，并得到承担项目出版工作的中国中医药出版社大力配合，全面推进中医药古籍保护与利用网络体系的构建和人才队伍建设，使一批有志于中医学术传承与古籍整理工作的人才凝聚在一起，研究队伍日益壮大，研究水平不断提高。

本着"抢救、保护、发掘、利用"的理念，该项目重点选择近60年未曾出版的重要古医籍，综合考虑所选古籍的保护价值、学术价值和实用价值。400余种中医药古籍涵盖了医经、基础理论、诊法、伤寒金匮、温病、本草、方书、内科、外科、女科、儿科、伤科、眼科、咽喉口齿、针灸推拿、养生、医案医话医论、医史、临证综合等门类，跨越唐、宋、金元、明以迄清末。全部古籍均按照项目办公室组织完成的行业标准《中医古籍整理规范》及《中医药古籍整理细则》进行整理校注，绝大多数中医药古籍是第一次校注出版，一批孤本、稿本、抄本更是首次整理面世。对一些重要学术问题的研究成果，则集中收录于各书的"校注说明"或"校注后记"中。

"既出书又出人"是本项目追求的目标。近年来，中医药古籍整理工作形势严峻，老一辈逐渐退出，新一代普遍存在整理研究古籍的经验不足、专业思想不坚定等问题，使中医古籍整理面临人才流失严重、青黄不接的局面。通过本项目实施，搭建平台，完善机制，培养队伍，提升能力，经过近5年的建设，锻炼了一批优秀人才，老中青三代齐聚一堂，有效地稳定了研究队伍，为中医药古籍整理工作的开展和中医文化与学术的传承提供必备的知识和人才储备。

本项目的实施与《中国古医籍整理丛书》的出版，对于加强中医药古籍文献研究队伍建设、建立古籍研究平台，提高古籍整理水平均具有积极的推动作用，对弘扬我国优秀传统文化，推进中医药继承创新，进一步发挥中医药服务民众的养生保健与防病治病作用将产生深远影响。

第九届、第十届全国人大常委会副委员长许嘉璐先生，国家卫生计生委副主任、国家中医药管理局局长、中华中医药学会会长王国强先生，我国著名医史文献专家、中国中医科学院马继兴先生在百忙之中为丛书作序，我们深表敬意和感谢。

由于参与校注整理工作的人员较多，水平不一，诸多方面尚未臻完善，希望专家、读者不吝赐教。

国家中医药管理局中医药古籍保护与利用能力建设项目办公室

二〇一四年十二月

许 序

　　"中医"之名立，迄今不逾百年，所以冠以"中"字者，以别于"洋"与"西"也。慎思之，明辨之，斯名之出，无奈耳，或亦时人不甘泯没而特标其犹在之举也。

　　前此，祖传医术（今世方称为"学"）绵延数千载，救民无数；华夏屡遭时疫，皆仰之以度困厄。中华民族之未如印第安遭染殖民者所携疾病而族灭者，中医之功也。

　　医兴则国兴，国强则医强。百年运衰，岂但国土肢解，五千年文明亦不得全，非遭泯灭，即蒙冤扭曲。西方医学以其捷便速效，始则为传教之利器，继则以"科学"之冕畅行于中华。中医虽为内外所夹击，斥之为蒙昧，为伪医，然四亿同胞衣食不保，得获西医之益者甚寡，中医犹为人民之所赖。虽然，中国医学日益陵替，乃不可免，势使之然也。呜呼！覆巢之下安有完卵？

　　嗣后，国家新生，中医旋即得以重振，与西医并举，探寻结合之路。今也，中华诸多文化，自民俗、礼仪、工艺、戏曲、历史、文学，以至伦理、信仰，皆渐复起，中国医学之兴乃属必然。

迄今中医犹为国家医疗系统之辅，城市尤甚。何哉？盖一则西医赖声、光、电技术而于20世纪发展极速，中医则难见其进。二则国人惊羡西医之"立竿见影"，遂以为其事事胜于中医。然西医已自觉将入绝境：其若干医法正负效应相若，甚或负远逾于正；研究医理者，渐知人乃一整体，心、身非如中世纪所认定为二对立物，且人体亦非宇宙之中心，仅为其一小单位，与宇宙万象万物息息相关。认识至此，其已向中国医学之理念"靠拢"矣，虽彼未必知中国医学何如也。唯其不知中国医理何如，纯由其实践而有所悟，益以证中国之认识人体不为伪，亦不为玄虚。然国人知此趋向者，几人？

国医欲再现宋明清高峰，成国中主流医学，则一须继承，一须创新。继承则必深研原典，激清汰浊，复吸纳西医及我藏、蒙、维、回、苗、彝诸民族医术之精华；创新之道，在于今之科技，既用其器，亦参照其道，反思己之医理，审问之，笃行之，深化之，普及之，于普及中认知人体及环境古今之异，以建成当代国医理论。欲达于斯境，或需百年欤？予恐西医既已醒悟，若加力吸收中医精粹，促中医西医深度结合，形成21世纪之新医学，届时"制高点"将在何方？国人于此转折之机，能不忧虑而奋力乎？

予所谓深研之原典，非指一二习见之书、千古权威之作；就医界整体言之，所传所承自应为医籍之全部。盖后世名医所著，乃其秉诸前人所述，总结终生行医用药经验所得，自当已成今世、后世之要籍。

盛世修典，信然。盖典籍得修，方可言传言承。虽前此50余载已启医籍整理、出版之役，惜旋即中辍。阅20载再兴整理、出版之潮，世所罕见之要籍千余部陆续问世，洋洋大观。

今复有"中医药古籍保护与利用能力建设"之工程，集九省市专家，历经五载，董理出版自唐迄清医籍，都400余种，凡中医之基础医理、伤寒、温病及各科诊治、医案医话、推拿本草，俱涵盖之。

噫！璐既知此，能不胜其悦乎？汇集刻印医籍，自古有之，然孰与今世之盛且精也！自今而后，中国医家及患者，得览斯典，当于前人益敬而畏之矣。中华民族之屡经灾难而益蕃，乃至未来之永续，端赖之也，自今以往岂可不后出转精乎？典籍既蜂出矣，余则有望于来者。

谨序。

第九届、十届全国人大常委会副委员长

许嘉璐

二〇一四年冬

王 序

　　中医学是中华民族在长期生产生活实践中，在与疾病作斗争中逐步形成并不断丰富发展的医学科学，是中国古代科学的瑰宝，为中华民族的繁衍昌盛作出了巨大贡献，对世界文明进步产生了积极影响。时至今日，中医学作为我国医学的特色和重要医药卫生资源，与西医学相互补充、相互促进、协调发展，共同担负着维护和促进人民健康的任务，已成为我国医药卫生事业的重要特征和显著优势。

　　中医药古籍在存世的中华古籍中占有相当重要的比重，不仅是中医学术传承数千年最为重要的知识载体，也是中医为中华民族繁衍昌盛发挥重要作用的历史见证。中医药典籍不仅承载着中医的学术经验，而且蕴含着中华民族优秀的思想文化，凝聚着中华民族的聪明智慧，是祖先留给我们的宝贵物质财富和精神财富。加强对中医药古籍的保护与利用，既是中医学发展的需要，也是传承中华文化的迫切要求，更是历史赋予我们的责任。

　　2010 年，国家中医药管理局启动了中医药古籍保护与利用能力建设项目。这既是传承中医药的重要工程，也是弘扬优秀民族文化的重要举措，不仅能够全面推进中医药的有效继承和创新发展，为维护人民健康做出贡献，也能够彰显中华民族的璀璨文化，为实现中华民族伟大复兴的中国梦作出贡献。

相信这项工作一定能造福当今，嘉惠后世，福泽绵长。

国家卫生和计划生育委员会副主任

国家中医药管理局局长

中华中医药学会会长

王国强

二〇一四年十二月

马 序

　　新中国成立以来，党和国家高度重视中医药事业发展，重视古籍的保护、整理和研究工作。自 1958 年始，国务院先后成立了三届古籍整理出版规划小组，分别由齐燕铭、李一氓、匡亚明担任组长，主持制订了《整理和出版古籍十年规划（1962—1972）》《古籍整理出版规划（1982—1990）》《中国古籍整理出版十年规划和"八五"计划（1991—2000）》等，而第三次规划中医药古籍整理即纳入其中。1982 年 9 月，卫生部下发《1982—1990 年中医古籍整理出版规划》，1983 年 1 月，中医古籍整理出版办公室正式成立，保证了中医古籍整理出版规划的实施。2002 年 2 月，《国家古籍整理出版"十五"（2001—2005）重点规划》经新闻出版署和全国古籍整理出版规划领导小组批准，颁布实施。其后，又陆续制定了国家古籍整理出版"十一五"和"十二五"重点规划。国家财政多次立项支持中国中医科学院开展针对性中医药古籍抢救保护工作，文化部在中国中医科学院图书馆专门设立全国唯一的行业古籍保护中心，国家先后投入中医药古籍保护专项经费超过 3000 万元，影印抢救濒危珍、善、孤本中医古籍1640余种，开展了海外中医古籍目录调研和孤本回归工作。2010年，国家财政部、国家中医药管理局安排国家公共卫生专项资金，设立了"中医药古籍保护与利用能力建设项目"，这是继1982～1986年第一批、第二批重要中医药古籍整理之后的又一次大规模古籍整理工程，重点整理新中国成立后未曾出版的重要古籍，目标是形成并普及规范的通行本、传世本。

为保证项目的顺利实施，项目组特别成立了专家组，承担咨询和技术指导，以及古籍出版之前的审定工作。专家组中的许多成员虽逾古稀之年，但老骥伏枥，孜孜不倦，不仅对项目进行宏观指导和质量把关，更重要的是通过古籍整理，以老带新，言传身教，培养一批中医药古籍整理研究的后备人才，促进了中医药古籍保护和研究机构建设，全面提升了我国中医药古籍保护与利用能力。

作为项目组顾问之一，我深感中医药古籍保护、抢救与整理工作的重要性和紧迫性，也深知传承中医药古籍整理经验任重而道远。令人欣慰的是，在项目实施过程中，我看到了老中青三代的紧密衔接，看到了大家的坚持和努力，看到了年轻一代的成长。相信中医药古籍整理工作的将来会越来越好，中医药学的发展会越来越好。

欣喜之余，以是为序。

中国中医科学院研究员

马继兴

二〇一四年十二月

校注说明

　　《脉药联珠药性食物考》系清代龙柏所撰。龙柏，字佩芳，自号青霏子。长洲（今苏州西北部地区）人，约生活于乾隆、嘉庆年间。

　　《脉药联珠药性食物考》全书共 8 卷，由《脉药联珠》《古方考》《药性考》《食物考》四部分组成。一至三卷为《脉药联珠》与《古方考》合编，四至七卷为《药性考》，卷八为《食物考》，以四言歌诀叶音不限韵编辑主体文字，间附眉批、小字注释。全书载古方 336 首，药物、食物皆取材于《本草纲目》，共 4254 味，龙氏新增补遗 291 味。该书取二十八脉之浮、沉、迟、数为纲，统领全书，在此四提纲基础上，上言脉症，下联方药，先言脉理，因脉言症，因症用药，贯穿方药。又对药物、食物的性味、归经、功能、主治一一分考，使学医者知脉理之精，审古方之变，明药食之用。《药性考》在四提纲的基础上，每门仍分草部，藤、木部，水、土、金、石部，禽、兽、鳞、介、虫、人、服器、造酿部等类，共十五部。蔬谷果肴，飞潜走叫之肉，凡是百姓饮食常用之物，皆归《食物考》。

　　《脉药联珠药性食物考》刊行后，得到广泛传播，现存版本约 11 种，其中刻印最好、保存最全、印刷较精的是清嘉庆二十一年（1816）醒愚阁刻本，本次校注以此为底本，以清光绪中羊城冯氏刊本《翠琅玕馆丛书》之《脉药联珠》《古方考》（简称《翠琅玕馆丛书》本）为主校本，其中药食部分以 1957 年人民卫生出版社影印本《本草纲目》为参校本，进行校注整理。

具体方法如下：

1. 底本原为繁体竖版，今改为简体横排，并用现代标点符号进行标点。

2. 原书目录在每卷之前，今一并置于正文之前。卷四至卷八目录附有药食别名，因此在收入总目录的同时，仍于各卷下附原目录。

3. 书中所镌眉批在目录者，置于目录中。眉批在文中者，置于所述文后，小字表示为［批］。

4. 书中原有大字小字之分，大字为正文主体内容，小字为作者注释发挥。为了保存原貌，此次校注原文也保留大字小字。

5. 书中插图，皆原图拍照复制。

6. 原书中漫漶不清的文字，以虚阙号"□"按所脱字数补入，并在校记中说明"某书作某"。

7. 本书药食皆源于《本草纲目》，以四言歌诀方式记述药食性味、归经、功能、主治等内容，与原文出入较大。本次校勘，对于凡经撰者变化裁剪而没有重大差别的一律不动，不加校记。

8. 为保持底本原貌，底本中古字不改，如藏（脏）、府（腑）、畜（蓄）、差（瘥）、被（披）、内（纳）等，不常见者出注说明。

9. 底本中的通假字不改，如"辩"通"辨"，"蚤"通"早"，"齐"通"脐"，"梁"通"粱"，"丁"通"疗"等，不常见者出注说明。

10. 底本的异体字、俗字径改为简化字。如"膲"改为"焦"，"麤"改为"粗"，"查"改为"楂"，"煖"改为"暖"，"棃"改为"梨"，"采"改为"彩"，"餤"改为

"焰"，"繖"改为"伞"，"鱓"改为"鳝"，"笱"改为"笋"，"妒"改为"妒"，"昬"改为"昏"，"山臾"改为"山萸"，"飱"改为"飧"，"毬"改为"球"。在中医学上有特殊意义或中医习用的异体字不改，如蹻脉、阴蹻、阳蹻的"蹻"不改为"跷"，作"𫏋"。

11. 原书中因避讳将"玄"写作"元"处，因不影响文义理解，为保存古籍原貌，不改。

12. 底本表示上下文之意的"右"皆径改为"上"，"左"皆径改为"下"。

13. 对个别冷僻字词加以注音和解释。为便于阅读，相同字词的注释于每卷首见处出注。

14. 原书每卷序数后分别有的"金""石""丝""竹"等字，在本次校注中一律删除，特在此说明。

序

　　医之为道也，其幽深宏远哉。前代名贤间出，析微阐奥，不乏其人。自唐宋迄我皇朝，所著方经不下百十种，亦云备矣。然后人袭已验之方，以之治病，而病弗瘳，反致于杀人者，岂皆方经之误欤！大抵气候未辨，药性未明，下笔之际，近是而非，泥于古而反失其①真，此庸医之所由来也。余友青霏子，长洲人也，世代儒家，前两湖制军菊溪百公②偕游来闽，余初接丰仪，居然大儒，而诗词歌赋、医卜星相、百家术学无不洞晓。为人性情豪爽，洒脱绝伦，与余气味相投，得藉知心，快何如也。偶见所著《脉药联珠》一书，足知其为人也，有济世寿民之心。每于公余之暇，旁搜博采，聚腋成裘，察病辨脉，因脉辨症，因症辨方，因方辨药，因药辨性。其精至于阴阳消长之微，其细至于饮食物类之众，无不详明考证，按类分条，使览是编者不烦探索之劳，历历了③如指掌，炳若日星矣。如青霏子诚岐黄之功臣，后学之先觉者也。余喜其书之可传，乐为之序。

岁次戊辰新秋介庭扎拉芬书于浥翠山房官署

---

　　①　其：《翠琅玕馆丛书》本脱。
　　②　前两湖制军菊溪百公：即百龄，字子颐，号菊溪，清汉军正黄旗人，乾隆朝进士。
　　③　了：原作"燎"，据文义改。

叙

　　通天地人曰儒，医亦然，故曰儒医。自秦和制方，代传至今，各抒所见，可谓备矣，而称良者恒难。《易》曰："化而裁之存乎变，推而行之存乎通，神而明之存乎其人。"变也，通也，重赖人也。青霆有异秉，少时读书，过目不忘，诗古文词，洋洋洒洒，如有神助。他如天文、地理、星卜、钩股之学，无不通晓，尤邃于医，治病有奇效，不自炫，知者争延之。比年家居洁养，纂集《脉药联珠》一书，津梁①初学，将以付诸剞劂②，问序于余。余取而阅之，知青霆廿余年悉心体认之功至是盖倒囷而出③矣。医书大都药自药而脉自脉，学者穿贯不易，兹乃联药于脉，若网之在纲，而又分类井井，开卷了然。其间去古方存新法，非臆也。分两不载，非阙也。有分部而彼此兼用者，有一诀而后先异宜者，非杂也。欲使人临症切脉，斟酌于轻重缓急之间，而得其君臣佐使之宜。大匠诲人，能与人规矩，不能使人巧。是编规矩也，而巧寓焉，在善学者之能自得耳。青霆自序引良将良相为式④，吾亦谓有治人无治法，运用之妙存乎一心，古之良相名将俱不出此，即《易》所谓神而明之存乎其人也。抑吾闻之先天后天八卦易位，昔人从变换处探

---

　　①　津梁：渡口和桥梁，比喻用作引导的事物或过渡的方法、手段。
　　②　剞劂（jījué 积爵）：雕板，刻印。
　　③　倒囷（qūn 夋）而出：倾倒出粮仓中全部储藏。比喻倾其所有、尽其所知。囷：一种圆形谷仓。典出唐·韩愈《答窦秀才书》。
　　④　式：榜样。

其消息，以察受病之源，万不失一。余不知医，而揆①其理近是，青霏以为然否？

嘉庆元年冬子月②古愚谭尚忠③书

---

① 揆（kuí 葵）：推测。
② 嘉庆元年冬子月：即公元 1796 年冬 11 月。
③ 谭尚忠：1724—1797，字因夏，号古愚。南丰县人。乾隆十六年进士，善书法，著有《纫芳斋诗文集》。

序①

　　古之著方书者，汉有七家，唐则增至六十四，宋又增至一百九十七，方已备矣，症已详矣。然遵古而用之者，有应有不应，何也？盖医之难，莫难于诊脉。人之受病也，在十二经，经不可见，而只凭三指以探其消息，则所辨者不过杪忽②间耳。倘又掉以轻心，斯认症差而用药即随之以误，其不伤人也者几希③。纵能按其脉辨其症矣，乃或泥古方而不知所变，将使人质之厚薄，气候之寒暖，水土之清浊，悉绳之于一律，其蔽也均。青霏龙君，精岐黄业垂三十年，治疾有神效。所纂《脉药联珠》一书，取二十八脉中浮、沉、迟、数四大纲，各按方药以贯穿之，条分缕析，了如指掌，复于药性、食物一一分考，详而不漏，使学医者知脉理之必精，审古方之必变通，分两必随时以斟酌，品味必逐物以详辨，然后用罔不当而效随之。尝譬诸行文者然，诊脉则其审题也，汤头则其布局也，加减变换则其措词用笔也。文家精之而文之病去，医家精之而人之病瘳。然则此书为医学津梁，其犹时文之有启蒙式法乎。至于精义入神，蹄捐筌弃④，疗人于无药之处，察人于未病之先，所谓视垣一方①，见心六孔②，此君殆有所心得而未易为初学道者欤！

嘉庆十三年③闰五月抚闽使者归安张师诚④识

---

① 视垣（yuán 原）一方：比喻医术高超。垣，矮墙。语本《史记·扁鹊仓公列传》。

② 见心六孔：比喻医术高超。《列子·仲尼》记载文挚为龙叔诊病："吾见子之心矣，方寸之地虚矣，几圣人也！子心六孔流通，一孔不达。"张湛注："旧说圣人心有七孔也。"

③ 嘉庆十三年：公元 1808 年。

④ 张师诚：1762—1830，字心一，号兰渚，归安（今浙江湖州）人。

脉药联珠序

或曰：医者意也，医者机也。而医之学得于意，得于机，即可称良医乎？曰：否。夫不为良相，即为良医，可知必有良相之学，而后可作良医也。夫为良相者，操调和燮理①之才，上识天时，下明地理，洞知人事，鉴古明今，补偏救弊，从容中道，理乱于未萌。若是者，称良相焉。而得意得机，可行良相之治法也。今无良相之学，而曰得意得机，即可以治天下乎？未之有也。若然，医之为道，浩浩茫茫，尽天下之学者，必通《灵枢》《素问》，博览诸家，贯通古今，识天时，明地理，洞人事。咸知司天在泉、五运六气旋转之机，生克制化、五脏六腑应机之患。治未病而不治已病，则医难矣。今之学者，惟记《汤头》，念《药性》，读《脉诀》，即入手治病。而究问其《汤头》也，《药性》也，《脉诀》也，能一以贯之乎？曰：未能也。既未能也，则又何怪乎诊其脉用非其药，用其药不知其性，而动辄伤人乎！夫上古先贤之立法多矣，医书亦不可胜读矣。自张长沙《伤寒论》以下，如导初学者之《医宗必读》《医方捷径》《医学入门》《本草备要》《医方集解》等书，亦可谓简而备矣。第惜其脉作脉，症作症，使初学者犹不能了然也。夫医者不异乎将兵。切脉者，探贼之所在也；用药者，行兵以攻贼也。然而病有十二经之病，药有十二经之药，病有风、寒、燥、湿、暑、热之症，药有甘、酸、辛、苦、咸、淡之味，故

---

① 燮（xiè 谢）理：协和治理。语出《尚书·周书·周官》，曰："立太师、太傅、太保。兹惟三公，论道经邦，燮理阴阳。"

欲识病因，先须切脉，欲知切脉，则不离乎三部九候、二十八脉。而二十八脉以浮、沉、迟、数为提纲，则简而又简，初学便记而易知矣。但行十二经之药性，譬犹行军之有水军也、马军也、枪炮、籐牌、弓矢之军也，所用不同，虽切得邪之所在，茫然不知使何兵可以攻之。由此观之，则初学又难矣。是以柏不揣愚陋，纂先贤之治法，类为《脉药联珠》，上言脉症，下联方药，于伤寒、瘟疫、杂症、妇科，撮其精要，删其繁芜，以便初学之进境，或客游途次偶乏岐黄术者，亦可便于检①阅，未尝不稍助医门之万一云。但自愧学浅才疏，何当出帙。然千里之行，始于足下，学者由此而入道，广博而求精，自不难造乎良医之域，是以柏不避博学君子之指哂②也。

乾隆岁次乙卯仲秋上澣③谷旦④青霏子龙柏自序

---

① 检：原作"捡"，据文义改。
② 哂（shěn 审）：讥笑。
③ 上澣（hàn 汗）：上旬。
④ 谷旦：吉日。

脉药联珠再序

余纂《脉药联珠》而不遵古方，因脉症施药，皆出管窥之见。高明者必谓仆用药夹杂，未识方书者也。然谅仆区区陋学，岂不能案头翻阅，抄录数十古方耶！所以不遵古者，或亦有不可遵之故耳。夫必欲遵古为博，自必期病者遵古而病，庶几有效也。是以不但不可遵古，即仆所定之方亦不可遵。曰：既不可遵，其所纂《脉药联珠》或为空谈耶？曰：不然。仆所定联珠之方乃阵势耳。而一阵之间，则有中军、前朱雀、后元①武、左青龙、右白虎，此一阵图而已也。及其行军，岂可泥定前朱雀，后元武，左青龙，右白虎哉？乃在乎指挥者也。若先驱左，则青龙前；先驱右，则白虎前；元武、朱雀亦然。此所谓战必胜，攻必克之良将精兵也。若泥定其方，纵至极妙，亦孔明磊石之阵，能横行天下乎？是以仆联珠之法，先言脉理，因脉言症，因症治药，方药虽定，亦一阵图而已。故分两不载，其君臣佐使，在学者临时指挥，始堪取胜。不然，应左向前，应后向右，不亦讹乎！是则君臣佐使，又在灵机活泼，应变无差，驱邪扶正，治疾始期随手霍然，岂仆所能先为胶柱定弦②者哉！然则，学者不能了然，孰可君，孰应臣，孰当佐使，奈何！故仆复纂《药性考》，云何药何性，何味何经，按方核对，则知是脉是症，是病是阵，是阵是君，是君是臣，是佐使，应左左，应右右，应前前，应后后。若是自发无不中，行无不合，此所

① 　元："玄"的避讳字，避清康熙玄烨的讳。
② 　胶柱定弦：比喻固执拘泥，不知变通。亦作"胶柱鼓瑟"。

谓善作阵者矣。若不善行者，即长蛇一阵，为万阵之祖。不能知击首尾应，击尾首应，击中首尾相应，虽有百万之师皆为木偶耳。仆之所定亦一长蛇耳。若再用古方，泥古法，犹以木偶应敌，而能取胜乎？不知脉理，不识药性，犹盲人射的，而能期中乎？苟能悟脉理而辨识药性，去古方而合新法，其治病或庶几乎。

长洲龙柏佩芳再叙

凡 例

——《脉药联珠》及《药性考》，以浮、沉、迟、数为四提纲分门，用四言诀叶音①不限韵编辑，以便读记。

——《联珠》中药名有只提一字者，如甘草只提"甘"字，或只提"草"字，若他草则全提也。又如羌活，或提"羌"字，或提"活"字，如独活则全提也。又茯苓，或提"茯"字，或提"苓"字，若赤苓、猪苓则全提也。芍药，白者或单提，赤者则全提也。术，则苍术全提。诸如此类，宜加详察。

——《联珠》中有浮沉脉而兼用迟数药者，有迟数部中兼用浮沉药者，皆兼病兼药之故，非分门而又夹杂。惟迟鲜犯数，数鲜犯迟，然亦有兼用，如数部用肉桂引火归元等类，皆有机关消息存焉，非自相淆紊也。

——《联珠》一诀中所用之药虽众，而其间因脉兼而病，有上下寒热虚实之不同者，故诀中或前用温而后用凉者，或前用泻而后用补者。虽一诀药众，实非一方，故不得谓之夹杂也。

——《联珠》用药俱合古方，或二三方归一诀，或三四方归一诀，皆遵古人复方之意。其古方中药有雷同者，则不重书，以图节简。而所合古方之名，皆于小注详明，或当增减亦载小注。

——《联珠》诀后，备录古方，并详主治煎炼之法，以备

① 叶（xié 协）音：于句末或联末用韵，亦称叶韵。清·俞樾《春在堂随笔》卷五曰："夫叶韵乃词中最要之处。"

考识。其古方中有不入联珠之味，皆○出记之，不致参差。

——《药性考》皆宗李濒湖《本草纲目》正条，删繁缉要，去误存实。亦分浮、沉、迟、数四门，编成歌诀。惟明其性味功用，而又采访搜罗时下凡可治疗者，概行补入，欲期简而详，备而约也。

——《本草纲目》草部，则分山草、隰草①、芳草、毒草、蔓草、水草、石草、苔草，又附杂草。虽谓分门别类，反觉画蛇添足。而蔓草与藤又不分别，是其缺也。夫蔓草与藤岂可不分？如菟丝、牵牛等岂得与忍冬、紫葳及诸藤同叙也？故今另出藤部以别之。其诸草虽并为一，而仍按山、石、隰、毒、芳、水、蔓、蔬、谷、杂，次第编叙，不致紊乱，而亦便查也。

——《药性考》虽分四提纲，其每门仍分草部，藤、木部，水、土、金、石部，禽、兽、鳞、介、虫、人、服器、造酿等类，共十五部，以便检查。其蔬谷果肴，飞潜走叫之肉，凡生民常餐者，皆归《食物考》，以别药与食也。

——药品有一物数名，及古今方土异称，恐知此失彼，故于目录下备载别名，不独利于医学考识，亦可为文人咏物之助。

——药品之草、木、蔬、果，五谷之花、叶、根、茎、仁、实、枝、皮，禽兽鳞虫之皮、毛、骨、肉、胆、血、肝、肠，虽一物而分于浮、沉、迟、数及食物考五门之中。虽觉散漫，而于目录各部检查亦甚简便，不致混淆。

——凡非人常食之物，概归《药性考》，如桃李之仁，橘柚之皮，藕节、荔核等类也。其生民常食之品，俱归《食物考》，不致杂乱。

---

① 隰草：原作"湿草"。据《本草纲目》第十五卷"草部"改。下同。

——凡一首诀中有二味三四味者，因性味既同，功用相类，故合为一诀，以图简也。

——凡药之相反相忌者，皆详小注，其炮制及应用根、茎、花、实，略载于格外，以免阙失。

——凡《本草纲目》药味、食物共四千二百五十四味，新增凡二百九十一味。

——凡有名未用者，每门后纂总诀，以备考识。

浮部，凡草、藤、木、水、土、金、石、禽、兽、鳞、介、虫、人、服器、造酿，共七百六十四味，外补遗四十三味。

沉部，凡草、藤、木、水、土、金、石、禽、兽、鳞、介、虫、人、服器、造酿，共九百二十三味，外补遗十八味。

迟部，凡草、藤、木、水、土、金、石、禽、兽、鳞、介、虫、人、服器、造酿，共六百七十六味，外补遗四十九味。

数部，凡草、藤、木、水、土、金、石、禽、兽、鳞、介、虫、人、服器、造酿，共七百八十五味，外补遗八十三味。

食物部，凡一千一百六味，外补遗九十八味。

脉药联珠汤头合古方复方说

　　余纂《脉药联珠》，有云"去古方而合新法"一语，似觉谬妄，然而细心推究《联珠》所定之方，未尝不与古方吻合。夫古人治病有七方十剂，为医门规范。十剂者，乃宣、通、补、泄、轻、重、涩、滑、燥、湿也。七方者，乃大、小、缓、急、奇、偶、复也。岐伯曰：大方，君一臣二佐九，制之大也；君一臣三佐五，制之中也，君一臣二制之小也；补上治上，制之缓也；补下治下，制之急也。而奇方者，盖单方独用，或方药数只。偶方者，两味相参，或方药用双。至复方者，乃二三数方相合，是治兼症之方也。故岐伯曰：奇之不去则偶之，偶之不去则反佐以取之。此则开用复方之道也。如仲景之桂枝汤乃小方之奇者，麻黄汤乃小方之偶者，二方相合名各半汤，是即复方也。又如大承气汤乃急方之偶者，小承气汤乃急方之奇者，以二方合小柴胡汤加减用之，名大柴胡汤，是亦复方也。诸如此类，不一而足。况自长沙以后，晋唐宋代元明诸名家，以古方加减更名，千歧万派，绪紊端繁，难稽艰诵，知此失彼。然汤液名色虽众，总不离乎《本经》药品之三百六十五味，及《别录》所增益之数，统计七百三十味而已矣。夫古制汤液丸散，立医门法则，譬犹定律例以为政治之准绳，更不可移易不遵也。然人情之异变，规矩难穷，固情罪非律文所能尽，即人事亦非条例所能周。虽方册昭昭，听讼之余，不能无律外之情，又奚少例外之事。故治病虽有方药模范，不可无增减活变之巧。若以范规人，以方矩病，求其概合，不亦讹乎！况夫人之头面，皆具耳目、口鼻、额颏、颧颐也，何妍媸①之不同！人皆是肌肤皮肉也，何黑白粗细之不类！人皆有毛发须眉也，何枯润短长之不齐！人皆具四肢手足也，何坚劲软柔之各别！人皆是呼吸声音也，何缓急清浊之不一！人皆是血肉筋骨之躯也，何强弱肥瘦之各异！若是类推，则知形貌体色不齐，脏腑气血岂类。虽六淫侵犯相同，其七情感触各别，是病情不能相合。若执古方治今病，不能无阙②。故患病同一伤寒，而治法百变，用药重轻分两难定。固不可以壮夫之剂投之弱婴，更不可以产妇之汤疗诸武健，是不得不变易增减而后可用。若一经增减即易其名，汤液丸散之名岂胜记诵，使学者不免有望洋之叹。所谓欲指迷津，讹其南北，岂得不误趋向也哉。仆之所纂《脉药联珠》，其脉症既兼，汤剂不得不合，是非用药夹杂也。至于徐之才十剂虽分，而其间如宣则兼轻，补则兼重，通则兼泄，滑则兼湿，燥则兼涩，而及其互变无穷，此又剂之复者也。夫方复已，剂复已，则药味众已。若概行用之，岂得不谓之夹杂乎。故当抽其不急，用其必需，是在学者临症得宜而已。是以仆所纂《脉药联珠》不遵古方，不订分两，不立汤名者，不但恐欲明反暗，欲简弥繁，正欲使学者抽更变换，以应病症耳。然不免博学君子，指驳仆之谬妄不经，任意杜撰，故又于歌诀之下，注明某某药味合某某古方，而一诀之中，或三或两，

---

① 妍媸：美丑。
② 阙：过错。

并不参差，所以原遵复方之意，以明非不经杜撰之比。余岂好辨哉！亦不得已焉云尔。并附录《联珠》所合古方于歌诀之后，以备考识，非自作赘瘤，画蛇添足也。

目 录

卷　一

脉药联珠①

入手认脉脏腑部位脉诀

左尺属水，膀胱与肾。小肠肝胆，左关细认。心君胞络，膻中左寸。右尺三焦，相火曰命。右关脾胃，大肠附盛。胸中肺金，右寸部定。左寸关间，人迎表症。右寸关间，气口里应。

古脉诀皆以大肠附肺，小肠附心，胞络附命门，以为火附火，而金附金也。独不知心肺乃清净之府，居之最高，而大小肠为传道之官，行之最下，岂得与之同部。况经云：上附上，右外以候肺，内以候胸中；左外以候心，内以候膻中。并未及于大小肠，足见不附两寸可知也。夫胸中者，腔之内，肺之外空处也。膻中者，肺之下，胞络之外空处也。夫既候膻中，非胞络而何。胞络之居左寸无疑，岂得置于右尺。况与肝木厥阴同经，其附左寸更无疑矣。又云：左寸之下关之上，曰人迎主表，正应小肠太阳经也。右寸之下关之上，曰气口主里，正应大肠阳明经也。余于此道究心有年，切脉应症未尝差失，故以更易，非敢臆度也。

---

① 脉药联珠："脉药联珠"四字本在"卷一"之前，《脉药联珠药性食物考》为今将《脉药联珠》《古方考》《药性考》《食物考》四书合创，共八卷，故当列于"卷一"之后。

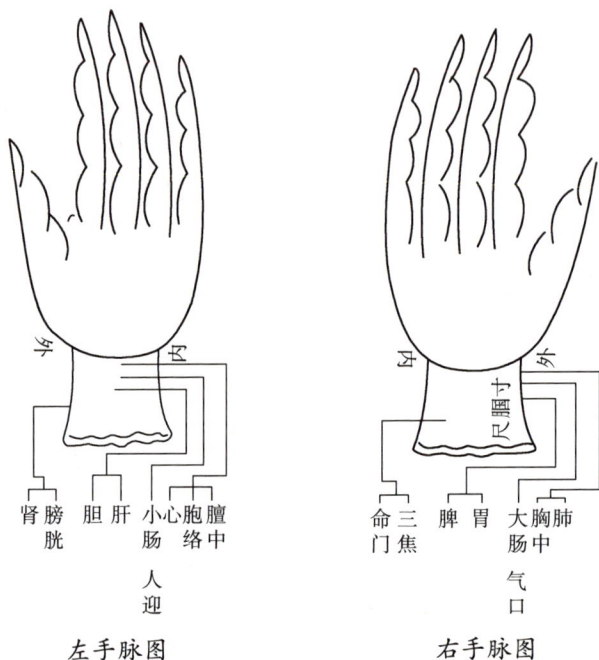

外　　内

肾膀胱　胆肝　小心胞膻
　　　　　　肠　络中

人迎

左手脉图

内　寸关尺　外

命三　脾胃　大胸肺
门焦　　　　肠中

气口

右手脉图

认十二经诀

手足太阳，小肠膀胱。手足阳明，大肠胃经。手足少阳，三焦胆当。足手太阴，脾土肺金。足手少阴，肾兮与心。足手厥阴，胞络肝寻。

二十八脉总名诀

浮洪紧大，虚散芤阳。沉弦实伏，牢革短详。迟微缓涩，结弱濡量。数长细滑，促动代忙。二十八脉，总四提纲。

入手诊脉要诀

诊脉之法，须明端的。令人仰掌，骱①后寻觅。三指排均，

---

① 骱（jiè 介）：骨节间相衔之处。

分寸关尺。各循本部，搭指调息。候脉往来，一呼一吸。探其至数，或慢或急。浮中沉取，表里分别。浮候十五，中沉同律。四十五至，总看法则。浮沉迟数，提纲不忒[1]。再分部位，各候五十。内外推求，脏腑虚实。浮表沉里，迟寒数热。暑湿燥风，六淫之疾。喜怒忧思，悲恐惊七。六淫七情，以症合脉。细心详察，慎不可忽。诊法既明，始堪用剂。兼病施药，详于后诀。

二十八脉体象诀

浮脉轻取，水中按木。洪如浪涌，来盛回迢。紧似牵绳，上车转索。大铺满指，浑似空胕。虚按风旗，力绵软怯。散同柳絮，荡扬风飘。芤脉中空，葫芦腰束。沉脉重取，肉下麃麃[2]。弦似张弓，劲而条直。实团湿面，形软不消。伏着骨间，其脉始现。牢行筋底，如础石牢。革脉中空，硬如按鼓。短不及位，三部分标。迟脉一息，只来三至。微如丝缕，羹面肥膘。缓脉阿阿，平调四至。涩如以指，摩摸纱绡。结脉慢来，时有一止。弱同水底，手握沙漂。濡似水中，指撩绵絮。数脉呼吸，六至骄骄。长脉过指，出于位外。细同丝线，软直形么。滑似手捏，湿瓜子溜。促脉来急，止歇挠挠[3]。动如转豆，无来无往。代脉中止，定数神憔。

十二经本脉体象诀

肾脉沉濡，无疾滑溜。肝弦沉软，条畅悠悠。心脉大散，以应火象。脾沉缓软，阴土宜柔。肺短金形，浮同芝盖。命门

---

① 忒：差错。
② 麃麃（biāobiāo 标标）：盛多的样子。
③ 挠挠：纷乱的样子。

胞络，相火沉钩。膀胱圆滑，本来无病。胆依肝短，阳脉不浮。小肠曲曲，人迎同候。胃空缓软，勿认为芤。大肠气口，平滑无滞。三焦司气，三部同求。

发明常脉　病脉　变脉　奇经脉　贵脉　贱脉　真脏脉贼脉总诀

常人本脉，不可不识。形脉相和，无疴定必。长人部疏，矮人短接。肥人沉取，瘦人浮得。躁性无缓，宽性无急。白人气弱，黑人血热。三部九候，四季应节。春弦夏钩，秋毛冬石。脉应其时，又合形色。往来和缓，是乃无疾。既知其常，须明变易。前后大小，阴亏阳实。阳弱阴强，沉寸浮尺。人迎盛表，气口壅食。去来缓滑，内外分析。不及太过，概为病设。变脉之病，伤寒瘟疫。脉症互异，阴阳变别。阴症似阳，阳症阴脉。诊治方法，载明经集。医者遇此，形症断决。粗心误人，医家之责。又有奇经，诊于八俏。直上直下，督脉浮得。冲脉之来，中央坚实。任脉紧细，透寸长急。寸左右弹，阳跻可决。尺左右弹，阴跻认的。关左右弹，带脉病出。尺外斜上，阴维路适。尺内斜上，阳维络越。为病用药，联珠有诀。贵脉贱脉，禀气所及。纯阴纯阳，宜充气血。和缓轻清，富贵中觅。寒贱下流，脉神总劣。昏粗重浊，往来滞怯。神旺神衰，贵贱有别。至于真脏，不可不识。肝绝之脉，循刀切切。心绝之脉，转豆躁疾。脾绝雀啄，屋漏一滴。覆盆流水，肠胃气歇。肺脉吹毛，釜沸波溢。肾脉之败，解索弹石。胆脉之终，麻子一粒。虾游鱼翔，命门火灭。膀胱脉尽，如泉涌出。又有贼脉，反时非吉。季月脉弦，秋洪春涩。夏沉冬缓，俱见贼克。更无胃气，其人死即。参详神气，断之以日。为学之要，四诊勿失。神圣工巧，望闻问切。穷志研心，以修仁术。其道精微，理难尽笔。

痧脉症治要诀

（考字典疒部并无"痧"字，今吴中闽粤治是疾者，皆称为痧，姑从俗也。）

痧胀一症，民病最急。稽考古书，俱未详悉。细揣《灵》《素》，《难经》《甲乙》。比较痧症，邪风乃即。诸治论中，次第言及。触不正气，病名关格。何以然之，《内经》论说。风行于地，尘埃蔽日。荡水扬波，淤沙混溢。岚瘴毒雾，污秽扰结。曰风言气，曰痧称质。浑浊搅乱，营卫否塞。所以名痧，与风分别。脾胃薄者，受病最易。邪中皮毛，肌肤筋脉。疾如风雨，伤脏重极。或由外感，或入口鼻。或触即发，或伏变瘍①。即发之状，呕恶气逆。绞肠瘟乱，冷麻闷嗌②。钻心锁喉，噤口胀膈。抱头缠腰，落弓挛厥。暗痧扑鹅，诸多名列。眩晕颠仆，乌痧胀卒。中恶怪症，皆痧所迫。清浊不分，经络隘隔。脉不应症，唇青面白。其脉变易，或伏或革。或大或细，或促代结。部位错乱，至数沸歇。神愦舌强，难施药力。治之不速，命悬顷刻。刮提刺放，是为要诀。验痧之法，指甲及舌。四湾青筋，甲尖黄白。舌下紫筋，重者变黑。刮疏腠理，皮毛邪脱。胸腹膺乳，阳明痧截。少阳经痧，刮腋两胁。太阳痧症，刮腰背脊。风池风府，膏肓后肋。颈项周提，三阳并揭。邪缠经络，非刺不出。臂膊腿湾，青筋认的。手足指端，刺痧要穴。扎住入针，放去恶血。营卫疏通，脏腑邪释。然后调将，死生关节。感不发者，本元不怯。隐伏膜原，变成瘟疫。形劳正亏，邪发脉急。不浮不沉，

---

① 瘍（yì 易）：狂疾，传染病。

② 嗌（ài 爱）：咽喉窒塞。

舌苔白色。病能缠染，恶气化迹。有《瘟疫论》，吴又可集。治法次第，伤寒变式。独出心裁，前人未及。补阙①开蒙，医门之杰。论未及痧，是其所缺。《痧胀玉衡》，郭右陶辑。宣明痧症，辩论确的。敷演变症，亦至数十。治法不离，仲景法则。虽不引经，颇有见识。大凡痧症，触臭秽得。扰乱清阳，浊阴秘郁。湿火司化，更多是疾。气分血分，认明端的。气分提刮，血分刺泄。更察脏腑，有无宿食。宜消忌补，宜损忌益。宜疏忌敛，宜凉忌热。治痧之要，一言可毕。有痧不去，徒施药剂。不信痧者，被害不一。医家不慎，难辞②咎责。东南地卑，气温多湿。更食鱼盐，人患中热。湿生污秽，风行不洁。其气浑浊，称痧名切。人触提刮，古治砭石。西北土厚，风高清澈。人嗜酸寒，肌肉固密。邪风侵发，必至筋脉。宜用针刺，提刮不出。痧症刮放，痛苦顿灭。用药调理，大忌辛热。误用乌附，如砒之烈。七孔流红，尸变青赤。医经未载，《洗冤录》述。百病之始，皆痧壅塞。刮放后药，庶全医术。痧后用药，另详歌诀。〔批〕夫痧者，即瘾疹、暴疹之未发者也。而今疹子列于幼科，盖缘《伤寒论》中有云，小人触冒必婴暴疹一语故耳。而独不知伤寒发斑及时气之麻子男妇俱犯，岂独小儿病哉。更或称之不一，如北方称疹子，楚粤称麻子，闽浙称醋子。其初起吐泻为发暴，吴人则称沙子。如小儿独犯者只有赤游、白游一症而已。此皆仲景所谓风气相搏必成瘾疹。身体为痒痒者名泄风，久久为痂癞，《内经》则曰：贼风成厉是也。皆外邪相侵入于腠理，邪正相攻，自行发出者。或为疹子、为麻子、为赤斑、为水痘、为沙子者也。有不待其邪正相攻，一见头疼、腹胀、呕恶、

---

① 阙：同"缺"。
② 辞：《翠琅玕馆丛书》本作"除"。

烦闷，即或刮或提或刺放而泄去其邪者曰痧，虽古无其症，亦无其治，更无其字，然今之以此治人极有速效，活人不少，是习医者不可不知。致痧字之伪，今或以麻字为痳字，斑字为瘢字，游字为□字，亦皆字典所不收者也，今俱从俗耳。

兼脉有主宾邻会诀

兼脉之要，须识主宾。浮沉迟数，四主认真，所兼之脉，甚者是宾，合时为会，相似为邻。比如浮迟，浮主迟宾，大邻毛会，风冷当分。浮数之脉，浮主数宾，洪邻钩会，风热宜清。比若沉数，沉主数宾，动邻石会，积热宜明。又如沉迟，沉主迟宾，伏邻结会，寒积可征。比若迟浮，迟主浮宾，涩邻缓会，秋夏调停。又如迟沉，迟主沉宾，牢邻伏会，冬季休惊。比如数浮，数主浮宾，虚邻散会，长夏相应。又若数沉，数主沉宾，促邻滑会，内热蒸蒸。他脉兼病，仿此推寻，千变万化，不出五行。笔何堪尽，学者留心，脉有四要，又有四因。主宾邻会，积古未明，吾作此诀，补阙前人。

明手足十二经同归三部脉理歌

寸关尺脉辨阴阳，足部奚常在此乡，手足六经同部看，须明天地大文章。云从地起天为雨，日映云霞散彩光，识得阴阳惟是气，气中求气要端详。寸关尺是谁司气，肺本如天包大荒，总理奇经十五络，一身强弱尽堪量。其间机变凭神会，不在拘拘部位当，初学不从脉位说，更无阶径可升堂。《内经》七诊谁能达，头上胸前足两旁，手上寸中并合谷，此为脉要莫遗忘。不通大道凭歌诀，无用与之论短长。

脉药联珠·浮沉迟数四提纲兼脉主病歌①

浮脉部

无沉牢及伏，共计二十五脉。

浮脉因风，表症宜通。羌活甘草，藁本防风。细辛白芷，苍术川芎。黄芩薄荷，更益姜葱。临时斟酌，寒热上中。此方正合张元素羌活冲和汤，去地黄而加藁本、薄荷也。若头痛身热而脉浮，不迟不数者，伤风也。或阳明脉大，见鼻塞，眉棱骨痛，舌苔白者，加升麻、葛根。太阳脉大，背板痛者，加桂枝、杏仁。少阳脉大，两胁痛，太阳穴胀者，加柴胡。颠顶重者，加天麻。项强者，加秦艽。上部有痰者，加前胡、南星、半夏、橘、陈等味。怯寒者，加苏叶。分两以所见三阳之症加味者为君，余皆仿此。

浮迟之脉，有风里虚。却邪活血，归芍吴萸。细辛附子，杏草桂枝。麻黄姜枣，通草加芪。此方正合仲景当归四逆汤、吴萸四逆汤及和剂三拗汤加黄芪也。凡脉浮为风，迟为寒，亦为湿气、少血。有背痛、头疼、怯寒等症者，则风寒已入经络，主治详于迟部。如无前症而有皮肤不仁，遍身作痒者，乃邪客皮毛，内虚血不足，或兼湿气致有是脉也。以三方加减用之，是调和营卫，疏表温经活血，内气充则外邪自散。若湿气甚，其人目珠必黄，宜加苍术、防己、茵陈等味。如无湿气，当滋血为先，血和则虚风自退。此乃治之大法也。

浮数风热，宜解宜清，防风羌独，升葛人参。芍柴甘草，轻散和阴，石膏竹叶，麦夏香粳。吴萸连合，引火下行。此方正合东垣升阳散火汤、仲景竹叶石膏汤、丹溪左金丸。乃散三阴三阳风

---

① 脉药联珠……主病歌：本歌诀全部文字原在"古方考·浮部"之后，今依文例乙转。

热上浮，致六部俱平，而浮数用以加减。或无汗加木贼，身痒加浮萍，眩运加蔓荆，血虚加生地、丹皮，肝肺热加薏仁、胆草、桑白皮、黄芩，有口疮咽胀加元参、黄柏、薄荷、银花、栀子、连翘、花粉。看何经为甚，加其急需，去其可缓，当活变施之。

浮滑风痰，宜清宜降。苏叶白术，天麻治上。乌药芷沉，青皮参况。芪草羌防，前胡酌量。厚朴僵蚕，川芎开畅。薄荷荆芥，蝉蜕轻扬。加减得宜，临时摒挡。此方正合局方顺风匀气散及八风、消风等散也。凡浮为风，滑为痰，又当分虚实、新久之别。新者则风多而痰少，乃兼寒也，宜温散。如背痛加桂枝，头痛加细辛，项强加秦艽。久则痰多而风少，更兼热也，宜辛降。如胸满加橘皮、南星，呕哕加半夏、陈皮，咽痛加牛蒡、元参，头重加蔓荆、桔梗，胁胀加柴胡、枳壳，上热加黄芩。或初感风邪在皮毛者，宜旋覆花，亦可加麻黄、木贼发表之味。

浮弦肝疾，血少因风。当归芍药，生地芎蓣。阿胶熟艾，羌活防风。参苓术草，柴半和同。煎加姜枣，解表调衷。此方正合局方四物汤、治风六合汤、良方胶艾汤、河间一合散也。凡脉浮为风，弦为劳。夫劳者，强力过汗致伤筋血，而筋血皆肝所主。肝脏本脉应沉，今六脉俱浮，乃木无脂膏，如沉香之变为栈香矣。若治专以风药，愈燥其血，岂不谬欤？故古云"治风先治血"，正其诣也。然专益血而不驱风，亦谬已。若治法当六分血药，四分风药，渐渐抽添及至全行血药则得之已。其间消息，奥妙无穷，非笔墨所能尽，在学者善为变通。至于血不足者，如熟地、丹参、益母膏、红花，俱堪配入。而或兼热兼寒，又宜以血分温凉之味，加之可耳。

浮涩肺盛，气热少血，病在皮毛，散宜泻白。地骨桑皮，甘草粳粒，归地芍栀，黄芩白桔。知母麦冬，五味堪入，加味名同，止咳嗽急。或兼湿气，分消汤泄，参附归芪，麻黄连柏。半夏升柴，吴萸姜泽，澄茄草蔻，厚朴开郁。更用木香，散膨解结。此方正合钱乙泻白散及东垣五味泻白散，罗谦甫加减泻白散，又东垣中满分消汤也。盖浮主风，涩主寒湿，而浮涩乃肺之本脉。非时得之，是肺气太盛，故治本脏用泻白等味。若因寒湿者，脉虽同，治法迥别，宜用分消汤，而其症必见膨胀、便闭、不仁、厥逆也。然更察脉至之迟数，宜用药之温凉。若兼数则以连、柏为主，或加生地、白芍以滋肝血。若兼迟，则以芪、附、澄茄、吴萸为主，再加二术、参、苓、青、陈皮等，燥湿调气。若秘结太甚，仍可加黑丑、硝黄。咳甚加兜铃、葶苈等味。然所以便闭者，盖缘外窍闭而致内窍不通，或热壅上焦，仍宜用麻黄、杏仁等。先疏其表，则里气自通，不可骤用硝黄也。

浮大邪郁，或成疮疥，疏风败毒，防风荆芥。羌独柴前，枳桔苓概，连翘栀子，薄荷表快。外甚阴虚，滋阴药赖，地芍芎归，草连并派。此方正合活人荆防败毒散及陈氏清热消毒散也。浮本属表，而大乃阳盛。阳盛则血热，故主有疥癞之疾。若寸大则有头疼，目胀，眉棱骨痛，宜加升、葛。若关大宜加苍耳、豨莶，尺大宜加橘叶、木通等味。若脉兼迟数者，俱详于本条，此专言一息四至之浮大脉也。

浮缓风湿，驱风燥脾，羌独藁本，防风草宜。川芎防己，二术黄芪，猪茯苓合，泽泻桂枝。此方正合百一羌活胜湿汤，金匮防己黄芪汤，仲景五苓散也。若有头痛，四肢不举者，乃风湿凝于经络。背痛项强加秦艽，骨节痛加灵仙、南藤，腿足肿加桑皮、楮皮，兼寒加川乌，兼痰加南星，兼热加黄柏等味，更宜多食苡仁以助药力。

浮洪之脉，阳邪猖獗，表里俱病，怯寒身热。麻黄桂枝，杏草并剂，芍药姜枣，先令汗出。口苦唇干，芩连知柏，石膏栀子，淡豉羌活。升葛地黄，龙胆草入，抑阳救阴，治之法则。此方正合仲景麻黄汤及桂枝汤，千金三黄石膏汤，羌活升麻汤也。浮属表，洪为阳盛，若非热狂之病，即当有痈疽发背之疾发。如未见外症，脉与人迎相应，则邪壅诸阳，用前方增减，疏泄其邪，救阴抑阳。或胃热加犀角、花粉、连翘、苦参等。先分毒势，即有外症，亦可消散。如与气口相应而脉实者，亦宜疏里，详沉数部中，此条专主表症也。

浮实之脉，内热外风，或作呕恶，胃气冲冲。表里兼治，宜散宜攻，麻黄薄荷，荆芥防风。连翘栀子，归芍川芎，硝黄芩桔，膏滑石同。熟军甘草，更益姜葱。此方正合河间防风通圣散也，乃治太阳、阳明之剂。如或兼少阳症，有胁胀，耳鸣，两太阳穴胀者，当加柴胡而抽麻黄。若胸前闷满，亦宜提发，当加升、葛。在学者临症推敲，庶无差误也。

浮紧风寒，急宜温散，桂枝杏仁，麻黄发汗。芍药甘草，防风可赞，满身疼痛，和营勿慢。芎归炮姜，加枣和办。此方正合仲景各半汤及良方四神散也。夫浮则为风，紧则为痛。此乃风客皮毛，已伤卫气，而卫不济营，致血凝筋纵，故有疼痛等症。然通则不痛，故宜疏通经络，邪亦自散。此皆初感风寒，见是脉者，亦当分三阳治之。若无外感症而见是脉，必知其里虚血少，又当多加辛温益血之味。更肺紧甚宜消水，脾紧甚宜疏通。

浮长有热，病在阳明，表里之候，气口人迎。左长宜表，升麻葛根，芍药甘草，苏叶黄芩。陈皮枳半，羌活前荆，气口应者，连栀生军。芒硝葶苈，甘遂杏仁。此方正合钱乙升麻葛根汤及局方香苏饮，仲景小陷胸汤、大陷胸汤也。脉浮为风，长为阳盛而手足阳明之病。盖胃与大肠为多气多血之经，故病则脉长而盛。其症气逆而呕，或有脏毒、胃痈壅热等候。人迎盛宜先表，气口盛宜先下。然先须养阴下气，或加槐米、知柏、生地、归尾等味抽换。或大而左寸关盛者，当有颠痫迷心之应，又宜用南星、白矾、皂角先治其痰。当临症参详可耳。

浮芤主血，或瘀或失，麻黄参芪，芍药草麦。五味桂枝，当归白及，茯苓生地，热加知柏。山药山萸，丹皮可益，肠红鼻衄，更加侧柏。或长痈疽，外科另择。此方正合东垣麻黄人参芍药汤，宝鉴当归补血汤，夷坚独圣散，丹溪加减知柏地黄汤也。浮为风，芤主瘀血失血。寸见则吐衄，关见则便利，尺见则崩淋。若何部带紧，则内脏痈血已成，宜兼外科药治之。如穿山甲、皂刺等味，随症加减，则麻黄、桂枝非所宜也。当临症择方为要。

浮微正亏，血虚阳弱，宜用八珍，人参白术。茯苓甘草，熟地白芍，芎归芪桂，加减斟酌。此方正合局方八珍汤、十全大补汤也。若兼数有热，宜用生地，加丹皮，有嗽加贝母、桑白皮、杏仁。若带迟加附子，中寒加干姜、丁香，浮热加吴萸，气短加五味等药。宜详用之。

浮细内伤，气血俱少，若或急涩，阴虚精槁。补气养阴，可将命保，生熟二地，当归炙草。黄芪人参，麦冬酸枣，柏子茯神，五味加好。此方正合东垣圣愈汤，医统养心汤也。若有内热加丹皮、地骨皮、知母，若内寒加附子、肉桂，若带滑加贝母、陈皮，嗽加阿胶、鹿角胶，脾倦加砂仁、白术。随症增减可耳。

浮濡之脉，正弱寒湿，扶脾补气，人参白术。茯苓甘草，黄芪蜜炙，防风扁豆，可止飧泄。熟地怀山，车前牛膝，泽泻丹皮，附桂可入。此方正合局方四君子汤，东垣玉屏风散，薛氏金匮肾气汤也。盖浮为风，濡为气血两亏，而阳更不及。看其气少则用四君、玉屏，血少则用金匮肾气，而其间抽添消息，又在学者临时斟酌。如有湿加苡仁、茵陈蒿，亡血加当归、丹参等味。宜活泼应之为是。

浮弱阳虚，骨酸体痛，客风冷气，相钻瘰疬。关前关后，冷热不共，关前先见，表热补重。生地熟地，当归杜仲，羌独天麻，元参桂从。萆薢牛膝，风热湿送，关后甚者，肝肾引动。

川芎细辛，秦艽湿统，五味茯神，参芪补供。枣仁丹砂，镇肝定恐，肝平风息，补药治众。此方正合宝鉴愈风丹，济生人参散也。夫浮弱者，乃本元不足，为客风冷气相钻之故。若在寸为气喘、自汗，在尺为癫冷、泄精，然亦为六极之脉，勿可认为易治，虽疗风除冷药中，宜补正为先。若寸先见，用前方，尺先见，用后方，若三部同见，则当七补三和，略除风冷。须知治风先补血，治冷先补气。勿得因客风冷气一语，任意用表药而致亡阳，用辛热而致阴竭，惟宜补中带散，温中带和。在学者细心推究，可耳。

浮虚伤暑，正亦亏怯，人参麦冬，黄芪白术。炙草陈皮，五味黄柏，或益当归，弱人应吃。形体壮者，香薷表泄，厚朴黄连，扁豆苍术。泽泻猪苓，加草滑石。此方正合东垣清暑益气汤，局方四味香薷饮及河间六一散也。若素来虚弱则用前方，亦可加茯神、赤苓。若体气素壮而偶然中暑，见是脉者，用后方，而或加车前、木通，利其小水。然二方俱宜加乌梅，取其酸收，生津，止渴，以保脾肺也。

浮革邪搏，风湿相成，体强人健，表里同行。麻黄白术，桂草杏仁，青陈连柏，泽泻人参。升柴厚朴，苍术猪苓，吴萸白蔻，炒曲云苓。或加羌活，香附南星，虚寒病者，脉隐无神。房劳久疾，败血伤精，急宜峻补，归芍加参。黄芪五味，木香桂心，枣仁熟地，远志茯神。此方正合仲景麻黄白术汤及东垣麻黄白术汤，圣惠星香散，局方人参养荣汤，济生归脾汤也。夫浮为风为阳，革乃虚寒相搏而成是脉。然治法宜察其人之神气强弱。若形体素旺，色肉不衰，现是脉者，乃风湿相搏为病，宜以前方疏泄开导，邪去则脉复也，勿得以伤精败血为论。如形体既羸，精神疲弊，则宜补宜和，用后方加减行之。盖一般革脉，用药补泻悬殊者，所以在脉之有神无神，其形体之坏与未坏也。论及于斯，是所以治病不能胶柱定弦，泥古方而治今病也。

浮动阳虚，神迷汗出，归芍黄芪，人参白术。人迎相应，桂附加入，气口相应，甘草夏麦。血痢崩中，熟地炒黑，川芎苁蓉，茯苓利湿。可加防风，姜枣煎食。此方正合局方十四味建中汤加防风也。浮属阳而动，乃脾之正脉，于右关见之必沉。若他部见之而又浮者，乃阴阳相搏所致。若寸部见之必汗出，尺部见之必崩漏，治宜先平补阴阳。若动而细如麻子者，乃肺枯胃绝之症，断难治也。

浮散之脉，难与图存，人迎相应，淫耗其神。气口应者，欲竭其精，急则治标，麦冬人参。五味敛气，九死一生。此方正合医鉴生脉散也。夫浮为阳，散乃阴阳欲脱，阳尽阴消之象。故按之绝无，浮取如水面浮灰，有影无形，如杨花荡扬，终难捉摸。此命在将倾之脉，治以是方益气而滋心肺，期其脉转，亦尽人事而已矣。

浮短气壅，亦属阳虚，滞积弗运，乃致不舒。补以参术，草橘黄芪，砂仁白茯，姜枣吴萸。沉香香附，痞膈能除。此方正合统旨补气运脾汤，约说沉香降气散，仲景吴茱萸汤也。浮短乃肺之正脉，右寸关见之为无病，若左关尺见，则为贼脉矣。短为气病者，手太阴司气，故其脉现则气壅。治先调木者，木调则土结解，而金气舒，故寒者，可加桂心、川椒、荜茇，热者加青皮、木通、犀角，并或加苏子，随症加减可也。

浮促阳盛，内热炎炎，或有疮毒，怒气胸填。治宜分等，解热为先，或斑狂躁，表下安然。芍药甘草，黄柏芩连，归芪生地，麻黄根煎。有毒症者，硝黄翘添，薄荷栀子，热退病痊。代茶饮者，银花芦尖。此方正合仲景芍药甘草汤，局方生地黄煎、凉膈散也。浮促乃阳盛之极，脉数而忽有一止者，乃阴不和阳。或发热，自汗，宜清热固表。若无汗而躁热，恐发斑疹，亦宜升散，加升、葛、羌、防等味。若见外症，则可用凉膈以分其势，加牛蒡子，已见斑，加青黛、犀角。当临时详审勿误。

浮结是积，阳与阴别，邪滞经络，表之堪释。兼行痰气，一举两得，羌活桂心，防风苍术。细辛茯苓，麻黄干葛，防己甘草，利其湿热。半夏当归，前胡苏叶，厚朴槟榔，香附解郁。五加木瓜，陈皮堪合。此方正合三因麻黄左经汤、紫苏汤，济生槟榔汤也。浮为阳，结为积，若滑则热积，缓则寒积。寸结积在上，宜加桑皮、桔梗、贝母等味。尺结积在下，宜加胡索、茴香等味。关结积在中，宜加枳壳、神曲、柴胡、半夏，解和可耳。

浮代不祥，其命难长，惟有病极，孕妇无妨。痛风跌扑，随症调将，伤寒见者，灸甘草汤。桂枝参麦，阿胶地黄，麻仁甘草，大枣生姜。孕妇调理，独圣散当，砂仁一味，为末酒尝。如伤寒脉见代，心动悸者，仲景用灸甘草汤主之。若或中风跌扑，血气初乱之秋，见是脉者，因痰湿阻碍所致。及孕妇三四月见之，亦胎气隔于冲任，故见是脉，皆不可以至数断死期也。惟常人之脉，候之五十至一止者，亦为无病。若四十至一止者，是肾气败，期于四年春草生而死。三十动一止者，是肝肾二脏气败已，期三年谷雨后死。二十动一止者，肾肝心三脏气败，期二年桑柘赤时死。十五动一止者，肾肝心脾四脏无气，期一年草枯时死。或二动一止，三四朝死。三动一止，六七朝死。四动一止，八九朝死。阳病死阴日阴时，阴病死阳日阳时。以此可断生死之诀也。

古方考①

浮 部

〔批〕浮脉：

元素**羌活冲和汤**即九味羌活汤，治四时不正之气，感冒风寒，

---

① 古方考：原作"脉药联珠·古方考"，全书为《脉药联珠》《古方考》《药性考》《食性考》四部合刊，故改，下同。

发热，畏风，头痛，身疼，病在表者。

羌活　防风　苍术各一钱　白芷　川芎　生地　黄芩　甘草各一钱五分　细辛七分

水二钟，姜三片，枣一枚，煎八分，热服取汗。有汗者去苍术加白术，渴者加葛根。

〔批〕浮迟：

仲景当归四逆汤治伤寒手足厥冷，脉浮迟细，或浮大而虚，肠鸣、自汗等症。

当归　桂枝　芍药　细辛各三两　甘草　通草各二两　大枣廿五枚

上七味，以水八升，煮取三升，去渣，温服一升，日三服尽。

仲景吴萸四逆汤治厥阴中寒，小肠痛甚。

吴茱萸汤泡　附子炮　干姜各二钱　炙甘草一钱五分

水一钟半，煎七分，热服。

和剂三拗汤治感冒风寒、鼻塞声重、咳嗽喘急等症。

麻黄连节　杏仁连皮尖　生甘草各等分

上咀，每服五钱，生姜三五片，水煎，食远服。

〔批〕浮数：

东垣升阳散火汤治胃虚血虚，因邪郁遏阳气致肌表烙热，脉浮而数，乃火郁发之之剂也。

升麻　葛根　羌活　独活　芍药　人参各五分　防风　炙甘草各三分　生甘草二分　柴胡八分

水一钟半，加生姜三片，煎服，忌生冷。

仲景竹叶石膏汤治阳明汗多而渴，鼻衄，水入即吐，及暑热烦躁等症。

石膏一两　竹叶二十片　半夏　甘草各二钱　人参　麦冬各三钱　粳米一撮

水二钟，姜三片，煎服。此系张景岳寒阵分两，非仲景原方分两也。

丹溪**左金丸**治肝火胁肋痛，寒热，头目胀，淋秘肝火症。

黄连炒，六两　吴茱萸汤泡焙，一两

为末，米饮和丸，陈皮汤下。

〔批〕浮滑：

局方**顺风匀气散**治中风，中气，半身不遂，口眼㖞斜，宜服。

白术　人参　天麻各五分　沉香　白芷　青皮　甘草各四分紫苏　木瓜各三分　乌药一钱五分

水一钟半，姜三片，煎七分，食远服。

局方**八风散**治风气上攻，头目眩晕，肢体拘急，烦痛，或皮肤风疮痛痒，及鼻塞声重。

人参　甘草炙　炙黄芪各二斤　前胡去芦　白芷各一斤　藿香去土，半斤　羌活　防风各三斤

上为细末，每服二钱，水一钟，入薄荷少许，煎七分，温服，或即用腊茶清调，服一钱，小儿酌量减服。

局方**消风散**治风热上攻、头目眩昏、皮肤顽麻、瘾疹、瘙痒等症。

人参　炙甘草　羌活　防风　荆芥穗　蝉蜕炒　僵蚕炒　川芎　薄荷　茯苓各二钱　陈皮　厚朴各一钱

上为末，每服二三钱，茶清调服，有疮癣，酒调送。

〔批〕浮弦：

局方**四物汤**治血虚营弱，一切血病筋病用此。

熟地黄　当归各三钱　川芎一钱　芍药二钱

水二钟煎服，或加酒二匙。

元戎**治风六合汤**治风虚眩运，风秘便难。或以蜜丸，又名补肝丸，即四物加羌活、防风，或用秦艽。

当归酒洗　生地黄各二钱　芎劳一钱五分　芍药二钱　防风
羌活各一钱五分

良方**胶艾汤**①治胎动腰腹痛，或去血腹痛。又金匮胶艾汤合四物
加甘草也。或加地榆②、黄芪，即安胎散。

阿胶一两　艾叶数茎

水煎服。

河间**三合散**治产后日久虚劳。

当归　生地　白芍各二钱　川芎一钱五分　人参　白术土炒
茯苓各二钱　甘草　半夏制　黄芩各一钱　柴胡八分

上药加姜枣煎服。

〔批〕浮涩：

钱乙**泻白散**治肺火、大肠火、喘急等症。

桑白皮　地骨皮各二钱　甘草一钱

加粳米一撮，煎服。

东垣**五味泻白散**治风热翳膜，血筋矇眼，一切肺热之症。

当归　生地　芍药　栀子　黄芩各等分

或煎服，或为末服。

罗谦甫**加减泻白散**治过饮伤肺气，出腥臭唾涕，稠黏噎喉不利，
口苦干燥。

桑白皮　地骨皮　黄芩　知母各二钱　五味五分　麦冬　桔
梗各一钱

或煎，或散服。

东垣**中满分消汤**治中满寒胀疝气、二便不通、四肢厥逆、呕吐

---

①　良方胶艾汤：考胶艾汤为《外台秘要》卷三十三引《小品方》，今
出《良方》疑有误。

②　地榆：原作"地俞"，据文意改。

下虚等症。

人参　附子　当归　麻黄　干姜　黄连　青皮　泽泻　柴胡各二钱　益智仁　木香　半夏　茯苓　升麻各三分　吴萸　草蔻　厚朴　黄芪　黄柏各五分　荜澄茄五分

姜煎服。

〔批〕浮大：

活人**荆防败毒散**亦名消风败毒散，治斑疹未发，及时气风毒邪热。

荆芥穗　防风　羌活　柴胡　前胡　枳壳　桔梗　茯苓　人参　独活　川芎　甘草各等分

上细切，加薄荷叶煎，温服。

陈氏**清热消毒散**①治一切外症、阳毒肿痛、发热、疥癞等症。

黄连炒　山栀炒　连翘　当归　甘草各一钱　川芎　芍药　生地各一钱五分　金银花二钱

水煎服。

〔批〕浮缓：

百一**羌活胜湿汤**治外伤湿气，一身尽痛等症。

羌活　独活各二钱　藁本　防风各一钱五分　蔓荆子　川芎　炙甘草各五分

水二钟煎服。

金匮**防己黄芪汤**治风湿，脉浮，身重，汗出，恶风者。

防己　黄芪各一两　甘草炙，半两　白术七钱五分

加生姜四片，枣一枚，水煎服。或喘者加麻黄，胃不和加芍药，

---

① 陈氏清热消毒散：考为《外科枢要》方，明代医家薛己撰，今言陈氏者，疑有误。

气上冲加桂枝，下有陈寒加细辛，有寒湿防己酒浸，服后皮中如虫行，腰下冰冷，以被围绕取汗佳。

仲景五苓散治暑湿热烦，霍乱泄泻，小便不利。

白术　猪苓　茯苓各七钱五分　肉桂五钱　泽泻一两二钱五分

上法为细末，每服二钱，白汤调下，日三服，今以水煎服。

〔批〕浮洪：

仲景麻黄汤治太阳经伤寒，发热，无汗，脉大，恶寒，身痛。

麻黄　桂枝各三两　甘草二两　杏仁七十个

以水九升，先煮麻黄，减二升，去沫，内诸药，煮三升半，温服八合，取微汗，不汗再服。

仲景桂枝汤治太阳经伤风，发热，自汗，恶风。

桂枝　芍药　生姜各三两　甘草二两　大枣十二枚

上以水七升，微火煮取三升，去滓，适寒温，服一升。须臾，食热稀粥以助药力，取微汗，忌淋漓。

千金三黄石膏汤治疫疠大热而躁。

生石膏三两　黄芩　黄柏　黄连各二钱　豆豉半合　麻黄八分栀子五枚，打碎

水煎，连进二三服，热退则止。

千金羌活升麻汤治暑月时行瘟热病症，宜清热解毒。

黄芩一钱　石膏　黄连　甘草　生地　知母各七分　羌活升麻　葛根　人参　白芍各一钱

加姜枣，水煎服。

〔批〕浮实：

河间防风通圣散治诸风潮搐，手足瘈疭，一切风热疥癞。

防风　川芎　当归　芍药　麻黄　连翘　薄荷　大黄　芒硝各五钱　石膏　黄芩　桔梗各一两　滑石三两　甘草二两　荆芥

白术　栀子各二钱五分

上为末，每服二钱，水一钟，生姜三片，煎六七分，温服。《医统》方各五分，痰嗽加半夏，闭结倍生军①，破伤风加羌活、全蝎。此方有四：贾同知方无硝，崔宣武方亦无芒硝而有缩砂，《机要》有白芷、蒺藜、鼠粘子。

〔批〕浮紧：

仲景**麻黄桂枝各半汤**治太阳伤寒如疟状，无汗，热甚寒少，身痒。

桂枝去皮　麻黄去节　芍药　甘草炙　生姜切，各四两　大枣四枚，劈　杏仁廿四粒，去皮尖

以水五升，先煮麻黄一二沸，去沫，内诸药，煮一升八合，去滓，每饮六合，渐进取汗。

良方**四神散**治血虚或瘀血，产妇诸病。

当归二钱　芍药炒　川芎各一钱　炮姜五分

水煎服。

〔批〕浮长：

钱乙**升麻葛根汤**治伤寒阳明经证，目痛、鼻干、不眠、无汗、恶寒、发热、疮疹、疫疠等症。

升麻　葛根　芍药　甘草各等分

上水二钟，煎一半，寒多热服，热多温服。

局方**加味香苏饮**治四时感冒，头痛，发热，或兼内伤胸膈满闷，嗳气，恶食。

香附炒　紫苏各二钱　陈皮去白，一钱　甘草七分

加姜葱煎。咳嗽加杏仁、桑白皮；有痰加半夏；头痛加川芎、白芷；伤风自汗加桂枝，伤寒无汗加麻黄、干姜；鼻塞，头痛，伤风加

———

①　生军：即生大黄。

羌活、荆芥；心痛加延胡索，对酒煎；有食加神曲、麦芽等味。

仲景**小陷胸汤**治小结胸，心下按之痛，脉浮长滑者。

半夏半升　黄连一两　瓜蒌仁一个

水六升煮一升，分三服饮。

仲景**大陷胸汤**治大结胸，手不可按。

大黄六两　芒硝一升　甘遂末一钱

水六升，煎二升，服二三合，得利则止，此药峻下，必不得已用之，不可不慎。

〔批〕浮芤：

东垣**麻黄人参芍药汤**治吐血，外感寒邪，内虚蕴热。

麻黄　芍药各一钱　人参三分　桂枝五分　炙草一钱　当归五分　黄芪一钱　麦冬三分　五味五粒

水煎，热服。

宝鉴**当归补血汤**治血气损伤，或因误攻，脉大虚芤宜之。

当归三钱　炙黄芪一两

水煎，食远服。

夷坚**独圣散**治肺损呕血，咯血，服之大效。试血法：吐血于水盆中，浮者肺血，沉者肝血，半浮沉心血也。

白及

为末，每服二三钱，以羊肺心肝蘸末食，随经引用。

丹溪**减味知柏地黄汤**治相火妄动，真阴不足，失血，咳嗽，虚热诸症。

生地四钱　知母　黄柏各一钱　山萸　山药各二钱　丹皮　茯苓各一钱五分

水煎服，即知柏地黄丸去泽泻也。

〔批〕浮微：

局方**八珍汤**治气血两亏，阴阳虚损，脾胃不足。

人参 白术炒 茯苓各二钱 甘草一钱 白芍酒炒，二钱 熟地 当归各三钱 川芎一钱

或加姜枣煎服。

局方**十全大补汤**治气血俱弱、恶寒、虚热、自汗、肢体困倦、眩晕、惊悸、晡热作渴、遗精白浊、二便见血、咳嗽、烦劳等症。

人参 白术 茯苓各二钱 甘草一钱，炙 白芍二钱，炒 熟地 当归各三钱 川芎一钱 炙黄芪二钱 肉桂一钱

〔批〕浮细：

东垣**圣愈汤**治血虚，心烦内热，睡卧不宁。

人参 熟地 当归 川芎 黄芪炙 生地各一钱

水煎服。

医统**养心汤**治体质素弱，或病后思虑过多，心惊不寐。

人参一钱五分 熟地 生地 归身 茯神各一钱 柏子仁 枣仁各八分 麦冬一钱五分 炙甘草四分 五味子十五粒

加灯心、莲子，煎服。

〔批〕浮濡：

局方**四君子汤**治脾胃虚弱，不思饮食，便溏，胸痞，痰嗽，吞酸之症。

人参 白术 茯苓各二钱 炙甘草一钱

加姜枣煎服，或加粳米百粒。

东垣**玉屏风散**治表虚自汗。

白术二钱，土炒 黄芪蜜炙 防风各一钱

加姜三片，水煎服。

薛氏**加减金匮肾气汤**治脾肾阳虚不能行水、小便不利、腰重、脚肿、喘急等症。

熟地四钱 山药 山萸 牛膝 丹皮 泽泻 肉桂 车前子各一钱 茯苓三钱 附子五分

加米一撮，或苡仁同煎。

〔批〕浮弱：

宝鉴**愈风丹**治足三阴亏损，风邪所伤，肢体疼痛，麻木，手足不随。

羌活十四两　当归　熟地　生地各一斤　杜仲七两　天麻　萆薢另研　牛膝酒浸，焙　元参各六两　独活五两　肉桂三两

上为末，炼蜜和丸桐子大，每服五七十丸，温酒或白汤下。

济生**人参散**治肝脾气逆、胸胁引痛、筋脉挛急、肝风等症。

人参二两　杜仲炒　黄芪炙　枣仁炒　茯神各一两　五味　细辛去苗　熟地　秦艽　羌活　川芎　丹砂各五钱

上为末，入丹砂再研匀，每服一钱，温酒下，日三服。

〔批〕浮虚：

东垣**清暑益气汤**治暑热蒸人、四肢倦怠、疼痛、胸满、气促、便数、便溏、自汗、烦渴、不思饮食等症。

人参　黄芪　升麻　苍术各一钱　白术炒　神曲炒　陈皮炙草　黄柏　麦冬　当归各五分　干葛　五味　泽泻　青皮各三分

水煎服。

局方**四味香薷饮**治一切感冒暑气，皮肤蒸热，头重，汗出，体倦，烦渴，霍乱，吐泻。

香薷一两　厚朴姜制　扁豆炒，各五钱　黄连姜汁炒，三钱

水煎，冷服。

河间**六一散**又名天水散，治伤寒中暑，表里俱热，烦躁，口渴，便秘，石淋，或霍乱吐痢等症。

滑石六两　甘草一两

上为末，每服三钱，冷水或灯心汤下。若泄泻呕吐，生姜汤下；中寒者加硫黄少许。本方加朱砂三钱，名益元散；加薄荷五钱，清

肺，名鸡苏散；加青黛二钱，清肝，名碧玉散；加红曲五钱，治赤痢，名清六散；加干姜五钱，治白痢，名温六散；加生柏叶、生车前、生藕节，治血淋，名三生益元散。本方以甘草易吴萸，治湿热吞酸，名吴萸六一散。本方以黄芪易滑石，加大枣煎服，治诸虚不足、盗汗、消渴等症，名黄芪六散也。

〔批〕浮草：

仲景**麻黄白术汤**治风湿身痛。

麻黄 桂枝各三钱 **白术**土炒，四钱 **杏仁**七粒 **甘草**一钱，炙

水煎服。

东垣**麻黄白术汤**治二便不通、皮肿、麻木、身重、色黄、喘促、发热、湿热伏于荣血、水火乘于阳道则为上盛气短、阴火伤于气分则为喘促、风火湿热郁伏为病大胜大复等症。

麻黄不去节，六分 **桂枝 白术**各三分 **杏仁**四粒，研 **甘草**二分 **青皮 陈皮 黄连 黄柏 升麻**各二分 **苍术**酒浸 **柴胡 人参 黄芪 厚朴 猪苓**各三分 **白蔻壳 炒曲**各五分 **茯苓 泽泻 吴萸**各四分

水煎作二服。

圣惠**星香散**治风痰壅结，气不升降，经脉阻碍，疬癖疼痛。

制南星 制香附各等分

为末，每服二钱，水煎服，此即三仙丸去半夏也。

局方**人参养荣汤**治脾肺俱虚，恶寒，发热，肢体倦怠，心悸，自汗，精气两伤之症。

人参 黄芪 当归 白术 炙甘草 桂心 陈皮各一钱 **熟地 五味 茯苓**各七分 **白芍**一钱五分 **远志**五分

加姜枣，水煎服。

济生**归脾汤**治思虑劳伤，心脾俱病，脾不摄血，崩漏妄行及失精、带下之症。

人参二钱　炙黄芪一钱五分　当归一钱　白术炒　枣仁　茯神各二钱　远志一钱　甘草　木香各五分

上加姜枣，龙眼肉，水煎服。

〔批〕浮动：

局方十四味大建中汤治阳虚气血不足，腰脚筋骨疼痛，荣卫失调，积劳伤损，形体羸瘵，短气，嗜卧，渐成瘵病。

人参　白术　茯苓　甘草　川芎　白芍　熟地　当归　黄芪　麦冬　半夏　苁蓉酒浸　附子炮　肉桂

以上切片，各等分，每服五钱，水二钟，姜三片，枣二枚，煎八分，温服。

〔批〕浮散：

医鉴生脉散治热伤元气，肢体倦怠，气喘，口渴，汗出，脉虚，或金为火制，水失所生，而致咳嗽、喘促、肢体痿弱、眼目黑暗、脉绝等症。

人参五钱　麦冬　五味子各三钱

水煎服。

统旨补气运脾汤治中气不运，噎塞胀满。

人参二钱　白术三钱，炒　黄芪一钱，炙　橘红　茯苓各一钱五分　砂仁八分　甘草五分，炙

姜一片，枣一枚，煎，食远服。

约说沉香降气散治阴阳壅滞，气不升降，胸膈痞塞，留饮，吞酸，胁下妨闷。

沉香二钱八分　砂仁七钱五分　香附六两二钱五分，去毛，盐水炒　炙草五钱五分

上为极细末，每服二钱，入盐少许，淡姜汤调下。

〔批〕浮促：

仲景吴茱萸汤治呕而胸满，或干哕吐涎，头痛，谷食不消者。

吴萸—合　人参三钱　生姜六钱　大枣—枚

此乃十中之一，水煎服，或日三服。

〔批〕浮短：

仲景芍药甘草汤治伤寒脉浮，自汗出，小便数，心烦，微恶寒，脚挛急，足温者。

白芍药　炙甘草各四两

水煎服。

局方生地黄煎治内热，阴火盗汗。

生地　当归　黄芪炙　甘草炙　麻黄　黄连　黄芩　黄柏各一钱

加浮小麦—撮，煎服。

局方凉膈散治三焦六经诸火。

大黄　朴硝　甘草各一钱　连翘—钱五分　栀子　薄荷　黄芩各五分

加竹叶七片煎，对蜜一匙，和服。

〔批〕浮结：

三因麻黄左经汤治风寒暑湿、四气流注足太阳经、腰足挛痹、骨节重痛、憎寒、发热、无汗、恶寒、烦热、头痛等症。

羌活　肉桂　防风　苍术　细辛　茯苓　麻黄　干葛　防己　甘草各一钱一分

加姜三片，枣一枚，水煎服。

三因紫苏汤治湿热脚气、阴阳交错、上重下虚、中满喘急、呕吐、自汗等症。

紫苏　制半夏各一钱　当归　前胡　厚朴制　炙甘草各七分　陈皮　肉桂各四分

加姜三片，煎服。

济生槟榔汤治一切脚气，散结疏壅。

槟榔　苏叶　炙甘草　陈皮　香附　五加皮　木瓜各七分

加姜三片，煎服。

〔批〕浮代：

仲景**炙甘草汤**治伤寒脉结代，心动悸，及肺痿咳唾多，心中温温液液者。

炙甘草四两　桂枝三两　阿胶蛤粉炒　人参各二两　麦冬去心麻仁各半斤　生地一斤　大枣十二枚　生姜三两

上水酒各半，煎作十服。

良方**独圣散**治妊娠有所伤触胎元，腹痛，下血，极效。

砂仁不拘多少，带皮同炒，取仁为末。

上一味，以热酒调服，四五分或一钱能安胎，导滞易产，功有实效。

卷　二

脉药联珠①

沉脉部

无浮及革，计二十六脉

沉脉为里，或气或积，气郁脉软，积则有力。治积宜攻，治气调益，攻积之剂，大黄枳实。厚朴芒硝，污浊可涤，木香槟榔，三棱莪术。苍术当归，疏热导湿，脉沉软者，调气散郁。香附神曲，栀子炒黑，川芎山楂，麦芽可入。沉香乌药，人参补益，腹胁膨胀，服之可释。此方正合仲景大承气汤、宣明三棱散、丹溪越鞠丸、严氏四磨汤也。所有沉脉兼症，虽分晰于后，但沉脉提纲总言，或气或积，其治法亦宜临症变通参酌者。若舌苔黄滑，则行中宜兼用燥药，以治其湿。若舌苔干黄，行中宜兼润药，以助其津。然舌苔黄滑而不用燥药可，舌苔干黄不用润药不可。润药者，如油当归、火麻仁、瓜蒌仁、郁李仁、桃仁、天门冬、生地、知母、冬葵子之类也。燥药者，如苍术、茯苓、羌独活、车前、猪苓、泽泻、苡仁、半夏、南星之类也。又须学者细心体察加减，非笔墨所能尽者。

沉迟之脉，为冷为寒，附子理中，可以投缘。草姜参术，乌附相参，脉若有力，攻行始安。厚朴肉蔻，草果同煎，木香大腹，肉桂心添。醒脾开郁，行水为先。此方正合仲景附子理中汤、良方草果散、济生实脾饮、局方倍术丸也。夫沉为诸郁，迟乃属寒，又为血冷凝积，须分有力无力。若有力宜温中开导，无力宜温中

---

① 脉药联珠：此条原在"卷二"之前，今依文例，乙转。

调气，与气口相应者，为凝寒积滞，以此方参酌用之，乃专治里寒之法也。若外寒而内积之症，详于迟沉之条。是以沉迟者，主内寒积滞，迟沉者，主外寒内积。学者于此当详辨之，毋以沉迟与迟沉为雷同也，浮数等部亦有分别。

沉数内热，邪伏阴经，或提或散，清热方宁。升麻羌活，白芍葛根，黄连生地，知母黄芩①。石膏参草，栀子柏清，若或有力，芒硝生军。连翘薄荷，配合清心。此方正合局方羌活升麻汤、仲景栀子柏皮汤、良方清心汤也。夫沉属里，数为热。此乃外感寒邪，失于表散，而传入阳明，郁结化热者也，故宜升提清散。或其人素有积滞，则其脉必实，又当攻下，就此而除热，所以亦可用硝黄等味。又或阳甚而里虚之症，治法与此不同，详于数沉之条。是以沉数及数沉脉虽似，而治法有间，学者于此等脉诀症治究心不误，其疗疾或庶几乎无谬矣。

沉滑痰实，宜降宜攻，陈皮半夏，茯草和中。加苍白术，香附川芎，黄连枳壳，厚朴橘红。藿香参入，苏叶子同，星香乌药，气下痰松。若或滑甚，滚痰丸攻。此方正合局方二陈汤、丹溪加味二陈汤、东垣平胃散、陈氏不换金正气散、局方四七汤、简易星香汤、王隐君滚痰丸也。夫沉为郁，滑为痰，无力为虚，有力为实。而痰之为病，异变百出，先除其本，则百症俱消。而治痰当先治气，治气即是清火。此中奥妙，学者宜通，百症可以类推也。

沉涩少血，亦主寒湿，少血宜补，加味四物。芎归熟地，白芍连柏，五味麦冬，人参苍术。杜仲知母，可加牛膝，三痹汤和，驱风利湿。续断细辛，防风独活，芪桂茯苓，秦艽草入。五脏痹者，合用五积，麻黄苍芷，陈朴夏桔。枳壳干姜，临时损益。此方正合正传加味四物汤、济生三痹汤、局方五积散也。夫内

---

① 芩：原作"苓"，据《翠琅玕馆丛书》本改。

有五积，则外有五痹。五积者，乃寒、热、气、血、痰也。五痹者，乃皮、脉、肉、筋、骨也。而病原总在乎肺、心、脾、肝、肾耳，当明何经何痹。大凡痹症，脉多见涩，若心肝痹，多在血分。肺脾痹，多在气分。诊法则左属血，而右属气。若骨痹则属肾经，是精气大亏而气血兼病已。如血分痹宜四物合五积散治之，气分痹宜四君合五积散主之，再以引经之药，斟酌君臣佐使，以抽添补泻之法，或半补半泻，或六补四泻，或七补三泻，又在学者临时会意。至骨痹一症受病既深，精脉既坏，十难愈一，若脾胃尚健，犹可施治，然七年之病，非三年之艾不能瘳也。

沉大里症，谨防夜厄，邪伏五脏，三焦壅塞。或提或导，逐邪要诀，调中益气，升提邪出。升柴参芪，木香苍术，甘草橘红，开郁利湿。若或内结，硝黄可入，除却参芪，加朴枳实。黄芩白芍，当归宜益，治理无讹，破气调血。此方正合东垣调中益气汤、陶氏六一顺气汤、良方当归承气汤也。夫大脉原属邪盛，沉而大者属阴，故病则夜重，又为气甚血虚之脉，当理气调血为先。如邪气内陷者，治宜提散。若脉兼实而舌苔黄者，则宜下之，乃以硝黄易参芪，以枳实破其气，归芍调其血，六一顺气、当归承气合为一方也。而其间或更兼他脉，在于何部，又须增减，学者总当究心药性为要。

沉缓气弱，每多眩晕，四季脉缓，不为之病。中洲土湿，时时气闷，条肝疏土，更兼益肾。肾弱肝郁，发痞满症，沉香木香，羌苏叶并。槟榔大腹，术草芎进，更用木瓜，肝脾痹静。若有内寒，干姜力劲，厚朴姜黄，参芪扶正。陈泽白蔻，砂仁气顺，甘草益智，通益心肾。或水肿胀，舟车丸定。此方正合局方三和汤、东垣温胃汤也。夫沉为郁，缓为湿，凡见是脉者，看其人有腹胀、便闭、蓄水等症与否，如无此症而惟胸满气胀者，乃用前方疏导，气虚则脉自流利已。若内有寒湿而见麻木、筋痛、闭症者，则用泽泻、干姜等味，导湿温中，疏通可耳。若有蓄水肿胀，脉沉缓而实者，当用舟车丸攻去阳水，然后按脉症调理。舟车丸乃牵牛、大黄、甘遂、大戟、芫花、青皮、橘红、木香、轻粉也。

沉洪之脉，病在阳明，三焦并热，宜散宜清。黄连黄柏，栀子黄芩，升麻归地，犀角通灵。丹皮翘草，加用葛根，舌苔黄者，可益生军。知母白芍，用以敛阴。此方正合局方解毒汤、东垣加味清胃散、拔萃犀角地黄汤、薛氏正气汤、河间黄芩芍药汤也。《脉经》洪为阳，附于浮而不附于沉，独不知浮、沉、迟、数之外，其二十四脉皆形容脉神也。洪者如波浪之汹汹，而浮部见者，在于皮上得之，沉部见者，在于肉下得之，见脉则见其汹汹之形，岂浮则有波浪之形，沉则无波浪之形哉。总在入手得脉之神合其形状耳。如能于浮沉中分洪、大、虚、散、濡、弱、微、细，迟数中分缓、涩、伏、革、滑、结、促、代者，其诊视庶几乎近矣。凡沉洪之脉，乃表和里热，每多吐衄、崩中、肠痈内症也。

沉实积热，三焦壅塞，风寒贯经，滞痰挟食。治宜豁达，兼用表剂，厚朴槟榔，草果散郁。知母黄芩，草芍羌活，葛根柴胡，生军涤积。三阳并治，伏邪提出，若紧带迟，腰间洞泄。乃是胃寒，或成呃逆，治先理中，推荡寒积。大黄芒硝，归尾朴枳，桃仁肉桂，附子羌活。姜木茴香，加草参术，寒热同施，并行不悖。此方正合吴氏三消饮、仲景桃仁承气汤、陶氏黄龙汤、宝鉴羌活附子汤也。凡实脉总由积重滞气，郁则成热，下之则积去、热消、气复也。然亦有寒中脏腑而兼肾家有湿者，必有洞泄之症。夫泻而脉犹沉实者，寒滞不行也，宜以硝、黄、枳、朴破其积，姜、附、木、香散其寒。如阳和解冻，大溜一通，则淤沙随去。脉稍见软，即当抽添消补之法调理脾胃。学者细心体察，非笔墨可尽者。

沉弦血少，或停饮浆，有力困酒，无力劳伤。直来直去，胁痛难当，抑肝扶脾，滋阴和阳。若治停饮，枳壳槟榔，猪苓泽泻，赤茯木香。半夏苏子，桔橘生姜，木瓜吴萸，柴朴草将。青皮白术，草果劻勷①，黄芩白茯，煎用枣姜。脉若无力，补血地黄，山萸山药，丹泽同方。或益附桂，八味丸良。此方正合良方木香分气散及鸡鸣散、济生清脾饮、崔氏八味丸也。沉弦乃肝之正脉，若六部俱见，则肝木侮脾可知，所以多饮而脉弦者，酒能助肝而伤脾也。况肝藏血，酒能散血，血散则肝空，肝空即脉弦矣。若非困饮，即是肝血不足，然补肝当先益肾，故宜八味丸。以熟地补血，怀山补脾，茯苓补心肺，丹皮清邪热，泽泻导肾湿，山萸补肝肾而通窍，肉桂抑木扶脾化气，附子引血药以滋不足之真阴，及行十二经营卫而温散凝滞。夫血和则肝满，肝满则筋和脉畅，乃无过于不及之象。所以脉药消息机关，始见奇妙也。

沉紧内寒，腹中必痛，在上胃疼，在下后重。阴凝之疾，温散开壅，附子干姜，归芍为从。厚朴陈皮，参椒酌用，桂茯肉蔻，丁木香供。升降得宜，细辛引动，温经发表，麻黄可统。若有外症，施治不共，紧滑宜凉，前方不用。丹皮桃仁，硝黄一哄，瓜蒌山甲，防芷堪奉。连翘归芪，金花调送。此方正合良方温胃汤、三因桂香散、仲景麻黄附子细辛汤及薛氏牡丹皮汤、正宗八味排脓散也。凡脉沉而紧者，寒病在内，宜温之散之，可用前方得效。若或沉紧而兼滑实者，恐有肠痈等症，则未可用前方，当以清凉、解毒、排脓为要。一般沉紧之脉，须辨大、小、虚、实、滑、涩，则寒热内外之疾有别，用药悬殊。学者总宜察神问症而合脉，随机应变为得，断不可泥定板法为也。

沉长之脉，阳邪潜伏，热闭阳明，大肠积蓄。若或壮热，防发阳毒，治先下之，大黄生熟。归芍甘草，丹皮赤茯，防己白术，生芪治足。加芩苍术，连翘独活，牛膝木通，枳陈开豁。

---

① 劻勷（kuāngráng 匡瓤）：辅佐，帮助。

宣散疏通，寒温用熟。此方正合子和四顺清凉饮、活人加味防己汤也。夫脉沉为阴结，脉长为阳盛。若沉而带滑实者，宜用苦寒，或带缓紧者，宜用辛凉，当临时加减，不可泥定死谱。如治阴结，则姜黄、郁金、乳香、没药、木香等俱可加入。如治阳盛，则栀子、黄连、黄柏、花粉等味俱可加入。是以医者贵乎灵机应变，所定之诀，乃大概规模，如此之脉，当用如此之药，而未有得沉长之脉，反用温补、温散、解表、汗吐之剂者也，故仆之妄定歌诀，虽以二三古方合而为一，犹未能尽应机之用，而仍谆谆以抽添应变之为诀，勿泥古方之说，于治道或有小补云。

沉芤有瘀，或便或溺，失血过多，必见是脉。带紧肠痈，带滑淋热，治先调和，归尾艾叶。地芍川芎，阿胶草炙，或加地榆，胡索牛膝。丹皮桃仁，桂心蓬莪，姜黄红花，散瘀之剂。若失过多，宜先补益，一味丹参，止加三七。凉以蒲黄，涩烧卷柏，苧根发灰，草霜犀屑。热益芩连，寒加芪术，吐衄崩便，分虚与热。临时变通，方中损益。此方正合金匮加味胶艾汤、良方牛膝散及姜黄散、加味丹参散也。若脉沉而芤，未见失血之症，必有瘀积。若带紧滑，必系肠痈内疾，治法详于沉紧之条。而既有瘀积，虽用行散之药，亦仍致便溺而后愈也。若带洪大弦长，乃肠痈血痔已成，治法俱在本条。然在两寸见芤，即当吐衄；两尺见，则当便溺；两关见，或吐或便；如右寸见，乃肺家血；左寸见，乃心家血；右关见，乃脾胃血；左关见，乃肝与小肠之血；两尺见，乃大肠、膀胱之血。治法当按何经用何药为君，于药性考检查，不致有误也。

沉微阴亏，或痢或汗，若在病后，误下为判。治惟补正，参芪桂半，草术茯苓，归芍同赞。五味熟地，或益姜炭，如崩血漏，伏龙肝断。阿胶蚕砂，搜风救难，中寒气虚，附乌雄辨。此方正合选要十宝汤、寇氏伏龙肝散、局方三建汤也。沉微乃大伤正元之脉，亦有霍乱吐泻之后以致沉微者，则当和解兼扶正气，如藿香、赤芍、陈皮等味，俱宜合补剂用之。又或崩漏、产后及血虚内风、癫痫诸症，亦可于峻补之中，加炒黑荆芥、独活、细辛、天麻等味，以疏导经络，使邪去脉复。总在用者会意，法难尽述也。

沉细之脉，气少体弱，带紧神劳，滑致僵仆。僵仆因痰，神劳痛作，紧宜治血，参芪术托。熟地萸归，苁蓉桂酌，茯草防风，五味敛约。如或滑促，痰火灼烁，治宜清理，半扶半削。加夏橘红，紫苏厚朴，消火丹皮，生地白芍。治血妄行，生磨犀角，补气行痰，降火之药。此方正合魏氏大补黄芪汤、局方七气汤及犀角地黄汤也。夫沉细虽为少气，然有病之脉须兼紧、缓、滑、促同看，以分气、血、寒、热之症，非似沉微之症为虚症。如带滑者，在上则呕，在中则恶，全滑乃致僵仆，是疾盛而正气不足，闭其用道而致僵仆也。若带紧缓者，是血不荣经，气不运血，故有四肢不举，筋骨疼痛之疴，亦或有癥瘕凝滞之疾。或脉带促者，则因阴火内灼，故宜清之。然总由七情伤正，气血两亏之脉耳。或见有痿躄①等症，用前方加杜仲、续断、牛膝、枸杞、苁蓉、鹿茸、虎骨等味，宜临症加减。惟冬季得是脉而四至平和者，勿作为大病脉看之，是弱人之正脉也。

沉濡亡血，致有冷痹，下部有热，小便不利。冷痹宜温，归芍熟地，肉桂川芎，参芪助气。小便闭淋，滋阴得济，石斛丹皮，麦冬五味。草稍木香，苓术湿利，山药健脾，鹿胶合剂。阿胶和血，滋肾养肺。此方正合拔萃黄芪益损汤、外台白胶散、千金阿胶煎也。夫濡者，如水底捞絮，故迟、数、滑、涩兼似而皆非也，此乃亡血亡汗致有是脉，治惟补益而已。或挟邪热于下焦，或淋闭遗精，治先补中清热，益气滋阴，更宜健脾进食，能服药饵方妙，

---

① 痿躄：指手足痿弱无力，动作行走不便的病症。亦特指下肢麻痹。

然濡脉究近涩也。

沉弱虚极，气亏血竭，寸见阳衰，尺见精绝。救弱之法，惟有补益，扶阳补气，救阴滋血。阴阳平补，四君四物，十全大补，建中选择。变易之方，熟地巴戟，山药萸苓，小茴牛膝。杜仲五味，苁蓉润泽，远志菖蒲，枸杞枣蜜。鹿角胶霜，故纸补益，柏仁菟丝，地苓得力。此方正合丹溪滋阴大补丸、青囊仙传斑龙丸也。沉弱乃劳怯病后之脉，纵有余邪，亦先补正，故宜用四君子汤人参、白术、茯苓、甘草以补气，用四物熟地、当归、芍药、川芎以补血，二汤合之为八珍汤，加黄芪、肉桂为十全大补汤，再加附子、麦冬、半夏、苁蓉为十四味大建中汤也。至后之药味亦合古方，然临症加减又在学者考察精明，随经易味，以期填实亏虚，不致有实实虚虚之误，又非笔墨所能尽者也。

沉本无虚，肥人亦有，不为伤暑，气亏精走。脚弱喘促，胃弱致呕，补中益气，扶土为首。参术芪苓，归芍麦偶，熟①地茯神，桔半草友。五味莲肉，怀山甘枸，远志枣仁，麝沉香诱。附子苁蓉，鹿茸用牡，或益牛膝，下行不苟。调理阴阳，精神抖擞。此方正合万氏旋神饮、集验鹿茸丸也。沉脉本无虚脉之位，而于胖人之皮下肉上见之，亦近乎沉，而按之空软者，亦即虚也，故载是症，况胖人于皮下肉上现脉，每近于实。若着肉而空则为虚矣，无论他症，先扶脾胃，盖脾胃主肉，而肉见空虚，故宜先理中州。若于夏日，宜兼清暑之剂，如香薷、藿香、赤茯、六一散之类，加减用之可耳。如非夏日而有脚软筋疲，神衰气弱之象，非峻补不可也，学者详之。

沉牢怪脉，脱精败血，寒热相搏，或满或急。妇人半产，治宜分别，半产崩漏，当归艾叶。熟地阿胶，芎芍芪炙，败精

---

① 熟：原作"热"，据《翠琅玕馆丛书》本改。

症者，川乌巴戟。故纸茯苓，怀山白术，苁蓉草薢，石斛白蒺。肉桂桃仁，并追寒湿，或加吴萸，川椒狗脊。龟鹿二胶，麦冬回脉，丸用天真，或堪避厄。此方正合良方阿胶散、局方安肾丸也。夫牢者，推筋着骨，如按石础而中混混然有脉，此乃阴分伤极，阳气潜伏而未绝之象。治当补阴而不可腻滞，升阳而不可峻发，宜润而不滞，温而不峻，如天真丸者宜之，与龟鹿二仙胶俱堪并用，方在汇古方中。若妇人半产、血崩、漏下，见是脉者，急用前方和经益血，宣达营卫，气血复而脉自起。如肾气素亏，又挟寒湿，当用后方温寒利湿，扶弱益精，见脉起而柔软，再作丸服。然此等脉现，纵堪疗治，亦须保养百日，始可见效，未尝非起死回生之道也。

沉动阴虚，时时发热，或惊或痛，四肢挛厥。阴阳不和，治宜解结，当归芍药，草苏芎桔。半夏青陈，乌药二枳，槟榔大腹，木香磨汁。虚有汗者，黄芪补益，防风茯苓，牡蛎白术。若或是虫，脉带曲屈，妙应杀虫，黑丑鹤虱。雷丸槟榔，贯众大戟，轻粉大黄，使君黑锡。苦楝根行，茴香疝截，或加川椒，芜荑干漆。皂角煎丸，雄黄衣赤，一补一下，治法迥别。学者慎之，道难尽笔。此方正合局方流气饮子、宣明牡蛎白术散、医林妙应丸也。凡沉动之脉，看有力无力。动而无力者，在关前则汗出，关后则发热，汗出属阳，发热属阴，仲景曰：阴阳相搏曰动。故宜解散后而用补药。若已见亡精败血之证，自当按证下药，如建中八味等通而用之可耳。若人形不坏①，脉按有力，而前后微有曲屈之形，则为有余，或为虫积凝结，治宜追虫下积，其脉自舒。所以一样动脉，而在有力无力，则用药迥异，学者总宜细心察症，勿可造次。

沉部无散，散原在浮，沉中浮取，荡漾可求。浮中之散，柳絮风流，沉中之散，水溜鱼游。人得此脉，大命难留，五脏

---

① 坏：原作"怀"，据《翠琅玕馆丛书》本改。

不禁，四肢不收。面青鼻黑，夜半魂游，稍尽人意，辽参汤投。

此方正合东垣独参汤、局方人参散也。散脉本在浮部，而沉又见鱼游之脉，即是散也。经云：阴阳相过曰溜。夫水溜泻漆，亦皆散之象，故沉脉中立散条，非杜撰也。

沉伏邪闭，先候人迎，寒暑湿热，霍乱转筋。治宜和解，扶土安神，夏陈白术，藿朴枳槟。桂姜甘草，除湿和经，川芎香附，羌独苍增。恶气郁者，檀麝冰沉，荜茇诃子，犀角朱丁。乳木安息，苏合油真，驱邪辟恶，救急通灵。此方正合济生大正气散、局方湿郁汤、杂著苏合香丸也。若形体未坏，忽然①霍乱，沉困脉伏，乃火邪内郁，不得发越，阳极似阴，故只宜和解，不可认为伤寒阴症，而所凭者，在滑涩间探消息耳。如按之带滑，则用前方和解。若带迟涩，治法详于迟部。若本非伤寒，又不霍乱，倏然昏顿而脉伏，乃是中恶痧闭，宜用苏合香丸开导脏腑，并刮痧以通经络，血气一通，阴阳自和，脉自通矣，切不可骤用峻补，或漫用姜、附、参、芪。若挟痧症致不救也，慎之审之。

沉短气滞，阴中伏阳，七情郁结，秋日无妨。治须调理，寸尺弱强，寸短有力，气积阻殃。陈皮厚朴，乌药草苍，砂仁白蔻，檀藿木香。丁皮半夏，参补为良，尺短腹痛，消导何妨。青皮卜子，广茂槟榔，麦芽神曲，枳橘茴香。菖蒲故纸，澄茄可襄，尺寸无力，六君子汤。补气调理，加减相当。此方正合东垣调气平胃散、三因流气丸也。沉本为积，短属气病，其原皆由积滞阻于气道，而脉缩不及本位。经云：短为不及之症者，盖由气弱不能化积，是为气不及而积有余。若治疗之法自当去积而后气舒也。然治积必先调气，气调然后积能化行。若或按经言，短为气病。又云为不及之症，则不分有力无力，见短脉而辄用芪术等补气，而不知行积之

①　然：原脱，据《翠琅玕馆丛书》本补。

道，不但不能益气而反助积以阻气矣，故宜分脉之有力者，先调气行积为要。若无力者，然后可竟用补气之剂，又宜察其积之寒热，脉之滑涩，随症加减。寒则加肉桂、吴萸、川椒等类，热则加黄连、栀子、黄芩等类，痰加南星、川贝等类，血积加归尾、红花、桃仁等类可也，六君子汤详于类方之条，总在学者变通为是。

沉促之脉，内热炎炎，不为瘀积，亦发狂斑。治宜清热，凉血为先，归芍生地，栀子黄连。石膏荆芥，升麻芩兼，丹青皮草，知柏合煎。发斑外症，解毒求痊，犀角青黛，元参芦尖。或多积者，宜下通宣，大黄生熟，轻重加添。大病之后，此脉不便，滋阴二地，二冬参全。促日见急，难保延年。此方正合秘验清胃饮、节庵消斑青黛饮、千金人参固本丸也。沉促者，内热之极也，或为消渴便闭，腹痛呕逆，口糜鼻衄，便血狂斑，痈疽恶毒。然总为热症，治以苦寒，兼用升发，不致寒热纽结之祸，如葛根、羌活随经加入，引提至阳分，外症则发，内症则消。盖沉为阴，促为热，热在阴分，故先凉血也，学者审之。

沉结阴积，痰饮血滞，缓而歇止，其脉便是。去积宣通，此为正治，理气导痰，南星枳利。草夏陈皮，丁木香继，砂仁白蔻，香附开闭。青朴归芍，参术补气，神曲茯苓，升葛提剂。苍术地榆，姜桂协济，补泻同施，医家留意。此方正合济生导痰汤、良方木香宽中散、宝鉴平胃地榆汤也。夫沉结之脉，往来缓而止歇无定，内积甚而阻隔脉道故也，是当先治痰积，则气畅脉舒，又当看其人之形体强弱，或下之即补，或补之再下，或补泻兼施。然脉缓虽因寒而积，但积久内里必热，即王氏滚痰丸下之亦可，而必反有浮热上炎之应。或见腹痛阴寒，则当温暖，前方中或加吴萸、附子、川椒等味。总在察形观色，临症会悟为的也。

沉代之脉，至数先求，五十止歇，不治自瘳。四十止歇，四载春忧，三十止者，三载春愁。二十定歇，两载夏休，十五一止，期年仙游。十数内止，论日断谋，何脏先病，逢克则因。此等脉见，大命难留。凡脉至止歇定数不乱者为代，代者一脏无气而他脏代之也，凡遇克之日即死，如脾胃脉尚存，遇甲乙寅卯日时必死，余仿此不赘。

古方考①

沉　部

〔批〕沉脉：

仲景**大承气汤**治伤寒阳明热症，阳邪发热，谵语自汗，痞满烦躁，脉沉实者。

生大黄四两　厚朴半斤　枳实五个　芒硝三合

以水一升，先煮厚朴、枳实，取五升，去滓，内大黄，煮取二升去滓，再入芒硝，煎沸。每温服三四匙，得下即止，余勿服也。此方去芒硝，名小承气汤，治太阴无表症，汗后潮热，狂言，腹胀，脉沉实者。原方去厚朴、枳实，加甘草，各等分，名调胃承气汤。治太阳阳明症，不恶寒反恶热，便闭，日晡潮热者，宜下。此方加桃仁、官桂，名桃仁承气汤，治伤寒畜血，小腹急，大便黑而不通，皆仲景心法也。

宣明**三棱散**治积聚瘕症、散痞闷痛胀等症。

京三棱　白术各二两，炒　蓬术　当归各五钱　木香　槟榔各三钱

共为末，每服三钱，沸汤下，或煎服。

丹溪**越鞠丸**治六郁、胸膈痞满、吞酸呕吐、饮食不和等症。

香附　神曲　川芎　栀子炒　苍术各等分

---

①　古方考：原作"脉药联珠·古方考"，据前例改。

上为末，水调神曲和丸，局方又加山楂、麦芽两味。

严氏**四磨汤**治七情气逆、上气喘急、妨闷不食等症。

槟榔　沉香　乌药　人参各等分

上浓磨，煎三四沸，温服。或去参加枳壳，或加木香，名五磨饮子，用白酒磨之，治暴怒、卒死、气厥之症。

〔批〕沉迟：

仲景**附子理中汤**治太阴腹痛，短气咳嗽，霍乱呕吐，胸膈噎塞，疟疾瘴气，中寒虚冷，或入房感寒邪伤肾气、手足厥冷等症。

人参　白术炒　**干姜**炒　**炙甘草**各等分　**附子**二三钱，炮

按仲景原方，各皆三两，今昔人异，权度不同，所用当各以二三钱，甘草半之，量人体气、病势用剂，自不可泥古方之分两也。

良方**草果散**治中寒泄泻，腹痛无度。

厚朴姜汁炒，二两　**肉豆蔻**面煨　**草果**煨，各1个

切片，每服三钱，加姜煎服。

济生**实脾饮**治阴水发肿，宜先实脾土。

附子制　**炮姜　厚朴　木香　大腹皮　草果　木瓜**各一钱五分　**炙甘草**五分

加姜五片，枣一枚，煎服。

局方**倍术丸**治五饮、吞酸等症。一曰留饮，停水于心下。二曰澼饮，水在两胁。三曰痰饮，水在胃中。四曰溢饮，水溢在膈。五曰流饮，水在胁间，沥沥有声。皆由饮冷酒茶所致，宜服此丸。

白术炒，二两　**桂心　干姜**各一两

上为末，蜜丸，每服二十丸，温米饮下，或三五十丸，量病服之。

〔批〕沉数：

局方**羌活升麻汤**治暑月时行瘟疫热病，宜清散解毒，内外兼治者。

羌活　升麻　葛根　人参　白芍　黄芩各一钱　石膏　甘草
生地　知母各七分

加姜三片，枣一枚，水二钟，煎八分，温服。

仲景栀子柏皮汤治伤寒身黄、发热者。

栀子十五枚　甘草一两　黄柏二两

上三味以水四升，煮取一升半，去滓，分三四服。

良方清心汤治心受热邪，狂言谵语，动履失常。

黄连　黄芩　栀子　连翘　薄荷　甘草　芒硝　大黄各等分
水钟半，竹叶二十片，煎八分，温服。

局方二陈汤治痰饮呕恶，风寒咳嗽，或头眩心悸，或中脘不快，
或因生冷酒食伤滞脾胃而变痰，此为和中之主剂。

陈皮　半夏各三钱，制　茯苓二钱　炙甘草一钱

上加姜枣煎，食远服。

丹溪加味二陈汤治食郁痰滞，胸膈不快，痰多胀闷。

橘红　半夏泡　茯苓各八分　甘草五分　苍术米泔浸，炒　川
芎　白术土炒　制香附各八分　枳壳　黄连姜炒，各五分

上水煎，热服。

东垣平胃散治脾胃不和、痰滞、不思饮食、心腹胁肋胀满刺痛、
呕哕吞酸、噫气、体重困倦等症。

陈皮去白，五两　苍术去皮，米泔浸，炒，八两　炙甘草三两　厚
朴姜制，炒，五两

上为末，每服二钱，水一钟，姜三片，枣二枚，煎七分，去滓，
温服。或去姜枣，入盐一小捻，以沸汤点服亦可。或加人参、茯苓，
名参苓平胃散。或小便不利，本方加泽泻、猪苓。如饮食不化，加神
曲、麦芽、枳实。如胃中气痛，加木香、枳壳。如脾胃困倦，加人
参、黄芪。如痰多，加半夏。如便硬腹胀，加大黄、芒硝。如脉大内
实，加黄连、黄芩，或加木香、乌药、白蔻、砂仁、白檀、藿香等

味，名调气平胃散也。

陈氏**不换金正气散**治脾胃虚弱，或伤生冷，痰停胸膈，成疟及瘴疫等症。

橘红三两　苍术　厚朴各四两　炙草　藿香　半夏各二两　人参　木香煨　茯苓各一两

共为末，每服一两，姜枣煎服。

局方**四七汤**即三因七气汤也。治七情气结成痰、中脘痞满不舒、呕恶、反胃等症。

半夏制，一钱五分　茯苓一钱二分　苏叶六分　厚朴姜制，九分

姜七片，枣二枚，煎服。

简易**星香汤**治中风、痰盛、厥逆等症。

制南星八钱　木香一钱

加姜十片，煎作二服。

隐君**滚痰丸**治一切湿热，食积，窠囊老痰。

青礞石硝煅金色，一两　大黄酒蒸　黄芩去朽，各八两　沉香五钱

上滴水为丸，细如绿豆大，每临卧服三五十丸，量人强弱加减用之。一方减礞石五钱，加百药煎五钱，乃收全敛周身痰涎，聚归大肠利下也。

〔批〕沉涩：

正传**加味四物汤**治血热阴亏，痿痹不足，四肢软弱不能动举。

当归一钱　熟地三钱　白芍　川芎各七分　苍术　黄柏　麦冬各一钱　人参　黄连各五分　杜仲七分半　五味子九粒　牛膝知母各三分

水二钟，煎一钟，空心温服。或为末，酒糊丸服亦可。

济生**三痹汤**治血气凝滞、手足拘挛、风痹等症。

当归　熟地　白芍　川芎　人参　杜仲　牛膝　黄芪　桂

心　茯苓　细辛　防风　秦艽　独活　续断　甘草各等分

加姜三片，枣一枚，水煎服。

局方五积散治感冒寒邪湿气、身痛拘急、经络阻痹、腰脚筋骨酸疼、内积腹胀、呕恶等症。

当归一钱　白芍八分　川芎四分　苍术一钱　人参　茯苓　肉桂各五分　陈皮一钱　厚朴　干姜各八分　白芷七分　桔梗　甘草各五分　枳壳八分　麻黄一钱　半夏七分

加姜三片，葱白三茎，连须煎服。

〔批〕沉大：

东垣调中益气汤治湿热所伤，体重烦闷，痰嗽稠黏，寒热劳倦。

黄芪一钱，炙　人参　炙草　苍术各五分　橘红　木香　柴胡　升麻各二分

一方有白芍三分，五味十五粒。

上水煎服。

陶氏六一顺气汤治伤寒邪热传里、大便结、胸胁满硬、脐腹痛、谵语、自汗、狂斑等症。

生大黄　芒硝　枳实　厚朴　黄芩　柴胡　甘草　芍药各等分

水煎服。欲峻者，大黄后下。

良方当归承气汤治燥热火郁、里气秘结、咽干口燥、热极血亏等症。

大黄　当归各四钱　芒硝　甘草各二钱

加姜二片，煎服。

〔批〕沉缓：

局方三和汤治七情气结，脾胃不和，心腹痞满，大便秘涩。

羌活　苏叶　木瓜　大腹皮　沉香各一钱　木香　槟榔　陈皮　白术　川芎　炙草各七分五厘

上煎作二服，温饮。

东垣**温胃汤**治服寒药致伤脾胃，内有湿积，寒气闭结作痛。

白蔻　人参　泽泻各三分　益智仁　砂仁　厚朴　甘草　干姜　姜黄各四两　黄芪　陈皮各七分

上为细末，每服三钱，水煎温服。

河间**舟车丸**治一切水湿蛊胀及痰饮癖积，气血壅满不得宣通，风热郁痹，走注疼痛，妇人血逆气滞。

黑丑头末，四两　甘遂面裹，煨　芫花　大戟俱醋炒，各一两　大黄二两　青皮　陈皮　木香　槟榔各五钱　轻粉一钱

上为末，水糊丸，小豆大，空心温水下五丸，日三服，以快利为度。若取虫积，加芜荑半两。

〔批〕沉洪：

局方**黄连解毒汤**治火热狂躁、心烦、口干舌燥、吐下后热不解、脉洪、喘急等症。

黄连　黄柏　黄芩　栀子各等分

每服五钱，水煎服。

东垣**加味清胃散**治醇酒厚味伤其肠胃，或服温补之药太过，热伏阳明，或致牙痛口烂，脑胀头风，一切火症。

生地一钱五分犀角　升麻　当归　丹皮　连翘各一钱　黄连一钱五分　甘草五分，生

水煎服。

拔萃**犀角地黄汤**治一切血热失血、三焦壅热、便秘等症。

犀角磨汁　生地各二钱　黄连　黄芩各一钱　大黄三钱

水煎，对犀角汁，温服。

薛氏**正气汤**治阴分火甚而有盗汗。

知母炒　黄柏各二钱　炙甘草六分

水煎服。

河间**黄芩芍药汤**治泻痢腹痛、身热后重、脉洪、下脓血稠黏及阴虚吐衄等症。

黄芩　白芍各二钱　甘草一钱

水一钟半，煎八分，温服。

一方芍药六钱，若腹痛甚者，加桂二分；脓血甚者，加当归、黄连各一钱可也。

〔批〕沉实：

吴氏**三消饮**治瘟疫邪气传里及三阳俱病，脉沉实而且数者。

槟榔　草果煨　厚朴制　白芍　甘草　知母　黄芩　大黄羌活　葛根　柴胡各等分

姜枣煎服。或里邪甚者，前八味加倍；三阳甚者，后三味加倍；太阳甚者，羌活加倍；阳明甚者，葛根加倍；少阳甚者，柴胡加倍。此为治疫之全剂也。

仲景**桃仁承气汤**治伤寒入里，畜血，小腹急，大便黑而不通，口干，漱水不能咽，遍身黄色，或昏迷若狂谵语者。

桃仁十二枚，去皮尖　肉桂　甘草各一钱　大黄五钱　芒硝三钱

上水煎作二服。

陶氏**黄龙汤**治热邪传里，胃有燥粪结实，心下硬痛，而下利清水，谵语，脉实，名积热痢证，宜下之。身无热者宜之，有热者宜六一顺气汤。若医家不识此症，误呼为漏底伤寒，以热药止之，是抱薪救火，误人多矣。

大黄　芒硝　枳实　厚朴　甘草　人参　当归

上药各等分，加姜枣煎服。

宝鉴**羌活附子汤**治内寒，肾气上冲，呃逆。

羌活　附子　干姜炮　茴香各一钱　木香五分

加枣二枚，煎服。《三因方》木香易丁香，意同。

〔批〕沉弦：

良方**木香分气散**治气滞留注、四肢牵急、腹胁膨胀、留饮不行、气逆中满等症。

木香　猪苓　泽泻　赤苓　半夏　枳壳　槟榔　苏子各等分

加灯心煎，每服一两，水一钟，煎五分，或入麝香末少许，食远服。

良方**鸡鸣散**治脚气、风湿、流注、筋脉肿痛等症。

槟榔七枚　橘红　木瓜各一两　吴萸　苏叶各三钱　桔梗去芦
生姜半两

上用水三大碗，慢火煎至一大碗半，取渣，再入水一大碗半煎四分，二汁合和，于次日五更，分三四次冷服，冬月略温服，后以干物压之，如服不尽，次日再服，至天明当下黑粪水，即肾经积湿毒气也。

济生**清脾饮**治瘅疟，脉来弦数，但热不寒，或热多寒少，口苦咽干，小便赤涩之症。

厚朴　柴胡　甘草　青皮　白术　草果　黄芩　茯苓　半
夏各等分

每服四五钱，水一钟半，姜三片，枣一枚，煎，未发前服，忌生冷油腻。寒多者加肉桂，热甚加黄连亦可。

崔氏**八味丸**治脾胃虚弱，肝木横连，肾水不足，命门火衰及饮食少进，用此方益水火之源，理肝脾之有余不足。

地黄八两　山萸　山药各四两　丹皮　泽泻　茯苓各三两　附
子　肉桂各一两

炼蜜为丸，桐子大，每服三钱，淡盐汤下，或以十分之一作煎方，以治急疾。陈氏方去附子加五味一两，名加减八味丸。

〔批〕沉紧：

良方**温胃汤**治忧思结聚，脾肺气凝，元阳受损，大肠与胃气不平，胀满上冲，饮食不下，脉虚而沉紧。

附子　干姜　当归　白芍炒　厚朴　陈皮　人参　川椒　甘草各一钱

加姜一片，水煎服。

三因**桂香散**治脏腑虚寒，风冷相搏，注下不禁，危笃。

附子二钱　干姜　桂心　木香各一钱　茯苓二钱　丁香五分　肉蔻二钱，煨

共为末，每服二钱。或煎服，作丸亦可。

仲景**麻黄附子细辛汤**治少阴伤寒，始得之脉沉而反发热者，此阴分之表症也，宜此主之，并治寒厥，脉沉细紧。

附子一枚，炮，去皮，切八片　麻黄去节　细辛各二两

上三味，水二斗，先煮麻黄，减二升，去沫，内药，煮三升，去渣，温服一升，作三次，得汗即止。

薛氏**牡丹皮汤**治肠痈小腹坚肿而热，按之则痛，肉色如故，小便数而大便艰，憎寒汗出，脉沉紧，脓未成者，急服之。

牡丹皮　瓜蒌仁各三钱　桃仁去皮尖　大黄煨　芒硝各二钱

水二钟，煎一钟，食前服。去硝黄加苡仁，名苡仁汤，治亦同。

正宗**八味排脓散**治肠痈少腹胀痛，里急后重，脉紧滑者，而或时下脓，宜服。

瓜蒌　黄芪炙　当归酒拌　白芷　防风　连翘　穿山甲蛤粉炒，各三钱

上为末，每服三钱，水煎服。如脓已下尽，去穿山甲、连翘，加川芎，倍当归，炒。

〔批〕沉长：

子和四顺清凉饮治大人小儿血脉壅实，脏腑生热，面赤脉沉，烦渴，不睡，大便闭结。

大黄　当归　芍药　甘草各等分

上有浮热者，用熟军，内结甚者，用生军，水煎服。

活人加味防己汤治湿热相搏内结，足痛筋闭疼痛。

防己　生芪各一两　白术七钱五分　甘草　丹皮　赤茯苓　黄芩　苍术　连翘　独活　牛膝　木通　陈皮　枳壳各五钱

加姜葱，煎作三服。

〔批〕沉芄：

金匮加味胶艾汤治劳伤血气，瘀蓄凝滞，或冲任虚损、月水淋沥等症。

当归　地榆各五钱　白芍　熟地各二两　川芎　炙甘草　阿胶各一两　熟艾五钱

切锉和匀，每服五钱，水煎服。

良方牛膝散治月水不利，脐腹作痛，瘀血坚凝。

当归酒浸　牛膝酒炒　赤芍　桂心　桃仁去皮尖　丹皮　延胡索各一两　木香三钱

共为末，每服一钱，酒调服。或每服五七钱，水煎服。

良方姜黄散治瘀血凝滞，肚腹刺痛，或发热膨胀。

当归酒拌　姜黄各二钱　桂心　丹皮　延胡索炒　红花　蓬术醋炒　川芎各五分

以水酒各半煎服。

良方加味丹参散治崩中漏下，破宿血，补新血，安生胎，落死胎，冷热劳伤，功兼四物。

丹参酒洗

为末，每服二钱，温酒下。或有血崩、血热、血虚、血滞、淋沥之症，可随症加三七、蒲黄、卷柏灰、芒根、棕灰、发灰、百草霜、犀角屑、芩、连等味可耳，不加味即明理丹参散也。

〔批〕沉微：

选要**十宝汤**治冷痢虚甚，下物如鱼脑，而脉沉微者。

人参一钱　黄芪四钱，炙　肉桂　半夏　白术　茯苓　当归　白芍　五味　熟地各一钱　甘草五分

上加姜炭煎服。痢加乌梅，食远服。

寇氏**伏龙肝散**治妇人血漏及崩带，男子便溺肠风症。

阿胶一两　伏龙肝五钱　蚕砂一两

上为末，空心酒服二三钱，止为度。

局方**三建汤**治元阳素虚，寒邪内攻，手足厥冷，六脉沉微，二便数滑，或伤寒阴症潮热。

大附子　大川乌　天雄各制用，三钱

上加姜十片，煎温，冷服。自汗加桂枝、小麦，气逆加沉香，胃冷加丁香、胡椒可也。

〔批〕沉细：

魏氏**大补黄芪汤**治六脉细弱，虚羸自汗。

人参一钱　肉桂　甘草各四分　白茯各一钱　苁蓉　黄芪　当归　白术　山萸　防风各八分　五味十一粒

上姜枣煎服。

局方**七气汤**治七情郁结有伤正气，脏腑互相刑克，阴阳不和，或致霍乱吐泻，而脉沉微细者。

人参　肉桂　橘红　苏梗各一钱　茯苓　半夏　厚朴　芍药各二钱

加姜枣煎服。

局方**犀角地黄汤**治劳心火动，热入血室致吐衄便溺，或发黄症，脉细而形虚者，宜养血清火。

生地四钱　犀角磨尖　芍药　丹皮各一钱

上水煎，对犀汁服，或加桃仁。

〔批〕沉濡：

拔萃**黄芪益损汤**治男妇诸虚百损，五劳七伤，骨蒸潮热，百节疼痛，盗汗，惊惕，咽燥唇焦，憔悴少力，咳嗽多痰，咯血吐衄，昏倦少食，大病后荣卫不调，妇人产后虚弱宜之。

人参　黄芪　当归　熟地　白芍　白术　川芎　肉桂　丹皮　石斛　麦冬　五味　甘草　木香　茯苓　山药各等分

加姜五片，枣二枚，小麦五十粒，乌梅一个，煎服。

外台**白胶散**治伤中劳绝，腰痛羸瘦，咯吐血，便崩溺，失血虚损，能补中益气，长肌添髓。

鹿角胶三钱

以温酒化服，久则有益。治虚劳尿精，效。

千金**阿胶煎**治转脬淋闭。

阿胶三两

水二升，煮七合，温服。

〔批〕沉弱：

丹溪**滋阴大补丸**治虚不足，腰腿疼痛，行步无力，能壮元阳，益肾水。

熟地　山药　牛膝　石菖蒲　枸杞各五钱　山萸　杜仲　巴戟　白茯　苁蓉酒洗，去甲，焙　远志甘草汤煮干　小茴炒　五味各一两

上为末，以红枣肉煮烂，和炼白蜜为丸，桐子大，每服三钱，淡盐汤下，或无灰酒亦可。

青囊**仙传斑龙丸**治百病虚损，益气血，壮精神，延年益寿。昔有成都道士卖药，酣歌曰：尾闾不禁沧海竭，九转金丹都慢说，惟有

斑龙顶上珠，能补玉堂阙下血，乃真人仲源索方传世也。

鹿角胶　鹿角霜　柏子仁　菟丝子制　熟地各八两　白茯苓
补骨脂各四两

上将胶先溶化，量入无灰酒打糊，以诸药末和为丸，每服六七十
丸，空心淡盐汤或酒下。

〔批〕沉虚：

万氏旋神饮治虚劳疲倦、咳嗽自汗、憎寒恶热、口干咽燥、心烦
吐血、脉虚神困等症。

人参　熟地　当归　白术　黄芪　白芍　麦冬　茯神　茯
苓　莲肉　五味　炙甘草　桔梗　半夏各等分

加红枣一枚，乌梅一个，水煎服。嗽加阿胶，胀满加沉香，或煨
木香亦可。

集验鹿茸丸治诸虚劳倦，补心肾，益气血。

鹿茸　熟地　当归　枸杞　枣仁　附子　牛膝　远志姜汁
浸，炒　山药　肉苁蓉酒浸　沉香各一两　麝香五分

上药蜜为丸，桐子大，每服五十丸，盐汤下。

〔批〕沉牢：

良方阿胶散治妊娠顿仆，胎动不安，腰腹疼痛，或因毒药伤胎、
半产败血等症。

阿胶　艾叶　当归　熟地　川芎　白芍　黄芪　炙草各等分

共为末，每服四钱，姜枣煎饮。

局方安肾丸治肾经积冷、下元衰惫、四肢无力、夜梦遗精、小便
淋数闭痛、脐腹撮痛等症。

肉桂　川乌炮，各一两　白术　山药　茯苓　肉苁蓉酒浸
巴戟去心　故纸　桃仁面炒　石斛炙　白蒺藜炒，去刺　萆薢各
三两

上为细末，炼蜜和丸，桐子大，每服三五十丸。若作煎剂，用十

中之一或再减半。有疝气加茴香，或腰痛甚加狗脊。上热下寒加吴萸。呕哕，三焦冷，加川椒皆可。

秘验**天真丸**治一切亡血过多，形稿①肢羸，饮食不进，肠胃滑泄，津液枯竭。久服生血益气，暖胃和筋。

肉苁蓉　山药各十两　**当归**二十两　**天冬**十六两，去心

上共为末，以精羊肉七斤，将药末包裹扎定，用无灰酒一斗煮，令酒干，再入水二斗，煮烂后入黄芪五两、人参二两、白术二两，同煮干，焙研为末，以糯米饭作饼，焙干同捣和丸，小豆大，每服三五十丸，温酒送下。

秘验**龟鹿二仙膏**治瘦弱少气，梦遗泄精，目视不明，五劳六极，精败神耗之症。

鹿角十斤　**龟板**五斤　**枸杞**二斤　**人参**一斤

上先将鹿角、龟板锯截，刮净，水浸，桑柴火熬炼成胶，再将人参、枸杞熬膏和入，每晨酒服三钱。

〔批〕沉动：

局方**流气饮子**治三焦气壅、五脏不和、胸膈痞满、肩背攻痛，而或时发热及呕吐痰喘等症。

当归　白芍　甘草　苏梗　川芎　桔梗　半夏　青皮　陈皮　乌药　枳壳　枳实　槟榔　木香　黄芪　防风　茯苓　大腹皮各等分

上加姜枣煎服。

宣明**牡蛎白术散**治虚风多汗，或食则汗出如洗，少气痿弱，不治必致消渴。

白术二两　**牡蛎**煅，六钱　**防风**五两

共为末，每服一钱，温水调送。

---

① 稿：通"槁"。干枯。《说苑·建本》曰："弃其本者，荣其槁矣。"

医林**妙应丸**又名煎红丸，治腹内诸虫结积等症。

黑丑三两　鹤虱二钱五分　雷丸五钱　槟榔三两　贯众二钱五分　大戟三钱　轻粉二分　大黄三两　锡灰五钱　茴香二钱五分　使君子煨，二钱五分　苦楝根一两

上为细末，用皂角煎膏为丸，每服一钱，或一钱五分，随强弱增减，或加川椒、芜荑、干漆、乌梅俱可。

〔批〕沉散：

东垣**独参汤**治气虚气脱及反胃喘促，诸虚垂危，脉散无神者。

辽参二两

以米饮煮，煎热饮。

局方**人参散**治吐血咯血及崩漏不止、气脱等症。

熟辽参一两

为细末，以牛乳调服，或以鸡子清调，投新汲水调服二钱。

〔批〕沉伏：

济生**大正气散**治脾胃不和，为风寒湿气所伤，心腹胀闷有妨饮食。

白术　陈皮各二钱　厚朴　半夏　藿香　桂枝　枳壳　干姜炮　槟榔各一钱　甘草五分

加姜三片、枣一枚煎，温服。

局方**湿郁汤**治雨露瘴岚所袭，湿风寒气所侵，身重倦怠，脉沉缓伏者宜之。

白术　橘红　厚朴　半夏　香附　白茯　川芎　苍术　羌活　独活各一钱　甘草五分

加姜煎服。

杂著**苏合香丸**治中恶、中气、痰厥、心痛、邪魅侵搅、神乱暴卒、痧胀蛊毒等症。

麝香　沉香　丁香　檀香　香附　荜茇　白术　诃子煨，去

皮　朱砂　青木香　犀角各二两　薰陆香一两　冰片一两　水安息
二两，另为末，用无灰酒一升熬膏　苏合油二两，合安息内

上药共为极细末，用安息膏、苏合油，加炼白蜜共和为丸，弹子
大，熔黄蜡包裹，每用姜汤化服一丸，小儿服半丸。

〔批〕沉短：

东垣调气平胃散治胃气不和，胀满腹痛。

木香　陈皮　砂仁　厚朴制　乌药　白蔻　白檀以上各一钱
甘草五分　苍术一钱五分　藿香一钱二分

加生姜三片，煎服。

三因流气丸治五积六聚，癥瘕痞块，留饮，一切气郁胸胁、腹脏
痞碍之症，能通滞气，和阴阳，调经脉，虽年高气弱，亦可缓缓
服之。

木香　橘红　砂仁　菖蒲　青皮　广茂炮　槟榔　卜子
神曲①炒　麦芽炒　枳壳麸炒　故纸炒　小茴香　荜澄茄各一两

上为末，面糊丸，桐子大，每服五十丸，细嚼白蔻仁一枚，食后
白汤下，或作煎剂，每各一二钱，可加姜。

局方六君子汤治脾胃虚弱，饮食少思，或久患疟痢，或食饮难
化，或呕吐喘促、吞酸、咳嗽等症。

人参　白术　茯苓各二钱　陈皮　半夏各一钱五分　甘草一钱

上姜枣煎服，又加砂仁、藿香，名香砂六君子汤，治中气虚滞，
过服凉药致腹满等症，或以木香易藿香，名亦同。

〔批〕沉促：

秘验清胃饮治一切风热湿痰、内热牙痛、牙宣血出等症。

石膏　栀子　黄连　黄芩　当归　生地　白芍　苍术各一钱
青皮八分　细辛　藿香　荆芥各六分　丹皮　甘草各四分　升麻

---

① 曲：原作"面"，据文义改。

五分

水煎服。

节庵**消斑清黛饮**治热邪传里、表虚阳毒发斑等症。

青黛 石膏 黄连 栀子 生地 甘草 犀角 知母 元参 柴胡 人参

上加姜枣煎，入苦酒、醋一匙，便实去参，加大黄。

千金**人参固本丸**治脾虚、烦热、金水不足、肺气燥热作渴、咳嗽、便赤涩淋燥结、阴虚火盛等症。

人参二两 **天冬 麦冬**炒 **生地 熟地**各四两

上为末，炼蜜和丸，淡盐汤下三二钱。

〔批〕沉结：

济生**导痰汤**治一切痰涎壅滞，胸膈留饮，经络不通。

陈皮 半夏 茯苓 甘草 南星制 **枳壳**炒

上为等分，每服六七钱，加姜五六片，水煎服。

良方**木香宽中散**治七情伤于脾胃，胸膈痞满，停痰气逆，或成五膈内结之病者。

陈皮 青皮 丁香各四两 **厚朴**一斤，制 **甘草**五两，制 **白蔻**二两 **香附**炒 **砂仁 木香**各三两

上为末，每服二钱，姜汤下，不可过服，或与四君子汤兼服。

宝鉴**平胃地榆汤**治邪陷阴分，则阴结便血等症。

陈皮 厚朴 甘草 香附 苍术 白术 当归 地榆 人参 芍药 升麻 葛根 茯苓 神曲 干姜各等分

上咀片和匀，每服五钱，姜枣煎服。

脉药联珠

迟脉部

无数，计二十七脉，而革牢合一诀，盖缘浮则为革，沉则为牢

故也。

迟脉为寒，血凝气少，人迎浮应，其寒在表。附子桂心，芪术姜枣，芎归茯苓，熟地益好。重用防风，表寒一扫，头痛加芷，熟艾宣道。苍术吴萸，加参椒炒，临时调济，心灵技巧。此方正合简易十味锉散、百一都梁丸、元戎小已寒丸也。夫迟脉为寒，为阳虚，故宜散寒而兼补阳，当以人迎气口分别表里，尺寸分别上下，有神无神辨虚实。所病之经，或阴或阳，于十二经中随经更换，以应变症，不得泥定死法而治人至死地也。

迟浮寒得，亦成于风，风寒相搏，呃逆冲冲。宜温宜散，姜附温中，羌活茴术，上下疏通。心下痞满，气口必隆，桂枝白术，草茯和融。肺寒塞者，麻独防风，紫菀五味，防己天雄。秦艽椒菊，山药莫逢，细辛贯众，杜仲归芎。参芪肉桂，草石膏从，疾兼药众，散号八风。临时抽换，大格为宗。此方正合宝鉴羌活附子汤、金匮苓桂术草汤、千金八风防风散也。夫迟寒浮风，乃正条不移之格，而迟浮与浮迟又有何异而分两条哉。盖病之所因，邪之所侵，当先明首从。若浮迟者，风首而寒从也，故治先驱风而后理寒。如迟浮者，寒首而风从也，故治当先散寒而后理风，是古人用药以君臣者，所以制首从也。然或问浮迟与迟浮之脉，诊法何以分之。仆应之曰：微哉微哉，然实显而明者也。凡诊者，轻指候脉方及皮毛，则见脉而不显至数者，是浮也。稍重而明三至者，是迟也。此则为浮迟之脉，乃浮主迟宾也。若入指候脉于皮毛之间，得脉已见三至者，是迟也。皮毛间得脉者，是浮也。此则迟而浮也，是迟首而浮从也，故诊是脉者，须明主宾邻会之诀，然后能明虚实表里，寒热温凉，风寒暑湿之症，而后可用补泻、攻散、润燥、通和之剂。故浮迟用表散，迟浮用温中，皆各得其宜也。于斯候脉以定症治，而脉诀及于主宾邻会之条，于医道庶几近矣。

迟脉阴象，兼沉里伤，有力是积，无力虚殃。有积腹痛，绞结非常，人参姜附，归草硝黄。寒热并进，古哲奇方，迟沉无力，前药更张。硝黄并去，用术丁香，丁皮陈朴，阴甚服良。加芪肉桂，熟地劻勷，扶羸救弱，黄雌鸡汤。此方正合千金温脾汤、韩氏温中汤、良方黄雌鸡汤也。夫迟脉本主阴寒，沉又属里，若有力则有积壅塞阳道，治宜温中下积，浊阴散而阳气自复，故用硝黄能荡涤积滞，但其性阴寒，故佐以姜、附、参、归，补元温脏，不伤正气。而寒积堪清，又不似红丸子、癖积丸等，漫以巴豆热毒之药相劫，致伤正气也。若迟沉而无力，惟以温补，当用后方温中补正，又不可漫用硝黄，所以用药贵乎变通，勿泥为得也。

迟滑蓄饮，正气不充，腹胁膨胀，郁滞宜攻。久郁化热，口臭牙风，治先疏理，枳朴宽胸。猪苓泽泻，半夏橘红，前胡芍药，旋覆花从。内气弱者，参术补中，茯苓肉桂，甘草姜通。加沉香附，丁蔻通融。此方正合海藏五饮汤也。迟为积寒，滑为留饮。脉若有力，乃过食寒凉，蓄于脏腑胸胁之间，阻塞阳气，以致脉迟，而积饮之滑犹同见也。然亦气分不足，以致留蓄，其脉两寸及气口必壅，故治宜先理气行水，化痰软坚，蓄积去而气自通，气分舒而脉自流利。若滑而无力，又当补正以助药力，又宜以参、术、姜、桂补正温中，再加丁、沉、香附、白蔻等驱寒理气。学者详其从治、逆治、正治之活法可也。

迟涩之脉，血少瘀窠，精伤痿痹，枯槁沉疴。先宜补血，二地须多，人参归芍，山药黄和。术芪陈茯，远志除疴，芦茹鲗骨，枯症能瘥。纵有瘀积，缓缓消磨，更须自养，服饵休讹。少失调养，神手无何。此方正合经验养荣丸、内经乌鲗鱼骨丸也。迟本属阴寒之脉，而涩乃少血，寒湿相兼，是阴极阳竭之脉，故有内热、口酸、咽喉作哽等症，是肝血少而木将自焚，脾气衰而精液欲竭，故惟宜补益正元，气血和而瘀积寒湿自散，故宜用前方，而或以十四味建中汤主之，然此等脉气虽用药调治，亦须自养，否则夏病死于秋，冬病死于春也。

迟大寒疾，更看浮沉，浮是表寒，沉乃虚徵。或为燥结，或为骨疼，寸大头胀，尺大湿淋。血虚气盛，土实寒凝，治先温解，须认六经。三阳表症，姜桂杏仁，麻黄甘草，归芍人参。病在阴分，附子细辛，川芎半夏，五味茯苓。呕恶胀闷，水湿俱清，寒中夹热，加用黄芩。若或淋闭，汤用五苓，尺部独见，危症非轻。此方正合金匮续命汤去石膏、仲景小青龙汤及附子汤也。迟脉一息三至尤觉滞，然而指下按之如吹气猪脬，此为迟大之脉也。诀云，大则病进，盖缘邪重而正元不足，又气盛血虚之脉。夫邪重正亏，气血偏胜，若调治失宜，其变症可危。季夏左尺独见迟大，是肾水受克，大命难保，宜急滋肾救阴，勿得认是沉寒痼冷，水蓄湿留之症，漫用桂、附、姜、术、五苓等味也。学者于此当明应时贼脉，治法变通，不可太泥歌诀为要。

迟缓形同，缓长迟短，缓利迟滞，迟硬缓软。诊察此脉，内外深浅，外缓内迟，里寒不免。若是表寒，外迟内缓，迟缓相兼，寒湿病伴。筋骨拘挛，头足痛憀，治驱寒湿，附桂温暖。苓术参草，干姜散满，尺寸上下，头脚病管。若或头痛，芎芷一赶，脚气湿痹，苍术宜纂。细辛藁本，羌独草断，当归活血，经络滞散。加减抽添，灵机宛转。此方正合活人附子八味汤、局方神术散及活络饮也。迟与缓至数略同，脉神却异。迟脉一息三至而因寒必滞急，缓脉一息三至有余而因湿必软利，然既云滞急而云兼软利，岂不自相混乱乎。而独不知切脉有浮、中、沉三候，或浮候迟而沉候缓者，是外寒内湿也，或浮候缓而沉候迟者，乃外湿而内寒也。是以诊脉当于寸关尺知上下之病殊，浮中沉察内外之症异，然后论兼脉兼病，拟用复方疗治，于脉理庶几近矣。

迟本无洪，来盛即是，心腹胁痛，热因寒滞。宜疏宜解，勿作虚治，先去表寒，麻黄散利。羌柴葛桔，三阳通济，芷芎芩草，苏叶下气。里热宜清，石膏合异，治法有条，医家会意。此方正合槌法升葛解肌汤也。夫迟本属阴寒，而形兼洪者，洪乃阳甚热邪之脉，固不得与阴邪凝结者同条，而独不知迟乃外寒，轻按则得。洪为里热，或素有痛痔，脉本沉洪，忽感外寒，以致浮取得迟，皆常脉、病脉之变，故所以当明兼脉兼病之诀。若专迟为寒，专洪为热，人所共知，而竟不能识迟洪亦有同而兼症者也，然脉有异兼，故病有异治。外寒内热者，当六分表寒，四分里①热，或外热内寒者，当四分表热而六分温中，于此推敲，始见医理之妙也。

迟实寒积，胁胀呃逆，脉虽见寒，胃家热郁。用桂香附，青陈藿枳，益智甘草，温中散结。若或有瘀，三棱莪术，胡索姜黄，草蔻宜入。调血归芍，木通利湿，赤茯丹皮，能清郁热。槟榔木香，破气最捷，木瓜伐肝，健脾白术，更换抽添，临症选择。此方正合统旨七气汤而加枳壳、三因当归散也。凡迟属寒痛里虚，实为伏热里积，或因血滞带寒致经脉不通，须宜攻血，或因热积、痰积为寒所致，当先行食，宜问症察色，临时加减，导实扶元可也。

迟弦劳脉，血弱乘风，满身疼痛，胁胀膨胸。治先补血，益气加功，当归熟②地，参桂芪同。山萸枸杞，肝肾和融，茯神远志，苡枣仁从。羚羊角屑，心脾气通，外邪欲却，羌独防风。白术五味，山药川芎，木瓜疗痹，筋脉舒松。此方正合局方黄芪丸、滑氏补肝散也。迟为寒滞，弦属劳伤，乃血不养肝致筋拘身痛，治先补血温经，故以两方更易抽减，或倍人参助气，则血得以生，血足则诸痛自释，腹中虚气得血调和，膨胀自减，然弦属肝盛，迟亦属湿，风湿相搏，或成痹症，故又宜兼羌防等味也。

---

① 里：原作"理"，据上下文改。
② 熟：原作"热"，据《翠琅玕馆丛书》本改。

迟紧伤寒，阳弱气少，满身挛急，呕恶痛搅。发表温经，调血宜早，麻黄附子，当归甘草。芍药桂枝，饴饧姜枣，或加吴萸，细辛姜炒。回阳急救，加减须晓，心细胆大，重剂始好。此方正合仲景麻黄附子甘草汤、局方当归建中汤加吴萸、细辛、炮姜也。迟属寒，紧为痛，兼浮属表，兼沉属里。表以麻黄、桂枝为君，里以附子、干姜加吴萸为君，而必用归、芍、饴饧，补中调血者，盖此等脉现，犹如寒冬地坼冰坚，阴凝将极之象，故其症首如裹，腹如裂，乃重伤于寒，治惟得阳和化冷，源脉滋流，生气始转，所以表散回阳中宜用补血、活血之药者，是滋源之道也，今以两方合用，更当加味统表里，阴阳并治，而古方鲜有及此者。

迟长有毒，阳盛夹寒，邪犯下体，脚步蹒跚。治先表散，风药同攒，羌防苍术，附子可参。麻黄柏芷，咽痛僵蚕，升麻佛耳，芪草同煎。细辛可入，追散风顽，若发外症，凉暖并安。赤芍花粉，陈贝穿山，归尾皂刺，乳没同班。银花合酒，肿痛消蠲，脉迟因痛，勿作寒看。此方正合东垣羌活附子汤、外科仙方活命饮也。夫迟而见长者，迟固为寒，而脉长为阳盛，与人迎相应，乃感于阳邪，复为外寒所袭致脉反迟，故宜用羌、防、麻黄等，追散外寒，再随症调治。若与气口相应是阳毒在里，则当用仙方活命饮消毒止痛为先。其脉迟者，盖缘疼痛所致，不可认作寒症治也，学者详之。

迟芤之脉，瘀血内凝，或为淋闭，或为中崩。消瘀生血，用药宜温，芎归白芍，熟地桂心。瘀多未下，莪术三棱，漆灰茜草，加用郁金。失血过多，补正人参，黄芪白术，陈草茯苓。荆芥侧柏，烧灰服灵，若或救急，散用黑神。此方正合良方加味四物汤、局方参术汤、直指侧柏散、简易黑神散也。凡脉芤而迟者，多由失血过多，或瘀积凝滞痛甚而致脉迟，总宜行血、活血、补血、止血，则痛止而脉复，故瘀者行之，凝者活之，败者止之，亏者补之。此四方之中，药味既多，其抽换合症，在学者主张，不得概用而致夹杂也。

迟微虚寒，气血俱竭，惟宜滋补，不用峻剂。远志茯神，参芪草炙，当归肉桂，枣仁心益。或痢自汗，防风龙骨，熟地天冬，五味浮麦。附子可加，麻黄根节，败血伤精，致得此脉。丸用斑龙，丹尝金液。此方正合钱氏远志饮、济生黄芪汤也。迟微之脉，乃阳虚阴竭之症，自非汤剂可能痊者。若因过于汗下而得是脉者，即用前方调理，或再兼涩，乃亡血伤精，当用斑龙丸培补真元，更用金液丹补火以生土，脾气充，始能进食化津，添精长血。其损伤之症，庶可望痊，亦须随其人之阴阳偏胜调之，在学者临时细心推究，隔三隔二之治为得也。

迟细之脉，气弱神劳，五脏凝冷，饮食难消。除湿补火，疗治有条，滋益五脏，通理三焦。远志熟地，山药萸交，杜仲枸杞，五味楮桃。茴香牛膝，续断筋牢，菟丝巴戟，苁蓉酒浇。火衰精脱，丸用仙茅，柏霜苍术，白茯宜饶。车前利水，枸地均邀，临症加减，笔难尽包。此方正合杨氏还少丹、圣济仙茅丸也。凡迟细之脉，皆由气血两亏，阳弱寒侵，男子脱精，女人带下，或房劳过度，七情内伤，或病后失养致有是脉，故用前方平补五脏，后方补火利湿，或相参用之，或抽添易换，在乎切望者，得心应手之为得也。

迟濡之脉，微细相同，治先补血，于此异工。当归熟地，姜桂温中，涩精缓肾，巴戟苁蓉。杜仲牛膝，淋沥收通，真元亏损，当用鹿茸。起痿韭子，菟丝倍从，若或遗漏，五子衍宗。此方正合三因家韭子丸也。迟濡本为亡血之脉，或为淋沥遗浊，女子带下白淫，又或虚汗冷痹，为外寒内热，上寒下热之症，当在尺寸候之为的，治宜补血补精，散寒理热。寒热清而经脉调，血气足而营卫达，然此方或加丹参、熟、艾、首乌皆可，五子衍宗方详汇考也。

迟弱之脉，精气两亏，治法惟补，尺寸同推。寸过于尺，心肺药陪，山药远志，茯神当归。菖蒲五味，巴戟为媒，尺弱于寸，肝肾先培。山萸熟地，牛膝小茴，苁蓉杜仲，续断枸肥。丸加枣肉，益肾心脾，二至百补，鹿角胶培。黄精楮实，天麦冬搣，金樱菟丝，龙眼肉椎。牛膝枸地，煎膏听为，加鹿角霜，芡实粉随。知母生地，五味无违，茯苓山药，参芪扶羸。和膏丸服，起弱补衰。此方正合集验打老儿丸及秘验二至百补丸也。凡见是脉，乃阳衰精竭，或病后及产妇得之，或房劳精败者，治惟峻补。若尺弱于寸，当补肝肾。寸弱于尺，当补心肺。而脾为中州转运气血之官，法当和益，脾气充而能运药饵，庶几可治。若饮食不进，虽有灵丹，亦无如之何也。

迟虚阳弱，脱精劳役，气促自汗，寒暑两及。正治寒暑，六和汤剂，藿朴杏砂，半夏茯赤。木瓜扁豆，甘草参术，姜枣煎之，寒加苏叶。暑益香薷，常人是脉，羸瘦久病，宜补气血。当归黄芪，人参草炙，芍药桂心，夏附并入。或丸或膏，缓缓调食，颐养在已，稍假①药力。此方正合局方六和汤及八味建中汤也。凡脉见迟虚，或霍乱吐泻后得是脉者，治惟和解，邪散则脉复，乃用前方，或伤暑加香薷，或伤冷加苏叶、干姜等味。若素有旧疾、劳役、精脱见是脉者，惟以补益。更或气虚、中满、喘促，用煎剂不能纳受，乃以后方或熬成膏子，缓缓调服，或加当归黄芪膏合用，然宜自加保养，始有药功也。

迟见牢革，牢革多迟，血亡精败，药力难施。人迎气口，不应难医，中风中湿，阴伏阳离。惟先峻补，宜用归芪，白术附子，炙甘相依。芍药官桂，姜枣煎之，且待脉软，随症施为。若或不转，五日死期。此方正合宝鉴当归补血汤、仲景术附汤、局

① 假：借也。

方三味建中汤也。夫革脉浮取，而牢脉沉取之也，主女子半产败血，男子失精漏下，乃有此脉。若半产之症，断难安胎，宜用四物汤，以归尾为君，加熟、艾、龟板、发灰等味，或腹痛甚，以桂心、麝香下之，然后再行调治可耳。如男子伤精败血，或久病之后得是脉者，少则服前药，脉渐软弱者，可望回生，否则死期可定矣。

迟本无动，间或有之，关中豆转，寒痹伤肢。虚劳湿痛，手足挛拘，常人是脉，平胃调之。苍术陈草，半藿相宜，吴萸可益，川椒用奇。寒痰解散，脉自开移，若久病后，附桂同施。白术芍药，茯草堪依，人参炮姜，温补扶持。阳动汗出，阴动热司，若如麻促，肺绝难医。此方正合局方不换金正气散、三因附子汤也。迟而动者，乃寒积痰涎凝结，关见则积在肝脾，尺部则积在肾经，看其人形体未坏见是脉者，先为开导，积消则脉复。若久病形羸气虚阳弱者，惟先温暖其寒凝，湿积消散，脉亦自复，如东风解冻之意。如其脉动细如麻子，迟而在右部寸关见者，乃肺枯胃绝之脉，不能疗治也。

迟原无散，散即鱼翔，屋漏弹石，虾游影张。五脏气散，污溺遗常，六腑气尽，四肢青黄。病成不救，团参散良，聊尽人事，至此凄惶。此方正合钱氏团参散也。如此等脉，其人气血已尽，神魂已散，五脏闭塞，何能受药，纵有灵丹，亦难入腹。若常人无病，倏然闭绝见是脉者，乃痧胀也，急宜放刮，灌以矾汤，吹以开关散，用平安散，蟾酥丸救急，勿得以脉败而不治也。又在学者参通大道，济困扶危，回生起死，不得袖手旁观，置生人于死地，有伤仁术，故仆常云好从死地求生地，莫把阴天作夜天，此之谓也。

迟伏邪闭，霍乱病成，阳浮阴落，吐泻惊人。僵仆禁口，开关散清，为末吹鼻，皂荚细辛，得苏用药，三部宜分，寸痰尺积，关伏邪停。治先和解，凉暖兼行，黄连附子，黄柏桂心。椒姜梅肉，当归人参，细辛透肾，白术宜斟。防风甘草，追散六淫，治法活变，学者细心。脉伏兼涩，劳思伤神，沉疴久疾，专补血精。十日不复，命必归阴。此方正合集验开关散、仲景乌梅丸、海藏白术汤也。凡伏脉本属邪闭，而迟沉又属内寒。然至于伏者，必寒热交争致潜入三阴，或因痧胀，或因中恶，或有腹痛、霍乱、转筋等症，或僵仆口噤不省人事，乃先以开关散吹鼻，俟苏即用前药和解，以治六淫所犯之疾。若痧胀中恶则不可用前方，当以六和汤、不换金正气散，或七气汤、星香散、苏合香丸等选择用之。痧胀切勿可犯附子，学者当知。如沉疴久病之后，惟宜大补，如十全大补汤，或以补中益气汤升提阳气，而使脉起，十四味建中汤以补劳损，其抽添更换，以应病情，笔难尽述也。

迟短寒积，或感七情，气少血滞，三焦饮停。治宜温暖，宣气通营，积行气复，气足瘀行。一消二补，附子人参，炮姜五味，麦草茶陈。有痰食滞，消导须均，丁香半橘，茯桂砂仁。血亏寒疝，补泻要明，生姜二地，归芍加增。红花没药，胡索五灵，或加香附，舒气和经。此方正合陶氏回阳返本汤、杨氏丁香茯苓汤、良方加味交加散、经验醋附丸也。迟属虚寒，而短属气滞，寒滞凝留，中关必壅，而尺寸之脉俱不及指，壅则气结，故曰气少，治宜温中散结，而脉自舒条，然治疾之中，宜先扶正，盖迟短皆正元不足之脉也，学者审之。

迟脉无促，结毒有之，外寒内热，绞结推移。痰食瘀血，疽肿脓漓，随症施药，寒热兼医。表寒理①热，麻黄草依，防风苍术，升葛参提。归芍白芷，解表疏肌，清热内散，栀子丹皮。芎柴调血，术茯和脾，蔓荆可入，犀角加奇。大寒大热，疗治非宜，寒热并者，黄连吴萸。治疗有法，勿可多歧。此方正合外科托里温经汤、薛氏当归川芎散、钱乙生犀角汤、局方戊己丸

---

① 理：疑为"里"之误。

也。夫迟而见促，乃热极变寒，或内有热毒，外感寒邪所致，治宜散寒理热，而又不可用大苦大寒之剂，而引表寒，又不可用大辛大热之药，而助里热，惟宜疏散以解表，清和以解里，勿致寒热纽结，而有助寒助热之弊为得，然能于迟中求促，促处知迟，得寒热并治而不偏，医道庶几近矣。

迟结类促，结乃属阴，内积寒滞，或感七情。阴阳离隔，治要和宁，川乌附子，香用茴沉。良姜干姜，吴萸桂心，湿用苍茯，气合砂槟。血须胡索，莪术三棱，丁皮青皮，甘草同斟。虚用生化，芎归桃仁，补血熟地，血畅积行。此方正合宝鉴沉香附桂丸、局方蟠葱散、钱氏生化汤也。夫迟本阴寒，又见止歇，是阴凝寒积，阻碍真阳，故先以辛热之味冲散凝冷，其积自化而脉道自通，然看属何积，或食，或血，依症佐药，然而迟结之脉终属气血不足，故宜补血，补血然后脉络自透，更可加参以助气，不用芪术者，恐闭中关助胀，然一剂之后，积气稍开，亦可加用也。

迟而见代，其命将倾，救急温暖，附子人参。丁香可入，姜枣煎斟，形神若坏，用药无成。中风胎孕，随症施行，风痰壅者，加用胆星。孕妇痛厄，川芎归身，胎留人死，胎落人生。迟而代，乃阴极阳衰之脉，治惟扶阳补气，以期脉复，然形体坏者，终难望痊，或中风痰得是脉者，乃邪闭一脏，其气不至，故见代，而浮沉数部亦然，当随症引经，驱邪扶正，则脉复也。惟孕妇见是脉而腹痛甚者，死胎欲下不能，当用佛手散加桂心、牛膝等，下落其胎，以保其命。至此学者又当心细胆大，毅然决然，为人下胎乃是善道，不可畏首畏尾，因有胎而不知已坏，反用安胎药致伤人命，乃医家之罪也。

古方考

迟　部

〔批〕迟脉：

简易**十味锉散**治中风血弱、臂背肩疼、筋骨俛仰不利、皮肤枯燥等症。

附子三两，炮　**肉桂**　**熟地**　**茯苓**各七钱五分　**当归**　**白芍**　**黄芪**炙　**川芎**　**防风**　**白术**各一两五钱

上共㕮咀和匀，每服五七钱，加姜枣水煎，临卧服。

百一**都梁丸**治风吹项背，头目昏眩，脑痛，内虚外甚，产后伤风头痛。

白芷大块，白者沸汤泡。

切三五两，为细末，蜜丸，弹子大，每嚼一丸，荆芥汤下。

元戎**小已寒丸**一名强中丸，治脾胃积冷、中寒洞泄、倦怠自汗、不思饮食等症。

艾叶四两　**苍术**一两，土炒　**吴萸**炒　**陈皮**炒，各二两

上用米醋二升，将诸药浸一宿，滤出曝干，再于原醋内拌匀炒，令紫色，焙干为末，稀糊作丸，细如绿豆大，每服三五十丸，空心食前用温酒，或盐汤，或米汤、白汤任下。

〔批〕迟浮：

宝鉴**羌活附子汤**治风寒塞于上焦呃逆。

羌活　**附子**　**干姜**炮　**茴香**各一钱　**木香**五分

加姜煎服，《三因》木香作丁香。

金匮**苓桂术草汤**治风寒相搏，心下有痰，胸胁肢满，目眩。

茯苓四两　**桂枝**　**白术**各三两　**甘草**二两

上水六升煮三升，作三服。

千金八风防风散治肺寒伤风、虚弱、语音嘶下、拖气战掉、缓软羸瘠、疬风等症。

防风　独活　川芎　秦椒　干姜　黄芪　附子以上各四十铢　天雄　麻黄　五味　山萸　石膏各三十六铢　秦艽　桂心　山药　细辛　当归　防己　人参　杜仲各三十铢　甘草十二铢　贯众二枚　甘菊　紫菀各十二铢

上为细末，每服一二钱，酒调送，日三服。

〔批〕迟沉：

千金温脾汤治腹痛，脐下绞结，绕脐不止。

人参　附子　甘草　芒硝各一两　当归　干姜各三两　大黄五两

共为㕮咀片，以水七升，煮三升，分三服，按考隋唐时称，三两合今之一两，三升合今之一升也。

韩氏温中汤治病人两手脉沉迟或紧，皆胃中寒也。若寸短无力于关尺者，乃阴盛阳虚也，或胸膈满闷、腹中胀痛、身体拘急、手足厥冷等症。

丁皮　丁香各五分　厚朴　干姜　陈皮　白术各一钱

上加葱白一茎同煎，或荆芥穗一钱亦可。

良方黄雌鸡汤治产后虚羸腹痛。

当归　白术炒　熟地　黄芪炒　桂心各五钱　小黄雌鸡一只，去头足翅肠，细切

上先用水七碗，煮鸡汁至三碗，用汁一碗煎药四钱，作三服。

〔批〕迟滑：

海藏五饮汤治五饮之症。一曰留饮，在心下；二曰澼饮，在胁下；三曰痰饮，在胃中；四曰溢饮，在膈上；五曰蓄饮，在肠间。凡此五饮，皆酒后食冷过多所致。

旋覆花　橘红　枳实　厚朴　泽泻　猪苓　半夏　人参

白术　茯苓各八分　前胡　白芍　桂心　甘草各五分

上加姜，水煎服。或伤酒者，加葛花、砂仁；若气分不清而内寒者，加丁香、沉香、白蔻、丁皮等味。

〔批〕迟涩：

经验**养荣丸**治男妇血气两亏，精神短少，脾胃不足，形体羸瘦。

人参　白术土炒　当归　熟地　黄芪　山药各一两　远志制
生地　山萸各半两　茯苓二两　陈皮八钱

上为末，取鸭血四两，入炼白蜜和丸，桐子大，每服八九十丸，食前淡盐汤下，或酒亦可。若作煎剂，用十分之一二可也。

内经**乌鲗鱼骨丸**治血枯之症。

乌贼骨四两，即海螵蛸　芦茹一两，即茜根

上为末，以麻雀卵捣丸，小豆大，每服五丸或十丸，鲍鱼煎汤下，以饭压之。

金匮**续命汤**治中风肢体不收，口不能言，冒昧不知痛处，拘急不能转侧，伏不得卧，咳气上逆，面浮肿。

麻黄去节　桂枝　干姜　当归　川芎　甘草　石膏　人参各
三两　杏仁四十枚，去皮尖

以水一斗煮四升，温服一升。

仲景**小青龙汤**治伤寒表不解，心下有水气，呕恶而咳，发热，或渴，或利，或小便癃闭、小腹满而喘、肺经受寒、咳嗽喘急等症。

麻黄去节　桂枝　干姜　甘草　细辛　芍药各三两　半夏
五味各半斤

上八味，以水一斗，先煮麻黄，减二升去沫，内诸药，煎三升，作三四次服，得汗即止。

仲景**附子汤**治少阴病恶寒，体痛，骨节紧，脉迟沉大，宜此主之。

人参二两　芍药　茯苓各三两　白术四两　附子二枚，去皮，破

八片

上以水八升，煮取三升，去渣，每温服一升。

〔批〕迟缓：

活人**附子八味汤**治气虚中寒、脚气等症。

附子炮，去脐皮　**人参**　**干姜**　**芍药**　**茯苓**　**甘草**炙　**桂心**各二两　**白术**四两

上锉和匀，每服五七钱，水煎服。又方去桂心、加熟地三两，治血弱。

局方**神术散**治四时瘟疫、伤寒、湿气、寒热、头痛项强、身痛头重、鼻塞咳嗽等症。

苍术　**藁本**　**白芷**　**细辛**　**羌活**　**炙甘草**　**川芎**各等分

加葱白三寸，姜三片，水煎服。

局方**活络饮**治风湿痹痛，六脉迟滞等症。

川芎　**羌活**　**独活**　**当归**　**白术**各一钱　**甘草**五分

上加姜五分，水煎服。

〔批〕迟洪：

槌法**柴葛解肌汤**治足阳明证，目痛，鼻干，不眠，头痛，外寒内热，脉见微洪者。

羌活　**柴胡**　**葛根**　**甘草**　**黄芩**　**芍药**　**白芷**　**桔梗**各等分

冬月用麻黄为君，他时加苏叶为君，加姜枣煎服。《槌法》内热甚者，加石膏为君，无汗恶寒去黄芩。

〔批〕迟实：

统旨**七气汤**治七情相感，阴阳不得升降，或外感寒邪，内积壅滞，攻冲作痛，胀满气疼。

官桂一钱　**香附**一钱五分　**青皮**　**陈皮**　**枳壳**　**藿香**　**益智仁**　**三棱**　**莪术**　**胡索**　**姜黄**　**草蔻**各一钱

加姜枣煎服，或加半夏、桔梗亦可。

三因**当归散**治火不养土而土不制水，阴气盈溢致脉道不通，或渗透经络为肿胀、满脉、脉迟坚实者。

当归　桂心　木香　赤苓　木通　槟榔　赤芍　丹皮　陈皮　白术各一钱五分　木瓜一斤

上加紫苏五叶，同煎服。

〔批〕迟弦：

局方**黄芪丸**治虚风赢瘦，心烦少睡，筋脉拘挛，骨节痹痛。

黄芪炙　熟地　当归　人参　茯神　苡仁　山萸以上各一两　枣仁　羚角　枸杞　桂心　羌活各七钱五分　防风　远志各五钱

共为细末，炼蜜为丸，梧子大，每服七八十丸，温酒下。

滑氏**补肝散**治肝肾二经血气亏损，胁胀作痛，头晕，寒热，遍身拘急，经候不调。

黄芪炒　当归各五钱　熟地　白术炒，各一两　枣仁炒　独活各四两　川芎　山药　五味　山萸　木瓜各五钱

上为细末，和匀，每服五钱，枣汤煎服。

〔批〕迟紧：

仲景**麻黄附子甘草汤**治少阴伤寒二三日，脉缓而紧，或风湿通身浮肿等症。

麻黄去节，二两　附子炮，去皮一枚　甘草炙，二两

上以水七升，先煮麻黄，去沫后入诸药，煮取三升，去滓，温服一升，日三服。

局方**当归建中汤**治伤寒血虚无汗，或产后伤寒自汗，并主虚劳里急、腹痛、四肢酸疼等症。

芍药六两　桂枝　干姜　甘草各三两　大枣十二枚　胶饴一升　当归二两

上以水七升，煮取三升，去渣，内饴，微煎，温服，呕吐家忌之。

〔批〕迟长：

东垣羌活附子汤治冬月犯寒，脑痛欲裂，或齿痛连脑，名曰脑风。

羌活　苍术炒，各五分　附子　麻黄　防风　白芷　僵蚕黄柏各七分　升麻　甘草各二分　黄芪三分，炙　佛耳草或二分，无嗽者不用

水煎服，或加细辛二三分可。

外科仙方活命饮治一切疮疡，未成脓者内消，已成脓者即溃，止痛消毒之圣药也。

穿山甲蛤粉炒黄　白芷　防风　花粉　赤芍　归尾　乳香没药　贝母　皂刺　甘草各一钱　陈皮　银花各三钱

酒一碗，煎数沸，温服。

〔批〕迟芃：

良方加味四物汤治血积不行，一身疼痛。

当归　川芎　芍药　熟地　桂心　蓬术　三棱　干漆炒尽烟，各等分

每服八钱，或加茜草、郁金。

局方参术汤治气虚颤掉，呕吐血症。

人参　白术　黄芪各二钱　茯苓　陈皮　炙草各一钱

有寒者，或加制附子一钱，水煎服。

直指侧柏散治内损失血，或饮酒太过致血如泉涌，及男妇九窍出血等症。

人参　荆芥穗烧灰，各一钱　侧柏叶一两五钱，蒸干

上为末，每服三钱，入飞罗面三钱，拌匀，新汲水调服。

简易黑神散治一切吐血，衄便，崩溺，九窍妄行，为止血之圣药。

百草霜即铁锅底烧出柴煤，俗称锅锈，村居烧百草者佳。

上研细筛，每服二钱，糯米煎汤下，新汲水亦可。衄者以少许吹鼻，皮破者掺之，极效。

〔批〕迟微：

钱氏**远志饮**治心劳，虚寒，梦寐惊悸。

黄芪　肉桂　当归酒浸　远志　茯神　人参　枣仁炒，各一两　炙甘草五钱

共和匀，每服一两，加姜水煎服。

济生**黄芪汤**治喜怒惊恐，房劳伤损，致阴阳偏虚，自汗，盗汗等症。

黄芪蜜炙　肉桂各一钱　当归　炙甘草各七分　熟地　茯苓天冬　麻黄根　龙骨各一钱　浮小麦炒　五味　防风各八分

上水煎，加姜三片。如汗冷加附子一钱，发热加石斛一钱。

澹寮**斑龙丸**治诸损虚，理百病，戴原礼治眩运眼黑亦佳。

炙黄芪一两　全当归　熟地黄　制附子各八钱　鹿茸茄酥炙，或酒炙　鹿角胶炒成珠　鹿角霜　阳起石煅红，酒焠　肉苁蓉酒浸酸枣仁　柏子仁各一两

上共为末，酒和丸，梧子大，朱砂一钱五分，飞净①为衣，每空心温酒下五六十丸。

和剂**金液丹**治久寒痼冷、劳伤虚损、腰肾酸疼、心腹积聚、诸虫、失精遗尿、形羸力弱、顽痹转筋、吐衄咳逆、寒热下痢、痔漏肠风、妇人血结、阴蚀淫带等症。

石硫黄十两

以水研，用瓷盒盛，以水和赤石脂封口，盐泥固济，日干，地内先埋一小罐，盛水令满，安盒在内，用泥固济，慢火养七日夜，候足加顶火一斤煅，俟冷，取出研末，每一两用蒸饼一两，水浸为丸，如

---

①　飞净：《翠琅玕馆丛书》本作"飞浮"。

梧子大，每服三十丸，空心米饮下，又治伤寒身冷脉微，或吐利自汗，小便不禁，并宜服之，得身热脉起为度。

〔批〕迟细：

杨氏还少丹治脾肾虚寒，饮食少进，发热盗汗，遗精白浊，肌体羸瘦，妇女弱症。

熟地三两　枸杞　山药　山萸　杜仲姜制，各二两　小茴　牛膝酒浸　远志姜汁浸，炒　苁蓉酒浸，去甲　五味　续断　楮桃　菟丝子　巴戟各一两

共为细末，炼白蜜和丸，桐子大，每服五十丸，盐汤下。

圣济仙茅丸治虚损，壮筋骨，益精神，补命门，健脾胃，乌须明目。

熟地黄焙　生地黄焙，各四两　枸杞一斤，甘州红润者　车前子十二两　白茯苓去皮　茴香炒　柏子仁去油用霜，各八两　苍术二斤，米泔水浸五日，刮去皮，焙干用　仙茅二斤，濡①米泔浸五日，夏浸三日，去赤水，铜刀刮剉，阴干取一斤用，忌铁。

上为细末，酒煮糊为丸，如梧子大，每服五十丸，食前温酒下，日二服。

〔批〕迟濡：

三因家韭子丸治少长遗溺、阳衰白浊、漏精痿弱、女子带下白淫、阴寒无子等症。

家韭子六两，炒　鹿茸四两，酥炙　苁蓉酒浸　牛膝酒浸　熟地　当归各二两　菟丝酒浸　巴戟各一两五钱　杜仲炒　干姜炮　桂心各一两　石斛可用可减

上为末，酒糊为丸，桐子大，每服五七十丸至百余丸，食前温酒，盐汤任下。

---

① 濡：疑为"糯"之误。

广嗣五子衍宗丸治乏嗣，精冷易泄，能添精补髓，疏利肾气，理下焦寒热虚实诸症。

枸杞子　菟丝子各八两　五味子一两　覆盆子四两　车前子二两

上为细末，炼蜜为丸，每空心服三钱，淡盐汤下，或温酒下。若惯遗泄者，除车前加莲子。虚损者，以车前易女贞子亦可。

〔批〕迟弱：

集验打老儿丸治脾胃虚乏，血气不足，遗精白浊，筋骨疼痛，肾虚齿落，一切弱症。昔一妇年过百岁，打其老儿子不肯服此丸，人得其方，因以名之。

熟地　山药炒，各五两　牛膝酒洗　巴戟枸杞汤洗，炒　石菖蒲　楮实去浮水者　枸杞　远志甘草汤浸，去心　白茯苓去筋　杜仲盐水，炒　北五味蜜水拌，蒸一二时，捣饼，焙干　山萸肉各四两　苁蓉切碎，酥炒，五两　小茴　续断各三两

上共为细末，重筛，炼白蜜和丸，桐子大，每服五六十丸，空心，午前临睡，温酒或盐汤下三钱。

秘验二至百补丸治诸般虚损，能固本保元，生精养血，培复天真，补益五脏，壮元阳，健筋骨，明耳目，乌须发，益子嗣，美颜色，延年益寿，功难尽述。

鹿角五十两，连脑骨者，锯长二寸，米泔浸一宿，刷净同后药熬膏　菟丝子淘，洗净　金樱子去毛子　枸杞　熟地各四两　黄精八两　天冬去心　麦冬去心　牛膝　龙眼肉　楮实各二两

以上十味，同角入金华好坛，层层放实，以新汲淡水入坛平肩，用密梭布四层包口，以新砖压之，置大锅中井字架上，以木甑盖好，重汤煮三日夜，毋得间断火候，傍用小锅烧滚水，不时添坛内，并大锅水，勿使干涸，日足取起，滤去渣，以罗绢绞出净汁，再入砂锅内，文火熬成膏，约一斤半，外炼白蜜二斤，滴水成珠，掺入调和，

后药杵丸。

鹿角霜十两　人参五两　黄芪蜜炙　芡实炒　白茯苓　山药炒　山萸　生地酒洗，饭上蒸　知母盐水炒　五味各一两

以上十味为细末，夏日加川黄柏炒褐色四两，以前膏和匀，木杵捣丸，桐子大，空心淡盐汤下百余丸，随食煮熟，莲肉或干枣数枚压之，以纳丹田也。

〔批〕迟虚：

局方六和汤治夏月饮食不调，内伤生冷，外伤暑气，寒热交作，致霍乱吐泻、烦闷、口渴、便赤等症。

砂仁　藿香　厚朴　杏仁　半夏　扁豆　木瓜　人参　白术　赤苓　甘草各等分

上加姜三片，枣二枚引，伤暑多加香薷，若伤冷多加紫苏，或以苍术易白术亦可。

局方八味大建中汤治中气不足，手足厥冷，小腹挛急，疝气阴缩，自汗遗精，筋骨酸痛，及无根之火浮游而为斑疹、厥逆、呕吐等症。

人参　甘草炙，各一钱　黄芪炙　当归　芍药酒炒　桂心各二钱　半夏　附子制，各二钱五分

上咀片和匀，每服五钱，水二钟，姜三片，枣二枚，煎服或熬膏，以十剂药料照常熬之，或倍黄芪、当归可也。

〔批〕迟革：

宝鉴当归补血汤治血气损伤，或因误攻致虚，肌热口渴，目赤面红，脉大而虚，或沉而革，绝病因饥饱劳役者。

当归炙，三钱　炙黄芪一两

水煎服。

仲景术附汤一名白术附子汤，治中寒中气、厥冷、脉弱、风虚、头眩、不知食味等症。

白术二两　炙甘草一两　附子一两五钱，炮，去皮

上切片，每服五六钱，姜五片，枣一二枚，水煎服。如中气中恶，以此化苏合香丸，连进得效。

局方三味建中汤治表虚自汗，脉弱沉迟。

芍药二钱　甘草一钱　官桂五分

姜枣煎服。

〔批〕迟动：

局方不换金正气散治脾气虚弱，寒邪相搏，痰停胸膈及寒热疟疾，或受山岚瘴气等症。

苍术米泔浸，炒　厚朴制　陈皮　半夏　藿香各一钱　甘草五分，炙

姜枣煎服。

三因附子汤治风寒湿痹、骨节疼痛、皮肤不仁、四肢缓纵等症。

生附子　白芍　桂心　甘草　人参　白茯苓　干姜各三两白术一钱

上咀片，每服四钱，水煎服。

〔批〕迟散：

钱乙团参散治心虚脉脱、血败亡汗等症。

人参　当归各等分

共为末，用猪心一片，煎汤调服，或水煎服。

集验明矾汤治绞肠闷痧，忽然面青，唇白，腹疼，脉绝，或为僵仆，非中风、中暑、中热、中寒、中恶，乃痧胀也，急以此方服之，令吐即效。

白明矾三四钱，研

以滚水化匀，微温灌服。

〔批〕迟伏：

集验开关散治忽然僵仆、牙关紧闭、不省人事、中恶、中风、中

痰、中气、口噤、痧胀欲绝等症。

猪牙皂荚去皮弦二两，用生白矾一两，入水中煮化，取出晒干为末

北细辛五钱，去叶、土

二味研细末，用少许吹鼻中，得嚏即醒，或痧胀及中恶，用针刺十指甲，离甲一韭叶许，出血为妙。

仲景**乌梅丸**治胃寒吐蛔，及蛔厥脉伏，寒淫于内诸症。

乌梅肉三十个　**人参**　**桂枝**或用肉桂　**附子**炮　**黄柏**　**细辛**以上各六钱　**黄连**炒，一两六钱　**干姜**一两　**当归**酒浸，四钱　**川椒**去目及闭口者，炒出汗，四钱，《辑要》云四两

上先以乌梅用酒蒸烂，捣膏，以后药共为极细末，加炼白蜜和丸桐子大，每服二十丸，日三服，忌生冷滑物，或用理中汤下之。

海藏**白术汤**治风湿恶寒，脉缓而沉及泻者。

白术　**防风**　**甘草**各等分

上咀片，加姜煎服。

〔批〕迟短：

陶氏**回阳返本汤**治阴盛格阳，或反发躁渴面赤，欲坐泥水中，脉无力而迟，或微绝者，如服药脉渐舒微出者生，骤起洪长而大者死，不救。

人参　**附子**　**炮姜**　**炙草**　**五味**　**麦冬**　**陈皮**　**腊茶**各等分

上以人强弱，用药重轻，面戴阳者，下虚也，加葱七茎、黄连少许，用澄清黄泥浆水一钟煎之，临服加白蜜五匙，顿冷服，取汗效。

杨氏**丁香茯苓汤**治脾胃虚寒，宿食留滞，否①塞疼痛，气不升降，或呕吐涎沫、不思饮食等。

半夏　**橘红**　**茯苓**各一两五钱　**丁香**　**附子**　**肉桂**　**砂仁**各五钱　**干姜**炮　**木香**各一两

---

① 否（pǐ匹）：闭塞，阻隔不通。

上锉细和匀，每服四钱，加姜枣，水煎服。

良方**加味交加散**治腹中结聚撮痛，及妇人经脉不调、癥瘕等症。

生地一斤，取汁　　**生姜**十一两，取汁

上以地黄汁炒姜楂，姜汁炒地黄楂，共干为末，每服三钱，温酒下，宜加芍药、延胡索、当归、蒲黄、桂心各一两，没药、红花各五钱为佳。

经验**醋附丸**治元脏虚冷、月候不调、腹中急痛、气滞淋浊、赤白带下等症。

香附米半斤，醋煮，焙干为末

用醋糊为丸，桐子大，每服三四十丸，米饮送下。

〔批〕迟促：

外科**托里温经汤**治疮疡、寒覆皮毛、郁遏经络、不得伸越、热伏营中、聚结作痛、恶寒发热等症。

当归　芍药　甘草　苍术　麻黄　升麻　防风　葛根　白芷　人参各一钱

水煎温服，或加柴胡。

薛氏**当归川芎散**治手足少阳经血虚疮症，或风热耳内痛痒生疮，头目不清，外寒内热，胸膈不利，或妇女经水不调等症。

当归　芍药各一钱　**甘草　蔓荆子**各五分　**白术　柴胡　川芎**各一钱　**山栀**炒，一钱二分　**丹皮　茯苓**各八分

上水煎服。

钱乙**生犀角汤**治痘疮稠密，及内热毒甚，脉缓而促结者。

生犀角尖

于粗瓦盆中磨汁，频饮，内结解而止。

局方**戊己丸**治脾经湿热泻痢，内热表寒，脐腹刺痛。

黄连炒，五两或四两　**吴萸**泡，五两；炒，或二两　**白芍**五两或二两

上为细末，面糊丸，桐子大，每服六七十丸，空心米饮下。

〔批〕迟结：

宝鉴**沉香桂附丸**治中气虚寒、饮食不美、阴盛阳弱、脏腑积冷疼痛、手足厥冷、疝气等症。

肉桂　附子　川乌　沉香　干姜炮　良姜炮　吴萸炮　茴香炒，各一两

共为末，醋打糊为丸，桐子大，每服五七十丸，米饮下。

局方**蟠葱散**治男妇脾胃虚冷、滞气不行、攻刺心痛、腹胸膨胀、寒疝、妇女血积等症。

肉桂　干姜炒，各二钱　苍术米泔浸，切　炙草各八钱　三棱煨青皮　莪术煨　茯苓各六钱　丁皮　砂仁去壳，各四钱　延胡索三钱　槟榔四钱

共为末，每服五钱，加连根、葱白茎，水煎服，或葱汤调服二三钱亦可。

钱氏**生化汤**治妇人腹中寒热血积，一切胎前产后，经闭疼痛诸症。

当归五钱　川芎一钱　甘草五分，炙　焦姜三分　桃仁一粒，去皮尖　熟地三钱

上方或血晕眩晕加荆芥穗；或产妇气血虚脱，加人参、黄芪；或阳虚腹冷，加附子、肉桂；或气壅有痰，加陈皮、竹沥；或燥结便闭，加麻仁、杏仁、苁蓉；或多汗不眠，加茯神、枣仁、生芪；上体多加麻黄根，下体多加汉防己；或烦热加丹皮、地骨皮；或口噤瘛疭，加防风、钩藤；或恶露未尽，寒热作胀，加红花、胡索；或内伤饮食，加山楂、陈皮、神曲、麦芽；或有湿气，加苍术、白术；或粪燥内结、脐痛，加大黄；凡一切产后虚证，淋露黑色，脉迟弱者，当加附、桂、参、芪、白术诸阳药，以消阴翳也。

〔批〕迟代：

严氏**加味参附汤**治真阳不足、上气喘急、呃逆、脐腹绞痛、手足厥冷、呕恶不食、自汗盗汗、气短头晕等症。

人参五钱　附子二钱五分　丁香十粒

上加姜枣煎服。

良方**佛手散**一名芎归汤，亦名当归汤。治胎死不下，晕不知人事，一切胎气不安之症。

川芎二钱　当归三五钱

上水煎服。若下胎，为末，酒调服，或加桂心亦可。

卷　三

脉药联珠①

数脉部

无迟与缓，而革牢为一诀，计二十六脉

数脉属热，三部分详。寸见上热，关应腹肠。尺数淋闭，溺血脱肛。左数目病，右数喉疮。或烦或呕，或闷癫狂。皮枯燥痒，痈肿疽殃。法惟清火，治道为良。元连参橘，薄荷牛蒡。翘柴升桔，马勃蚕僵。通淋止渴，木通地黄。板蓝消毒，统理疮疡。不浮不沉，舌苔积霜。瘟疫初起，达原饮尝。草果甘草，厚朴槟榔。知母芩芍，散伏清凉。加羌柴葛，并治三阳。邪或传里，即用大黄。时疫要剂，并号天方。此方正合东垣普济消毒饮、本事火府丹、吴氏达原饮及三消饮也。凡数脉总由火毒，或虚或实，惟先理热滋阴，疏风消毒而已。在上治上，在下治下可耳。惟六脉不浮不沉而数，头痛发热，舌苔如积粉者，乃瘟疫初起，不可专用清热之剂，宜用达原饮。以槟榔、草果、厚朴之辛直达膜原，破其潜伏之邪，乃以知母、芩、芍等滋阴清火，邪退则脉静已。或看邪之发动传于何经，即用何经之药追逐之。若背痛，项强，太阳症现，以羌活为君；眉棱骨痛，鼻塞，目胀，阳明症现，以葛根为君；若太阳穴痛，耳胀，胁疼，气逆，少阳症现，以柴胡为君；若出及三阳，即将羌、柴、葛根同用；若邪已传里，可加大黄为君，即名三消饮。此治法皆古人之所未及也。

---

① 脉药联珠：原书本无"脉药联珠"四字，据全书各卷目录补。

数浮阴亏，按必无力。因热生风，不可汗泄。治先滋阴，阴足火息。二地生熟，二冬天麦。石斛黄芩，犀角磨屑。用山豆根，加枇杷叶。枳壳甘草，浮热并揭。或至瘰疬，身痒疮疾。荆芥当归，驱风活血。此方正合千金甘露饮、易简交加散也。或曰数属热，浮属风，其正条似与浮数之脉相同，而其症治各异，何也。青霏曰：浮数者，因风而动热，其脉必有力而带弦也，故治以表散为先，虽升阳散火中，必多用风药，以疏其经也。如数浮者，乃因热而生风，更或内虚，故其脉必无力而带大，故治以清降为先，虽解毒消风中，必宜滋阴益血，以和其经也。是字意虽同，一颠倒之间，治法迥别，乃在入手诊视脉神之有力无力，而兼弦兼大，则境界不同，其为病不类。故所以治疗之际，差在毫厘，远在千里。学者于此脉要症治，自当慎心理会，不可以人命为忽也。

数沉里热，上下宜分。有力邪伏，无力虚证。治邪和解，郁火提清。升柴栀杏，赤芍黄芩。石膏知母，草豉①大青。厚朴枳壳，实者加增。麦冬生地，五味葛根。甘草花粉，益气加参。此方正合局方栀子仁汤、仲景栀子厚朴汤、元珠天花粉散也。或问：数沉之脉与沉数之脉有何分别。夫沉数之脉者，多因邪伏阴经，故脉多兼弦滑，乃沉为主，数为宾，治法宜解提追散。或脉有力，即以攻之、下之，是属有余，盖缘先因邪陷脉沉，久郁变热而致数者也；若数沉之脉者，多因本元不足，阳伏阴亏，故脉多兼细动，盖缘数为主，沉为宾，治法宜和解、升提；或脉无力，即当滋阴益气，调胃生津，是属不足，盖缘先因阴火内灼，脉数，阴病而致脉沉者也。然其中不无有积滞气凝，故略用枳、厚等味开导。然脉诀字义虽类，而主宾虚实，于字之上下颠倒之间，其治法更张，是非任意注作，而致误后学者也。但业乎其道者，勿以仆之所议为浅陋忽之，是当心领

---

① 豉：原本作"鼓"，据《翠琅玕馆丛书》本改。

神会于兼脉兼症，细微曲折，了了于胸中，则复剂复方，君臣佐使，明明于指下。而其间千变万化，触处无虚，是在执事者为之，岂仆之笔墨所能概之也哉。

数脉带滑，停食停痰。脉分虚实，尺寸两关。关宜开导，枳实陈甘。南星芩夏，瓜蒌茯连。杏仁表里，并治热痰。麦芽神曲，食滞推删。寸滑头眩，天麻定旋。黄柏泽泻，肾热消镯。正元亏者，芪术参班。或加旋覆，开豁软坚。荆沥竹沥，随意调添。此方正合丹溪清气化痰丸、东垣半夏白术天麻汤也。夫数脉兼滑，乃痰火两盛之脉，而宜察其有力无力，及寸关尺之部分，以分上中下之痛楚，浮中沉之所候，以定外间内之疾病。然凡见数滑相兼，当以六分行痰，四分清热，何以言之。盖痰涎既去，则火热无所凭依，而自然寝息，此所以治本而标应也。或不知者，见火炎痰继，而专于清火，竟不逐痰，乃服药，使火退痰留，不免变症百出。医者不悟，病者不知，及至死而无明，殊可叹也。大凡数滑之脉，治痰为主，治热为宾，然治痰先降气，气降则痰消，痰消则热去。医者于此究心，切脉论症，用药不致有讹，其能济世活人，功德自不鲜也。

数而见涩，血亏火炽，补阴热散，生地凉血。熟地芍药，黄芩清热，黄芪天冬，枸杞地骨。以补以清，治法最得，芎归知母，丹皮破积。莲肉参甘，熬膏补益，或加茜根，阿胶侧柏。血热妄行，俱堪止截。此方正合良方生地黄饮子、局方地黄膏、茜根散也。凡涩为少血，而见数者，乃阴火内灼，或因失血之后，或疮疥痈疽之疾去脓血过多，致见此脉者，总以补血、凉血为先，以清热散火者为佐，盖血分充足则虚火自退，所谓治本清源之道也。

数大之脉，热病渐进。须察浮沉，药方再定。浮则表热，三阳的认。麻黄发表，升麻提净。石膏竹叶，清胃津润。黄芩麦冬，大青寒性。苍术荷叶，合煎清震。羌防芎藁，柴胡引症。太少阳明，诸药治进。黄连生地，火消血任。脉或沉大，内热已甚。舌有黄苔，急下方称。归芍芎地，硝黄草并。不用枳朴，脉非实论。此方正合局方升麻汤、河间清震汤、玉机川芎散、子和玉烛散也。夫数为热，而又兼大，乃病进之脉，是阳盛已极，故其变症亦急，非可缓治者也。是以在表即用麻黄，在里即用大黄，更以羌、防、升、柴助其表散，芩、连、石膏、大青助其理热，此用剂亦可谓极矣。然表散之中又得麦冬、生地之甘寒，以滋其阴；理热之中又得芎、归之辛温，以护其阳。是散不伤阴，下不伤阳，始见制方之妙也。或曰：古人云汗多亡阳，下多亡阴。今子言散不伤阴，下不伤阳，岂不与经言相背乎。青霆曰：然，按经论理，孰不知之。而要在推求隔变之理，明阴阳互变之道也。《经》言汗多亡阳，下多亡阴者，乃以表里为阴阳，指表阳而里阴也。仆之所言散不伤阴，下不伤阳者，乃以血气为阴阳也。夫表散者，是发汗，汗属血，汗多则血竭，血竭是阴伤，故是方中有麦冬、生地生精补血，于表散不致伤阴也。下之者是逐热积，逐热必伤气。气属阳，气耗则阳伤，是方中不用枳朴，故云下不伤阳①也。夫立法固难，立言不易，固于阴阳表里未明，经言未达，岂敢漫为杜撰者哉。

数脉兼洪，阳邪烦极。为狂为祟，清神驱热。黄连解毒，连翘黄柏。知母黄芩，生地草桔。清火滋阴，表散更急。防风羌独，藁本治湿。防己泽泻，归芪血益。苏木陈皮，理气解结。提斑升麻，贯众犀屑。赤芍元参，疮生口舌。谵语狂言，大黄可入。牛黄冰片，朱砂邪辟。气促目瞑，须防厥逆。此方正合东垣黄连消毒散、正宗元参升麻汤、河间牛黄泻心散也。夫数洪之脉，阳盛而喘急，或为胀为祟，为痈疽，为吐衄狂烦，皆阳邪攻正，治虽宜表宜下，药用寒凉，而其间亦当先救阴养血为先。然此等脉现，变症百出，或头目肿胀，或口舌咽疮，或狂乱癫邪，或吐衄崩溺，俱宜

---

① 阳：《翠琅玕馆丛书》本作"寒"。

随症急治，于此三方中抽换加增，不致有误也。

数脉带实，火热冲冲。人迎气口，表里不同。表须兼里，三化汤宗。羌活厚朴，枳实宽胸。大黄涤荡，硝石里攻。栀子黄柏，甘草和同。或有蓄水，气口脉隆。二香茴木，黑丑禹功。随症加减，治法宜通。此方正合洁古三化汤、金匮大黄硝石汤、子和禹功散也。夫数而有力乃为热，而三部俱实，即为有力，而又当看人迎、气口之应。若人迎大者，亦夹风邪，故虽攻实，而宜兼消风；若气口壅大，而六脉俱沉，是积气有余；或便闭膨胀，腹鼓皮浮，乃有蓄水，非硝黄可能治，宜用禹功散，先导其水，再治其热。在学者临症变通为要。

数弦之脉，内热虚劳。中关停饮，胁痛烦恢①。或为疟疾，治法分条。虚风劳弱，归地先熬。川芎白芍，防芷风消。细辛藁本，筋脉和调。或有停饮，脚气病交。防己犀角，木通草稍。槟榔黄柏，二术炒焦。凉血生地，加用石膏。芩连可入，桃仁瘀销。牛膝竹沥，湿热俱剽。若见疟症，一味青蒿。或加桂心，末服酒调。柴胡厚朴，半夏痰消。青皮白茯，苍术宜招。槟陈甘草，灵仙可邀。姜葱大枣，阴阳水熬。首乌鳖甲，白术归稍。黄柏知母，治疟平调。参芪升草，虚者更桃。此方正合拔萃养血当归地黄汤、丹溪防己饮、肘后青蒿汤、经验青蒿散、函初疟疾三方也。弦为劳为阴，弱为血亏，更数为热，阴虚阳盛则为劳也，治宜滋血消风为本。而或内停支饮，流入足三阳，变成脚气，腿足肿胀，两胁膨痛，寒热往来，湿热为病者，宜利湿疏经，解热消毒，亦兼行瘀、滋血、和筋。若已成疟疾，仍先疗疟症，然后调将。在切脉临症，机要不失，治疾自可得心应手，用剂无讹也。

---

① 恢（náo 挠）：乱。《诗·大雅·民劳》曰："夫纵诡随，以谨惽恢。"

数而带紧，寒热往来。鼻塞头痛，目胀难开。沉热在里，浮表不乘。表宜羌独，芎桔前柴。茯苓甘枳，消补同侪。脉沉腹痛，里积堪猜。大黄苍术，加味名侪。芩连术泽，湿热行该。神曲枳实，生军勇哉。或加硝朴，舌有黄苔。此方正合局方败毒散、东垣枳实导滞丸也。凡数脉为热，紧脉为寒，今数而兼紧，是寒热相搏。又须看浮沉，若浮数而沉紧，是表热而里寒；若浮紧而沉数，是外寒而内热；若浮沉俱紧，则为筋骨、胸腹、胁肋疼痛。然治法惟宜疏风解热，理湿驱寒而已。又当看寸关尺之强弱，寸甚则为咳、为喘、为头痛，宜用轻剂以发扬之；若两关甚者，为呕、为胀、为醋心、为积饮，宜用宣剂以散越之；若尺甚者，为便闭、为淋沥、为疝痛、为足肿，宜用通剂以疏泄之。而其间总要散热为主，驱寒止痛为宾。浮以表药为君，沉以下药为主。是在学者通灵应变，机巧难穷。

数长之脉，阳毒狂惊。壮热烦闷，病起阳明。清毒疏散，表里宜分。羌防柴芷，翘桔芎荆。射干枳壳，连草条芩。大黄竹沥，痰火宜增。升麻犀角，汤饮芦根。石膏寒水，表里双清。若有外症，用苦黑参。菊花栀子，阳毒邪轻。此方正合东垣芩连消毒饮、局方阳毒升麻汤、本事双玉散、陈氏苦参丸也。夫数为热极，长为阳毒发甚，若见于寸部而或带滑，必癫痫心迷，乃痰火症发；若关尺俱长，三阳有毒；或足胫痛，必发痈疽外症；或痔疮腹疽，虽先清热解毒，必应表里兼行，透经疏络，先汗后下，以分毒势。夫脉长与洪大无异也。

数脉见芤，血必妄行。寸芤吐衄，关芤便崩。尺必淋溺，肠痈或成。吐衄便溺，治法通均。生熟二地，连柏黄芩。归芪和补，凉剂兼温。地榆芍药，续断黑荆。槐花栀炭，能止便崩。通幽销瘀，红花桃仁。藕节荷蒂，或煎苎根。一味牛膝，地髓治淋。肠痈脏毒，皂枳乌槟。穿山赤芍，芒草元明。花粉甘草，可入生军。脓血尽者，内补勿行。此方正合薛氏当归六味汤、景岳营煎、东垣导滞通幽汤、圣惠地髓汤及双荷散、苎根汤、金鉴一煎散也。夫数为热，而兼芤者，看在何部。若寸部必有吐衄，关部则便崩咯呕，尺部则便溺血淋，或肠痈已成，或脓血多去，以致脉芤。盖芤脉主失血，而亦主瘀积，若带紧必是内痛，或肠或胃，或溃未溃，总宜随症调治。前诀虽集数方，犹不能尽治疗之法，至于抽易，又在学者明而裁之，不可概收而致夹杂也。

数微阳弱，乍热乍寒。汗下之后，元气未还。浮沉宜别，表里详参。三和七补，斟酌其间。参归熟地，甘枸怀山。茱萸杜仲，浮要加删。秦芄鳖甲，地骨柴班。青蒿知母，劳嗽能安。沉加紫菀，贝母消痰。阿胶五味，芩桔牡丹。症分久近，气色同看。此方正合景岳大补元煎、罗谦甫秦芄鳖甲散、海藏紫菀汤也。夫微脉原属气血两亏之脉，而又在数部，乃阴火妄行，若或于伤寒、瘟疫汗下后，余邪未尽，故宜七补三和之剂。乃用青、柴、秦芄等味，以同补药和之。若久病虚劳，治惟大补，则不当更用疏散之剂也，学者详之。

数脉兼细，火动阴虚。神烦气促，劳疾难医。滋阴降火，和解扶脾。人参生地，知母黄芪。鳖甲白茯，甘夏桑皮。天冬紫菀，芄桔柴提。加桂芍药，地骨相宜。此方正合卫生人参黄芪汤、罗谦甫黄芪鳖甲散也。数为虚热，细为少气，又为寒湿变热，兼滑则有痰，兼紧则为积为痛，故或干呕，或胁胀，或痿厥，或五脏凝涩，然总为不足之症。治先补正，略兼行痰化积，宜和解阴阳，故用前方以参、芪补其气，以地、芍调其血，以鳖甲、天冬、知母滋其肾水，以桑皮、桔梗泻上焦之热，以秦芄、地骨除骨蒸，以紫菀、半夏理其痰，以肉桂引火归元，以茯苓渗其积湿。然仍当临时加减，如有痰嗽，加川贝、五味；有刺痛，加沉香、香附、乌药等味。又在学者会意也。

数脉兼涩，亡血骨蒸。小便不利，内热频频。滋阴益血，生地归身。麦冬白芍，桑白芎𣏗。知柏五味，熟地辽参。白术甘草，远志枣仁。葳蕤膏美，或服黄精。此方正合家抄麦门冬饮、景岳七福饮、瞿仙葳蕤膏及黄精膏也。夫微细弱濡等脉，其形相似，而病有各别。微脉者，皆缘汗下之后失调，阳气被伤，乃致脉微也。细脉者，则本元气少，以致湿蓄胀闷，或为癥积作痛，五脏凝涩，气衰而致脉细也。弱脉者，乃气血两亏，或病后房劳，或产后失补而致弱者。惟濡脉，乃必亡血过多，或泄泻伤阴，阳气内炽而反热，故脉多见于沉。然凡此等脉见，治法固惟一补，而其间扶阴扶阳，孰先孰后，又在学者临时斟酌，盖非笔墨所能尽者也。

数而脉弱，阴损阳离。骨痛气促，精竭神疲。治宜大补，清热先施。虎胫熟地，归芍陈皮。知柏龟板，琐阳用奇。牛膝羊肉，酒煮丸之。加姜白术，茯草菟丝。河车五味，甘草和匀。加用龙骨，济阴止遗。若或气弱，可益参芪。此方正合局方虎潜丸、丹溪补阴丸、秘验龙虎济阴丹也。脉弱本属阳虚，而至数者，乃阴虚火动之脉，治宜补，而滋阴为先，故当用前方壮水滋肾，补肝养血，益筋强骨，补气补形。大凡脉数似属阳胜而已，见弱脉断不可泻阳，只宜补阴以配阳，使水火均平，脉气自转。而其间或应加增更换，又在学者随症精思，得其妙理而治之为得也。

数虚浮热，火动阴亏。精气有损，形体俱羸。寸虚口靡，尺虚肾衰。滋阴降阳，援弱扶危。人参山药，熟地当归。外邪不尽，升柴散挥。陈皮甘草，石斛膏倍。木通知母，石膏解肌。虚烦渴甚，桂浆解围。以热治热，医道深微。此方正合景岳补阴益气煎及太清饮、图经桂浆饮也。凡数脉为热，虚为损伤，亦为伤暑。若阴虚火动者，必津液枯槁，口靡舌裂。或孤阳飞越，不可尽用寒凉，致阳更越，而阴更沉，及致不救也，是当以滋阴降阳，得坎离交媾，脉气自和。若邪在肌表，而致脉虚数者，仍用升、柴、石膏等提散解肌，兼滋阴分；若阴虚火动而致烦渴、自汗，病如阳症，而见是脉者，当用肉桂引火归元，亦如伤寒，阴症似阳，用真武、理中等汤之意相似，不可泥定数脉而不用辛热之药也。

数本无革，深察有之。浑浑革革，涌泉相如。弊弊绰绰，弦绝死兮。或云脉溢，形按鼓皮。沉取曰牢，推按不移。半产崩漏，亡血精遗。至此惟补，膏用两仪。人参熟地，参术亦宜。血海败者，人参汤奇。不施杂药，气血不齐。且待脉转，方许可医。无神尺绝，二日死期。此方正合景岳两仪膏、局方参术膏、良方人参汤也。夫革脉之形，犹如按鼓，则近于浮，若沉得之，则《脉经》所谓牢也。然革牢二字之形，皆推移不动之象，而何能兼数。然《甲乙经》云：浑浑革革，至于涌泉。其涌泉之形有如数也，其沉取而为牢。《经》云：弊弊绰绰，去如绝弦。其弊弊绰绰亦如数也，诸家脉书或有牢无革，或有革无牢，而不知牢革乃在浮沉间分其气象，或另出一条则非也。凡此等脉见，皆阴阳欲离，真元将败，而革牢为阴绝，数涌是阳飞，故治疗之法或用两仪膏益其气血，是救牢脉者也。用参术膏补其气，是救革脉者也。用人参汤补气和血，是救亡血者也。若见是脉，则诸虚之症蜂起，惟先保住真元，俟脉转再行调治，故不宜漫用杂药也。

数而带动，三部须明。寸动汗出，尺动热惊。关动虚闭，阴结阳凝。寸部扶阳，尺部敛阴。关中和解，参术茯陈。藿砂草夏，加用黄芩。寸动盗汗，用麻黄根。小麦连柏，芪地归身。尺动清火，丸用约阴。归术芍地，五味芩苓。石脂续断，地榆丹参。抽添更易，临症详明。此方正合局方香砂六君子汤、宣明黄芩二陈汤、蛰翁①试验虚汗丸、节庵三补丸、景岳约阴丸也。夫动与数一类，而云数而带动者，盖数言其捷，动言其形，数脉一息六至，

---

① 蛰翁：明代谈纶，号蛰翁，撰有《试验小方》《医家便览》等。

是三部九候皆然，是数脉也。动脉者多见于关，或前或后，则为寸尺，指下按之形如转豆，不与三部九候之脉同看，故动虽似数而实非数，而数中有转豆之形，无来无往，乃是动也。是以仲景云：阴阳相搏而为动。又云：阳动汗出，阴动发热。成无己注云：阳虚则阳动，阴虚则阴动。是动脉，因阴阳相战所致，与数脉为热者全非也。故《脉书》云：动乃数脉见于关上者，亦非也。而数为热胜，动为阴阳相战，故在关部则和解，在寸部则扶阳，在尺部则扶阴，使阴阳和则脉解畅。又滋阴清凉，则以治热胜，此治法之不可易者也。然虽见数脉，不可剧用大寒之剂，恐伤阳气，或虽得是脉，有形冷恶寒者，亦阳气不通所致，亦可加用肉桂、吴萸等以通阳道，不可因脉数而不用暖药也。学者审之。

数散之脉，阳离阴绝。人迎相应，淫邪脱泄。气口相应，精血耗竭。至此求生，医终无益。或因霍乱，产后受暍。中暑误药，夺命救急。上党人参，煎汤冷吃。脉不转者，终归于殁。此方正合东垣夺命散也。夫数而带散者，乃釜沸、雀啄等脉也，皆为不治之症。然若非久病，或因霍乱吐泻，阴阳扰乱之秋，或产后中热，致汗多阳散而见此脉者，宜先扶正固气，用夺命散。或加五味、乌梅，收敛其失散之元阳，以待脉转，再加调治。学者总宜详察，又非歌诀所能尽者。

数而脉伏，阳被阴逼。外邪相侵，内有结积。或为霍乱，或为关格。先和后理，药用凉热。黄连干姜，半夏和膈。桂枝人参，甘草宜炙。大便不通，元明粉益。且待脉起，随症调摄。形体虚羸，滋补为急。归地枸杞，杜仲牛膝。肉桂引火，姜附加得。以阳散阴，郁开热息。此等机关，疗治勿失。此方正合仲景黄连汤、元真元明粉散、景岳大营煎也。夫脉伏而数者，是外邪相逼。伏为阴，数为阳，是阴胜阳，致阳陷于阴，阴阳交战，乃有霍乱、关格等症。寸为痰热，尺为寒积，总以和解为先。若形体素羸，乃神劳气耗，阴火内动之象，不可专责外邪相逼，治须补正扶阳，逐散阴邪，兼滋阴分，而用大营煎，阴阳分治，亦和解之意也。

数而脉短，心痛气凝。或为食积，或血不行。治先疏理，没药砂仁。良姜川楝，山甲五灵。青皮胡索，茴木槟沉。木鳖炒治，尺短疝疼。木通石斛，栀子黄芩。黄柏枳壳，泽泻草牛。寸短上热，加减随经。热积消散，气复脉平。脉软弱者，益气参陈。竹茹止呕，脉畅胃清。若无神气，病亦可惊。此方正合家秘①怯痛丸、景岳抽薪饮、本事橘皮竹茹汤也。夫数短之脉与动相似，而动则无往来，而短惟不及指耳。而《经》言：短为气病，乃不及本位。是阳不足而为阴积所滞，故治宜理气行滞。但兼数则有热，可知又宜清热为先。若脉短数而无力者，是气弱胃虚有热，故当以人参补其气，以竹茹清其胃，则虚呕自止，脉平而舒畅也。

数脉又促，阳极阴憔。发斑狂叫，舌裂唇焦。六经同治，并理三焦。表里清散，生地阿胶。黄芩柏叶，知芍阴调。山栀滑石，桔梗石膏。生草芎术，内热堪消。热生风者，羌防可邀。薄荷荆芥，前柴散飘。内积热甚，生熟军硝。尺脉无底，厥逆堪焦。此方正合良方生地黄散、原机②芍药清肝散也。夫数本属热，促乃热之极也。内热如是，阴气将尽，而津血将竭。如此之脉，虽火热已甚，非洪大之比，乃多细短之形，近于不足，故用药不宜大剂。而阳浮于上，必求阴根，故先候两尺有底与否。若尺绝不至，阴气已绝，一变即为釜沸之脉，不可救也。故《经》云：善调尺者，不待于寸，此之谓也。若两尺有底，阴气未伤，是乃阳胜，治法当抑阳救阴为先。或因热生风，而风热相搏，致脉促者，清热之中又当消风，风热清而脉自静也。故宜用前方增减，先滋阴，次清热，后驱风、下

---

① 家秘：即《陶氏家秘》，为明代陶华（号节庵）著。
② 原机：即《原机启微》，为元代倪维德撰。

积，乃治法之规格，用药之大端也。而其间见机应换，或补或泻，在察神观色以得之，又非歌诀概能包括者也。

数脉兼结，其至不匀。或缓或止，痰积留停。开郁舒气，宜别阳阴。调阳清热，香附黄芩。天冬橘桔，海粉蒌仁。连翘青黛，涤滞元明。理痰清气，热郁能平。阴结为积，莪术三棱。青皮丁木，连夏同斟。形羸弱者，补气扶真。健脾和胃，术茯人参。麦芽神曲，楂朴砂陈。三消七补，医要留心。随机抽换，按症加增。此方正合节庵化痰丸、秘方化滞丸、局方化滞调中汤也。夫《脉经》云：结脉往来，缓时一止，似与数脉有不能相兼。而独不知仲景云：蔼蔼如车盖。曰：阳结，累累如循长竿。曰：阴结，虽云车盖长竿。分为浮沉表里，而察其形，皆非缓之形也。然时有一止无定，与代相类，而代则止数有定，而结无定，其往来急慢原无别也。所谓缓来一止之结，乃寒痰积滞所致，丁迟部中之结是也。若热痰积滞而致结，其脉仍于数部一息六至，而中有止歇也。如此分结脉，则寒积、热积治分两途，则无淆混也。又治法更当观其人形体之壮衰，在阳者为气病，当先调气，气舒则积行。在阴者为血病，当先攻积，积去则气畅。若其形体不充，本元素弱，又当先补正气，正气充而积滞自化。故前所定之方皆有次第，非随意胡诌，漫行定诀者也。然此中变易，又在学者临症推敲，务期攻补得宜，勿可按图索骥，而以一方欲治百病也。

数而见代，浮沉迟同。察神观色，以定吉凶。至数算期，理数当通。数因阳盛，滋阴为宗。一阴六味，调理为工。生熟二地，芍药麦冬。丹参牛膝，甘草和中。金匮滋肾，山药萸同。丹泽茯地，治法宜通。参归加入，气血调融。扶正脉复，医学之功。此方正合景岳一阴煎、金匮六味地黄汤、局方参归汤也。夫数为阳盛，代乃一脏之脉不至，是系阳胜于阴，其心肝脾肺肾五脏之中，有阴不及者，则脉不至。而每见一止，或四十动而止，为肾气衰；三十动而止，为肝气衰；二十动而止，为心气衰；十动而止，为脾气衰；数动而止，为五脏气衰，死期可定。若在暴病伤脏，自应以滋补五脏之阴，可期脉复。而此方专用一阴煎、六味汤，独益肾者，盖肾为先天之水，此脏得通，则肝心脾肺俱可望滋生挽回也。故张景岳定以一阴煎养肾，二阴煎补心，三阴煎益肝，四阴煎滋肺，五阴煎扶脾，而总不离乎地黄、麦冬、芍药、人参补气、调血、生津之味，而总以一阴为主药也。立法亦不过益水制火，是宗丹溪阳常有余，阴常不足之论，而于数脉兼代者，更为合格也。是以治疾切脉，能察阴阳偏胜之情，用药得寒热血气之理，补偏救弊，助弱抑强，进不及而退有余，滋阴不滞，抑阳不寒，能于危症之中得施药力，其医学庶几近之也。

古方考

数　部

〔批〕数脉：

东垣**普济消毒饮**治疫疠，憎寒壮热，头面浮肿，目痛咽疼，口干舌烂，或腮肿，及各种痈疽发背、大头瘟。

黄芩酒炒　黄连酒炒，各五钱　人参三钱　橘红　生甘草　元参　桔梗　柴胡各二钱　薄荷　连翘　牛蒡子　板蓝根　马屎勃各二钱　白僵蚕炒　升麻各七分

上为细末，半用汤调，时时服之，半用蜜丸，嚼化服尽，良愈。或加防风、川芎、当归、细辛，水煎服，亦可大便燥结，加蒸大黄一二钱利之。

本事**火府丹**治心经积热、小便淋涩、黄疸、烦渴等症。

生地黄二两，捣膏　木通　黄芩炒，各一两

上以二味为末，和地黄膏，加蜜丸桐子大，每服五七十丸，木通汤下。

吴氏**达原饮**治瘟疫初起，六脉不浮不沉而数，昼夜发热，头痛，身痛，舌上白苔如积粉，邪不在经，亦不在里，乃伏于膜原之间，用此追之。

厚朴　知母　芍药　黄芩各一钱　槟榔二钱　草果仁　生甘草各五分

水煎服，加羌活、葛根、柴胡、大黄，名三消饮，通治三阳表里之邪。

〔批〕数浮：

千金**甘露饮**治男妇小儿胃中客热虚浮，致口、舌、咽喉、牙龈肿烂，心肺火浮，肝胆热炽，致黄疸、淋痛、肿胀等症。

枇杷叶拭净毛，蜜炙　生地黄　熟地黄　天门冬　麦冬　生黄芩　川石斛　旧枳壳各一钱　炙甘草五分　犀角尖一钱　山豆根八分

上或加茵陈，《本事方》无茵陈、麦冬，有山豆根、犀角，此则两方同用也。

易简**交加散**治瘛疭振掉，或产后血虚，或中风、不省人事、口吐涎痰等症。

当归　荆芥各等分

加酒少许，水煎服。

〔批〕数沉：

局方**栀子仁汤**治内热发潮，狂言，迷惑，面赤，咽痛，郁火疮疡。

栀子　赤芍　大青　知母各一钱　升麻　柴胡　黄芩　石膏　杏仁　甘草各二钱　豆豉百粒

上水煎服。

仲景**栀子厚朴汤**治伤寒下后余邪未清，心烦，腹满，不安，脉沉。

栀子十四枚，擘　厚朴四两，姜制　枳壳四两，炒

上水三升，煮一升，去滓，分三服，得吐即止。

元珠**天花粉散**治内热消渴，六脉沉数，阴分有亏，胃家津竭。

天花粉　生地　麦冬　葛根各二钱　五味　甘草各一钱

加粳米百粒，煎服，虚者可加人参。

〔批〕数滑：

丹溪**清气化痰丸**治上焦痰火壅盛，咳嗽，烦热，口渴，胸中痞满。

胆南星　半夏制　黄连　黄芩各五钱　瓜蒌仁　茯苓　杏仁去皮尖，各四钱　枳实炒　陈皮各六钱　甘草二钱

上为细末，姜汁打糊为丸，桐子大，每服五十丸，姜汤下。

东垣**半夏白术天麻汤**治足太阳痰火厥逆，头痛，眩晕。

神曲一钱，炒　麦芽　半夏　白术　陈皮各一钱五分　天麻　人参　黄芪　茯苓　苍术　泽泻各五分　黄柏二分　干姜三分

水煎服。

〔批〕数涩：

良方**生地黄饮子**治一切吐衄，便溺，诸血症后内热，脉微数者。

生地　熟地　枸杞　黄芪　芍药　天冬　甘草　黄芩　地骨皮各等分

水煎服，身凉恶风者，加桂少许。

局方**地黄膏**治内热，心烦，失血之症，能滋阴降火，养血清肝。

鲜地黄以十斤捣汁，和众药　天冬　麦冬　川芎　丹皮各二两　莲肉四两　知母　地骨皮各三两　人参　甘草各一两

上除生地，以水二斗，煎一斗，去滓，和地黄汁慢火熬成膏，酒调服。

局方**茜根散**治衄血不止，心神烦闷。

茜根　黄芩　阿胶炒　侧柏叶　生地各二钱　甘草一钱

上加姜三片，水煎服。

〔批〕数大：

局方**升麻汤**治脉浮大，无汗而喘，小便不利，烦渴，发斑。

升麻　苍术　麦冬　麻黄各一钱　黄芩　大青各七分　石膏二钱　淡竹叶十片

水煎服。

河间**清震汤**治雷头风，头面疙瘩肿痛，憎寒壮热，脉大洪数，状似伤寒。

升麻　苍术各五钱　荷叶鲜者，一叶

水煎服。

玉机**川芎散**治风热头痛，脑胀，目病。

川芎一分　升麻　羌活　防风　藁本　甘草各一钱　柴胡七分　黄芩　黄连各四钱　生地二钱

上为末，每服一二钱，茶清调下。

子和**玉烛散**治血滞壅实、经候不通、腹胀作痛、内热烦渴、睡卧不宁等症。

大黄　芒硝　甘草　熟地　川芎　当归　芍药

上各等分，水煎服，热甚，倍大黄。

〔批〕数洪：

东垣**黄连消毒散**治火热狂躁，烦心，脉洪，喘急，或脑疽发背、焮肿疼痛等症。

黄连　羌活各一分　黄芩　黄柏　藁本　防己各五分　连翘　生地　知母　防风　独活　归尾各四分　甘草　人参各三分　泽泻　黄芪　苏木　陈皮各二分　桔梗五分

水煎服。

正宗**元参升麻汤**治心脾壅热，口舌生疮，或木舌、重舌，连颊腮肿，咽痛，发斑。

元参　升麻　赤芍　犀角镑末，调冲　桔梗　管众①　黄芩各一钱　甘草五分

水煎服。

河间**牛黄泻心散**治心经实热，狂言，妄语，神志不安。

牛黄一两，另研　冰片一两，另研　朱砂二钱，另研　生大黄一两

上为极细末，和匀，每服一二钱，冷姜汤下，或蜜水。

〔批〕数实：

洁古**三化汤**治中风，外有六经之症，虽表散后，内有便溺，阻闭而热者宜之。

厚朴　大黄　枳实　羌活各等分

水煎服，利即止。

金匮**大黄硝石汤**治黄疸，腹满，小便不利，自汗，表疏里实宜之。

大黄　硝石　黄柏各四两　栀子十五枚

水煎服。

子和**禹功散**治积水肿胀，内热便闭。

黑丑四两　茴香一两，炒　或加木香一两

上为末，和匀，姜汁调服一二钱。

〔批〕数弦：

拔萃**养血当归地黄汤**治中风少血，偏枯，筋脉拘挛、疼痛。

当归　川芎　熟地　芍药　藁本　防风　白芷各一钱　细辛五分

水煎服。

丹溪**防己饮**治湿热流入足三阳，变成脚气、寒热等症。

---

① 管众：贯众。

白术　木通　防己　槟榔　川芎　草稍　犀角　苍术盐水炒

黄柏酒炒　生地各等分

　　水煎服。上大热加石膏，便结加桃仁，小便闭加牛膝，上焦火甚加黄芩、黄连，有痰加竹沥、姜汁，随症增益。

　　肘后**青蒿汤**治疟疾寒热。

青蒿一二两，捣烂

　　上水煎服，《经验方》用青蒿叶阴干，合桂心等分为末，每服一钱。先寒，用温酒调服；先热，用冷酒调服。发热，五更调饮，忌鸡面及发物。

　　函初**疟疾三方**治疟疾奇效。夫疟之为害，南人患之，北人尤甚，弱者患之，强者尤甚。虽不致遽能伤命，然不治则发无已时，治之不得其道则恶邪内伏，正气日虚，久久遂成劳怯弱症而不起。此所定三方，药性平易，不入常山、草果等劫剂，且不必分阴疟、阳疟，间日、三日及非时之疟。人无老幼，病无久近，用此三方，次第服之，不可加减，无不应手而愈。

　　第一方

　　广陈皮　半夏姜制　白茯苓　威灵仙各一钱　厚朴制　苍术

米泔浸，土炒　柴胡各八分　青皮　槟榔各六分　甘草三分

　　上加姜三片，井水、河水各一钟，煎九分，空心服。如头痛加白芷一钱，受病轻者二三剂愈，若三剂后，病势虽减，未全好者，用第二方驱深伏之邪，又兼调理。

　　第二方

　　何首乌三钱，生用　陈皮　柴胡　茯苓　黄芩各八分　当归

白术炒　威灵仙各一钱　鳖甲醋炙，研　知母各二钱　甘草三分

　　上加姜三片，井水、河水各一钟，煎八分，再加无灰酒五分，再煎滚，空心服。不可加减一二者，正此方也。若虚弱之人，可服第三方以收功，培养元气。

第三方

人参　白术炒，各一钱　黄芪蜜炙　当归各一钱二分　甘草三分，炙　陈皮　柴胡各八分　升麻四分

上方或加生首乌二钱，或加知母一钱，或加青蒿子八分，或加麦芽一钱，以姜一片，枣一枚，水二钟，煎八分半，空心服，虽有三方，实第二方为主也。

〔批〕数紧：

局方败毒散又名人参败毒散。治四时伤寒瘟疫，憎寒壮热，项强体痛，风寒湿热相结为病；或热毒下流、脚跟焮肿、寒热似疟、便闭里实等症。

羌活　独活　前胡　柴胡　桔梗　人参　茯苓　枳壳　甘草　川芎各等分

或有外症，加大黄、苍术，即外科加味败毒散也。以姜二片，水煎服。

东垣枳实导滞丸治伤湿热积滞，不能旋化，痞闷，腹痛等症。

黄芩　茯苓　白术　黄连各三钱　枳壳炒　神曲炒，各五钱　泽泻二钱　大黄一两，煨

上共为末，蒸饼，和丸，每服一二钱，白汤下。

〔批〕数长：

东垣芩连消毒饮治天行时疫，大头瘟，发热恶寒，颈项肿赤，脉洪大长数，痰痹，阳毒等症。

羌活　防风　白芷　川芎　桔梗　连翘　荆芥　射干　甘草　枳壳　黄芩　黄连各等分

上加姜煎服。有痰加竹沥，秘结热甚加大黄，或利后，去大黄等，加人参、当归调理之。

局方阳毒升麻汤治阳毒，赤斑，狂言，吐脓血，或肠痈等症。

升麻一钱五分　犀角磨汁　射干　黄芩　人参　甘草各八分

上水煎，对犀角汁匀服。

本事**双玉散**治热痰，喘急，烦渴，头痛，脉洪长盛。

石膏　寒水石各等分

为细末，每服三钱，人参汤下，亦随症用引。

陈氏**苦参丸**治遍身赤痒，癣疥，疮疡，或肠痈阳毒，六脉实长，发热，头痛等症。

苦参四两　**元参　黄连　大黄　独活　枳壳　防风**各二两
黄芩　栀子　菊花各一两

上为末，炼白蜜和丸，桐子大，食后，茶酒任下四五十丸，日三服。

〔批〕数苋：

薛氏**当归六黄汤**治血热妄行及表虚盗汗。

当归　黄芪炙，各二钱　**生地　熟地　黄连　黄芩　黄柏**各一钱

水煎服。

景岳**约营煎**治血热，便红，无论脾、胃、大小肠、肝、肾、膀胱之血并宜用之。

生地　黄芩　芍药　甘草　续断　地榆　槐花　荆芥炒黑，各等分　**乌梅**二个

上方水煎服，如下焦火甚者，加栀子、黄连、龙胆草；气虚者可加参、术；气陷下血者，加升麻、防风，随症用之。

东垣**导滞通幽汤**治幽门不通，气不升降，大便闭塞，脾胃下流，恐成脏毒，用此润之。

生地　熟地各五分　**当归　升麻　桃仁**各一钱　**甘草　红花**各三分

水煎服，或加槟榔末五分调服。

圣惠**地髓汤**一名牛膝膏，又名苦杖散。治死血作淋，痛不可忍，

及五淋，小便闭，茎中痛甚欲死。

牛膝二三两，捣碎

水煎浓汁，日三服，或加麝少许，酒煎更效。

圣惠双荷散治卒暴吐血。

藕节七个　荷蒂七个

加蜜少许，擂烂，水二钟，煎服，或为末服亦可。

圣惠苎根汤治小便不通或血淋。

苎根半两　蛤粉半两

上为末，每服二钱，空心，新汲水下。痛者，单苎根煎服，又《摘元方》以苎根研烂，摊贴少腹连阴际，即通。

金鉴一煎散治内外脏毒，肠痈，或脓血未尽，或瘀积不行。

归尾　桃仁　穿山甲炙，研　甘草生　皂刺各二钱　生地枳壳炒　槟榔　花粉　乌药　赤芍　白芷各一钱　川连一钱五分元明粉　大黄各三钱　红花五分

上水煎服。

〔批〕数微：

景岳大补元煎治男妇气血大坏，精神失守、脉弱细微者，回天赞化之功。

人参二三钱或一两　山药二钱　熟地三四钱或一两　当归二三钱，泻者去之　杜仲二钱　枸杞二钱　甘草一二钱，炙　山萸一钱，如畏酸吞酸者去之

上水煎服，如阳亏怯寒加附、桂，气弱加芪、术，如血滞加川芎去山萸，若滑泄加故纸之属，当随症易。

谦甫秦艽鳖甲散治风劳，骨蒸，午后壮热，咳嗽，咽干，肌瘦，颊赤，盗汗，六脉细数而微。

秦艽五钱　鳖甲一两　知母　当归各五钱　地骨皮　柴胡各一两　青蒿五叶

加乌梅一个，有汗加黄芪，水煎服。

海藏**紫菀汤**治肝伤，劳热久嗽，吐痰吐血，及肺痿变痈。

紫菀炒　阿胶蛤粉炒　知母　贝母各一钱　桔梗　人参　茯苓各七分　五味十二粒　甘草五分

水煎服。

〔批〕数细：

卫生**人参黄芪汤**治虚劳，烦热，形羸，脉数，心悸，盗汗，或咳嗽、咯血等症。

人参　黄芪　鳖甲醋炙　紫菀　知母　桔梗　甘草炙　桑皮各五分　天冬　白茯各八分　生地一钱　秦艽　柴胡各七分

水煎服。

谦甫**黄芪鳖甲散**治男妇虚劳客热、五心烦躁、四肢怠惰、咳嗽、自汗、食少、日晡潮热等症。

黄芪蜜炙　鳖甲醋炙　天冬各五钱　紫菀　知母　生地　甘草炙　半夏　芍药　桑白皮各三钱五分　人参　桔梗　肉桂各一钱五分　秦艽　柴胡　茯苓　地骨皮各三钱

上和匀，每服一两加姜二片，煎服。

〔批〕数濡：

家抄**麦门冬饮**治虚劳咳嗽，午后加重，冷痹，内热，脉数，便闭等症。

麦冬　当归　生地　川芎　白芍　黄柏　知母以上各一钱　桑皮八分　五味十五粒

上加姜枣煎服。

景岳**七福饮**治气血俱虚，心脾为甚，或因亡血、亡汗所致者。

人参　熟地　当归各二三钱　白术一钱，炒　炙甘草一钱　远志三五分　枣仁一钱

上加姜煎服，或宜提散者，加升麻、葛根可。

臞仙**葳蕤膏**治本元虚弱，风湿毒气，脉濡，筋痿，一切衰惫之症。

葳蕤一石

切细洗净，用水二石煮之，从旦至夕，以手揉烂，布囊榨取汁，漫火熬稠，以渣晒为末，同熬至可丸，如芡实大，每服二三丸，白汤下，日三服。能导气脉，强筋骨，悦颜色。

臞仙**黄精膏**治诸般血气虚弱、败精亡血、形羸脉弱等症。

黄精一石

以水二石五斗煮之，自旦至夕，俟冷揉烂，布袋榨汁，渣干为末，入釜同煎至可丸，如桐子大，每服四五钱，日三服。除百病，起劳损，可辟谷。

局方**虎潜丸**治精血不足、筋骨痿弱、骨蒸劳热、阴虚火动等症。

虎胫骨一两，酥炙　**熟地**　**黄柏**盐酒炒　**知母**盐酒炒，各三两　**龟板**四两，酥炙　**锁阳**酒润　**当归**酒洗，各半两　**陈皮**盐水浸　**牛膝**酒蒸　**白芍**酒炒，各二两

用羯羊肉酒煮极烂，以前药为细末，连羊肉汤同捣和丸，桐子大，每服三钱，淡盐汤下。

丹溪**补阴丸**治阴亏阳怯，痿弱形衰，一切虚劳伤症。能补阴和阳，使水火既济，气血交通。

虎胫骨一副　**熟地**四两　**黄柏**酒炒　**知母**酒炒，各一两　**龟板**一个，酥炙　**锁阳**一两，酒洗　**当归**二两，酒炒　**陈皮**八钱，盐水炒　**牛膝**五钱，酒蒸　**白芍**酒炒　**干姜**炒　**茯苓**乳浸　**菟丝**酒拌，各一两　**白术**二两，炒　**甘草**五钱，炙　**五味**八钱　**紫河车**一具，漂洗净筋膜，炙

上共为极细末，或以紫河车加精羊肉，酒煮烂，和药末同捣为丸，细如绿豆大，每服三四钱，或淡盐汤，或无灰甜酒送下。

秘验**龙虎济阴丹**治虚劳伤损，形瘦色黧，筋痿脚弱，水火俱亏，

漏精遗浊，一切形伤败症，但能服药者可治，堪调气血，使坎离交媾，返转真元。

龙骨一两，飞净　虎胫骨一副，酥炙　熟地二两　黄柏蜜炙　知母盐水炒　龟板酥炙　锁阳　当归　陈皮　牛膝酒拌　白芍　干姜　茯神　菟丝　白术各一两　炙草八钱　五味五钱　紫河车一具，炙

上为极细末。或遗溺精漏者，加枸杞、覆盆子、金毛狗脊；或睡梦不宁者，加萸肉、枣仁、远志；或阳痿不兴，加巴戟、仙灵脾；或泄泻不固，加故纸、杜仲；或气弱，加参芪；怯寒，加附桂。俱可炼蜜和丸，细桐子大，每空心服三钱。极虚者参汤送下，或莲子肉汤下。

〔批〕数虚：

景岳补阴益气煎治劳倦伤阴，精不化气，或阴虚内乏，致外感不解，寒热痰疟，便结不通，或虚邪外侵、阴气不足等症。

人参一二三钱　当归二三钱　山药二三钱，酒炒　熟地三五钱，或三两　陈皮　炙草各一钱　升麻三五分，火浮上者不用　柴胡一二钱，如无外邪不用

上加姜三五片，煎服。

景岳太清饮治胃火烦热、脉虚、狂斑、呕吐等症，与白虎汤相类。

知母　石斛　木通各一钱五分　石膏五七钱，生用

上或加麦冬，水煎服。

图经桂浆饮治阴虚火动、阳浮、烦渴、脉虚、发热等症，能益气、化痰、润燥。

桂心一两　白蜜一斤

上以水三斗，煎至一斗，入瓷瓶中，乃下二物，打二三百转封之。七日开饮，香气韵绝，能引火归元，且可止渴。

〔批〕数革：

景岳**两仪膏**治精气大亏，诸药不应，或克伐大过，耗损真阴，而精不化气，或阴竭阳离等症。

人参半斤或四两　　**大熟地**一斤

以二味用水十五碗，慢火煎，取浓汁二道，再煎取净浓汁入磁罐，重汤熬成膏，入白蜜四两，收之，每以白汤点服。

局方**参术膏**治中气虚弱，诸药不应，或因用药失宜，耗伤元气，或伤精败血，脉怪神衰，宜先补中气，扶土安藏。

人参　　**白术**各等分

上以水浸一宿，桑柴火慢煎浓汁，再用重汤熬，入白蜜收之，白汤点服。

良方**人参汤**又名参归汤，一名团参散。治产后诸虚、亡血、发热、盗汗、内热、日晡潮热等症。

人参　　**当归**各等分

上为末，以猪腰子一枚，切片，糯米半合，葱白二茎，入水二钟，煎汁八分，再入药三钱，煎服。

〔批〕数动：

局方**香砂六君子汤**治过服寒凉而热郁致食少作呕，或中气虚滞、恶心、胀满等症。

人参　　**白术**　　**茯苓**　　**半夏**　　**陈皮**各一钱　　**砂仁**　　**藿香**各八分**炙草**六分

加姜水煎服。

宣明**黄芩二陈汤**治热痰凝结。

黄芩　　**陈皮**　　**半夏**　　**茯苓**各等分　　**甘草**减半

加姜三片，水煎服。

垫翁**试验虚汗丸**治阳虚盗汗无度。

麻黄根　　**生黄芪**

二味等分为末，飞面糊丸，细梧子大，每服百丸，浮小麦汤下。

节庵**三补丸**治三焦火甚、上汗下热、内烦等症。

黄芩酒炒 黄连 黄柏盐水炒，各等分

上为末，滴水丸，细豆大，每服一钱，淡盐汤下。

景岳**约阴丸**治妇人血海有热，经脉先期，或过多者，或兼肾火而带浊不止，及男妇大肠血热便红等症。

当归 白术炒 芍药酒炒 生地 茯苓 黄芩 地榆 白石脂醋煅焠 五味 丹参 续断各等分

上为末，炼白蜜和丸。火盛者倍黄芩；兼肝肾之火盛者，加知母、黄柏；大便血下者，加黄连、防风等分。

〔批〕数散：

东垣**夺命散**治伤寒瘴疾，阴阳不明，或误药致困，躁烦发热而脉乱，及产后受热、伤气等症。

上党参七钱

水煎，连罐浸新汲水中，待冷与服。鼻上有汗而脉复者生，否则难治。

〔批〕数伏：

仲景**黄连汤**治伤寒，胸口有热，胃中有邪，腹痛欲呕，外寒里热，或上寒下热等症。

黄连 甘草 干姜 桂枝去皮，各三两 人参二两 半夏半斤，制

加大枣十二枚，以水一斗，煎六升，分六服，日饮三服。

元真**元明粉散**治一百一十种疾，除痃癖、热毒、风冷，五内气寒①，大小肠、三焦不通，关格，咽闭，肠风，阴阳交战，霍乱吐泻，阴盛阳伏等症。

---

① 寒：《翠琅玕馆丛书》本作"塞"。

元明粉

或用一钱至四五钱，看人强弱，若便闭、关格者，用桃花煎汤下；或经络闭塞者，用葱白汤下，取利则佳，忌苦参。

景岳**大营煎**治真阴精血亏损及妇人经迟血少，腰膝筋骨疼痛，或气虚寒，心腹痛而脉沉数者。

当归二三五钱　熟地三五七钱　枸杞二钱　炙草一二钱　杜仲二钱　牛膝一钱　肉桂一二钱

上水煎服。或寒滞，脉紧伏，加附子一二钱；如带浊，腹痛，加故纸；如气虚，加参、术；下寒加姜炭，随症增减可也。

〔批〕数短：

家秘**怯痛丸**治诸般心气痛，或气滞不行，攻刺心腹而连胸胁，小肠吊疝，及妇人血气癥瘕、疼痛，极效。

青皮　五灵脂去砂石　川楝子　穿山甲　大茴香各二钱　良姜香油炒　没药　延胡索　槟榔各一钱五分　沉香一钱　木香一钱二分　砂仁三四分

上咀细，用木鳖子仁一钱二分，同前药炒，令焦燥，去木鳖不用，共再研细，每服一钱，加盐少许，用酒或开水送下。

景岳**抽薪饮**治诸凡内火炽甚而不宜补者，用此以销之。

黄芩　石斛　木通　栀子炒　黄柏各二钱　枳壳五分　生甘草三分

上水煎，食远温服。内热甚者凉服，若热在经络皮肤者，加花粉、连翘；或热在血分、大小肠者，加槐、芷①、黄连；或热在阳明，头面痛，躁烦，便实者，加生石膏；或热在下焦，小水痛涩者，加龙胆草、车前子；或热在阴分，津液不足者，加麦冬、生地、白芍；或肠胃结实者，加大黄、芒硝以下之可也。

---

① 芷:《翠琅玕馆丛书》本作"蕊"。

本事**橘皮竹茹汤**治吐利后胃虚膈热、脉短、呃逆等症。

人参　竹茹　橘红各二钱　甘草一钱，炙

上加姜五片，枣一枚，煎服。

〔批〕数促：

良方**生地黄散**治血热阴亏阳甚，血症妄行，脉数。

生地二三钱或一两　黄芩五钱　阿胶炒　柏叶炒，各二三钱

上水煎服。

原机**芍药清肝散**治三焦浮火，脉数热甚，或赤脉贯瞳，阳明热则眵多，眊矂①，眼痛羞明。少阳甚则耳聤，喉痛。太阳甚则溺塞，头眩。三阳俱甚，则为吐衄，便溺，血症内结不通。表甚则皮肤瘙痒，或疮疹，宜此通治之。

芍药　黄芩　薄荷　荆芥　前胡　生甘草各二分半　柴胡　山栀　知母各二分　白术　川芎䓖　防风　羌活　桔梗　滑石　石膏各三分　大黄四分　芒硝三分

上水煎服，发斑者，加青黛、犀角；耳聤者，加胆草、丹皮、木通；咽闭者，加牛蒡、射干；吐血者，加茜根、百草霜、归尾；便闭者，加瞿麦、车前；淋症者，加牛膝、海金砂俱可。

〔批〕数结：

节庵**化痰丸**治老痰郁结，肺气不清，内火上炎，火痰凝滞上焦。此能开郁降火，润燥消顽，缓治可耳。

天冬去心　黄芩酒炒　海粉另研　橘红　瓜蒌仁研霜，各一两　连翘　香附盐水浸，炒　桔梗各五钱　青黛　元明粉各三钱

上为极细末，炼白蜜，入姜汁少许，捣丸小豆大，淡姜汤送下五六十丸。

秘方**化痰丸**治诸气凝滞，诸积闭塞，有夺造化通达之功，调阴阳

---

①　眊矂（màosào 茂矂）：指目干涩少津、昏昧不适之候。

补泻之妙。久坚沉痼者，磨之自消；暴滞积留者，导之自散。

木香　丁香　青皮　橘红　黄连各二钱五分　莪术煨　三棱各五钱　半夏三钱

上为极细末，再用巴豆肉六钱，去心膜，以好酸浸少顷，慢火熬醋干，和前药研匀，又以乌梅肉焙干，用五钱，以米醋调，慢火熬膏，和前药，以面糊和为丸，细绿豆大，每服五七丸。壮者十丸，空心，陈皮汤下。知所积物，取本物汁冷下；停食，枳壳汤下；血气痛，当归汤下；冷痢，甘草汤下；白痢，冷干姜汤下；心痛，石菖蒲汤下；诸气痛，生姜陈皮汤下；疝气痛，茴香煎酒下；利多，即服冷水一二口则止。妊妇忌服。

局方**化滞调中汤**治食滞胀满，宗气不足，消补并行。

白术五分　人参　茯苓　陈皮　厚朴　山楂　半夏各一钱
神曲炒　麦芽炒，各八分　砂仁七分

上加姜三片，煎服。气虚者，倍参；胀甚者，加萝卜子，炒用一钱，治面滞。

〔批〕数代：

景岳**一阴煎**治水亏火胜，真阴虚损，脉证多阳，发热烦渴，或散汗过多，或阴虚动血等症。

生地二钱　熟地三五钱　芍药　麦冬　丹参各二钱　甘草一钱
牛膝一钱五分

上水煎服，如火盛者，入真龟胶二三钱；气虚者，加人参一二钱；汗多气喘者，加五味子十数枚；脾弱者，加山药、茯苓；肝亏者，加山萸；咯血者，加茜根；心热者，加川连、元参；胆怯者，加枣仁；肺热者，加沙参、百合，并或加黄芪、白术、阿胶、知母，随症用之可也。

金匮**六味地黄汤**治肾水亏损，小便淋闭，头目眩晕，腰腿酸软，阴虚发热，自汗，盗汗，精神疲困，失血失音，水泛为痰、为胀，脉数细弱，乃壮水制火之剂也。

熟地八钱　**山萸**　**山药**炒，各四钱　**丹皮**　**泽泻**　**茯苓**各三钱
水煎服

局方**参归汤**治心虚脉变，盗汗，能补气调血，复脉通心。

人参　**当归**各等分
上猪心一枚，破作数片煎汤，澄清煎药，温服。

古方考

奇经八脉部

〔批〕督脉：

海藏**督病散**治督脉为病，脊强而厥，头重高摇，五痉瘈疭，癫痫
脑风，或心痛疝痛、癃闭、遗溺、嗌干等症，其脉筑筑而弦，直上直
下者用此。青霏曰：宜先刮背脊、腰眼、风池、风府之痧后，再
服药。

羌活　**独活**　**防风**　**藁本**　**荆芥**　**细辛**　**黄连**　**大黄**　**附
子**　**乌头**　**苍耳**或各等分，或因经主药

此王海藏所论治督脉为病之药，而其间自亦或有抽减，如本方乃
治风、治寒、治热之味，或偏于寒，当去黄连、大黄；偏于热，当去
附子、乌头；而或有湿，当加苍术、防己、豨莶①；或有痰，当加南
星、半夏；或血亏，宜用当归、白芍、阿胶；血闭，加红花、桃仁；
因燥，加麻仁，俱当随症增减可耳。

〔批〕任脉：

宝鉴**荔核散**治七种疝气。《内经》谓狐疝、癞疝、冲疝、厥疝、
癥疝、风疝、小肠疝也。子和谓寒水筋血气狐癞也，皆任脉为病者

---

① 豨莶：原本作"稀签"，据文义改。

宜之。

荔枝核十四枚，新者烧焦裂　大茴香一钱，炒　小茴香二钱　川楝肉二钱　沉香　木香　青盐　食盐各一钱

上为极细末，每服三钱，食前温酒下。

宝鉴天台乌药散治冲任脉为病，小肠疝、气疝，脐腹引痛，妇女肝脾疼胀等症。

乌药　木香　茴香炒　良姜炒　青皮各半两　槟榔两个　川楝肉十个

上为粗片，加巴豆七十粒，微打碎，同川楝子，加麸炒黑，去巴豆、麦麸不用，共为细末，每服一钱，温酒下。甚者，姜酒下。

百选桃仁膏治气血凝滞，膀胱、小肠疝痛。

桃仁炒，去皮尖　大茴香炒，各等分

上为细末，每服二钱，以葱白二寸煨熟，蘸药细嚼，空心热酒下。

东垣丁香楝实丸治寒疝，气血凝流，冲任气逆。

当归酒洗　附子炮　川楝肉　茴香各一两

上用无灰酒三升同煮，酒尽，焙干为末，再入没药、丁香、木香各二钱，全蝎五十二个，延胡索二两，共为末，酒和丸，桐子大，每服五十丸，加至百丸，空心酒下。

铁瓮来复丹治诸般腹痛、疝气、伏暑、泄泻、里寒外热、冲任为病、厥逆、小儿惊风等症。

硝石一两，同硫黄为末，入磁碟内，用微火炒，以柳枝搅，结成砂子，火不可大，恐伤药力，再研极细，名二气砂末　番硫黄一两，和硝炼　五灵脂澄去砂　橘红　青皮各二两，或云各二钱　太阴元精石一两

上共研细末，醋和为丸，豌豆大，每服三十丸，空心米饮下。伏暑闷乱，紫苏汤下；小儿惊风，碎米汤下。

〔批〕冲脉：

东垣**加味调中益气汤**治湿热所伤、体重烦闷、清浊不分、气逆胀满、痰涎咳嗽、中气虚弱、腹脏闭痛等症。

黄芪一钱，炙　人参　炙草　吴萸泡去涎，黄连汁浸炒　苍术各五分　橘红　木香　柴胡　升麻各二分　白芍三分　五味十五粒

上水煎服。

丹溪**大补阴丸**治阴火内炽，气逆不降，能滋肾水，以制浮游厥热。

黄柏盐水炒　知母盐酒炒，各四两　熟地酒蒸　龟板酥炙，各六两

上为细末，用猪脊髓蒸熟，和熟地及炼蜜捣为丸，桐子大，每服五六十丸，空心，姜盐酒送下。

万氏**抑青丸**治肝火作痛，冲任厥逆。

黄连姜汁炒

为末，粥和为丸，梧子大，每服三十丸，白汤下。

奇效**手拈散**治心脾痛极效，乃山僧所传之方，有诗曰：草果延胡索，灵脂并没药，酒调二三钱，一似手拈却，故有是名。

草果煨　延胡索　五灵脂漂净砂　没药各等分

上共为极细末，每服三钱，不拘时，酒调服。

仲景**四苓散**治暑热烦燥，霍乱泄泻，小便不利，淋涩作痛，下部湿热，冲任为病。

猪苓　茯苓　白术土炒，各七钱五分　泽泻一两二钱五分

上法为细末，每服二钱，白汤下，日三服，今以水煎服。

简易**胜红丸**治脾积气滞，胸膈满闷，气促不安，呕吐清水，酒积、血积、食积、中脘作痛，厥逆等症。

三棱醋煮　蓬术醋煮　青皮　陈皮　干姜　良姜各一两　香附二两，炒

共为末，醋和丸，桐子大，每服三四十丸，姜汤下。

本事**白薇汤**治常人平居无疾，忽然如死，身摇不动，目闭口噤，

或微知人而眩冒，移时方瘥，病名血厥，亦名郁冒，乃冲任为病，或出汗过多，血少，阳气独上，隔塞不行即厥，移时血回，阴阳复通乃瘥。妇女尤多此症，服此方得效。

白薇　当归各一两　人参半两　甘草一钱五分

上每服五钱，水煎服。

谷氏养正丹又名交泰丹。治元气亏虚，阴邪交荡，上盛下虚，气不升降，呼吸不足，头旋目眩，心胆悸怯，虚烦狂言，盗汗，腹痛，反胃吐食，霍乱转筋，又治中风涎潮，不省人事，阳气欲脱，四肢厥冷，伤寒阴盛，自汗唇青，冲任为病，厥逆里急，妇人产后腹痛，带下，月候不调等症，能却邪辅正，助阳接真。

黑铅　水银　朱砂研极细　硫黄各等分

上先以黑铅熔化，次下水银，次下朱砂，炒不见星，乃下硫黄，急搅有焰，噀酒醋解之，取出斫末糯粉，煮糊为丸，绿豆大，每服二三十丸，盐汤下。

〔批〕带脉：

海藏加味四物汤治带脉为病，经水不调，崩漏血枯，瘀积成病，宜次第加之。

熟地四钱　当归三钱　川芎　黄芪各一钱　红花　肉桂各八分

上乃虚寒致病者宜之。若血热有瘀，以熟地易生地，加穿山甲、桃仁，用童便、好酒煎服；若闭结疼痛，加没药等味，及洁古没药散更妙。

三因清热渗湿汤治湿热结于肾经，肢节疼痛，小水不利，或带脉为病，遗浊崩漏，妇人白淫不止。

黄柏盐水炒，二钱　黄连　茯苓　泽泻各一钱　苍术　白术炒，各一钱五分　甘草五分

水煎服，如单用渗湿去连、柏，加橘皮、干姜俱可。

千金肾着汤治肾虚身重，腰冷如在水中，不渴，小便自利，饮食

如故，腰下重痛，如带五千钱者宜之。

茯苓　白术炒，各四两　炙甘草　干姜炮，各二两

上㕮咀，每服四钱，水煎服，一方用姜四两，术二两者，因无热有寒故也。

正传经验秘真丹治肾虚遗精，梦泄白浊，白带崩漏，阴冷，带脉为病。

菟丝子　韭子　破故纸炒　杜仲姜制，炒　干姜各二两　龙骨牡蛎煅　山萸　赤石脂各五钱　远志　巴戟　覆盆子　枸杞　黄柏盐酒炒　山药各七钱五分　柏子仁　金樱子各二两　鹿角胶一两五钱

上为细末，炼蜜为丸，桐子大，每服百丸，空心姜汤，或淡盐汤下。

良方克应丸治妇人赤白带下不止。

熟地　赤芍　当归各二两　赤石脂煅，醋焠　龙骨　牡蛎茯苓　丹皮　熟艾制　川芎各一两

上为末，醋和丸桐子大，每服五十丸，空心白汤下。

〔批〕阳维脉：

仲景瓜蒌桂枝汤治太阳伤风发热而成痌痉之疾者。

瓜蒌根二两　桂枝　芍药　生姜各三两　甘草二两　大枣十二枚

上以水七升，微火煮三升，去滓，每服一升，以热稀粥食之，助汗①微微遍身者佳，不可淋漓。

仲景小柴胡汤治邪在肝胆之间，半表半里，营卫不和，寒热往来，喜呕，或日晡发热、胁痛、耳聋、郁怒、痰疟等症。

---

① 汗：原本作"汁"，据桂枝汤临床用药特点改。

柴胡　半夏各半斤　人参　黄芩①　生姜　甘草各三两

上加枣十二枚，劈破，以水一斗二升，煮六升，去滓，再煎取三升，分三服。

金匮黄芪建中汤治诸虚羸瘠，百病阳维脉现，而本元亏，气分弱者宜之。

黄芪一两五钱　桂枝　甘草　生姜各三两　芍药六两　大枣十二枚　胶饴一升

上以水七升，煮取三升，去滓，内胶饴，再煎，温服一升。呕家不可用饴。

局方八物汤治中气不足，小腹急痛，手足厥冷，自汗，寒热烦冤，肢节酸疼，及无根失守之火发为斑疹，及阳维脉现厥逆等症。

人参　炙甘草各一钱　黄芪炙　当归　芍药酒炒　桂心各二钱　半夏制　附子制，各二钱五分

上咀，每服五钱，水二钟，加姜三片、枣二枚煎服。

〔批〕阴维脉：

仲景理中汤又名理中丸，治太阴病，自利不渴，腹痛，阴寒，短气，或霍乱呕吐、胸膈噎塞等症。

人参　白术炒　干姜炒　炙甘草各三两

此乃仲景原方，今分两宜减，或加附子，即附子理中汤也。水煎服。

仲景四逆汤又名通脉四逆汤。治伤寒阴症，自利，里寒外热，脉沉，身重而厥，专治少阴，兼任脉为病之症。

甘草二两，炙　干姜三两，炮　附子一枚，破八片，生用

上㕮咀，以水三升，煮取一升二合，分二次服。或加人参，或加

---

① 黄芩：原本作"黄苓"，据后世《伤寒论》《金匮要略》中小柴胡汤药物组成改。

芍药，或加桔梗，或加葱白，随症加之。

仲景**当归四逆汤**方载浮迟

仲景**吴茱萸汤**方载浮短

仲景**小承气汤**治病在太阴，而无表症，或汗后潮热、狂言、腹胀、脉实、不大便、喘满者。

大黄四两　**厚朴**半斤　**枳实**五枚

上以水一斗，先煮朴枳，取五升，去滓，内大黄，煮取二升，分作五六服。

洁古**金铃散**即圣惠延胡索散，治热厥心痛，或发或止，身热足寒，久不愈者，或阴维脉现，先灸太溪、昆仑穴，引热下行，服此得效。

金铃子肉　延胡索去皮，各一两

共为末，每服二三钱，温酒送下。

经验**失笑散**治妇人心痛、气痛，产后儿枕，畜血，恶血上攻，小肠疝气，冲、任、阴维脉现者。

五灵脂去净沙，炒　**蒲黄**炒，各等分

上为末，每服二三钱，酒煎，热服。一方用醋和丸，此方用止痛倍灵脂，止血倍蒲黄更效。

局方**四物汤**方载浮弦

局方**养荣汤**方载浮革

荆公**妙香散**治梦遗、失精、惊悸、郁结等症。

山药二两，姜汁炒　**人参　黄芪　远志**炒　**茯苓　茯神**各一两　**桔梗**三钱　**木香**二钱五分　**麝香**一钱　**甘草　辰砂**飞，各二钱

上共为末，每服二钱，好酒下。

〔批〕阳跷脉：

灵枢**半夏汤**治阳跷为病，目不得瞑，能补不足而泻有余，以通其道而去其邪也。

秫米一升　半夏五合

上用千里长流水八升，扬之万遍，取清者五升，煮秫米、半夏，炊以苇薪，令竭，至一升半，去滓，饮汁一小杯，日三服。其新病者，覆杯即卧汗之，即久病三日而愈。

指迷七气汤治七情相于阴阳不得升降、气道壅滞、攻冲作痛、积聚癥瘕、胀满等症。

半夏　甘草各七钱五分　香附一钱五分　青皮　陈皮　桔梗
官桂　藿香　益智仁　莪术煨，各一钱

上每服三五钱，姜枣煎服。统旨七气汤有三棱、延胡索、姜黄、草蔻，无半夏、桔梗。济生七气汤有三棱，无半夏。

陶氏回阳返本汤方载迟短

玉衡宝花散治一切痧症在少阴者。

郁金一钱　细辛三钱　降香三钱　荆芥四钱

上共为极末，每服四五钱，茶清调送。

脉药联珠

奇经八脉主病用药诀

〔批〕刮痧之法，用瓷酒钟，或花蛤壳，或青铜钱，或牛角片、穿山甲皆可，蘸香油括其背肋胁胸腹等处，再用丝头绳，或绵纱绳、苎麻线等，蘸油刮两臂、两腿。以热水蘸中食二指曲骨，提项颈周围，乃疏通表气，里气自通，最为有益无损，为活人之良法也。若利法只有十处，乃顶心百会穴、印堂两太阳穴、手十指、足十指、两臂湾、两腿湾、舌下两旁、两乳下、两喉旁等处。凡业医者不可不知者也。

督脉为病，实者脊强。癫痫厥仆，不能俛仰。尺寸俱浮，直下直上。是为督脉，或狂迷惘。风痰壅闭，疏通得爽。羌独防风，藁本力广。苍耳荆芥，正药合党。寒宜附子，乌头共奖。

少饮头重，细辛主掌。热去乌附，连军热荡。治先刮痧，放痧勿罔。合古砭针，导疾奇想。不信痧症，疾死多枉。此方乃王海藏所论督脉为病，当用之主药，而未立方名，青霏因题之为督病散也。夫督脉为诸阳之都，起于肾下，至溺孔而循臀股，会足太阳、少阴之脉，由脊骨之第二十一椎直上至风府、脑户及百会穴，环下鼻柱，至断交而终，故其病与太阳、少阴合也。王海藏云：宜用羌活等味，皆太阳药。而藁本为督脉之正药，细辛则少阳药也，或因寒而病者，则佐以乌附，或加肉桂、麻黄、桂枝以温散之；或因热病者，则佐以连军，或加黄柏、荆沥、竹沥以清润之，皆为正治也，而其中有兼湿者，宜加苍术、茯苓、防己、豨莶等味；或血虚者，加当归、红花、丹参、芍药等味；或病之甚者，则先灸大椎、陶道穴六七壮，乃脊骨第二、第三椎也。遇此等脉症，宜先刮背脊腰眼、风池、风府之痧，是开门驱贼之要法。夫邪在皮毛，刮之则去，邪在经络，放之则清，是黄帝所谓邪在经络，以微针导之，不以毒药攻其脏腑也。俟大邪既散，或有余邪，投剂发汗，无不随手霍然者也。此乃大禹治水之道，先刨挖淤浅而使畅流之理一也。何今之医者诊治奇病，绝不及痧，譬犹治水而不知疏通壅塞，欲期水势畅流，岂可得乎。今仆以太阳、少阴之痧症，附于督脉为病之下，若学者能遵循刮痧之法，总属有益无损，实济世之良法，救人之要诀也。然刮痧一道，虽即古之砭石治病之法，而今按部宣明刮放之处，亦发前人之所未发也。

任脉为病，七疝瘕癥。心腹气痛，拘急难伸。寸关紧细，长实俱沉。是任脉现，治法详真。任本阴脉，病合阳明。宣疏和解，荔核茴沉。木香川楝，乌药青槟。良姜归附，胡索没丁。或加全蝎，或益桃仁。枳朴香附，苍草砂陈。硫黄硝石，橘红五灵。炼丹来复，太阴元精。此方正合宝鉴荔核散及天台乌药散、百选桃仁膏、东垣丁香楝实丸、铁瓮来复丹也。夫任脉为诸阴之海，起于少腹之内，两阴之间，行曲骨毛际，同足三阴并会而上冲腹胸咽喉，环唇至断交，循面及承泣而终。然皆属阳明部位，故其脉必气口丸丸不散，其为病也。男子内结七疝，女子带下瘕聚，故治法当理三阴之结，兼治阳明，乃以前方理气破积，调血和中，以治其七疝、瘕聚，是皆宗经正治之法。若阳明气逆，或厥或仆，又当加白薇、白前。有热加犀角、黄连、羚羊角；有痰加胆星、天竺黄；血积加三棱、莪术；风加钩藤、桑白皮等味。然凡见是脉，无疝瘕之疾，而有厥仆、眩闷、呕恶之症者，先刮胸膛两膺、胃脘、大腹、少腹、结喉间之痧，或放舌根之血，然后认症施剂，始能应效，否则变症百出，无所措手，至于死亡，非死于疾，而实死于治也。夫脉异病变，而不刮痧、放痧，以疏经络，徒投药饵，及至无救者，医家之罪也。

　　冲脉为病，气逆里急。胸填咽胀，眩晕躁热。寸沉尺微，中央坚实。至关而回，或牢而直。十二经海，乃是冲脉。疗治之法，与胃经合。脉起气冲，少腹横骨。中透断交，二十四穴。忌汗吐下，宜降解结。三部分治，止痛定厥。益气调中，虚症大格。参芪苍草，升柴木橘。芍药吴萸，五味加得。夏月热甚，地黄知柏。龟版滋阴，黄连姜汁。中脘痛者，或瘀积血。胡索五灵，草果没入。下部腹痛，治疝同列。或用四苓，猪苓茯泽。白术补脾，先清其湿。青陈香附，三棱莪术。干姜良姜，通治结积。正药白薇，参归草益。专疗妇女，郁冒血厥。或呕不止，养正丹截。朱①硫水银，黑铅熔合。丸服盐汤，济生救急。此方正合东垣加味调中益气汤、丹溪大补阴丸、万氏抑青丸、奇效手拈散、仲景四苓散、简易胜红丸、本事白薇汤、谷氏养正丹也。夫冲脉为五脏六腑之海，与任督同起少腹胞中，居足阳明、少阴二经之间，直上至胸中而散，上及唇口而终，凡二十四穴。其为病，乃与胃肾兼发，胃热而肾火盛者，则气逆里急，甚至喘呕，脘中闭痛，疗治之

---

　　① 朱：《翠琅玕馆丛书》作"硃"。

法，惟宜降气清火，引热下行，亦须察其人形体之强弱，以施补泻之剂。前方皆燥湿清热、调气宽中、开郁破积之味，而惟白薇乃冲脉之正药，而或可加以白前佐之，是治法之大端。凡妇女皆任脉主事，行经则血海空虚，而血海乃冲脉所司，其间或亏或郁，则病在冲脉。或因怒而厥，或胃脘、膻中结痛，俗称肝气、胃气痛者，实皆冲脉所主，惟宜活血降气，而前方虽众，或因血枯而致内火气逆者，又不宜尽用辛香之味，更燥血助火，又当滋润益血，如阿胶、白芍、麻仁，及疗血枯之乌鲗骨等味，不可缺也。又十二经血脉同会于冲，故其病则阴阳浑乱，清浊不分，其发即成痧症，又当先刮提刺放，以通肌表经络。而刮放总当与督任同治，盖寒厥近督，热厥近任，须知厥之有寒热、气血、痰蛔、酒色、脏腑之别，虽用药当按症投之，必先提刮阳明、少阳之痧，使上下内外得通，始堪行其药力也。凡遇此脉，先提头项之痧，及刮少腹、关元、胃脘等处，中关得通，上下气达，则用药亦灵。学者不可因古人未及言痧，不以仆言为是，而置痧疾不论，致误人命，有伤仁术也，慎之慎之。

带脉为病，腹满腰痛。遗精带漏，里急后重。赤白淋露，筋痿瘫疝。脉起少腹，环腰不纵。共计八穴，诊应尺动。月事不调，妇科疾弄。虚实分治，使药亦众。法先理血，四物加从。红花芪桂，鲮甲灸送。桃仁没药，破血止痛。湿热病者，脉如提鞚①。渗湿茯苓，二术并用。黄连黄柏，泽泻草送。千金肾着，药味本共。虚用故纸，枸杞杜仲。远志菟丝，山药萸供。龙骨牡蛎，金樱涩壅。覆盆巴戟，柏仁定恐。干姜韭子，鹿角胶綑。赤石脂煅，温补力统。或克应丸，丹艾芎共。地芍当归，带病必用。以理以补，治法细诵。灸带脉穴，邪鬼俱恐。绕刮其痧，除腰腹痛。此方正合海藏加味四物汤、三因清热渗湿汤、千

---

① 鞚（kòng 控）：古代乐器名，鼓的一种。

金肾着汤、正传经验秘真丹、良方克应丸也。夫带脉起于季胁之下，肘尖尽处一寸八分，合足厥阴、少阳之间，围腰而如束带，故曰带脉，不与十二经及奇经七脉纵行者也。其候在脊骨第十四椎横围皆是，而其诊应于关部，左右弹指，或两尺俱动，乃带脉现也。其病则腹满，而腰溶溶，如坐水中，男子为淋浊，女子为淫漏。或因湿热下注，蕴蓄而成；或因思慕无穷，意淫于外，精气随泄；或因房劳太甚所致。盖因湿热者为实，因房劳者为虚，其因思慕者则湿热虚实兼而有之，何则。盖思虑伤脾，而脾不健运，致湿气下流，而为积湿；又肾家欲火妄动，而为郁热湿热，俱而为之实，精气外泄为之虚。故云：因思慕者，虚实兼有之也。而治当察孰先孰后，补泻得宜。古人立法以健脾燥湿，清热解郁，理气涩精为正治之法。故王海藏以加味四物汤益血破血，孙思邈以肾着汤、《三因》以渗湿汤利湿清热，正传秘真丹、良方克应丸皆补益涩固为急。然湿热未清，不可固涩也，湿热既清，不可涌泄也。而治法先清理湿热，后补固精门，乃是常治。或久坐湿地，邪风所袭；或冲任之邪串于带脉，腰痛如折，胀闷不通，便闭腹痛者，宜先刮腰间之痧，然后投剂，始堪应效。或灸带脉穴、章门穴，能已妇人白淫、瘰瘰也。

阳维之脉，足外踝起。维络诸阳，循首入耳。三十二穴，六阳纲纪。候在尺内，斜过寸止。病苦寒热，痛痒肤瘠①。颠仆羊鸣，失音不语。或苦腰痛，恶风汗洗。用桂枝汤，宜表慎里。风池风府，刺之可已。更当和解，小柴胡使。芩夏草参，姜枣煎取。荣卫惵卑②，虚弱可拟。黄芪建中，八物汤理。此四方乃张洁古、李濒湖所论治阳维为病之剂也。《经》云：阳维为病苦

---

① 瘠（jí 急）：瘦瘠。《礼记·玉藻》曰："亲瘠，色容不盛。"

② 惵（dié 碟）卑：《伤寒论》注云："脉随指无力上来，卫气弱也，谓之惵；脉随指无力下去，荣气弱也，谓之卑，惵者恍惚也，卑者缩下也。惵卑相合，名曰损。"

寒热，盖其脉起于诸阳之会，而与太阳、少阳相连附，由足外踝循膝外廉，上髀及少腹，侧循胁肋，斜上肘，会手阳明于臂，过肩，会手足少阳、手足阳明于肩井，入肩后，会于太阳，上循耳后，至脑空、承灵、正营、目窝、临泣、下额，与手足少阳、阳明五脉会于阳白，又循头入耳，至本神而止。凡三十二穴也，其诊候应在尺内斜径而至寸，即阳维脉现，其为病苦寒热，而单寒、单热者，兼太阳症也，宜桂枝汤。或先寒后热，或先热后寒者，兼少阳症也，宜小柴胡汤。盖阳维专司卫气，自病则热甚，乃与阴战，故寒热不定，更近乎少阳半表半里之间，治宜和解。若误下之，邪乘虚入，或成阴疟，而变症百出也。或本元素弱者，即宜用黄芪建中汤及八物汤，以助卫气，此皆治之大法也。而其脉现，其病不应，反有干哕、胀闷、胁痛、筋缩、眩晕、厥仆者，急先刮两后肋及两腿、肩井、髀股、臂臑等处之痧，然后投剂，始能应症。至于临病加减，又在灵机应变为得也。

阴维之脉，足内踝兴。维络阴脉，顶前止停。一十四穴，应刺期门。候在尺外，邪上不经。邪传于里，病苦心疼。癫喑僵仆，肉痹羊鸣。肢满阴痛，浑似疮生。寒热兼病，详察何经。兼太阴者，理中汤行。参术姜草，加附同名。少阴四逆，附草姜并。当归吴黄，治合厥阴。太阴热病，承气汤斟。少阴冲任，散用金铃。延胡同法，失笑厥阴。寒热分治，药不同伦。内伤血弱，四物养营①。妙香之类，大法宜遵。随症加减，医者留心。治道总诀，认定三阴。邪依经络，刮放痧清。腿湾两胁，飞阳筑宾。内踝之上，放血痧平。前方乃张洁古、李濒湖所论治阴维为病之剂也。《经》云：阴维之病苦心痛，而阴维之脉起于诸阴之交，于足少阴筑宾穴，上循股内，及小腹，至胁肋，过期门，穿胸膈，挟咽喉，会任脉，再至顶前而止。凡十四穴也，其诊候应在尺外

---

① 营：《翠琅玕馆丛书》本作"荣"。

斜上而至寸，或如贯珠，乃阴维脉现，其为病，苦心痛，胁胀，腰痛，阴中痛，亦有癫喑僵仆之疾，古治之法，洁古以兼太阴症者，用理中汤；兼少阴症者，用四逆汤；兼厥阴症者，用当归四逆汤、吴茱萸汤等类。而李濒湖又以寒中三阴者，宜前方。如或阴维兼症三阴属热者，或兼少阴及冲任，宜金铃散、延胡索散；兼厥阴者，宜失笑散；兼太阴者，宜承气汤，此治有热而实症也。或营血内伤，病兼冲任厥阴者，又宜四物汤、养营汤、妙香散等类，可谓治法备已。而犹未及诸阴脉逆，以致阴维脉现，而为邪气所闭，致六阴浑乱。经脉敏邪者，乃痧症也。痧症者，邪气也。邪气滞于经络，与脏腑无涉，若徒以药味攻其脏腑，则与《内经》之言相背矣。故疗治之要，先刮两胁肋、期门、咽喉及腹前冲任、阳明之痧，并刺足内踝上一寸，少阴前，与阴维所会之筑宾穴出血，使经络疏通，然后用药，始堪应手，此自《素问》之后未见言此治法也。

阳跷之脉，起自足跟。上至于目，风池穴停。二十四穴，六腑通行。寸左右弹，其脉可征。阳急阴缓，腰背苦疼。偏枯痛痹，瘫痪抽筋。拘挛络闭，风痛周身。所候在寸，虚实宜分。浮强实大，宜泻宜清。目不得瞑，阳盛昏昏。先刺外踝，左右推寻。治当和解，半夏汤斟。指迷七气，香附青陈。甘桔藿桂，莪术通营。半夏益智，通理七情。或为邪闭，寒热狂惊。转筋呕逆，痧症须明。刮提刺放，疏络通经。然后投剂，起毙回生。半夏汤乃《灵枢经》治阳跷脉盛而目不瞑之剂也。《甲乙经》言：病目不得瞑者，乃卫气不得入于阴，故阳盛阴虚，阳跷脉现也。而其脉本起于脚踵，出外踝，会足太阳脉，上行循胁后，又会手足诸阳脉穴，上至睛明，转风池而终。凡二十二穴，诊候在于寸口前，左右弹指者是也。为病因阳急阴缓，故苦腰背痛，或为偏枯，风痛，角弓反张，目痛不交睫，皆阳络捷而阴络弛，阳络不护阴，阴络不构阳，阳甚而曰跷，治先和之。《灵枢》以半夏汤通其阴阳之络，得汗则和，又用指迷七气汤解其七情之郁，气血痰滞之积，为正治之法。然亦有血不荣筋，营卫隔绝者，又当助以养血凉血、和血调经之味，如当归、芍药、地黄、丹皮、红花之类；或佐以风药，宜用桑寄生、独活、桂枝之类；或资以缓阴之味，宜用枣仁、益智、山萸、柏子仁等味，当察其形症加减可耳。大凡现是脉者，乃六阳横跻，故治兼六阳，宜先刮手足三阳经之痧，或刺风池、风府，先通督脉，次刺直阳之脉出血，以缓其势，而直阳脉在外踝之后，条直而行者是也。见其血鼓之穴，刺之，然后用药始合经旨也。学者审之。

阴跻之脉，亦起足跟。与肾相会，直达睛明。上通泥丸，涌泉穴生。凡有八穴，号曰天根。候在两尺，弹指病侵。阴急阳缓，目瞑昏昏。营①强卫弱，寒热相争。癫痉腹痛，皮痹肤疼。男子癫疝，妇女瘕癥。治先温解，提卫舒营。炮姜附子，甘草人参。麦冬五味，茶叶连陈。所忌汗下，刮痧止经。六阴俞穴，提放通筋。治痧仙剂，荆芥细辛。郁金降香，末服茶清。痧忌附子，前方慎斟。此方正合陶氏回阳返本汤、玉衡宝花散也。夫阴跻为病，乃阳并于阴而不能出，故脉不透关，在尺弹指，而寒热无定，以前方温解，乃治之大法也。夫凡此奇经八脉为病者，皆十二经、十五络阴阳搅乱，五脏六腑气血相混，故阳并于阴则热，若阴甚又寒，阴并于阳则寒，若阳甚又热，是阴阳相战，则有寒热之病。而十二经固分六阴六阳，其奇经八脉亦分阴阳，如督为阳，任为阴，冲为阳，带为阴，而二维二跻自别阴阳也。凡人之病也，或阴或阳，只病一二经者，按经投剂，即可霍然。若外感六淫之气，或足三阳先受，或手三阳先受，或足三阴先受，或手三阴先受，或六阳同受，或六阴同受，必三阳三阴同受，则奇经脉现已。若夫脏腑阴阳不混，则泾渭江河各分清浊，是则无病矣。如五脏之清气不升，六腑之浊气不

---

① 营:《翠琅玕馆丛书》本作"荣"。

降，譬犹五湖四渎，漫溢泛滥，尽入江河，而清浊已混，更水甚土崩，泥沙浑搅，流荡不清，井俞壅塞，故其病者，有痧胀之名。而痧胀者，犹沙涨也。故痧胀之症，多属奇经，盖奇经为十二经之江河四海也。故痧症总由十二经清浊不分，而泛溢入于奇经，而奇经脉现，则为痧症也。学者能辨十二经泛溢之所由，兼识奇经八脉之所主，阴阳上下寒热清浊之所自，用药缓急进退、佐使君臣之所宜，方有寒热温凉、燥润攻散、固涩补泻因和之剂，药有甘苦酸咸辛淡之味，病有皮毛、肌肉、筋骨、脏腑、头足、腹背、上下、前后、表里、阴阳、虚实之症，当以色对病，以病对脉，以脉对症，以症对方，以方对药，以药对味，以味对性，以性对用，以用对至，以至对中，如此研心治疾，其庶几乎近道也矣。

卷　四

药性考·浮脉应用

凡草、藤、木、水、土、金、石、禽、兽、鳞、介、虫、人、服器、造酿，共七百六十四味，外补遗四十三味

草　部①

〔批〕山草：

上党参　紫团参

长松　仙茆②

黄精　黄芝　菟竹　重楼　救穷草　仙人余粮　鹿竹　米铺　鸡格　戊己芝　野生姜　龙衔　葳蕤　苟格　垂珠　白及　马箭

桔梗　白药　荠苨　符扈　梗草　利如　房图

五芝　茵　青芝名龙芝　赤芝名丹芝　黄芝名金芝　白芝名玉芝素芝　黑芝名元芝　紫芝名木芝

独活　羌青　长生草　独摇草　护羌使者

羌活　胡王使者

防风　铜芸　回芸　回草　屏风　简根　百枝　百蜚（花　叶　子　附）　嫩苗俗称珊瑚菜　山花菜　山菜

白及　甘根　白给　连及草　罔达罗喝悉多

秦艽　秦糺　秦胶　秦瓜

---

① 草部：原书在"药性考·浮脉应用"后，据《本草纲目》及参照全书上下文意置于此，下同。

② 茆（máo 毛）：通"茅"。《辞海》曰："通茅。茅草。"

茈胡①　　地薰　苗名茹草　山菜　芸蒿

前胡　　湔胡

白前　　石蓝　嗽药

细辛　　小辛　少辛

天麻　　赤箭芝　独摇芝　定风草　离母　合离草　神草　鬼督
　　　　邮　子名还筒　苗名赤箭

升麻　　周麻

鬼督邮　　独摇草　鬼独摇草

御风草

落新妇草　　小升麻

土当归

都管草　　香球

铁线草

黄芪茎叶

人参芦

甜桔根头

〔批〕石草：

石韦　　石韄　石皮　石兰

石蕊　　石濡　石芥　云茶　蒙顶茶

石长生　丹草　丹沙草　凤尾草

石胡荽　　天胡荽　野园荽　鸡肠草　鹅不食草

仙人草

仙人掌草

石香薷　　石苏

---

① 茈胡：柴胡。

〔批〕隰草：

苍耳　菓耳　常思　爵耳　耳珰　葹　羊负来　胡菓　卷耳
　　　猪耳　地葵　野茄　道人头　进贤菜　缣丝草　喝起草
　　　臭花娘

麻黄　龙沙　卑盐　卑相（节　根　附）

飞廉　漏芦　飞雉　伏兔　天荠　木禾　飞轻　伏猪

苘麻　白麻　檾麻　蕡麻

紫菀　青菀　紫蒨　返魂草　茈菀　夜牵牛

女菀　白菀　织女菀　女复　茆

蒴藋　菫草　接骨草　芨

荩草　黄草　绿蓐　綟①草　鸱脚莎　绿竹　菉草　王刍

菊　花曰节华　女节　金蕊　叶曰阴成　周盈　茎曰女茎　荼
　　苦薏　羊欢草　地薇蒿　根曰日精　治蔷　实曰傅延年

野菊　苦薏

豨莶　希仙　狗膏　猪膏母　虎膏　火枕菜　粘糊菜

款冬花　款冻　氏冬　菟奚　虎须　颗冻　钻冻　橐吾

牛蒡子　恶实　大力子　夜叉头　鼠粘　便牵牛　蝙蝠刺

木贼

黄花蒿　臭蒿　草蒿

鹿衔草　薇衔　无心　承膏　吴风草　麋衔　无颠　承肌
　　　　无风

鼠曲草　米曲　香茅　佛耳草　毛耳朵　蚍蜉②酒草　鼠耳
　　　　黄蒿　无心草　茸母

决明子　马蹄决明

---

① 綟（lì立）：古通"縌"，绿色。《辞海》曰："通縌。绿色。"
② 蚍蜉（pífóu 皮游）：细小的虫子。

狼把草　郎耶草　郎罢草

谷精草　戴星草　流星草　文星草

火炭母草

红茂草　地没药　长生草

通泉草　秃疮草　癫梨头花　长生草

类鼻草

问荆草　接续草

〔批〕毒草：

羊踯躅　黄踯躅　闹羊花　老虎花　羊不食草　黄杜鹃　惊羊
　　　　花　玉枝

茵芋　莞草　茵蒴　卑共

獐耳细辛　及巳

〔批〕芳草：

芎䓖　胡䓖　香果　抚芎　雀脑芎　马衔芎䓖　川芎　山鞠䓖
　　　　台芎　阇莫迦

蘼芜　薇芜　靳茝　江蓠

藁本　薰芨　鬼新　鬼卿　微茎

白芷　白茝　芳香　泽芬　苻蓠　䕲莞　叶名蒚麻　药

杜若　杜衡　若芝　山姜　白莲　杜莲　楚衡　擽子姜　白芩

薄荷　菝𦼪　吴菝𦼪　金钱薄荷　䓸菝　蕃荷菜　南薄荷　新罗
　　　　薄荷　菝苦

郁金　马述

藿香　兜娄婆香　钵怛罗香　多摩罗跋香　迦算香

荆芥　假苏　鼠蓂　举卿古拜散　姜芥　一捻金

鸡苏　水苏　芥菹　芥苴　香苏　龙脑薄荷

紫苏　赤苏　桂荏

熏草　香草　蕙草　零陵香　黄零草　千步草　燕草　离乡草
　　　（蕙实　附）

香薷　香菜　香茸　香戎　香菜　蜜蜂草

莎草苗叶　即香附苗

〔批〕水草：

羊蹄　蓄　秃菜　败毒菜　牛舌菜　连虫陆　鬼目　水黄芹
　　　羊蹄大黄　东方宿　子名金荞麦

蒲黄　香蒲　甘蒲　醮石　蒲捶　蒲萼花　根名蒲蒻　蒲笋
　　　蒲儿根

浮萍

〔批〕蔓草：

五味子　荎蕏　会及　元及

威灵仙　铁脚威灵仙

篷蘽　覆盆　阴蘽　寒莓　陵蘽　割田藨

葛根　鸡齐　鹿藿　黄斤（蔓　叶　谷　花　附）

女萎　蔓楚

木通　通草　附支　万年藤　丁翁　子名燕覆

通草　离南　寇脱　活莌　倚商　通脱木

刺蒺藜　茨　旁通　屈人　止行　林羽　升推

白蒺藜　同蔾　沙苑蒺藜　（苗　花　附）

九仙子　仙女娇

月季花　胜春　月月红　瘦客　斗雪红

甜瓜蒂　瓜丁　苦丁香　（藤　叶　花　附）

黄瓜叶　（根　附）

锦荔枝子

仰盆草

人肝藤

〔批〕蔬菜：

恭菜①根 （子　附）

芜青子 （花　附）

胡荽子

马靳子

紫堇花

水堇花

灰藿菜　灰涤菜　金锁天 （子　仁　附）

藜菜　菜　红心灰藿　鹤顶草　胭脂菜

秦荻藜 （子　附）

茅膏菜

鸡侯菜

优殿菜

醍醐菜

孟娘菜

〔批〕谷草：

罂粟壳

罂粟子　米囊子　象谷　御米

青襄　即芝麻嫩叶 （花　秸　麻枯饼　附）　麻枯名麻饼

　　　（油滓　附）

大麻花　麻蕡②　麻勃　麻监　青葛 （叶　根　皮　附）

黑大豆皮 （叶　花　秸　附）　叶名藿

赤小豆叶　藿 （芽　附）

扁豆花 （叶　藤　附）

绿豆花 （叶　附）

蚕豆苗

〔批〕杂草：

师系草　　臣尧　鬼芭　巨骨

姑活草　　冬葵子　鸡精

鸩鸟浆草　　鸩鸟威

无风独摇草　　舞草　荒夫草　虞美人草

救赦人者

百药祖

石逍遥

黄花了

小儿群

白筵草

牛脂芳

雀医草　　白气

封华草

马逢草

兑草

兔枣草

恻华草

让草实

满阴实

雀梅草　　千雀

白辛　　脱尾　羊草

白背草

紫绐草　野葵

粪蓝草

文石草　黍石

并苦草　戜薰　玉荆

路石草　陵石

石剧草

唐夷草

秘恶草　杜逢

〔批〕补遗：

老鹳草

肥儿草

红果草

箭头风草

黄金茄

杭药

菌药

火旺草

墨荔

蛇毒草

鸡母草

藤　部

天仙藤

蔓荆子

清风藤　青藤　寻风藤

南藤　石南藤　丁父　风藤　丁公藤　丁公寄

千金藤　（乌虎藤　古藤　附）

钩藤　　钓钩藤　吊藤

甘藤　　感藤

甘露藤　　肥藤

甜藤

倒挂藤

烈节

陈思岌　　石黄香　千金藤

风延莓　　风衍

松萝　　女萝　松上寄生

葡萄藤　　（根　叶　附）

蘡薁藤　　（根　汁　附）

地龙藤

鬼膊藤

曼游藤　　沉花藤

蓝藤

金棱藤

含春藤

祁婆藤

木　部

〔批〕香木：

柏枝节　　侧柏　椈　（淄脂　根白皮　附）

桂枝　　木桂　柳桂

木兰皮　　杜兰　木莲　林兰　黄心

辛夷　　辛雉　侯桃　房木　木笔　望春　猪心花

枫脂香　　香枫　芸香　白胶香　须隆折罗婆香　隆阇罗婆香
　　　　　（皮　根　叶　附）

乳香　熏陆香　天泽香　杜噜香　多伽罗香　马尾香　摩勒香　塌香

紫檀　白者即颁檀

〔批〕乔木：

海桐皮　刺桐（花　附）

鸡桐叶

槐　怀（槐胶　枝沥　灰　皮　根　附）

合欢木　合昏　夜合　青裳　萌葛　乌赖树

桓子　无患子　木患子　肥珠子　油珠子　菩提子　鬼见愁　苦珠子　（子中仁　附）

诃子　诃黎勒（核　叶　附）

芜荑　蕪荑　蕨蘠　无姑　木名橭

柽柳　赤柽　河柳　垂丝柳　三眠柳　长寿仙人柳　赤杨　雨师　人柳　观音柳　汁名柽乳

蒲柳　水杨　蒲杨　栘柳　青杨　蒲栘　蘿符

苏木　苏方木

桦皮　橰（木脂　附）

棕榈　栟榈（子　花　笋　败棕　附）

海红豆

猪腰子

桑白皮　（皮汁　枝沥　附）

桑叶

桑枝　（灰　霜　附）

楮　谷　谷桑（叶　皮　白汁　枝　茎　附）

荆沥

枸橘　臭橘　铁篱塞　（刺　皮　核　附）

狓核仁　　白樱

山茱萸　　蜀酸枣　肉枣　魅实　鸡足　鼠矢

女贞叶　　贞术　蜡树　冬青　（汁　　附）

女贞子

冬青子　　冻青　（皮　叶　　附）

山矾　　芸香　柘花　春桂　碗花　场花　七里香

杨栌　　空疏　（叶　汁　附）

溲疏　　巨骨

南天烛　　南烛　南烛草木　男楱　染菽　草木之土　牛筋　猴
　　　　　菽草　杨桐　文烛　惟那木　乌饭草　墨饭草

石南叶　　风药　（子　　附）

胡颓子　　蒲颓了·　卢都子　雀儿酥　木半夏　半含春　黄婆奶
　　　　　（根　　叶　　附）

五加皮　　五佳　白刺　文章草　金盐　豺节　五花　木骨　追
　　　　　风使　豺漆

木槿皮　　椵　櫬　蕣　日及　朝开暮落花　藩篱草　花奴玉蒸
　　　　　（子　花　　附）

伏牛花　　隔虎刺花　（根　叶　枝　　附）

木天蓼枝叶　（根　　附）

小天蓼　（子　　附）

〔批〕寓木：

桑寄生　　寄屑　宛童　寓木　蔦

〔批〕果木：

李仁

杏枝　（花　叶　根　　附）

梨木皮　（汁　叶　花　　附）

鹿梨根　皮

棠梨叶　枝

榲桲木　皮

庵罗果叶

赤瓜木　即大山楂树（根　茎　叶　附）

石榴皮（东行根　花　附）

枇杷叶（花　木　白皮　附）

核桃青皮（根皮　壳　油　附）

〔批〕襟木：

合新木

枸核

马疡木根皮

〔批〕补遗：

榕树（须　子　脂　枝　附）

樱木

桼木

铁树

吐珠木

飞云木

鸡翅木　瘿子木　鸂鶒木

铁力木　石盐　铁梨木　铁棱木

橡木

棍木

菩提树叶

红罗木

獭尾木

酸浆　浆水

三家洗碗水

病人洗手足水

饭甑气水

粟米泔水

糯米泔水

土　部

白垩　白善　土粉　土白　画粉

东壁土

杓上砂

灯花

烛烬

道中热土

车辇上土

千步峰土　即肆店门内行人鞋沾积高土也

烧尸场土

古冢上土

东行马蹄下土

百舌窠中土

鬼屎　阴湿地生如地钱黄白色

鼠壤土

屋内墒下虫尘土

蚁垤土　蚁封

白蚁泥

白鳝泥

驴尾轴垢

铁铳

铁斧

铁针

大刀环

马镫

马衔　马勒　嚼口

铁剪刀股

铁镞

铁甲

铁铧

铁钉

铁锁

铁钥匙

石　部

青玉　谷玉

碧玉

玉英　石镜

黄玉　甘黄玉

白石英

朱砂　丹砂

滑石　画石　脬石　冷石　共石　液石　脱石　番石

不灰木　无灰木

禹余粮　白余粮

太乙余粮　石脑　禹哀

石漆　石脑油　猛火油　石油　雄黄油　硫黄油

地溲

金星石　金精石

银星石　银精石

羊肝石　越砥石　磨刀石

砺石　龙泉石　龙潭石　砂石　起刚石　磨刀石　磨刀迒即龙
　　　白泉粉

麦饭石　即黄鹅卵石

黄矾　金丝矾

汤瓶碱

光明盐　石盐　水晶盐　圣石

卤盐　卤碱　石碱　寒石

玉火石

龙石膏

白肌石　肌石　洞石

松石

石肺

石肝

石耆

马肝石

猪牙石

龙涎石　龙仙石

禽　部

阳乌嘴　阳鸦

鵎鹈喙　（毛　髓　附）

鸒鐘粪　越王鸟　鹤顶　象鸟雕

鸬鹚头

鹦鹉毛粪　鸳鸯

鹈鹕油　犁鹕　鹕鹕　逃河　淘鹅　（嘴　舌　毛　附）

鸨肪

鹧鹈膏

蚊母鸟翅羽　吐蚊鸟　鹨

鹅油　白鹅膏　膆名尾罂　（膆　血　胆　涎　毛　屎　附）

雁肪　鹜肪　（毛　屎　骨　附）

乌鸡白鸡血　（脑　肾　附）

凤凰蜕　混沌池　即抱鸡卵壳

鸡卵壳　（壳中白皮　附）

乌牝鸡启脂　父公台

野鸡脑　（尾毛　嘴　屎　附）

鹧鸪脂膏

蒿雀瓦雀脑

鸽血

夜明砂　天鼠屎　鼠法　黑砂星　石肝

鹳鸽眼

百舌窠粪

啄木鸟舌　（脑　血　附）

鸤鸠脚胫骨

鹰头　（睛　汁　粪　毛　骨　嘴　爪　附）

雕骨　鹫鳙　（粪　附）

鹗骨　鱼鹰　雎鸠　沸波　下窟鸟　雕鸡　王雎　（嘴　附）

鸱头　（骨　附）

鸺鹠肝

兽　部

猪血　（心血　尾血　胰　胆　皮　附）

腊猪头

狗脂狗胰

羊头蹄 （皮　脑　髓　胯　胰　附）

黄牛髓

牛蹄甲 （毛　卵　口涎　鼻津　胞衣　附）

黄明胶　牛皮胶　水胶　海犀膏

马悬蹄 （皮　鬐　毛　脑　附）　鬐一名鬣

驴脂 （血　骨　头骨　悬蹄　附）

驴皮　膏　驹衣　骒蹄 （驴屎　附）

阿胶　傅致胶

虎骨 （膏　肚　胫骨　威骨　附）

虎油 （血　肾　胆　睛　鼻　牙　爪　皮　须　屎　屎中骨　附）　虎皮名皋毗

豹脂 （鼻　头骨　皮　附）

羚羊胆 （鼻　附）

麂子头骨 （皮　麞髓　脑　骨　附）

香狸阴

风狸脑　风母　风生兽　平猴　狤狚 （尿　附）

兔屎　明月砂　翫月砂　兔蕈 （皮　毛　附）

兔肝 （头　附）

猬皮　彙毛　刺蝟鼠 （胆　肝　心　脑　肉　脂　骨　附）

牡鼠膏 （脂　脊　骨　头　附）

飞鼠皮　鸓鼠　鸓　鼺鼠　飞生鸟　耳鼠　鼯鼠

诸朽骨

雷震肉

诸血

鳞　部

龙骨　那伽

穿山甲　龙鲤　石鲮鱼　鲮鲤

蛇蜕　蛇皮　龙退　弓皮　蛇符　蛇壳　龙子衣　龙子皮　蛇筋

蚺蛇肉　南蛇　埋头蛇　（胆　牙　膏　附）

白花蛇肉　蕲蛇　褰鼻蛇　（头　目　附）

乌蛇　乌梢蛇　黑花蛇　尾粗者名风稍蛇　（膏　皮　胆　卵　附）

蝮蛇肉　反鼻蛇　（胆　皮　骨　脂　蜕　屎　附）

虺蛇　蚖蛇

蓝蛇头　（尾　附）

两头蛇　枳首蛇　越王蛇

苟印蛇脂　苟斗

蛇角　骨咄犀　碧犀

赤练蛇　桑根蛇

秤星蛇

竹根蛇　青蝰

秃灰蛇

蛇吞蛙鼠

鲤鱼血　（肠　目　皮　鳞　骨　附）

鲤鱼脑髓　（齿　附）

青鱼眼汁

鳜鱼尾

勒鱼鳃

介　部

鳖血　（头　脂　爪　附）

纳鳖甲　肉附

能鳖　三足鳖

朱鳖

珠鳖

鼋①甲　（脂　胆　附）

贝子　贝齿　海肥　白贝

紫贝　文贝　砑螺

石蚘　紫蚨　龟脚　紫蘮

珂螺　马轲螺　珧

瓦垄子壳

海螺壳　甲香

甲煎

蚌珠　真珠　蠙珠　珍珠

虫　部

蜜蜂子　蜡蜂　䖟

大黄蜂子　黑色者名胡蜂　壶子蜂　剽瓠蜂　元瓠蜂

土蜂　蜚零　蟺蜂　马蜂　（蜂房　蜂子　附）

竹蜂　留师

赤翅蜂

独脚蜂　（独蜂　蛒蜂　附）

露蜂房　蜂肠　蜂勒　百穿　紫金

蠮螉　土蜂　细腰蜂　螺蠃　蒲芦

雄黄虫

虫白蜡　蜡渣　蜡子

---

①　鼋（yuán 元）：大鳖。

五倍子内虫

五倍子　文蛤　百虫仓　五楯

全蝎　蛷螂　主簿虫　杜白　蛋尾虫　尾名蝎梢

桑螵蛸　蜱蛸　蟙蠵　致神　夷胃　野狐鼻涕

螳螂　蟷蜋　刀蜋　拒斧　不过　蚀肬　天马　石蜋　其子房
　　　名螵蛸

雀瓮　雀儿饭瓮　蛄蟖房　天浆子　棘刚子　躁舍　蚝虫窠
　　　红姑娘　毛虫　杨癞子

僵蚕

蚕连

蚕茧

蚕砂

蚕蜕　马明退　佛退

土蜘蛛　螲蟷　蚨蝎　蚨母　颠当虫

草蜘蛛　蚰蠊　（丝　附）

青腰虫

枣猫

苍耳蠹虫　麻虫

青蒿蠹虫

蝉蜕　蝉壳　腹蜟　枯蝉　金牛儿

蟋蟀　促织　蜇　蜻蛚　紫金翅

丹戳　飞龙

飞生虫

天社虫

蜉蝣　渠畧

蜈蚣　　蛬蠾　　天龙　　蒴蛆

人虫　　蛔虫　　蛕　人龙　　蛔虫

风驴肚内虫

射工　　鬼溪虫　　水弩　　含沙　　水狐　　射影　　抱枪　　短狐　　蜮

水虎

鬼弹

水龟　　水马

沙虫　　即毒蛇甲中虫

沙虱　　鞭螫　　地牌　　蓬活

蛊虫

金蚕蛊　　食锦虫

喥腊虫

砂挼子　　倒行狗子　　睡虫

豉虫　　豉母虫

人　部

人乳　　奶汁　　仙人酒　　生血　　白朱砂

人耳塞　　耳垢　　泥丸脂　　脑膏

爪甲　　筋退

膝头垢

口津唾　　灵液　　金浆　　神水　　醴泉

人血

服器部

麻布

青布

白布

旧箬笠　　败天公　　襕襸

故蓑衣　襏襫

氊屜　屟屧

病人衣

小儿汗衫

草鞋　草履　不借　屩　千里马

屐屧①鼻绳　木屐

皮靴　鞾

麻鞋　履　屝　鞁

自缢死绳

死人枕席

孝子帽

包脚布

鸡棲木　东门鸡棲木

古衬②板

雷震木　霹雳木　震烧木

凿枘木　干椎草

铁槌柄

铳楔

刀鞘

马鞭　马策

箭笴

弓弩弦

汲瓶口索

---

① 屧：疑为“履”之误。

② 衬：疑为“榇”之误。

马绊绳

缚猪绳

牛鼻拳

厕筹

尿桶旧板

尿桶箍

〔批〕补遗：

衣袱

油头绳

箸笼

造酿部

乌米饭 青精干石餵饭　阿弥陀佛饭

寒食粥

薏苡仁粥

栗子粥

山药粥 薯蓣

百合粉粥

荠菜粥

葱豉粥

鸡肝粥

羊肝粥

屠苏酒

逡巡酒

桑落酒

五加皮酒

女贞酒

仙灵脾酒

苡米酒

百灵藤酒

石菖蒲酒

菊花酒

白术酒

葱豉酒

青蒿酒

南藤酒

松液松节酒

柏叶酒

枳茹酒

牛蒡酒

蚕砂酒

白花蛇酒

乌梢蛇酒

蚺蛇酒

蝮蛇酒

〔批〕补遗：

太膳白曲

泉州神曲

油胭脂

药性考·浮脉应用药品①

草　部

上党参甘，微苦性寒，与辽参别，地气使然，熬膏补正，五脏能安，生津除热，益气煎丸。同黄芪亦可化毒托脓，不及辽参之补耳。〔批〕即古人参，今则气味俱异。

长松根甘，性温除冷，血气宿疾，疗风骨紧，大风疥癞，恶疮溃瘇，眉发堕落，配药酒饮。生古松树下，根似荠苨，解诸药毒，久服良。〔批〕茎亦可用。

黄精甘平，补中益气，安和五脏，大益脾胃，填精强骨，滋润心肺，久服延年，坤土精粹。能除风湿，补五劳七伤，下三虫，久服不肌②。〔批〕用根，九蒸九晒良，忌梅实。

桔梗苦辛，入肺泻热，利脏止嗽，开提气血，喉痹痰喘，头痛鼻塞，上焦郁火，诸药舟楫。能养血排脓，治肺痈肠澼，清头目，苦者良。〔批〕用根，米泔浸，焙。

五芝五色，五味随之，滋养五脏，润泽肌肤，阴阳和畅，气血相资，虚劳损症，丸有紫芝。芝类甚多，气味相似，皆湿热之气蕴成耳。〔批〕用茎盖。

独活甘辛，微苦微温，诸风骨痛，头眩齿疼，足痹癥疝，专入肾经，尺浮脉紧，可治奔豚。得细辛治少阴头痛，节疏色黄者为独活。〔批〕用根，去皮焙。

羌活辛苦，气温驱风，太阳正药，寒湿堪通，时疫赤眼，疯癫疽痈，足厥少阴，表里有功。节密色紫者为羌活，其气雄猛，

---

① 药性考·浮脉应用药品：原脱，据全书各卷目录补。
② 肌：据《本草纲目》中"黄精"药效补，疑为"饥"。

虚人禁用。〔批〕用根。

防风气温，味甘微辛，通疗诸风，除湿疏经，太阳正药，胃及太阴，头目胁痛，浮脉宜斟。同黄芪能止汗，花、叶、子除风去湿，治拘挛。〔批〕用根，得葱行周身。

白及辛苦，性涩而收，止肺肝血，吐䘌沉浮，折伤火灼，痈肿疡瘤，生肌敛口，皯①疱堪瘳。能补肺损，去腐生新，涂手足皴裂②，反乌头。〔批〕用根。

秦艽苦辛，气温燥湿，大肠正经，疸黄便血，牙痛筋挛，骨蒸劳热，益肝散风，疏通肢节。能利大小便，故治黄疸、湿胜、风淫之症。〔批〕用根，拭去毛，童便浸晒。

茈胡味苦，气寒性薄，三焦肝胆，气血散药，痰结虚热，胀痹诸疟，耳聋胁痛，清理头目。治小儿痘疹、五疳黄。治卒聋，捣汁频滴效。〔批〕用根，去皮阴干，勿犯火。

前胡甘苦，入胃大肠，下气散火，痰热能降，破结宁嗽，头目清凉，定喘止呕，时疫疳疮。脾肺间风痰，非前胡不能降，善发表安胎。〔批〕用根去皮，竹沥浸，晒干，忌铁。

白前甘辛，微寒入肺，胸胁胀闷，奔豚逆碍，久患嗄呷，下痰降气，伤寒嗽症，泽漆汤对。似白薇、牛膝，长坚易断者真，宜温药佐之。〔批〕用根，去头须，甘草水浸，焙用。

细辛温辣，少阴正剂，诸风痹痛，咳逆上气，头疼脊强，鼻渊喉痹，眼泪耳聋，服之有济。产华阴者真，味厚性烈不可过用，反藜芦。〔批〕用根，拣直而色紫者，去双叶爪，水浸曝使。

天麻辛温，入肝气分，筋骨麻痛，头眩目晕，风湿顽痹，惊痫搐症，杀鬼精物，除蛊疝病。子名还筒，定风补虚。苗名赤

---

① 皯（gǎn 敢）：皮肤黧黑枯槁。
② 皴（cūn 村）裂：皮肤因受冻或受风吹而干裂。

箭，功同天麻。〔批〕用根，煨，切片，酒浸晒干，焙用。

升麻苦甘，兼辛气升，解郁调血，泄痢咽疼，淋浊肺痿，疫盅疬清，提斑提痘，杀毒鬼精。能升阳气及至阴，引甘温之药上行补卫。〔批〕用根，去头须。

鬼督邮根，微毒苦辛，专疗鬼疰，邪气攻心，瘟疟疫疾，忤恶百精，强腰健膂，咳嗽能宁。独摇草也，徐长卿、赤箭皆同其名而物异。〔批〕用根，甘草水煮过，干用。

御风草根，天麻体同，茎叶虽异，治疾同功。落新妇草，升麻并踪，挼叶汤煮，儿浴惊风。御风草与天麻并食，令人肠结，主治皆同。〔批〕御风草，根茎斑，叶背白有青点，并落新妇，皆用茎。

土当归辛，除风和血，闪挫手足，浓煎洗益。都管草苦，辛寒散热，痈肿磨涂，咽痛含汁。二物相似，土当归辛温，都管草苦寒为异。〔批〕二味俱用根。

铁线草苦，无毒性平，疗风消肿，解毒俱灵，透经通络，风病能行。乌鸡煎酒，发汗疾轻。古方治风，用五加皮、防风、乌骨鸡捣，煎服。〔批〕用根。

黄芪茎叶，疗渴筋挛，痈疽疮肿，内托消删。人参芦苦，专吐虚痰。甜桔梗头，治亦同班。桔梗有甜苦二种，用须甜者，与参芦同功。〔批〕参芦、党参、洋参、辽参者俱可用，而辽参胜也。

石韦辛甘，清肺膀胱，益精补劳，滋化为良，虚淋崩漏，发背诸疮，降热利湿，遗溺堪尝。虚火为病宜之，性同石斛，专走太阳利水。〔批〕用叶，刷净毛去根，酥炙。

石蕊甘凉，芳香性涩，明目益精，清气除热，生津润咽，化痰解结，久服益人，悦神却疾。生石山顶上，蒙山出者为蒙顶茶，更佳美。〔批〕山东蒙阴及四川雅州皆有之。

石长生苦，小毒微辛，恶疮寒热，邪魅鬼惊，下虫疗疥，风毒能平，四时常茂，故号长生。石生者佳，修茎茸叶，市人以骀筋草为之。〔批〕用茎、叶。

石胡荽辛，性温散肺，驱痰通窍，齁𩫛堪治，疗聋去瘜①，嗜鼻除翳，疮痔熏洗，头脑嗅利。即鹅儿不食草也，治头、目、齿、鼻诸病，甚效。〔批〕用叶汁，不入汤剂。

仙人草酸，疗疮丹毒，捣煮敷洗，汁点明目。仙人掌苦，痔血宜服，焙末油调，能疗白秃。仙人掌性涩，与甘草浸酒饮，治肠风痔血。〔批〕俱用苗本。

石香薷辛，无毒香温，治心腹痛，胀满肠鸣，霍乱吐泻，暑气能清，调中益胃，煎饮频频。功比香薷更胜，产于石隙者良，制硫磺毒。〔批〕根、茎、叶并用。

苍耳子甘，性温发汗，通脑行脚，湿清风散，齿痛鼻渊，头胀目暗，瘰疬疮疥，茎叶同判。茎叶苦辛，治中风湿痹，喉痛疔肿，花治癞。〔批〕子捣去刺，酒拌炒，茎叶蒸熟用，忌猪肉。

麻黄温苦，专主肺经，消斑发汗，泻卫通营，膀胱大肠，兼入少阴，解肌开窍，止汗节根。水肿，咳逆哮喘，斑疹温疟，为伤寒正药也。〔批〕表散用茎，止汗用根节，一物而主治悬殊，茎宜煎去白沫。

飞廉根花，性味苦平，骨节酸痛，咳嗽眩昏，热疮疝痔，湿痹风惊，疳蚀下利，下乳强筋。久服大能益人，今时不复知用，治疳要药。〔批〕用根，去粗皮，酒拌蒸用。

苘麻实苦，诸痢能已，痈肿无头，吞之即起，卷毛倒睫，瘀肉翳从。根亦治痢，古方常使。即白麻实为末，同猪肝炙食，治一切目疾。〔批〕去壳用。

---

① 瘜：息肉。

紫菀辛温，性滑润肺，化痰止血，散结下气，疗热治惊，恶涩喉痹，白紫二种，行气血异。治喘逆上气，胸胁咳结，痿痹尸疰，痰血嗽。〔批〕用根去须，蜜炙。

女菀辛温，泻肺疗嗽，霍乱泄痢，风寒闭腠，膀胱肢满，热胀能宥，令人面白，用铅粉凑。一名白菀，性滑润肺利肠，治寒热惊痫效。〔批〕用根。

蒴藋苦凉，治风瘾疹，湿痹病^①癫，脚气肿胫，血晕水肿，风旋闭紧，鳖瘕疟疾，服之最稳。接骨草也，有小毒，除湿凉血，洗风疹外症。〔批〕用茎、叶、根。

荩草苦平，即是绿竹，身热惊悸，咳逆喘促，疗疥杀虫，疮疡白秃，一切恶疮，频洗频浴。治久嗽，杀皮肤小虫，又能染布，色黄鲜好。〔批〕用茎、叶。

菊花甘苦，益肾与肺，治痹去翳，头眩目泪，散湿滋阴，清烦安胃，制火平木，风消火退。黄入阴，白入阳，紫入血分，单瓣味甘者良。〔批〕叶、茎、根、实功同。

野菊根茎，花叶用同，苦辛小毒，能治疔痈，瘰疬瘜肉，止泄调中，破宿瘀血，外症化脓。花服之伤胃，不似白甘菊之益色宜人也。〔批〕根、茎、花、叶并堪入药。

豨莶苦辛，生寒熟温，肝肾风气，麻痹骨疼，风湿疮疡，肠秘胀凝，三十六风，久服目明。治热烦满，久疟痰荫，捣敷诸伤，止痛断血。〔批〕用叶、嫩苗，治中湿瘫痪，九蒸九晒，用生汁吐人。

款冬花辛，性温纯阳，气急风疾，肺病为良，痿痈喉痹，劳嗽宜尝，痰喘寒热，虚实同当。能使肺邪由肾顺流而出，烧烟吸之止嗽。〔批〕去蕊中壳，甘草水浸，焙用。

---

① 癫（guō 郭）：疮。

牛蒡子辛，解毒散结，润肺利咽，消斑宽膈，通便去滞，止嗽清热，诸肿疮疡，便利腰膝。以酒拌蒸用，治风热水肿，咽喉症，痘疹效。〔批〕根、茎在数脉部用。

木贼苦甘，清火发汗，专益肝胆，退翳目患，肠风脱肛，崩痢痛疝，除积止血，郁结可散。此为目疾翳障主药，亦治沙淋白带等症。〔批〕用茎，发汗去节炒。

黄花蒿叶，辛苦性凉，小儿惊热，风感寒伤。子辛无毒，下气为良，开胃止汗，鬼疰消亡。即臭蒿，亦名草蒿，与青蒿、白蒿气味不同。〔批〕采以罨①酱，黄酒曲佳。

鹿衔味苦，入肺与心，力能止汗，密腠和营，风湿痿痹，逐水疗惊，洗疮治瘘，久服身轻。妇人服之绝产，为治风病要药，亦治痈痔。〔批〕用茎、叶、根。

鼠曲草酸，性热快利，下痰止泄，调中益气，专治寒嗽，能开肝肺，多服损目，粉食有味。压时气，去寒痹，大能升散肺中寒热火郁。〔批〕用茎、叶。

决明子咸，入肝与肾，除风散热，益精肤润，鼻衄肿毒，头痛眼晕，退翳止泪，一切目症。解蛇毒，作枕治头风，空心吞服，百日明目。〔批〕叶可茹利脏。

狼把草苦，无毒性凉，丈夫血痢，捣汁和阳。或蜜煎末，痞满俱良。可染须发，治癣奇方。又名狼耶草，治赤白久痢、寒热痞满，丹毒。〔批〕用根、茎，不疗妇人疾，研末掺湿癣效。

谷精草辛，性温轻浮，肝胃本药，明目利喉，风热牙痛，退翳功收。小儿青盲，羊肝共投。羖羊肝不洗，入谷精煮食，或作丸退星翳。〔批〕用花。

---

① 罨（yǎn 掩）：覆盖，掩盖。

火炭母草，其叶酸平，皮肤风热，骨节酸疼，流注作痛，去热舒筋，痈疽恶毒，捣烂敷轻。生思州，以茎叶捣烂盐炒，敷肿痛处有效。〔批〕生用，全用。

红茂草苦，无毒大凉，根叶捣贴，痈肿疽疮。有通泉草，不入药方，癞梨花称，治疥擂浆。二草俱名长生，与石长生名同而物异也。〔批〕红茂草用根、茎，春采之。

类鼻酸温，形同豨莶，治湿痿痹，丸服痛减。问荆味苦，调急气喘，疏经散结，瘿瘤消敛。问荆似木贼，节节连续，煮汁服能消结气。〔批〕类鼻用根，问荆用茎。

羊踯躅花，辛温大毒，行十二经，除风痰速，诸痹鬼疰，虫蛊并逐，痢痹贼风，壮人可服。不入汤剂，中风瘫痪，用根浸酒，不可过服。〔批〕子能迷人，即麻汉药也，根大毒。

茵芋辛苦，小毒气温，专理风湿，筋骨挛疼，亦疗喉痹，湿疟可斟，古治风痫，作丸酒行。茵芋酒治偏风有效，煎汤漱虫牙，喉痹良。〔批〕用茎、叶。

獐耳细辛，本名及己，苦平有毒，杀虫疗痔，疥瘘痫蚀，白秃痒止，牛马恶疮，洗敷堪使。根似细辛，故有其名，入口令人吐血，慎之。〔批〕用根，不入丸、散、汤剂，惟外治使之。

芎劳辛温，厥阴正味，开郁搜风，散瘀理气，润肝调经，止痛血痢，散肿舒筋，用其开闭。妇人过经，服末试胎，有胎则动，无则不动。〔批〕根也，多服损真气。

蘼芜辛温，芎劳之苗，定惊辟恶，逆咳风劳，三虫鬼疰，蛊毒能消，头风发眩，湿泻堪调。细叶者为蘼芜，大叶者为江蓠，花作面脂。〔批〕用苗，曝干。

藁本辛温，除寒风湿，太阳诸病，督脉急厥，颠顶脑痛，皮肤疯疾，阴肿癥瘕，排脓通血。其味雄壮，能散郁寒，止腹痛。

子治四肢风。〔批〕用根，可作面脂。

白芷辛温，专主阳明，鼻塞头痛，目泪昏疼，肠风牙痛，利湿舒筋，生肌活血，外治瘢痕。置鞋中，治脚气，血热有火者忌。叶浴丹毒。〔批〕用根，石灰水拌晒，或以黄精片拌蒸佳。

杜若辛暖，入肾膀胱，霍乱腹痛，目暗健忘，脑风涕泪，头晕目荒目荒，益精补正，上古称良。治胸腹间逆气，除口臭，暖胃，去皮肤风热。〔批〕用根，蜜水浸，曝良。

薄荷辛凉，升浮发散，搜肝抑肺，清头目眩，咽疼齿痛，眼赤耳烂，瘾疹疮疥，内热痫患。舌苔口臭，含汤漱解，小儿惊药，用以调服。〔批〕用茎、叶。

郁金苦辛，味厚性轻，入肝心肺，散郁狂惊，血气诸痛，破积调经，生肌吐蛊，痘毒攻心。能破血，又能止血，疗吐衄尿淋，金疮出血。〔批〕用根，赤心者真，凡使勿误用姜煮。

藿香辛甘，入脾与肺，止呕吐泻，进食开胃，快气和中，霍乱自退，上焦壅热，通畅五内。治心腹绞痛，肺虚有寒，胃弱胃热呕者忌。〔批〕用枝、叶。

荆芥辛温，血中风药，肝脾气分，清利头目，喉痹吐衄，诸疮宜酌，产风血晕，炒黑酒服。风热在上用穗，反无鳞鱼、河豚、蟹、鳝、驴肉。〔批〕用茎、穗。

鸡苏辛凉，清肝下气，理血辟恶，血淋及痢，头风目眩，喉腥鼻闭，邪热诸病，服之通利。即是青苏，亦治吐血、肺痿、口臭、口糜等症。〔批〕用茎、叶。

紫苏辛香，温能解表，下气宽胸，利便不少，行血止痛，叶梗并好，定喘降痰，独子微炒。叶发汗，梗顺气，子降痰，解蟹毒，忌鲤鱼。〔批〕嫩茎、叶，可蜜饯、盐食。

熏草芳馨，甘辛气散，伤寒头痛，腹心胀患，明目涩精，鼻痛瘜烂，虚劳疳䘌①，恶痢能断。蕙实明目、补中，根茎汁治虚风浮肿、五痔。〔批〕用茎、叶，即零陵香也。

香薷辛温，清肺解暑，水肿脚气，霍乱呕吐，解表降热，腹痛溺阻，舌血口臭，含漱最妥。去热风，止鼻衄，调中温胃，为治霍乱要药。〔批〕用苗叶嫩时可茹，八九月采穗，阴干用，忌山桃。

莎草苗花，利气解郁，降痰疏络，去风客热，皮肤瘾疹，忧愁减食，煎饮熬汤，浴使汗出。即香附之苗也，除内脏虚风，行血中之气。〔批〕捣烂外贴，可以消痞。

羊蹄根苦，小毒疏风，疗便闭结，秃癣疥虫，一切外症，敷洗全功，叶解鱼毒，子亦相同。性走血分而滑利，功在凉血杀虫，外治效。〔批〕用根，能制三黄、石药毒。

蒲黄甘平，除厥阴疾，行瘀生用，通经痛息，疗伤疮肿，凉血生血，止崩涩精，俱宜炒黑。香蒲，花上粉也，舌胀满口，掺之即消。〔批〕隔纸焙，用根笋可茹。

浮萍辛酸，肺经发表，利水驱风，透汗热了，痛疯瘑痒，须发长好，外浴疮疥，烧烟蚊少。紫背者良，捣和鸡子清，涂汤火疮面上细疱。〔批〕摊筛中，下置水，晒即干。

五味酸咸，性温收敛，补肺滋肾，除烦定喘，益气生津，涩精脱免，退热补虚，劳嗽堪减。五味俱全，善收耗散之气，风寒咳嗽禁用。〔批〕用子，铜刀劈，蜜拌蒸，入嗽药生用。

威灵仙苦，辛温治风，宣疏五脏，十二经通，肢节顽痹，癥瘕宿脓，疟疾黄疸，利湿奏功。去冷滞，心膈痰水，肠闭骨哽，忌茗、麦、油腻。〔批〕用根。

蓬蘽酸平，入肝与肾，长阴益精，志强骨劲，中风身热，

---

① 䘌（nì 匿）：小虫。

寒湿诸症，久服悦颜，泽发乌须。一名阴蘽，又名覆盆，与覆盆子名同物异。〔批〕用子，苗、叶功同。

葛根甘辛，专主阳明，身热呕吐，头胀目疼，疏表发汗，除疟除瘟，排脓止血，解渴解酲。蔓疗喉痹，叶治金疮，谷止痢，花消酒，俱效。〔批〕生根汁大寒解酒。

女萎辛温，止利消食，风寒洒洒，肠鸣泻泄，霍乱惊痫，百病汗出，身体疠疡，又治下䘌。一名蔓楚，用苗，能和肝脾理肺，非葳蕤也。〔批〕用苗。

木通寒淡，清心降热，利便通淋，下乳解结，疗浊除烦，目昏鼻塞，水肿黄疸，催生破血。能升能降，清火，故治一切热闭，通利九窍。〔批〕用藤。

通草微甘，性寒平淡，利阴导水，泻肺热散，通淋下乳，催生救难。花上粉屑，疗虫疮惯。阳明、太阴药也，能清金降火，故去风明目。〔批〕用茎。

刺蒺藜苦，入肝润肺，益精明目，诸风热退，溺血遗精，诸疮阴溃。白蒺藜甘，补肾疗悴。花治白癜，苗煮洗疥癣，风疮作痒，蠼螋伤。〔批〕用子酒拌，蒸或炒，去刺，白藜佳。

九仙子苦，无毒性凉，咽喉痛痹，散血磨尝。月季花甘，嫩头入方，活血消肿，傅毒俱良。同沉香、芫花研，入鲫鱼腹煮食，消瘰疬效。〔批〕用根。

甜瓜蒂苦，开胸探吐，大水浮肿，疗疸杀蛊，喉痹眩晕，瘜肉齆阻，除疟定喘，痰痫并吐。藤通月经，叶汁生发，末疗折伤，花治心痛。〔批〕即香瓜蒂也，用青色形团俟，瓜气足而蒂自落者佳。

黄瓜叶苦，治儿闪癖，挼搅服汁，一岁一叶。根傅狐刺，毒肿并失。锦荔枝子，壮阳气益。黄瓜即胡瓜，锦茄枝即苦瓜，肉归食部。〔批〕黄瓜叶有小毒，服之吐下乃良。苦瓜子炒，用仁。

仰盆辛温，小毒疗蛊，喉痹肿毒，飞尸堪主。有人肝藤，恶蛊能吐，除邪风痹，服清脏腑。皆以水磨汁服，解蛊毒。苗叶俱似伏鸡子。〔批〕俱用根。

荙菜根甘，通经宽膈，子煮半生，捣汁除热，醋浸揩面，去黚悦泽，合煮鲫鱼，痔疮出血。合芸苔、荆芥、芜荽、莴苣、蔓青、萝卜、葱七子。〔批〕菜在食部，以大鲫鱼去鳞肠，入七子，瓦器煮熟，焙为末，服二钱。

芜青子苦，明目疗疸，去癥积聚，霍乱胀满，升降汗吐，便通结缓，风疹瘭疽①，蜘蛛毒散。即蔓青也。花辛治虚劳目暗，为末，水服效。〔批〕子，九蒸九晒，常服良。

胡荽子辛，消谷进食，疗痔肉毒，发痘疹疾。马蓟子辛，治服胀急，开胃下气，心痛服失。又有紫堇花治脱肛，水堇花疗脉溢得效。〔批〕紫堇花温，而水堇花寒。

灰蘿菜甘，清热宽中，洗疮疥癣，杀蟹消风，蜘蛛蚕咬，捣烂油封。子仁可食，并去三虫。灰蘿大叶红心者即藜也，微毒，主治相同。〔批〕能截痧症。

秦狄藜辛，治胸腹胀，破气消食，心痛恺快。子敷肿毒，食令口爽。茅膏菜同，久痢涤荡。有鸡侯菜、优殿菜，味辛，能温中、下气、消食。〔批〕秦狄藜可茹，而于生菜中最香美。茅膏等俱可沦食。

醍醐菜甘，行血通经，孟娘菜苦，散结益阴，补虚瘦弱，壮阳健筋，利湿除痒，疗痔消瘰。出四明山，性温，食之补益，治血癥，可为茹。〔批〕醍醐菜用汁，孟娘菜用茎、叶。

罂粟壳酸，敛肺涩肠，遗精泄气，泻痢脱肛，止嗽固肾，

---

① 瘭（biāo 标）疽：手指末端痛疽之证，严重者可致末节指骨坏死。

骨痛劳伤。粟米润燥，反胃宜尝。行风气，逐邪热，压丹石毒，去痰滞，止泻痢。〔批〕壳去蒂筋膜，或醋蜜，炒炙用。

青蘘甘凉，即胡麻叶，祛风解毒，通痹活血。花能生发，肉疔擦脱。麻秸烧灰，点痔肉失。麻枯饼擦牙乌须，又痘疮生虫，油滓贴之。〔批〕以脂麻种畦中，初生嫩叶亦可为茹，甘美性滑。

大麻花辛，专治诸风，健忘能治，散瘀经通。叶能润发，根止崩中，疗淋白带，扑跌伤融。麻皮破血，同发烧灰，乳香酒服，治跌伤效。〔批〕或称麻勃，即花也。

黑大豆皮，疗痘目翳，豆叶捣敷，蛇咬毒去。花消翳膜，秸灰点痣。赤小豆叶，烦热并治。赤小豆叶能止遗尿，芽治胎漏，研末酒服。〔批〕大豆叶者，服治血淋效。

扁豆花甘，能止泄痢，赤白带下，血崩亦济。叶治霍乱，转筋痛闭，并疗瘕疾，藤亦同意。绿豆花解酒毒，叶疗霍乱，蚕豆苗能醒酒。〔批〕扁豆花，焙干，末用。绿豆叶绞汁服。

师系草甘，主痈疮疾，疥癞疯斑，煮洗可脱。姑活草甘，温疗寒湿，风邪痹痛，久服气益。鸩鸟浆草，甘温治血，疗风解毒，痈肿疮疖。独摇草温，游风痒热，舞草荒夫，虞美人例。一物四名，女佩男悦。以上四种，诸名博识。

救赦人者，味甘有毒，寒疝湿痹，诸气不足。百药祖辛，诸风能逐。石逍遥苦，虚邪宜服，瘫痪诸风，轻健手足。黄花了凉，口糜喉粟。小儿群辛，治淋白浊。白筵草香，洗疥癞秃。牛脂芳草，止血神速。以上七种，其名宜读。

雀医草苦，久服有济，疗风水疾，烂疮洗利。封华草甘，疮疥恶去。马逢味辛，虫癣及疠。兑草酸平，补益正剂，兔枣味同，亦能益气。惧华草甘，解烦筋痹。让实味酸，止喉痛痢。满阴实甘，除热便闭。以上存名，共计八味。

雀梅酸寒，一名千雀，其性有毒，蚀疮洗濯。白辛味辛，寒热可药。根白芳香，毒性宜博。白背草苦，寒热疮恶。紫给草咸，野葵名讬，能治头风，泄注宜酌。粪蓝味苦，疗诸疮瘰，身痒漆疮，并洗白秃。以上五种，外症须索。

文石草甘，能止寒热，心烦宜服，又名黍石。并苦草凉，治肺咳逆，戟薰玉荆，三名须识。路石草酸，又名陵石，心腹盗汗，生肌气益。石剧草甘，消暑止渴。唐夷草苦，主疗蹉折。秘恶草酸，治肝邪疾，又名杜逢。六种分别。

补　遗

老鹳草苦，微辛去风，疏经活血，筋健络通，损伤痹症，麻木皮疯，浸酒常饮，大有殊功。或加桂枝、当归、红花、芍药等味，更有奇效。〔批〕用茎嘴，出齐地。

肥儿草产，广西平乐，治儿诸疾，痧胀可药。有红果草，叶圆刺弱，辛治牙痛，含漱斟酌。又箭头风花，形如箭镞，能治风症，出南宁。〔批〕红果草，亦产广西。

黄金茄毒，形似槟榔，误食即死，虾酱解尝。杭药大毒，鸟畏远翔，形如独蒜，其毒宜防。菌药所出，服葛人殃，血肉化菌，恶毒更强，干之作蛊，畜者无良，菌化蜂恶，贼物难当。火旺草毒，鱼遇即僵。墨荔气臭，味辣毒刚，若或误食，腐烂心肠。有蛇毒草，汁蘸锋芒，射物立毙，人遇不灭。鸡母草毒，涂箭刀创，禽兽触死，人遇即亡。诸般毒物，不入医方，夷邦出入，防害参详。〔批〕菌药乃服野葛人死后，其血肉滴草上生菌。毒胜荞草造蛊者，干而藏用，或菌烂则化为毒蜂蛰兽致死，亦堪造蛊，或云以粪清、萝菜汁解。

藤　部

天仙藤苦，性温风药，疏气活血，透达筋络。妊娠水肿，子痫病作，麻黄合汗，大黄胎落。叶圆似葛，有白毛，或云即青木香藤也。〔批〕用根、苗。

蔓荆子苦，兼辛微寒，气轻升散，膀胱胃肝，目红齿痛，血热筋挛，通利九窍，头脑痛安。去风利湿，杀虫凉血，益气利关节，长须发。〔批〕去白膜，研用。

清风藤辛，微甘气温，湿痹骨痛，脚腿转筋，鹤膝风痿，麻木肤疼，熬膏浸酒，治风有灵。一切瘙痒疮肿，因风毒、湿毒成者，服之效。〔批〕用茎、根。

南藤辛温，性透经络，排风补虚，强腰健脚，诸痹冷气，浸酒为药，黑发起阳，咳嗽煎酌。治风血为病，或煮汁，或浸酒，熬膏服更良。〔批〕用藤。

千金藤苦，种类颇多，治劳疟瘴，痈肿疮疴，霍乱中恶，癫疾能瘥，解药石毒，血气堪和。北产者良，有古藤、乌虎藤，同类同名同治。〔批〕用藤。

钩藤味甘，微苦性寒，能除心热，驱风平肝，客忤斑疹，头目眩旋，小儿惊搐，降火消痰。专行厥阴，散风降火，为小儿惊痫要药也。〔批〕用钩不宜多煮，多煮则无力。

甘藤汁甘，调中益气，活血解热，止渴通闭。甘露藤甘，主风冷痹，甜藤解毒，蛇虫蛰济。三藤气味相同，皆能益元疏络，令人肥健。〔批〕俱用茎、叶。

倒挂藤苦，能破恶血，疗风止痛，产后诸疾。烈节辛温，追风通脉，定痛和筋，浸酒服益。同松节、牛膝、熟地、当归浸酒，愈历节风效。〔批〕用藤、根。

陈思岌辛，苦解诸毒，掀①热丹疮，痈肿蛊伏，天行热症，

---

① 掀：疑为焮。

喉痹磨服，去风补虚，疏经络速。出岭南，与千金藤、诸药子相类，故主治同。〔批〕用藤。

风延莓苦，去热疗惊，解烦明目，利便通淋，下痰止痢，瘴毒能清，蛇伤虫蛰，疮疥涂灵。性寒无毒，产南海山野，或称风衍，煎服效。〔批〕用根茎。

松罗甘平，能平肝气，瞋怒痰热，温疟吐利，头风头疮，瘿瘤结聚，亦能探吐，膈痰热去。松寄生同此蔓生也，利水导痰，除胸中热。〔批〕松上寄生，树性味同。

葡萄根藤，叶味俱甘，能止呕哕，腰脚疼酸，消肿胀满，利便胎安。蘡薁味同，癃闭能宽。蘡薁即野葡萄根藤，主治相同，汁点障翳。〔批〕曝干为末，用蘡薁又治上焦热。

地龙藤苦，产天目山，治风血痹，冷痛肤顽。鬼膊藤苦，疗疾同玌，捣敷痈肿，子叶俱堪。有曼游藤甘温，久服益人，治老嗽，涂癣效。〔批〕茎、叶俱用。

蓝藤辛温，治冷咳嗽。金棱藤同，筋骨痛宥。含春藤治，诸风功奏。有祁婆藤，经络通透。蓝藤出新罗，金棱产施州，含春祁婆天台。〔批〕诸藤俱能疏络追风，用藤枝茎。

木　部

侧柏枝节，酿酒去风，湿痹疥癞，烧瀋涂功。脂除疣痣，研和同松。根白皮苦，汤火伤封。枝节煮汁酿酒，除历节痛。根皮水，长毛发。〔批〕瀋即沥也。

桂枝辛甘，性温气薄，入肺膀胱，发汗通络，解肌和营，臂痛风疟，伤寒有汗，是为要药。手足痛风、胁风，皆以作引经，阳盛者忌用。〔批〕不可久煎。

木兰皮苦，入肾肺家，皮肤中热，酒疸鼻皶，伤寒水肿，阴痒斑邪，小儿重舌，痈癞宜搽。利小便，散风利湿，功近桂枝，去癫疯等疾。〔批〕剉碎，浆水浸或酒渍，焙用。

辛夷温辣，气轻上浮，入肺与胃，明目清头，鼻渊鼻塞，齿病宜投，开通九窍，邪热难留。去净毛，微炒用，毛入肺中令人咳嗽，慎之。〔批〕用苞。

枫脂香苦，解毒活血，止痛生肌，咯吐便结，齿痛风疹。痈疽疮节。皮疗水肿，霍乱痢疾。皮煎汤浴，去刺风。根、叶疗痈疽，酒服，滓贴。〔批〕微炒，研如泥，入丸。用其瘿瘤，南巫刻人形，以致鬼神。

乳香苦辛，行十二经，去风活血，托里护心，生肌止痛，胸腹诸疼，痈疽疮肿，产难狂惊。香入心，苦温肾，调气伸筋，疗折伤，解诸毒。〔批〕用脂，微炒。

紫檀甘咸，微寒无毒，金疮止血，肿消风逐，疗淋定痛，筋舒血活，性专和营，恶疮涂缩。白檀走卫专主气分，紫檀走营专主血分。〔批〕醋磨屑良。

海桐皮苦，辛温透经，祛风洗目，除翳赤筋，杀虫癣疥，腿膝顽疼，赤白久痢，牙痛嗽轻。花止金疮血，又鸡桐叶煮，洗风湿痹气效。〔批〕有刺者为刺桐，无刺者为鸡桐，花色少异。

槐胶味苦，能逐诸风，筋脉抽掣，丸服有功。枝沥涂癣，灰擦牙虫，沐发令长，服止崩中。皮根止血，治喉痹中风，洗疝痛、五痔、火疮。〔批〕皮根则用白皮，或微炒。

合欢木皮，味甘性平，安脏益志，解忧悦神，折伤痈肿，止血续筋，肺痿吐浊，发落能生。能杀虫，疗蜘蛛咬伤毒。叶洗衣，极能去垢。〔批〕去粗皮，炒用。

桓子皮肉，微毒微苦，去面黯黵，喉痹开吐。子中仁辛，疗牙痛楚，煨食辟恶，口臭嚼数。桓子洗头面去风，泽色，又主飞尸邪恶气。〔批〕即核外肉也。

诃子苦酸，定喘敛肺，破结降火，消痰开胃，止嗽呕逆，崩带胎坠，收脱止利，奔豚气溃。核磨点目，去赤痛。叶下气，消痰止渴，治痢。〔批〕酒浸蒸去皮用肉，焙。或用核。

芜荑辛散，苦燥杀虫，化食理积，利湿祛风，鳖瘕癥痛，痔瘘疳瞢，疮疥冷痢，虫痛有功。能燥湿理气，杀腹内诸虫，小儿疳膨食积。〔批〕用荑、仁。

柽柳枝叶，性味甘温，疗风消痞，利便和营，解酒止渴，解毒熨筋，脂合质汗，伤折堪平。与杨柳不同，驴马血入肉毒，炙熨之，或洗。〔批〕木皮俱同。

蒲柳枝叶，苦疗久痢，痘毒倒陷，频浴有济。木白皮根，金疮能治，乳痈诸肿，捣敷散利。即水杨也，治痘极效，俗医误用河柳，非也。〔批〕捣汁良，宜用鲜者。

苏木甘咸，辛走三阴，行血去瘀，疗闭通经，表里风气，恶露冲心，排脓止痛，扑损疮灵。主中风，霍乱呕吐，虚劳，气滞腹痛，疗疮疡。〔批〕去粗皮取心捣，以梅树皮同熬，阴干用。

桦皮苦平，煎治黄疸，伤寒时热，小便急短，肺风疮毒，乳痈能散，疬疥洗消，须发堪染。煮汁冷饮，治大热、豌豆疮。烧木脂辟鬼邪。

棕榈苦涩，性能收脱，治吐衄崩，肠风痢疾。子花及笋，同功止血，发柏共烧，三灰奏捷。久年败棕更良，专能止一切血，初起者忌。〔批〕烧存性，或煅灰用。

海红豆寒，能去黚黯，头面花癣，游风澡褪。猪腰子甘，治疮毒病，药箭射伤，内服外应。海红豆，有小毒，入面药中，令人肌肤泽美。〔批〕豆堪为果钉，猪腰子镂空，可为鼻烟瓶。

桑白皮甘，辛泻肺热，下痰开胃，行水利湿。咳嗽喘满，浮肿吐血，通大小肠，祛风止泄。皮汁涂口疮即愈，枝沥疗大风、疮疥有效。〔批〕用冬行嫩根白皮，焙用，或蜜炙，忌铁铅。

桑叶甘寒，阳明经药，除热燥湿，去风明目，关节疼痛，盗汗宜服，赤眼火伤，脱肛肿毒。嫩叶煎酒，治一切风，可代茶饮，经霜者良。〔批〕焙干，或烧存性用。

桑枝治风，拘挛痒燥，水风脚气，咳嗽渴要，消食利便，眩晕堪疗。桑灰止血，灭痣疣妙。枝治偏风，灰蚀恶肉。桑霜治噎食、积块，效。〔批〕用嫩条，剪细，炒香，煎良。

楮叶甘凉，止衄痢疢，风湿浊疝，癣疮功奏。白皮逐水，喉痹咳嗽。枝茎洗疹，小便通透。皮治肠风、血痢、骨鲠。白汁敷癣、蛇虫伤毒。〔批〕白皮酿酒，治肿胀、肠风。汁胶五金，贴金书。

荆沥甘平，除风退热，化痰通络，中风音失，眩晕烦闷，热痢吐逆，因寒而病，助以姜汁。黄荆条截长尺余，架砖炙取，止血气热痢。〔批〕截长三四寸，束入瓶中，又以一网栓住，糠火煨烧，其汁沥下，妙。

枸橘叶辛，治痫脓血，喉瘘怪症。末服饮汁，刺疔牙痛，皮治痉直。下血不止，宜用其核。咽喉生疮如叠，不痛，出臭水者，煎汤速饮。〔批〕即臭橘。

狨仁甘寒，入肝肺经，散结清热，强志聪明，疗痰痞气，鼻衄睛疼，熟治不眠，多睡用生。专疗眼疾，内服外点，皆有殊效，功在益肝。〔批〕以汤浸去皮尖，擘破，用木通、芒硝水煮一伏时，研用。

山茱萸酸，辛温性涩，补肾润肝，逐风利湿，固精秘气，耳聪目澈，强阴助阳，五脏利益。疗精血不足致九窍不利、耳鸣、鼻塞等症。〔批〕用肉。

女贞叶苦，除风散血，消肿定痛，头昏目疾，胻疮溃烂，诸肿捣贴，舌胀口疮，含漱有益。又治风热赤眼，研汁和黄连朴硝熬，点效。〔批〕叶形长者真，叶圆者乃冻青也。

女贞子苦，微甘性平，益肝与肾，五脏安宁，乌须黑发，耳目聪明，驱风补虚，强骨健筋。少阴之精，隆冬不凋，酿酒能治虚损百病。〔批〕色黑者为女贞子，色赤者冻青子也。

冬青子苦，微甘去风，补虚悦色。皮亦相同，叶灰洗面，瘢瘰消融，瘢痕尽灭，久见殊功。子疗痔，盐酒拌蒸服，亦性凉活血之功也。〔批〕嫩芽可茹。

山矾叶酸，治痢止渴，杀蚤蠹虫，烂弦眼疾。杨栌叶苦，疗疮瘰疬，性寒微毒，洗疮煮汁。山矾即芸香，叶同老姜浸水，洗烂眼沿效。〔批〕山矾子可食，叶可染黄。

溲疏辛寒，除胃中热，下气利水，皮肤燥热，遗溺诸症，妇人诸疾，清理下焦，丸有承泽。似枸杞，一名巨骨，盖阳明、冲任去热之药。〔批〕用子。

南天烛苦，上泄除睡，强筋益力，风疾能退。子堪固精，甘平酸味，肝肾之药，北方称贵。误吞铜铁，天烛根烧研，调服一二钱即下。〔批〕叶汁造乌米饭。

石南叶辛，苦坚肾经，头风脚弱，内补强阴，皮毛麻痹，服之有灵。子治蛊毒，祛风气行。能破积除蛊，风痹，利筋骨，填肾气，浸酒良。〔批〕嫩芽可当茶饮。

胡颓子酸，能止水痢，根止吐血，亦疗喉痹。叶治肺虚，喘促咳剧，虚甚之人，加参美剂。根煎汤，洗恶疮疥癣，犬马咬伤，又治喉塞。〔批〕寒热病不可用。

五加皮苦，味辛气温，祛风胜湿，活血舒筋，五缓虚弱，湿囊痿阴，明目愈疮，坚骨益精。酿酒良，难得真者。蜀产芬香，五叶者佳。〔批〕用根皮同茎，或云：拧得一把五加，不用珠玉满车。言其贵也。

木槿皮甘，活血润燥，肠风下血，杀虫为要，顽癣风疥，调涂极效。子花性同，疗风亦妙。子烧烟熏头风，研末，和猪骨髓，敷黄水疮。〔批〕川产者良，花白者可代茶，利便，止痢，定呕。

伏牛花苦，治风湿痹，拘挛骨疼，眩晕气滞，五痔下血，头风要剂。根叶枝同，肿痛并去。疗一切风，无花用根、叶、枝焙，研末酒服。〔批〕根茎俱作汤，浸酒用。

木天蓼辛，除积癥结，风劳冷痢，并用枝叶。小天蓼甘，追风最捷，手足痹疼，子疗疬癣。二天蓼治风奇效。根治牙痛，捣丸塞之妙。〔批〕木天蓼酒浸良。

桑寄生苦，微甘性平，助筋强骨，腰腿脚疼，追风利湿，下乳止崩，诸疮癣癫，用此宜真。必须桑树上生者可用，他树有毒害人。〔批〕以铜刀和根枝茎叶细剉，阴干用，忌火铁。

李仁苦平，疗仆蹉折，瘀血骨痛，令人悦色，利水散肿，小肠气结，面䵟黑子，研涂自失。女子少腹肿满，研服。嚼涂蝎蚕螫痛有效。〔批〕去皮尖用。

杏枝治伤，能散瘀血，坠扑烦闷，煎酒饮益。花补伤中，疗痹厥逆，叶治卒肿，脓煎热渍。根治多食杏仁，迷闷胀满者，煎汤服即解。〔批〕枝用东引者良。

梨树木皮，能疗瘟疫，霍乱气冒，灰服或汁。叶治相同，小儿疝疾，解菌水毒，更是风疾。食梨过伤，用叶煎服。花捣涂面，去䵟粉滓。〔批〕梨树木烧灰，伏鸡卵壳中，合白菀、麻黄等分丸服，治郁冒①效。

鹿梨根皮，洗疮疥疾。棠梨叶枝，霍乱吐息。榲桲木皮，捣敷疮疖。庵罗果叶，渴病呷汁。赤瓜木，疗水痢、头风。根消积，茎叶洗漆疮。〔批〕棠梨枝叶油炒，去刺用。赤瓜木即山楂也。

石榴皮涩，主痢漏精，崩中带下，筋骨挛疼，涩肠止血，

---

① 郁冒：昏冒，神志不清。

点目清明。东行根同，杀虫最灵。根疗蛊通经，花治金疮，止一切血，有奇效。〔批〕浆水浸用，忌铁器。

枇杷叶苦，清肺下气，治热咳呕，宽胸疗痹，凉膈理痰，扫除面痱，和胃姜炙，润金蜜制。花治头风鼻涕，木白皮止呕逆不下食良。〔批〕大者刷净毛，或酥，或蜜，或姜汁炙用。

核桃青皮，染须黑发，敷疬疡疮，癜风嵌甲。根皮止泄，沐头染褐。壳烧存性，血崩可压。油辛热有毒，杀虫治疬风、疥癣、杨梅、白秃。〔批〕油乃陈坏者压油治病。

合新木辛，服解烦心，又疗疮痛，洗服俱行。枸核味苦，水肿堪平。马疡木皮，癣疥敷清。马疡用根皮，有小毒，能杀虫，为末，油涂效。〔批〕合新木产辽东。枸核五月采，炙用。

榕树之须，配药固齿。子可肥鱼，脂黏似乳。枝束为炬，不畏风雨。老结伽南，奇香堪取。其脂与漆相似，可以贴金胶物，胜于楮脂。〔批〕叶似大麻子，如冬青枝干拳曲，木本棱凹不成材器，而结奇香。

樱木似桧，亦名水松，抱木生者，性韧皮同，乘鲜剥削，造履轻松，除湿脚气，堪辟邪风。有桧木，根叶似桃，而细腻，性耐水，造器良。〔批〕樱抱木皮造履，俗称抱香履，今潮州刳而为之。

铁树黑色，叶类石楠，逢丁卯岁，花发非难，形如瑞香，圆小不馣，树高数尺，止血下痰。有吐珠木、飞云木皆细致波纹，可造器皿。〔批〕铁树花开四瓣，紫白色，或采以治痰火症。

鸡翅木苦，白质黑章，多瘿坚致，造器最良。铁力木黑，沉水坚欓，海航作矴，不异铁钢。有橡木、棍木皆不蠹，坚细可为桌、椅、箱、床。〔批〕橡木有青白黄三色，棍木白蚁不伤，皆佳材也。

菩提树叶，形似柔桑，浸去渣滓，筋若丝张，饰灯置笠，绡縠①相当。红罗獭尾，并产高凉。有紫柏、虎斑、凤眼、龙胆诸木，俱宜造器，良。〔批〕红罗、獭尾等木皆细致坚香之良材也。

蝇树最奇，苍蝇所集，栽茶树旁，茶得滋益，茶不生蝱，味更清洁，旱则降水，潦则升吸。琼州多蝇伤茶，土人栽蝇树护之，则无害。〔批〕蝇树不独聚蝇不伤茶，更能降水吸水滋之，物之相感，甚奇。

乞力伽木，濒海所产，煎膏饵之，延年除痯②。有合成树，一本三限，东楝西槐，南结橄榄。绥南有连山、桎松、杞梓同本，盖接木类耳。〔批〕今之接木生果者甚多，而一本数种者无，若天成者更奇矣。

胭脂木赤，旋器甚坚。有龙骨木，色翠青妍。广漆树茂，漆出不黏，黄而光亮，无力沾沾。有韩木，俗传韩文公所植，枝叶异于他树。〔批〕广漆与川浙、徽漆大不相同，今吴中皆用之，甚光亮。

男青女青，人皆未明，万年枝是，罗浮志名。茎枝条蕊，朱色如藤，插枝灌水，即可敷荣。《本草》女青是草，而无男青，此藤生者是也。〔批〕按志云男青似女青，盖二物也，男青藤生，女青草生。

水　部

立春雨水，味甘气正，夫妇合饮，回房乃孕，煎发散药，补中却病。液雨杀虫，消积亦应。立冬后十日为入液，小雪为出液，曰药雨。〔批〕液雨，百虫饮之即蛰。

梅雨湿毒，坏物败色，夏至壬起，小暑壬出。又三时雨，分三五七，夏至起时，小暑日结。三时雨水，不可造酿，惟洗疮

---

① 縠（hú 胡）：有皱纹的纱。
② 痯（guǎn 管）：忧郁。

疥，入酱易熟。〔批〕梅雨乃黄梅时候之雨，极能坏物，或称霉雨亦通。

菊花上水，益色壮阳，去风明目，清热和肠。菖蒲上水，洗目称良。荷花中水，涂面生光。水者或雨或露，久贮花间者，是得其气也。〔批〕菊花等水以不见日色者良。

半天河水，即名上池，篱头槐孔，甘洁存之，疗狂鬼疰，辟疫邪迷，治蛊风疾，洗灭疮痍。昔长桑君饮，扁鹊以上池水于树柏中取。〔批〕槐树上者佳，或竹篱头上取。

醴泉甘美，出应国瑞，饮除固疾，邪疰并退。玉井甘平，久服润肺，毛发滋荣，寿增神配。又钟乳穴水，甘温补益，令肥健，壮阳耐老。〔批〕玉井水乃产玉庭之泉也。

地浆甘寒，掘地成之，解诸食毒，霍乱闷施。酸浆定呕，止泄调脾，消食通便，洗白肤肌。三家洗碗水洗疮，病人洗手足水止劳复。〔批〕须觅净土，以清水搅土浆，澄清用。酸浆，忌李子。

饭甑气水，沐头长发，疳疮游烂，拂拭透达。粟米泔水，烦渴痢呷，瘙疥虫疳，痔疮发拔。糯米泔止烦渴、霍乱，食鸭不消者，顿饮之。〔批〕饭甑气水皆籼粳糯饭者，米泔水俱用二泔。

土 部

白垩苦温，性涩止痢，寒热癥瘕，血结月闭，吐衄水泄，咳嗽反胃，阴肿漏下，罯臁疮痹。入气分，利湿，疗子宫冷，多服伤五脏，令瘦。〔批〕捣筛，盐汤飞净，或服用。

东壁土甘，性温胜湿，疗疟霍乱，烦闷呕逆，点目去翳，诸疮破疬，脱肛脐风，干湿癣疾。疗急心痛，解乌头、百药、诸肉毒，年久者良。〔批〕炒制诸药必用，或用南壁、西壁，亦皆取气之意耳。

杓上砂平，除面风粟，隐暗痛涩，唇疮裂肉。妇人吹乳，取砂酒服，炊帚通孔，散之甚速。风粟唇疮，于本家杓上刮去唇砂即安。〔批〕乃淘米杓也，有木杓、瓢杓皆可用。

灯花味苦，止血金疮，夜啼涂乳，吮哑安康。烛烬味同，疗肿涂良，醋调敷漏，马齿苋勷①。治九漏，先以泔水洗疮，用腊猪油调涂效。〔批〕用净油，灯心草者，若棉花纸捻不用。

道中热土，能疗暍死，积于心口，尿脐可起。车辇上土，恶疮涂取，婴儿赤肤，掺敷肌理。千步峰土，便毒涂使。烧人场土，邪疟塞耳，系臂也堪，夜啼枕止。古塚上土，瘟疫辟去。马蹄下土，东行者使，方术涂脐，卧致不起。

百舌窠土，治虫咬疮，鬼屎地钱，治马溃疡。鼠壤土温，冷痹熨良，中风筋痛，疗肿敷方。墙下虫尘，恶疮搽当。蚁垤土辛，救死胎殃，胞衣不下，炒熨用囊。白蚁泥土，疮肿涂将。白鳝泥咸，火带疮凉。驴轴上垢，治疟为良。

犬尿泥治，妊娠伤寒，令子不落，涂腹勿干。驴溺之泥，蜘蛛咬搏。尿坑泥主，蜂蝎虫残。粪坑底泥，治发背顽。檐溜下泥，丹毒可删。猪咬蜂蛰，蛇毒伤堪。自然灰主，白癜风斑，疮疡瘰疬，和醋敷安。桑根下土，风水追完。〔批〕自然灰生南海，浣衣去垢，玛瑙玉石埋之能软，易于雕刻。

门臼中尘，止金疮血，诸般毒疮，蒜蘸擦歇。寡妇床头，土涂耳蚀。瓷瓯②白灰，游肿敷息。香炉灰温，止金刀溢，扑跌损伤，生肌亦捷。炉岸涂疥，杀虫亦切。煅灶灰辛，除癥坚积，辟恶邪气，产后阴脱。有弹丸土，催生有益。〔批〕弹丸土治难产，酒服一钱。

---

① 勷：助，辅助。
② 瓯（ōu呕）：小盆。

金　部

金屑金薄，辛平除风，伐肝镇心，下气经通，疗惊止嗽，重坠为功，骨蒸吐血，煎炼宜融。生有毒，入丸散。用金薄煎剂，以熟金取气。〔批〕煎剂，以金块烧赤入药，同煎。

银屑辛平，除热镇惊，驱风破冷，安脏镇心。丹毒邪气，宜用生银，谵语烦闷，胎动服宁。乌银、银箔，性味俱同，入药用生银为上，忌血。〔批〕用入煎剂，以大块烧赤入药。

锡吝脂辛，可点翳膜，风气消渴，宜入丸药。赤铜屑苦，贼风酒酌，接骨焊牙，血气痛却。铜屑疗腋臭，醋调敷，烧渍酒服，去贼风痛。〔批〕锡吝脂即钊也。铜屑即铜落，惟苍术能粉之。

铜绿酸涩，入胆及肝，上焦壅甚，专吐风痰，烂弦赤眼，口鼻牙疳，杀虫止血，疮匿癣顽。疗妇人血气心痛效，金疮瘜肉，去翳明目。

黑铅甘寒，坠痰杀虫，安神解毒，散肿消痈，明目固齿，下积调中，瘿瘤鬼气，实女能通。治风痫、肾气、哕逆，解砒霜、金石、药毒，乌须。〔批〕熔化，滤净渣，脚炒成灰用。若入煎剂，则剪细同煎。

铁鏊苦涩，烧刀取油，涂恶疮疥，瘰疬筋瘤，破伤免烂，虫蟨无留，染须黑发，软疖搽瘳。以火鏊厨刀，出浆似漆，乘热涂之，极有效。

铁秤锤烧，焠酒治风，产后血痛，胎漏收功，男子疝坠，热痹喉咙，误吞竹木，舌肿俱松。铁锯亦疗竹木刺咽，车辖治喉痹便血。〔批〕铁锯，铁车辖亦烧赤渍酒饮。

铁杵铁铳，铁斧铁针，刀环焠酒，俱可催生。马镫振尤，能灭鬼磷，游光敛色，金叶之声。马衔煮水，亦治吐血，喉痹难产，小儿惊痫。〔批〕马镫用古旧者良，宜造医针佳。

铁剪刀股，煎治惊风，铁镞平胃，呃逆堪松。铁甲解郁，怒气销熔。铁铧醋焠，煮疗怔忡。钉止牙宣，锁治鼻瘜，钥匙治血噤失音。〔批〕铁甲、镞、匙俱煎，钉烧塞之，锁磨，取末和猪脂塞。

石部

青玉碧玉，或出蓝田，甘平无毒，炼服延年。玉英石镜，并产于阗，除风肤燥，解热悦颜。青玉令人有子，有黄玉产甘肃，不堪服食。〔批〕皆服食家用之。

白石英辛，甘温益气，止渴润燥，滋大肠肺，定嗽疗痿，除胸膈滞，补脏通便，治风湿痹。实大肠，疗肺痈，咳逆上气，起痿，止渴，补脏。〔批〕攻疾暂，煮汁饮，服食只宜吞砂，不可服粉。

朱砂甘凉，色赤属火，镇心明目，神魂安妥，辟邪温疟，死胎能堕，定惊祛风，解痘毒可。治心热神昏，下三虫，打丹用之，疗溃疡效。〔批〕取明净者，水飞三次，荞麦灰汁煮，再以清水飞，晒用。

滑石甘寒，止血渗湿，降心肺火，清脾胃郁，透癃下乳，疗疸止渴，泻痢石淋，开窍荡热。泄上焦热，行肠胃滞，妊娠转脬，清暑要剂。〔批〕用牡丹皮煮过，飞净佳。

不灰木甘，性寒除热，肺燥咳嗽，烦满阳厥，咽喉肿痛，痱疹疮疖，阴毒腹痛，热药并入。治阳绝，有金针丸，盖寒热并用，调停阴阳。〔批〕以牛乳煮之。黄牛粪烧之即灰，又有木类者在木部。

禹余粮甘，寒涩体重，入大肠胃，固下宜用，咳逆下痢，血闭癥痛，大热烦满，生产易送。治骨节烦疼、四肢不仁、少腹痛、痔瘘等症。〔批〕细研，飞净用。

太乙余粮，能治咳逆，癥瘕血闭，通利肢节，安镇脏腑，轻身健力，耐寒却老，久服大益。其味甘凉，与禹余粮同类，而更纯美者也。〔批〕以黑豆、黄精汁煮，杵研用。

石漆辛苦，有毒杀虫，小儿痰疾，更治惊风，涂疮癣疥，走窍经通。又有地溲，炼铁刚锋。盖皆雄硫之脂也，针箭入肉，涂可拔出效。〔批〕可燃灯，得水更焰，灰压则灭。

金星石甘，无毒性寒，肺损咳嗽，止血下涎，镇心疗哽，疮毒虫钻。银星石类，主治同班。或称金精、银精，能解众毒，点眼药用之效。〔批〕盐泥煅用，或水磨服。

羊肝石甘，除热目痛，点去障翳，破血瘕用。砺石味同，宿血能送，伏鬼恶物，石淋开动。砺石、磨刀垕，治蠼螋尿疮，涂瘰疬、结核效。〔批〕烧赤渍酒或磨汁用。

麦饭石甘，专治外症，痈疽发背，溃疡百病。火煅醋焠，取屑研净。鹿角白敛，调膏敷应。即黄鹅卵石也，取屑研极细用，不致疼痛。〔批〕炼时忌妇人、鸡、犬，用时先以猪蹄汤洗净脓血，上患处。

黄矾酸涩，痔疥涂将，风热牙痛，疳蚀阴疮。汤瓶内碱，止渴佳方，小儿糜口，丸用参汤。黄矾染皮，家用之，又磨古刀剑，能显花纹。〔批〕波斯出者，中见金丝纹，更佳。

光明盐碱，头目病尝。卤盐苦寒，治渴热狂，除烦下蛊，去热清肠，呕逆喘满，目痛点良。光明盐乃胡地所产，不经煎炼，天生盐也。〔批〕卤盐即碱也，又有盐之滴油下所生之碱，有微毒，性稍异。

玉火石甘，微辛气温，伤寒发汗，止眩头昏。有龙石膏，止渴生津。有白肌石，健骨强筋。有松石如松，干不入药，与不灰木相类也。〔批〕玉火龙石皆与石膏同类，白肌则理石类也。

石肺味辛，治疠寒嗽，益气明目，肺痿可救。石肝味酸，身痒风透，令人色美，皮肤去皱。石耆味甘，治咳逆候。马肝石甘，炼丹益寿。猪牙石辛，明目散垢。龙涎石平，龙仙名又，大风疠疮，敷服愈骤。以上六种，七名宜究。

禽　部

阳乌嘴灰，治恶虫伤。鸂鶒喙灰，下鲠奇方。毛解虫毒，髓补精良。鹧鸪粪馥，涂治诸疮。鸺鹠头灰，治破伤风。鸚珸毛粪，疗射工毒。〔批〕阳乌白颈鸦也。

鹈鸪油温，涂肿风痹，透络治聋。嘴灰止痢，舌疗疔疮，毛灰呕住。鸨肪长发，散肿肤腻。鶌鶒膏，治耳聋。蚊母鸟翅羽，作扇辟蚊效。〔批〕鹈鸪油即用其嗉盛之庶免渗晒。

鹅油滴聋，泽肤大妙。膵亦相同，聤耳吹窍。血制螷毒，解药毒效。胆消痔核，谷贼涎疔。毛亦治射工毒、惊痫，屎治口疮，涂蛇咬伤。〔批〕白鹅辛凉，苍鹅有毒，嫩鹅发疮，老鹅良。

雁肪去风，偏枯拘急，解药石毒，涂肿散结，治吐耳瘖，生发活血，毛辟惊痫，屎涂疮疖。骨烧灰，和米泔沐头，长发。屎炒和津，涂疮。〔批〕有苍白二色，用白者良。

乌白鸡血，治痿骨痛，瘰疬疡风，马咬涂用，丹毒惊搐，邪蛊服恐，脑治难产，烧灰酒送。俱用雄者，鸡肾焙研，治鼻𪘏有虫，调敷良。〔批〕鸡血服硫磺者忌，脑并治惊痫。

凤凰蜕者，抱鸡卵壳，痘陷下痔，敷疮灰著。卵壳烧研，亦堪点目。壳中白皮，久嗽焙酌。卵壳灰油涂癣疥，乌牝鸡召脂，服之易产。〔批〕鸡召脂即雌鸡之烧油也。

野雉之脑，研涂冻瘃①。尾毛烧灰，油敷丹毒。嘴治蚁瘘，屎疗久疟。鹧鸪脂膏，不龟手药。蒿雀、瓦雀，脑涂冻疮，鸽血

---

①　冻瘃（zhú竹）：即冻疮。

解诸药、百虫毒。〔批〕野雉俱用雄者，雀脑亦用雄，而方术药中使之。

夜明砂辛，入肝活血，目盲障翳，疗惊逐积，腹痛死胎，面痈瘰疬，魃病痔毒，聤耳痁疾。即蝙蝠矢，去面上黑皯，疗胡臭，风虫牙痛。〔批〕刷净灰土，取洁净，炒焙用。

鸜鹆目精，点目能明，百舌窠粪，虫咬涂灵。啄木鸟舌，活龋作疼，脑血术用，变影易形。又鳴鸠脚胫骨，佩令夫妇相悦，男左女右。〔批〕百舌即告天子也。

鹰头烧灰，疗痔头风。睛汁明目，粪杀积虫，毛能断酒，骨接骨功，嘴爪灰服，狐魅潜踪。粪去面䵳，灭瘢痕，逐邪恶，疗乌骨鲠，服效。〔批〕头且治瘘，毛煮汁饮。

雕骨烧灰，疗伤接骨。粪治骨鲠，鹗功同捋。嘴煅灰研，蛇伤涂服。鸱头止眩，骨定鼻衄。又有鸺鹠鸟，即毂辘鹰，肝入法术家用之。〔批〕雕骨接骨伤，在上食前服，在下食前服，酒送。粪烧，酒服。

兽　部

猪血咸平，压丹石毒，除瘴止血，头风眩服。心血疗痫，调朱砂末。尾血发痘，卒死救活。胰疗肺痿，喘促久痢，除面䵳，胆皮灰点翳。〔批〕猪血，服地黄、首乌、硫磺、诸补药者忌。

腊猪头灰，治鱼脐疮，鸡子白调，敷易奇方。狗脂狗胰，皴皱涂光。柔金去䵳，白犬者良。五月戊辰日，以猪头祀灶，所求遂意丰足。〔批〕头骨用雄者。

羊头与蹄，治风眩疾，五劳骨蒸，能除伏热。皮灰去风，扑伤散血，脑涂皯䵳，髓通血脉。脬治遗溺，胰润肺，去雀斑。黄羊髓，同补益。〔批〕羊头、蹄，水肿人忌。

牛蹄甲灰，治赤白带，牛痫臁疮，接骨疗疥。毛灰通淋，卵除疝害，口涎止呕，噎膈无碍。鼻津治小儿客忤，涂癣。胞衣煅，治膁疮效。〔批〕青牛者良。

黄明胶甘，杂皮煎成，治吐衄血，便泻崩淋。风湿注痛，扑打伤疼，汤火伤灼，痈肿疽𬱟。水牛、黄牛皮熬者为佳，今皆以杂皮煎就。〔批〕炙用。

马悬蹄灰，治急疳蚀，辟瘟疗疰，惊痫颠疾。杀虫除蛊，止带赤白。皮灰催生，秃疮敷益。鬐①毛灰止血，疗惊，涂疮。马脑有毒，可断酒。〔批〕赤白马者良，脑食之令人颠。

驴脂治疰，服疗癫狂，开聋止嗽，涂肿风疮。驴血润燥，利大小肠。骨止消渴，浴疬风良。头骨灰治小儿解颅，悬蹄灰敷痈疽散脓。〔批〕驴血以麻油一盏和搅去末，煮熟即成白色，亦一异也。

驴皮覆身，可止疟疾。豉汁煮食，除风㖞僻。烧灰治癣，油调搽失。驹衣断酒，煅研酒食。又骡蹄灰，入麝催生，屎熨扑伤，中风肿痛。〔批〕此用生皮，若熬胶，用全黑者佳。

阿胶甘平，清肺养肝，滋肾益气，和血化痰，定喘止嗽，血疾俱堪，妇人诸病，外症须参。能疗诸风血症，腰酸骨痛，胎动，下痢劳疰。〔批〕或酒化水化，或蛤粉炒用。

虎骨属金，辛温健筋，痛风顽痹，助阳起阴。熬胶浸酒，强骨除疼，肚治反胃，煅服如神。胫骨佳，酥炙用，熬胶全副。威骨配之，人畏。〔批〕或酥炙或酒醋炙，熬胶用全副者良。

虎油疗秃，涂狗啮伤，五痔下血，反胃酒尝。虎血壮志，肾已瘰疡。胆疗惊痫，疳痢神憛。虎睛明目，镇心定忌。鼻治癫疾，胎可转阳。牙疗疽瘘，猘犬②咬狂，爪辟邪魅，皮止疟殃。须剔齿痛，屎治鲠方，屎中骨屑，敷汤火疮。〔批〕血热饮

---

① 鬐（qí 奇）：鬃毛。
② 猘（zhì 制）犬：狂犬，疯狗。

胆，研汁服。睛以羊血浸一宿，焙干用。或酒炙鼻悬门户，宜子孙。屎烧研，酒服。

豹脂涂发，乌黑易生。鼻驱狐魅，煮汁服灵。头骨烧灰，头风洗轻，作枕辟恶，皮寝神惊。广南有嘡腊虫，食人尸，以豹皮覆之，即去。〔批〕豹脂亦入面脂药，皮不可作褥，令人梦惊。

羚羊胆苦，涂面除斑。鼻逐邪气，遁尸宜餐。麂子头骨，飞尸病删，皮作靴袜，脚湿痹安。〔批〕羚羊鼻炙用，麂头骨烧灰服。又麏髓脑，泽面除风，其骨煮服，疗虚悦色。

香狸之阴，蛊痓能逐，功同麝香，鬼疟邪伏。风狸之脑，诸风愈速。尿治大疯，并是怪物。香狸即灵猫，自为牝牡，风狸不死善变。〔批〕阴焙，炙末用。

兔屎去翳，疗治杀虫，五痔劳瘵，明月丹宗。皮毛灰服，产难奏功，又止白带，淋闭能通。胞衣不下，酒服皮毛灰效，又治恶心抢心。〔批〕腊月收之。

兔肝明目，除劳眩旋，头骨烧灰，治呕风癫，产后阴脱，痈痢痔痓，预解痘毒，产后血缠。肝能解丹石毒发，上冲目暗不见物，生食效。〔批〕腊月兔头汤，浴小儿稀痘。

猬皮苦平，专走阳明，大肠止血，五痔肛疼，反胃鼻衄，除疝宽膨。点目治瘘，用胆肝心。疗血汗阴肿，脑治瘘，肉脂同治，骨令人瘦。〔批〕细锉，炒黑入药。

牡鼠煎膏，续筋接骨，冻疮火伤，金刃血出。鼠脂滴聋，灼伤涂贴，生牙止痛，擦用骨脊。头灰治汤火伤，瘘疮，鼻蜃。飞鼠皮，催生效。〔批〕正旦，朝所居处埋牡鼠，辟瘟疫。

诸般朽骨，煮淋骨蒸，磨涂癣疥，并灭瘢痕，打扑青肿，敷痈牙疼，服止水痢，面炒等分。又雷震肉，治惊疯癫。诸血，解莽草、诸菌毒。〔批〕洗净，或煮汁，或烧灰用。

鳞 部

龙骨甘涩,入肾肝心,固肠止泄,肛脱遗精,敛气益肾,镇魄安魂,收汗定喘,治带疗崩。敛疮口,辟邪解毒,疗恶梦、惊痫、疟痢、滑精。〔批〕酒煮,焙研,飞净,或用黑豆同蒸。

穿山甲咸,入肝行胃,通经疏络,肿消痈溃,止痛排脓,瘰疬风痄,蚁瘘诸疮,外科称贵。性善穿达病所,疗湿痹,消痈肿,已溃者忌。〔批〕或炮酥炙,或醋炙,童便炙,油煎、土炒各随本方,或生用。

蛇蜕甘咸,能除风疟,疗肿痔漏,诸疮肤木,重舌惊痫,鬼魅蛊恶,产难目翳,喉痹宜酌。治癫疾、瘰疬、弄舌,辟恶去风,敷疬疡、白癜。〔批〕白净者,以皂荚水洗,或酒、醋、蜜、浸炙,或烧,或煅用。

蚺蛇肉甘,专治痛风,诸疮瘴疫,杀蛊追虫。胆苦凉血,退翳疗矇,五痔八痢,痢痔收功。牙配之辟不祥,膏塞耳治聋,疗大麻疯癞。〔批〕胆似粟许,入水浮而旋行不散者真。

白花蛇肉,甘咸气温,诸风疥癞,顽痹不仁,口眼㖞斜,脉急抽筋,大风瘫痪,酒服安宁。头毒,治瘰风恶癞,目止夜啼,服蛇酒忌风。〔批〕用中段净肉,酒浸三五日,去皮骨,焙干。

乌蛇甘平,疗风顽痹,瘾疹癣疥,湿热癫疠。膏塞耳聋,皮退目翳,胆治大风,卵功同意。功与白花蛇同,而性善无毒,俱去骨用效。〔批〕酒浸一宿,或煮过酥炙用。

蝮蛇大毒,乃是胎生,肉疗疯癞,顽痹疮淫,恶风恶蛊,瘰疬攻轻,胆摩痔瘘,皮治疽疔。骨烧灰治痢,脂塞耳聋,蜕疗痈疥,屎治漏。〔批〕胆治痔瘘敷之,若作痛,杵杏仁摩之。

虺蛇有毒,疗痹内漏,破伤中风,疯癫开腠。蓝蛇头毒,尾堪解救。两头蛇怪,疟疾佩胆。苟印蛇脂,治聋能透。又有蛇角，攻毒蛊候。赤练蛇恶，桑根名又。秤星竹根，秃灰毒骤。蛇吞蛙鼠，治噎劳嗽。以上诸蛇，治疗须究。〔批〕虺蛇、蓝蛇、两头蛇俱用肉，蛇角产哈嘧，赤炼等皆毒蛇无用，蛇吞蛙鼠炙用。

鲤鱼血涂，火丹肿疡，痔漏虫蚀，敷用鱼肠。鱼目出刺，皮治疹疮，鱼鳞鱼骨，崩带同方。俱烧灰酒服，止赤白带、痔瘘，骨鲠、鳞散血。〔批〕膏灰酒服。

鲤鱼脑髓，治痫暴聋，和桂塞耳，虫尽无脓。齿治石淋，末服能通，青鱼眼汁，注目启矇。鳜鱼尾灰，敷软疖。勒鱼鳃，入七宝丹，止疟。〔批〕以陈醋煮研。

介 部

鳖血治风，除痒劳热，口眼㖞斜，亦涂肛脱。鳖头灰同，阴户收入，历年脱肛，小儿诸疾。脂涂白发，孔令不再生，爪佩之，令人不忌。〔批〕或云三爪团鱼，四爪鳖，五爪即是鳝，五爪者有毒，不可食也。

纳鳖有毒，甲可通经，传尸亦治，肉毒休吞。能鳖三足，寒性毒真，捣涂伤折，化血除氛。朱鳖辟恶，佩戴媚人。珠鳖酸甘，服辟疫瘟。鼋甲味甘，虫毒追轻，瘰疬疥癣，续骨连筋。脂摩风疾，胆点喉疼。以上诸类，功用宜斟。

贝子咸平，去督翳目，疗癃治水，解蛊诸毒，鼻渊脓血，疳蚀疰伏，除射罔害，拔药箭镞。有小毒，治中一切食物毒，烧研点目去翳。〔批〕烧过，研粉用。

紫贝咸平，除热疗翳，石蚘微甘，使小便利。珂螺平咸，断血努瘀，能去面黑，生肌亦济。又瓦垄子壳灰，消血化痰，治走马牙疳效。〔批〕用壳，煅研。瓦垄子醋焠。

海螺壳咸，名曰甲香，心腹痛急，淋痢痔肠，癣疥诸瘘，涂服俱良。甲煎即是，敷甲疽疮。海螺能笼住诸香，甲煎乃以他物合成者。〔批〕灰汁煮，或泔水煮，焙煅黄，捣粉用。

蚌珠甘咸，性凉清热，入心肝经，安魂定魄。磨翳催生，惊痫痰逆，拔毒敛疮，耳聋宜塞。涂面，令好颜色，生肌拔毒，外症收口要药。〔批〕入乳浸三日煮过，捣，研乳用。

虫　部

蜜蜂子甘，下乳通淋，头风蛊毒，白带虫瘕。黄蜂子毒，干呕能清，治心腹胀，除面瘢痕。蜂子俱有小毒，皆能去雀斑、疔肿，外科常用。〔批〕俱炒用，以冬瓜、苦荬、生姜、紫苏制其毒。

土蜂烧末，涂蜘蛛伤，蜂房煅灰，痈肿涂良。竹蜂相类，竹木窠藏，疗惊发痘，煅服奇方。土蜂子治痈疽嗌痛，利大小便，止白带效。〔批〕土蜂、竹蜂子俱有毒，制如黄蜂法。

赤翅蜂毒，疔肿涂消，蜘蛛伤蜇，窠土和调。独足蜂产，老树根苗，亦涂痈肿，灰末火烧。有独烽、蛒蜂出巴蜀，蜇人致死，惟禁术堪疗。〔批〕赤翅蜂烧油调涂，窠土酢和。

露蜂房甘，有毒攻毒，癫疾惊痫，疔肿白秃，瘰疬瘘痔，痈疽附骨，痢疾历风，亦堪烧服。治牙痛、舌血、妒乳、湿肿，杀虫，土蜂房同。〔批〕同鸦豆枕蒸一时，焙用。

蠮螉辛平，微毒发表，止咳治聋，鼻室通了，出竹木刺，罨拔甚巧，痈肿头风，呕逆可保。有雄黄虫，形亦相似，能明目益气，辟不祥。〔批〕入药焙用。

虫白蜡淡，微甘性温，生肌定痛，止血续筋，补虚接骨，杀瘵丸吞，外科要药，亦治血淋。又五倍子内虫，治赤眼烂弦，同炉甘石敷。〔批〕虫白蜡与蜜蜡不同，乃蜡虫所造，冬青树上亦可蓄之。

五倍子酸，苦咸性涩，敛肺降火，生津止血，定嗽泻痢，消肿收脱，散热敛疮，化痰酒积。治癣疮、口疮、牙宣、眼肿痛痒、脸烂、五痔良。〔批〕产盐麸子树上。

全蝎辛甘，属木驱风，惊痫眩掉，急搐反弓，疟疾带疝，瘰疬耳聋，舒筋利节，功在疏通。全用，去足焙，或用尾，人被蜇，涂蜗牛即解。〔批〕去足，焙用。

桑螵蛸咸，益肝固肾，阴痿遗精，白浊淋症，伤中崩血，腰疼泻病，小便频数，能治不禁。螳螂卵也，螳螂能出箭镞，同巴豆研敷效。〔批〕浆水浸，焙用。

雀瓮小毒，甘平去风，名天浆子，即是蚝虫，小儿撮口，蛊毒能攻，鬼疰惊痫，热结喉疯。治小儿脐风惊痫，取棘树、石榴上者可用。〔批〕取内有虫者，炙用。

僵蚕辛咸，微温治风，入肝肺胃，散结殊功，失音喉痹，抽搐惊风，齿疼疔肿，血热崩中。蚕连治鼻衄、崩便、痢疾、淋闭、喉痹、牙疳。〔批〕去黄毛，黑口，糯泔浸出涎，取焙，研用。

蚕茧甘温，疗痈止渴，崩淋血痢，痈疽头出。蚕砂去风，散瘀除湿，支疬痛痹，疏经活血。蚕蜕，老蚕所脱皮也，治血风，除翳障、疳疮。〔批〕茧烧灰服，出肿毒头。

土蜘蛛毒，外治赘瘤，一切疔肿，附骨疽瘘。草蜘蛛同，疔毒根抽，系臂截疟，丝亦消疣。土蛛一名蛄蟷，穴土者草蛛，即花蜘蛛也。〔批〕蛄蟷烧用，草蜘蛛捣。

青腰虫毒，即赤飞蚁，大毒蚀瘜，杀癣虫死，烂肉剥皮，着肤肿起。又有枣猫，脐风豫已。枣猫生枣树上，青灰色，能治小儿脐风效。〔批〕俱不可服。

苍耳蠹虫，能消疔肿，或捣或烧，白梅调拥。青蒿蠹虫，惊风并拢，朱砂轻粉，乳汁服总。青蒿节虫，治急慢惊风有大效，惜人不知。〔批〕根有蛀眼者，收挂檐前备用。

蝉蜕甘咸，气凉清热，发痘退翳，追风散郁。产难惊痫，夜啼风疾，头痛肤痒，煎服有益。又治久痢、消渴，如攻毒发痘，宜全用有力。〔批〕沸汤洗，去翅足，浆水煮，晒干用。

蟋蟀辛咸，温能发痘。丹戬味辛，破血更骤，飞生虫苦，难产急救。天社虫甘，孕绝复又。有蜉蝣生粪土中，朝生夕死，乃蜣螂别种。〔批〕蟋蟀古未用，今用以发痘，胜桑虫。丹戬有毒，飞生、天社无毒。

蜈蚣辛毒，入肝追风，惊痫喎口，消痞杀虫，瘰疬疮盅，蛇毒能攻，邪疟尸疰，坠产用雄。能治蛇症及一切鱼虫毒，烧灰敷鸡眼效。〔批〕去尾足，以薄荷叶火炙用。

人虫大寒，专治目疾，肤翳白膜，断之点汁，并疗冷瘘，烧灰涂益，驴肚内虫，消障更切。驴虫入石胆半钱，研，置磁盒化水，日点效。〔批〕人虫种类颇多，所用乃蛔虫，即蚘也。

射工大毒，含沙伤人，取用研佩，反辟毒喷。水虎鬼弹，水龟同伦。沙虫沙虱，啮害人身。盅虫治盅，烧服取因。有金蚕盅，恶役鬼魂。有喥腊虫，聚蚀尸形。有砂挼子，能杀飞禽。豉虫有毒，攻毒亦勤。以上十种，贼物伤人。

人　部

人乳甘平，微咸润燥，止渴泽肤，明目利窍，便闭风火，服之最妙，血枯经闭，点睛有效。脏寒胃弱者忌，性味不同，在其妇性情断。〔批〕入药取头生男儿无病妇人，白而稠者佳，有孕及病者不可用。

人耳塞咸，治蛇虫蛰，抓疮伤水，疔肿涂息。爪甲止衄，利便尿血，乳蛾目翳，刮点消疾。耳垢治癫狂，又膝头垢，绵裹烧，涂唇紧疮。〔批〕抓伤触水肿痛，以耳塞封之一夕，水出即愈。

人津吐甘，涂皴疥癣，明目消肿，泽肤去黡①。人血味咸，

---

①　黡（yǎn演）：黑色的痣。

治伤狂犬，金刃血出，原血可敛。刃伤血不止，以纸承原血烧灰，罨之即止。〔批〕人津消肿解毒，无论恶疽初起，唾于鞋底，磨独蒜敷之，留头良。

服器部

麻布盐煅，逐瘀通经，固齿明目。旱莲草并，青布解毒，热丹洗平，灰疗唇裂，虫咬伤熏。青布治天行、烦热、霍乱。白布拭口，治唇紧。〔批〕麻布同苎，青布同靛，白布同棉也。

旧箬笠灰，除精魅疾。故蓑衣灰，涂蠼螋溺。氈屟灰服，能消瘰疬。病人衣蒸，可辟瘟疫。初病不致缠染，小儿毛衫置瓶中，止夜啼。

草鞋灰涂，游丹肿热，霍乱臁疮，催生服益。屐履绳灰，胸满哽咽，遗尿煮饮，诸疮灰贴。皮靴烧灰，涂癣效。麻鞋煮汁，治肉毒、霍乱。

自缢死绳，灰治癫狂。死人枕席，尸疰服汤。石蛔疣目，盗汗浴良。孝子之帽，私拭鼻疮。男子包脚布洗汁，治天行、劳复、马骏风、黑汗出。

鸡棲木灰，服治失音。古榇板木，疗疰心疼，中恶喘急，梦祟鬼神，桃枝同煮，服吐称灵。凡雷震木煮汁，治失心疯，召鬼神，辟火灾。

凿柄木灰，难产酒服，止吐反胃，拔刺出肉。铁槌柄末，杀邪鬼触。铳楔催生，忤邪并遂。弓鞘烧研，鬼打救活。马鞭灰治，马汗疮毒，狐刺疮肿，烦热入腹。箭笴末服，催生下速。弓弩弦灰，能止鼻衄，滑胎下胞，引耳中物。

汲瓶口索，灰止消渴。马绊绳煎，洗儿痫活，灰掺鼻疮，亦涂口撮。缚猪绳灰，惊啼服豁。牛鼻拳灰，鼻疮涂脱，牛痫喉风，煮汁饮末。厕筹烧熏，恶鬼辟没，产难霍乱，床下烧拨。

尿桶旧板，吐痢煎服。旧箍烧灰，脚丫痒抹。

补　遗

衣袂角触，偷针眼消。油头绳截，疔肿毒儦，刮痧需用，虫蜇扎牢。箸笼线结，赤眼不遭。时行赤眼初起，以红绿线结箸笼，免传染。

造酿部

乌米饭甘，造用天烛，枝叶捣汁，浸米蒸熟，食益肾气，筋骨髓足，能灭三虫，延年久服。功在南烛之汁，今四月八日造以供佛。

寒食日粥，煮和杏仁，百花相合，宁嗽生津。苡仁造粥，湿热除清。栗子粥治，腰脚酸疼。山药粥补，益肾固精。百合粉粥，润肺清心。荠菜煮粥，肝利目明。葱豉粥散，发汗肌温。鸡羊肝粥，并益目精。以上造粥，米用糯粳。

屠苏酒美，方出华佗，辟疫却病，受益殊多。桂防拔葜，椒桔黄乌，同赤小豆，分两勿讹。按古桂心七钱五，防风一两，拔葜五钱，川椒、桔梗、大黄五钱七，乌头二钱五，赤小豆十四粒，共磨，盛以三角绛囊，除夕悬于井底，元旦取出，置酒中煎沸，合家自幼及长饮之，渣还井中，除灾却疫，益寿延年。

逡巡酒美，造曲有法，桃花马蔺，脂麻花杂，黄菊桃仁，水取腊八，治风湿痹，益寿颜滑。三月三收桃花三两三，端日收马蔺花五两五，六月六收脂麻花六两六，重阳日收黄菊花九两九，春分取桃仁四十九枚，去皮尖和白面十斤，与花同捣作面，纸包风挂，用时以白水一瓶，曲二丸，熟曲一块，封良久，即成酒也，若味淡加曲一丸。

桑落酒美，明目清心，造曲有法，功效真纯，白曲八十，糯粉五升，水和饼子，风挂檐楹，嫩桑条末，如曲五斤，糯饭一石，和曲拌匀，盖以烧酒，引出浆醇，漉清加蜡，黄者两斤，蜜封重煮，缓饮怡神。白曲即松江白酒药，亦有蓼汁麦曲造者。

造酿治病，皆仗药力，气味熏蒸，通达血脉。五加皮酒，去风散湿，痿痹病除，填精壮骨，或酿或浸，或加牛膝，当归地榆，同煎取汁。女贞酒同，补虚劳怯，仙灵脾酒，除寒风疾。苡米造酒，风湿利出。以上四种，却病补益。

百灵藤酒，治风得效。石菖蒲酒，聪耳开窍，三十六风，十二痹要。菊花酒香，明目称妙，地黄归杞，合曲米造，除痹百病，头风眩掉。白术酒甘，湿痹风疗，葱豉酒散，经络追到，寒热头疼，解肌汗淖，青蒿酿酒，疟疾堪剿。

南藤酿酒，逐冷风痹，松液松节，造酒同治，风冷筋疼，并除脚气。柏叶酒香，历节风去，枳茹牛蒡，酿醴有味，并治风痰，经脉通利。蚕砂浸酒，瘫痪可济。花蛇酒治，大疯癞疠，乌蛇蚺蛇，蝮蛇同意。以上酿法，米曲常例。

太膳白曲，沉檀木香，砂仁甘草，丁藿同方，各用半两，白术倍双，桂花茯苓，二两五偿，白莲花须，一百朵将，甜瓜十五，捣取汁浆，白面六十，糯粉四镶，百斤共合，搜和匀量，加入药末，再拌舟搏，切块风挂，造酿馨芳，或炒疗疾，发表通肠。造诸药酒，此曲称良。

泉州神曲，微苦香甘，搜风解表，调胃行痰，止嗽疟痢，吐泻能安，瘟疫岚瘴，散疹消斑，感冒头痛，食滞心烦，姜煎温服，或二三钱，造云百草，法秘不传，得名范志，块造方端，用之应效，馈远人欢，他人造者，粗黑成团。

油胭脂平，豕膏合就，润肤皲裂，活血点痘，西北风高，涂舒面皴，不龟手药，古名非谬。胭脂或紫钘，或番红花造，功在活血润肤。

卷　五

药性考·沉脉应用

凡草、藤、木、水、土、金、石、禽、兽、鳞、介、虫、人、服器、造酿，共九百二十三味，外补遗十八味

草　部

〔批〕山草：

萎蕤　女萎　萎莸　萎香　玉竹　葳蕤　委萎　荧　地节

丹参　赤参　郗蝉草　逐马　山参　木羊乳　奔马草

白术　山蓟　枹蓟　山姜　吃力伽　天蓟　杨枹　马蓟　山连
　　　山芥

苍术　赤术　仙术　山精　山蓟　（苗　附）

地榆　玉豉　酸赭　（叶　附）

贯众　贯节　草鸱头　管仲　凤尾草　贯中　贯渠　黑狗脊
　　　百头　（花　附）

王孙　旱藕　牡蒙　黄孙　白功草　黄孙　长孙　海孙　蔓延

白鲜　白羶　白羊鲜　地羊鲜　金雀儿椒　（花　附）

杜衡　杜葵　马啼香　土卤　土细辛

白薇　薇草　春草　葞①　白幕　骨美

地筋　管根　土筋

芭芒　杜荣　芭茅

败芒箔

---

① 葞（mǐ 米）：莽草。

茅花

茅针

屋上败茅

延胡索

徐长卿　　鬼督邮　别仙踪　石下长卿

山慈菇　　金灯　鬼灯檠　无义草　朱姑　鹿啼草　（叶　花
　　　　　　附）

钗子股　　金钗股

吉利草

良耀草

紫金草

拳参

〔批〕石草：

地锦　　地朕　夜光　马蚁草　雀儿卧草　草血竭　地噤　承夜
　　　　草　酱瓣草　狮猴头草　血见愁　血风草　小虫卧草

石苋

佛甲草　　佛指甲

石垂子

离鬲草

木细辛

徐黄草

〔批〕隰草：

庵闾　　覆闾

菴草实　（叶　附）

茵陈蒿　　石茵陈　因尘　山茵陈

漏芦　　野兰　鬼油麻　荚蒿

白蒿　蘩　由胡　蘩蟠蒿　艾蒿　蒿　莪蒿　蘱　萧　荻（子附）

地肤　地葵　落帚　王帚　益明　白地千　地麦　独帚　扫帚　涎衣草　千心妓女　鸭舌草　王篲（苗　叶　附）

牛膝　牛茎　山苋菜　百倍　对节菜（茎　叶　附）

车前　当道　马舄　牛舌　车轮菜　芣苢　牛遗　地衣　虾蟆衣（子　叶　附）

葶苈　丁历　大室　狗荠　葟蒿　大适

蛇含　蛇街　蛇合　小龙牙　威蛇　紫背龙牙

女青　雀瓢

蓼实　青蓼　香蓼　赤蓼　紫蓼　木蓼（叶　附）

荭草　鸿鹄　游龙　天蓼　大蓼　茏古　石龙（花　茎　根附）

海根

虎杖　苦杖　大虫杖　斑杖　酸杖

莸草　马唐　羊麻　蔓芋　马饭　羊粟　轩芋

卷柏　万岁　豹足　求股　交时　长生不死草

萹蓄　扁竹　扁蔓　粉节草　道生草　扁辨　王刍　蒜①

马蔺子　蠡实　马楝子　马薤　马帚　荓　三坚　荔实　铁扫帚　剧草　旱蒲　豕首（花　叶　根　附）

红花　红蓝花　黄监　番红花（子　苗　附）

襄荷　覆葅　猼苴　嘉草　襄草　葍苴

襄草　九叶芸香　根名甘露子

水英　鱼津草　水节　龙移草　海精木　牛荭草　水棘　海荏

---

① 蒜（dú 毒）：扁竹。

雀翘　去母　更生

夏枯草　夕句　铁色草　乃东　燕面

瓦松　昨叶荷草　瓦花　向天草　天王铁塔草　铁脚婆罗门草

紫衣　古木锦花

刘寄奴草　金寄奴　乌藤菜

旋覆花　金沸草　滴滴金　覆　戴椹　毘凡沙　金钱花　盗庚
　　　　夏菊 （叶　根　附）

青葙　草蒿　昆仑草　野鸡冠　鸡冠苋　姜蒿　子名草决明
　　　（茎　叶　附）

鸡冠花 （子　苗　附）

龙常草　䕡鼠莞　粽心草

大蓟小蓟　虎蓟　猫蓟　山牛蒡　千针草　野红花　马蓟　刺
　　　　　蓟　鸡项草 （叶　附）

鼠尾草　䖢　乌草　水青　山陵翘　陵时

阴地厥

九牛草

地杨梅

水杨梅　地椒

夏台草

茳芒　江蓠子　独占缸　山扁豆

地柏

金疮小草

含生草

桑树藓　桑花　桑钱

松树藓　艾纳　松衣

柏树藓

诸树藓

〔批〕毒草：

商陆　蓫荡　当陆　章柳　白昌　马尾　夜呼　（葛　花　附）

大戟　邛钜　下马仙　荞邛钜

防葵　房苑　利茹　方盖　梨盖　爵离　农果

葀茹　离娄　掘据　白者名草葀茹　藘茹

莨菪　天仙子　行唐　横唐　蘭蓎

泽漆　漆茎　猫儿眼睛草　五凤草　绿叶绿花草　（花　茎　附）

甘遂　甘藁　陵泽　重泽　白泽　鬼丑　陵藁　甘泽　苦泽　主田

藜芦　山葱　葱葵　丰芦　鹿葱　葱苒　葱葵　憨葱

芫花　杜芫　去水　头痛花　儿草　败华　赤芫　毒鱼　根名黄大戟　蜀桑

荛花

半夏　守田　地文　和姑　水玉　（茎　涎　附）

常山　恒山　鸡尿草　互草　鸭尿草

蜀漆　即常山苗

荨麻　毛蕡①

格注草

续随子　千金子　菩萨豆　联步　千两金　拒冬　（茎　叶　附）

醉鱼草　闹鱼花　檌木　鱼尾草

牛扁草　扁特　扁毒

---

①　毛蕡（máoqián 毛钳）：植物名，即荨麻。

虮建草

博落回

山慈石　爱茈

参果根　百连　鼠茎　乌蓼　鹿蒲

马肠根

蓖麻子

蓖麻叶

曼陀罗花　风茄儿　山茄子　恶客　闷陀罗　醉葡萄　子名
　　　　　颠茄

〔批〕芳草：

香附　莎草香附子　雀头香　草附子　水香棱　水巴戟　水莎
　　　侯莎　莎结　抱灵居士　续根草　夫须　月华哆　地藾
　　　根　地毛

兰草　简　素心　女兰　蕙兰　石兰　兰泽草　建兰　虎兰
　　　雪兰　春兰　幽兰　草兰　山兰　欧兰　香祖　虎蒲
　　　九节兰

泽兰　水香　龙枣　都梁香　香草　风药　雀头草　香水兰
　　　千金草　孩儿菊　煎泽草　燕尾香　洗头草　大泽兰
　　　佩兰

地笋　即泽兰根　（子　附）

蜘蛛香

瑞香

郁金草　郁香　红蓝花　紫述　香草　麝香　茶矩摩

莪菜　蓬莪茂　菜药　波杀　广茂

荆三棱　京三棱　鸡爪三棱　石三棱　草三棱　黑三棱

瓶香

耕香

麻伯　君莒　道止　衍草　自死

益奶草

〔批〕水草：

泽泻　水泻　鹄泻　及泻　蕍　芒芋　禹孙　（叶　实　附）

海藻　荨　落首　海萝

昆布　纶布

大苹　莙菜　四叶菜　田字草

萍蓬子　水栗　水粟子

酸恶草

海蕴

石帆

水松

干苔　石发　萨离

〔批〕蔓草：

菟丝子　菟缕　菟芦　赤纲　唐蒙　野狐丝　菟藒　菟丘　玉
　　女　火焰草　金线草

覆盆子　茥　西国草　大麦莓　插田藨　乌藨子　缺盆　毕楞
　　伽　（花）名苏密那花

何首乌　野苗　夜合　赤葛　陈知白　桃柳藤　交藤　地精
　　疮帚　马肝石　九真藤　山翁　红内消　山精　（茎
　　叶　附）

使君子　留求子

萆薢　赤节　白菝葜　百枝　竹木

菝葜　金刚根　铁菱角　菝蔛　王瓜草

白蔹　白草　白根　兔核　昆仑　猫儿卵

牵牛　草金铃　黑丑　白丑　盆甑草　狗耳草

百部　婆妇草　野天门冬　一窠八十三条者名地仙苗

鹅抱

赭魁

合子草

防己　解离　石解（子　根　附）

茜草　蒨　茹芦　染绯草　风车草　牛蔓　茅蒐　地血　血见
　　　愁　过山龙　苗名四补草　西天王草　四岳近阳草　铁
　　　塔草　风车儿草

血藤　过山龙

白并草　王富　箭簳

折伤木

会州白药

冬瓜藤　瓢名瓜练（瓢　子　叶　附）

〔批〕蔬草：

鱼腥草　蕺　葅菜

水苦荬　谢婆菜　半边山

荠菜花

鹿藿　绿豆　䂲豆　野绿豆（苗　叶　子　附）

莴苣子

翻白草　鸡腿根　天藕

仙人杖草

莱菔子

胡萝卜子

〔批〕谷草：

雀麦苗

荞麦叶 （秸 附）

蜀黍根

御麦根叶

小豆花

腐婢

黄豆秸

〔批〕杂草：

燕窠中草　燕蓐草

异草

节华草　山节　达节　通漆

马颠草

鸡涅草　阴洛

犀洛　星洛　泥洛

土齿草

赤举草　羊饴　陵渴

黄秋草

金茎草　叶金草

知杖草

黄辩草　经辩

紫蓝

巴朱草

柴紫草

石芸草　螫烈　顾喙

竹付草

卢精草

区余草

索千草　马耳

舩虹草

五母麻　鹿麻　归泽麻　天麻　若草

载草

庆草

五色符　青符　白符　赤符　黑符　黄符　白符又名女木

腜草

吉祥草

鸡脚草

兔肝草　鸡肝

胡荽草

独脚仙

撮石合草

蛇鱼草

蛇眼草

环肠草

耳环草　碧蝉儿花

九里香草

劄耳草

野岁草

双头莲　催生草

天芥菜　鸡疴枯

苁草

筮箕柴

碎米柴

山枇杷柴

满江红

隔山消

墓头回

阿儿只

阿息儿

奴哥撤儿

〔批〕补遗：

破布叶

九里明

朱草

水葱

冬叶

油葱

藤　部

木香　蜜香　五木香　南木香　青木香　矩琶佗香

石龙藤　络石　耐冬　石血　云花　云丹　领石　悬石　石鳞
　　　　云珠　云英　略石　明石　石蹉

榼藤子　象豆　合子　榼子

黄藤

白花藤

木莲　薜荔　鬼馒头　爬墙头草　木馒头　（苗　叶　藤　汁
　　　附）

扶芳藤　滂藤

地锦藤　地噤

省藤　赤藤　红藤

紫藤　招豆藤

落雁木

每始王木

木　部

〔批〕香木：

柏子仁　（霜　油　附）

侧柏叶　（灰　附）

桂心　即肉桂内心

沉香　沉水香　牛角沉　呵迦嚧香　白蜡沉

檀香　旃檀　白檀　真檀

降真香　紫藤香　鸡骨香

没药　末药

血竭　骐驎竭

阿魏　阿虞　哈昔泥　薰渠

胡桐泪　胡桐碱　胡桐沥　胡桐律　胡桐津

〔批〕乔木：

厚朴　烈朴　厚皮　树名榛　子名逐折　赤朴　重皮

杜仲　思仲　思仙　木绵　櫋　（櫋芽　附）

干漆　桼　（花　子　叶　附）

椿根白皮　虎目树　大眼桐　香者名椿　臭者名樗　荚名凤眼草

樗白皮　山樗名栲

苦楝子　金铃子　川楝子　（皮　根　花　叶　附）

秦皮　梣皮　石檀　盆桂　苦枥　桪木　樊槻　苦树

皂荚　皂角　鸡棲子　乌犀　悬刀

松杨木　椋子木　（木白皮　附）

榆白皮　零榆　白者名枌　（叶　花　荚　仁　附）

乌木　乌楄木　乌文木

緟木

柯树木皮　木奴

橉木　檏木　橉筋木

乌椿木　鸦白（叶　子　油　根　皮　附）

相思子　红豆

〔批〕灌木：

柘白皮　（根白皮　附）

奴柘

楮实　谷实　楮桃

枳壳

枳茹　（树茎白皮　附）

枳实　（根皮　叶　附）

白棘木　棘刺　棘针　赤龙瓜　花名刺原　菥蓂　马胸（针钩花　枝　实　叶　附）

金樱子　刺梨子　山石榴　山鸡头子（花　叶　东行根　皮附）

酸枣仁

密蒙花　水锦花

郁李仁　薁李　郁李　车下李　爵李　雀梅　棠棣（根　附）

枸骨木　猫儿刺（枝　叶　附）

椶木　（叶　附）

紫荆皮　紫枝　皮名肉红　内消

石荆

山茶花　（子　附）

腊梅花　黄梅花

接骨木　　续骨木　木蒴藋　（汁　叶　附）

楤木白木

灵寿木　　扶老杖　椐　（根　皮　附）

木麻

大空根皮

〔批〕寓木：

白茯苓　　伏灵　松腴　不死面　伏兔　抱根者名茯神

赤茯苓　（皮　附）

茯神

茯神木　　黄松节

猪苓　　猳猪屎　豕橐　地乌桃

雷丸　　雷实　竹苓　雷矢

天竺黄　　竹膏　蝉竹黄　天竺　寻竹黄

桃寄生

柳寄生

百劳踏枝

治鸟巢表

〔批〕果木：

梅叶　（根　梅仁　附）

桃仁

桃花　（根皮　茎皮　附）

桃胶

桃枭　　桃奴　桃景　神桃　千叶者名鬼髑髅

桃毛　（叶　附）

栗木皮　（根　花　附）

栗壳

栗毛球

栗扶

木瓜 楙

木瓜树皮 （根 枝 叶 核 花 附）

林檎根

山楂木 （叶 根 核 附）

柿蒂 （皮 灰 根 附）

橘皮 红皮 陈皮

橘瓤上筋膜

橘核 （叶 附）

青皮

橙皮 （核 附）

柚子皮 （叶 花 附）

杨梅核仁 （皮 根 附）

樱桃叶 （东行根 枝 花 附）

橡树皮 橡斗 皂斗 栎梂 柞子 槲 芧 栩

橡斗壳 （根 附）

槲木 槲橉 大叶栎 朴橉 金鸡树 枹 叶名槲若 皮名赤龙皮

荔枝核 （壳 花 皮 根 叶 附）

龙眼核

榟花 梻华

茶子

茶枯

槟榔 宾门 洗瘴丹 仁频

大腹皮 大腹槟榔 猪槟榔 （子 附）

〔批〕杂木：

俳蒲木

遂杨木

木核 （根 花 子 附）

白马骨木

慈母枝叶

〔批〕补木：

娑罗子 苏罗子 苏噜子 娑婆子

玉兰花 木兰

瑞香花 蓬莱花

丁香花 百结

水　部

行潦水 黄潦

古塜①中水

粮罂中水

赤蛇浴水

车辙中水

牛蹄中水

溺坑中水

猪槽中水

䲝水

铜壶滴漏水

磨刀水

---

① 塜（péng蓬）：尘土。

铁浆

浸蓝水

染青布水

缲丝汤

燖猪汤

燖鸡汤

土　部

甘土

赤土

太阳土

黄土

市门土

户限下土

鞋底下土

土蜂窠　蠮螉窠

鼢鼠壤土

田中泥

碎砂锅

伏龙肝

销金银锅　甘锅　罐子泥

白瓷器

梁上尘　倒挂尘　烟珠　乌龙尾

上碱　灰碱　花碱

鹊巢灰

巧妇巢灰

金　部

自然铜　石髓铅

铜矿石　钊

古镜　鉴　照子

铜锡镜鼻

镜绣　杨妃垢

古文钱　泉　孔方凡　青蚨　上青童子

生铁　黑金　乌金

纲铁　跳铁

铁落　铁液　铁蛾　铁屑

铁精　铁花

铁孕粉　铁华粉　铁霜　铁艳粉

铁绣　铁衣

针砂

铁粉

水银　汞　灵液　澒　蛇女

密佗僧　没多僧　炉底

石　部

青琅玕　青珠

石琅玕　石珠　石阑干

珊瑚　钵摆娑福罗　火树

紫石英

五色石英

云母　云华　云英　云砂　云珠　云液　磷石　云胆　地涿

雄黄　黄金石　石黄

雌黄

熏黄

五色石脂　五色符

无名异

土乳　土殷孽

石脑　石饴饼　石芝　化公石

石灰　名垩　希灰　白虎　石锻　垩炭　锻石　矿灰

慈石　元石　熁铁石　续采石　延年沙　处石　吸铁石　（磁石毛　附）

空清　杨梅青　（壳　附）

曾青

绿肤青　推青　推石

绿青　石绿　大绿

扁青　石青　天青　大青　佛头青　回面青

白青

碧青

胆矾　石胆　黑石　毕石　君石　铜勒　立制石

礞石　青礞石

花乳石　花蕊石

金牙石　黄牙石

水中白石

霹雳碪　雷揳

雷墨

元精石　太乙元精石　　阴精石　　元英石

朴硝　消石朴　盐消　皮消　芒硝　马牙硝

枯矾　巴石　柳絮矾

皂矾　绿矾　青矾　皂荚矾　煅赤者名绛矾　矾红

凤凰台

虎魄

石脾　　胃石　消石　膏石

石肾

陵石

遂石

五羽石　　金黄

禽　部

天鹅油　（绒　毛　附）

鸬鹚头骨　屎名蜀水花　（喙　嗉　翅羽　屎　附）

鸭头　　粪名白鸭通　（粪　脑　舌　肫　涎　附）

鸭胆

雄鸡肝　　肫胵甲黄，皮名鸡内金　（嗉　肫胵①　附）

鸡矢　　屎白　（翮②　翎　尾毛　距　附）

雄雀粪　　白丁香　青丹　雀苏　（喙　胫　附）

燕屎　（肉　附）

秦燕毛

胡燕卵黄

蝙蝠肉　（脑　血　胆　附）

五灵脂

斑鸠屎　（血　附）

驼鸟屎　　鸟名驼蹄鸡　食火鸡　骨托禽

百劳毛　　伯鹩　博劳　鹎伯赵　鹪　百灵

---

① 肫胵（pízhì 皮至）：鸟类的胃。

② 翮（hé 合）：鸟的翅膀。

乌鸦肉　鸦乌　大觜乌　老鸦　白鹠乌　鹭①　太平乌　鹎鶋
　　　　楚乌（卵　附）

乌鸦睛（头　羽　翅　心　胆　附）

鸧鸟毛　鸬日　同力鸟（爪　喙　附）

孔雀尾（血　屎　附）

鹏鸟目（头　骨　附）

兽　部

猪悬蹄甲　猪退（母猪啼　毛　附）

猪卵　豚颠　猪石子　外肾

猪靥　咽　猪气子（肤　附）

猪脾　联贴（耳垢　骨　齿　附）

狗胆（乳汁　心　血　涎　附）

狗骨（齿　皮　阴卵　毛　附）

狗屎中粟　白龙沙（屎中骨　粪　附）

狗宝

底野迦

鲊答

羖羊角　石子即外肾（齿　羊石子　附）

羊屎　胲即腹内草（胲子　筋　胆　尿　附）

牛角䚡　角胎

牛皮（鼻　头　蹄　附）

马眼（夜眼　骨　齿　鬐　膏　附）

白马溺

黑驴溺

---

① 鹭（xué 穴）：小鸠。

驴骨髓 （阴茎　粪　耳垢　毛　附）

狮粪

貘皮 （膏　屎　附）

啮铁兽粪

狡兔粪

豻粪 （象粪　附）

野猪脂 （皮　黄　胆　齿　头骨　阴茎　附）

猫头骨 （眼　脑　舌　涎　肝　附）

猫屎 （皮　毛　胞衣　牙　尿　附）

野狸膏 （肝　屎　骨　阴茎　附）

狼膏 （牙　屬　粪　粪中骨　皮　尾　附）

鼠胆 （肝　脑　目　四足　尾　附）

鼢鼠膏 （粪　附）

鼹鼠膏　隐鼠　鼠母　偃鼠　鼹

鼫鼠肚　硕鼠　雀鼠　鼶鼠　鼳鼠

鼧鼥头骨

貂鼠毛皮

鼨鼠膏

鼬鼠肝 （心　附）

食蛇鼠屎

牡鼠外肾　鼠卵

蛇吞鼠

〔批〕补遗：

山羊血 （角　皮　附）

鳞　部

鼍甲　鲅鱼　土龙 （肝　脂　附）

黄鳗蛇　黄颔蛇　黄喉蛇

蟒鳗蛇

青蛸蛇（肉　骨　头　涎　附）

巴蛇

蟒蛇

元蛇

蚺蛇　南蛇　埋顿蛇

呴蛇

肥蟥蛇

飞蛇　蜷蛇

兽身蛇　琴蛇

人面蛇

两身蛇　蟜蛇

岐尾蛇

钩尾蛇

熇尾蛇

桅蛇

杵蛇　合木蛇

斫木蛇

青蝰蛇　竹根蛇

白蝰蛇

苍虺蛇

白颈蛇

黑甲蛇

文蝮蛇

赤目蛇

黄口蛇

活褥蛇

鸡冠蛇

三角蛇

青鱼鱿

石首鱼鱿

鳝鱼头

鲫鱼头　（骨　脑　身　附）

河豚肝子

海豚肪

鲨鱼皮

海螵蛸　乌贼骨　（腹中墨　血　附）

诸鱼鳞

诸鱼鱿

诸鱼脂　鱼油

鳔鲏　鳔作胶，名鳔胶

介　　部

牡蛎

鲎①鱼骨　（尾　胆　壳　附）

石决明　千里光

海蛤壳

文蛤壳　花蛤

蛤蜊粉　海蛤粉

———————————————————————————

①　鲎（hòu后）：节肢动物，甲壳类，生活在海中，尾坚硬，形状像宝
剑。

魁蛤壳　伏老

虫　部

紫□　赤胶　蚁漆　紫梗　勒佉

樗鸡　红娘子　樗鸠　灰化蛾　隼鸡

地胆　蚖青　青蠵　杜龙　青虹

壁钱　壁镜　（窠幕　附）

水蛭　蚑　至掌　大者名马蜞　马蛭　马蟥　马鳖

蚁　元驹　蠪　蚼蚁　蚁蛘　蚍蜉　蠆　元蚼　（马蚁　附）
子名蚳

独脚蚁

蛴螬虫　蟦蛴　乳齐　应条　蜸蛴　地蚕　蟦螬

木蠹虫　蝎　蛣蝠　蝤蛴　蛀虫

柳蠹虫　（粪　附）

蝉　蜩　齐女　蛁　马蜩

蝉花　冠蝉　胡蝉　蜩蟟　螗蜩　蝘

蜚虻　虻虫

木虻　魂常

扁前

蜚蠊　石姜　负盘　茶婆虫　卢蜰　滑虫　香娘子

䗪虫　地鳖　地蜱虫　蚵蚾虫　土鳖　簸箕虫　过街

蛟虫　白鸟　暑蝱

蚋子　蠛子

螽蚤　负蠜　草虫　蚤蜥　螇蚸　蚱蜢　土蚤　蟞蚤　蠰螇

吉丁虫

金龟子

腆颗虫

人　部

发髲　鬈　发鬈　乱发曰鬈　血余　人退

头垢　梳上者名百齿霜

天癸水　月水　月经　红铅　（月经衣　附）

齿垩　齿垢

人汗

眼泪

紫河车　人胞　胞衣　混元母　仙人衣　胎衣　混沌衣　佛
　　　　袈裟

脐带　命蒂　坎炁

阴毛

妇阴毛

服器部

故锦

黄丝绢

绯绢

绯帛

楮纸

竹纸

藤纸

草纸

纸钱

青纸

印纸

桐油伞纸

老少尿床纸

败蒲扇 筳

败草席 败龙须席 荐

败蒲席

寡妇荐

簟席 籧篨 笋席 符笭

败芒箔

箔经绳

厕簾

锅盖上垢

饭箩 筐

蒸笼

炊单布

故炊帚

敝帚 篲

簸箕舌

竹篮

鱼笱须

鱼网 罟

古棺中石灰 地龙骨

船底油灰 水龙骨

古棺中松脂

败鼓皮

败毡

败笔

造酿部

银朱 猩红 紫粉霜

黄丹　铅丹　朱粉　丹粉

轻粉　水银粉　峭粉　汞粉　腻粉

元明粉　白龙粉

神曲

蒸饼

红曲

女曲　麩子　黄子

黄蒸　黄衣　麦黄

谷芽　稻蘗①

粟芽　粟蘗

诸蘗

麦芽

米粃

春杵糠

赤小豆粥

御米粟粥

菱粉粥

芋粥

莱菔粥

胡萝卜粥

诸菜粥

茯苓粥

荠菜粥

胡麻粥

---

① 蘗（niè 聂）：芽。

桃皮酒

鸡矢酒

豆淋酒

霹雳酒

铁器焠酒

补遗

麸豉酱

绿豆酱

药性考·沉脉应用药品

草　部

萎蕤甘平，润肺与心，除烦止渴，湿毒风淫，四体拘挛，头目虚疼，寒热痁疟，功代芪参。多用多服，功近参芪，风寒挟虚，宜用助正。〔批〕用根，竹刀去皮节，蜜水浸，蒸晒，焙用。

丹参味苦，入心与胞，生新去瘀，经脉堪调，肠鸣癥痛，肿毒瘰消，骨疼崩带，寒疝虚劳。功兼四物，能养神定志，通利血脉，反藜芦。〔批〕用根。

白术苦甘，入脾清湿，温中除满，兼补气血，止汗发汗，定痛呕逆，水肿宜之，安胎进食。和中扶正，同枳实消积，血燥作脓者忌用。〔批〕用根，水浸，土炒焦使。

苍术辛烈，味苦甘温，强脾燥胃，发汗舒筋，除湿逐痰，解郁辟瘟，消满止泻，治呕头昏。燥结多汗者忌用，苗能去水，亦止自汗。〔批〕用根，以糯米泔浸，曝，或用脂麻炒使。

地榆苦酸，性沉微寒，除下焦热，亦益胆肝，逐瘀止血，吐衄能安，乳产痉痛，内漏宜餐。味酸性敛，治肠风下痢。叶作饮，代茶解热。〔批〕用根，伏丹、砂、硫、雄毒。

贯众味苦，微寒有毒，解热杀虫，破癥化骨，崩中带下，血胀大腹，散斑发痘，金石毒伏。制乳汞、五金毒，化疫气。花治恶疮，令人泄。〔批〕用根，煮黑豆，日食五七粒，可食百草充饥。

王孙草苦，又名旱藕，五脏邪气，四肢痛纽，湿痹膝冷，足疾难走，能疗百病，悦颜去黯。或名牡蒙、黄昏，与紫参、合欢等名同物异。〔批〕用根。

白鲜皮苦，性燥入脾，阳明热毒，五疸服宜，时疾风痹，癣疥堪除，通关利窍，疯毒专医。治女子阴中痛，毛发脱。花同功，治肺嗽效。〔批〕用根皮，嫩苗可茹。

杜衡芳香，辛温散寒，咳逆喘促，破血虫疝，瘿瘤结疾，逆气停痰，噎食膈气，吐血宜参。治喉痹肿痛、风寒头痛、血瘀等症，似细辛。〔批〕用根。

白薇苦寒，冲任正药，产后烦呕，热淋温疟，伤中遗溺，祛邪魅惑，血厥气厥，阴火炎灼。忽不知人事曰厥，有白薇汤，能利阴气耳。〔批〕用根，酒洗或米泔浸用。

地筋甘平，除热利筋，功同白茅，止渴清心。芭芒解毒，狼虎伤人。败芒治血，腹胀癥疼。地筋、芭芒皆与白茅同，赖茅性微寒为异。〔批〕根、苗、花并用，芭芒用茎。

茅花甘温，煎饮止血，金疮破伤，罨之痛息。茅针利水，溃痈有力，一针一孔，酒服效捷。屋上败茅止衄、吐血，和酱研，敷斑疮蚕咬。〔批〕痘疮溃烂，用屋上陈败茅焙为末，参之大效。

延胡索苦，辛温味重，太阴厥阴，调经开壅，行气血滞，止内外痛，经闭产难，疝坠急用。活血利气要药，治折伤、风痹、血晕，能堕胎。〔批〕用根，或醋，或酒，或盐水炒。

徐长卿辛，有毒除恶，百精邪蛊，疫疾瘟疟，鬼疰魅迷，神乱恍惚，关格之症，辟瘟宜服。注车注船者，同车前子、李根皮研，佩不化。〔批〕用根，蜜拌蒸用。

山慈菇甘，辛有小毒，清热散结，瘰疬疔瘰，猘犬咬伤，蛇蝎螫触，发背痈疽，风痰吐速。外用醋磨敷之，叶捣敷痈肿，花治血淋。〔批〕用根，去毛壳。

钗子股根，无毒苦平，痈疽蛊恶，瘴疟天行，大能作吐，或煮或生。吉利草同，解蛊极灵。又有良耀草，性味俱同，皆专治蛊，并出岭南。〔批〕二草皆用根，良耀草用子，煨食。

紫金牛草，气味辛平，时疾膈气，痰阻风萦，解毒破血，煮服用根。拳参微苦，能治气淋。紫金牛出福州，拳参生淄州，疗淋渫肿气。〔批〕拳参用本，晒干。

地锦草辛，能疗心气，女子阴疝，崩中血痢，痈肿恶疮，金刃伤济，散血止血，小便堪利。治血淋、脏毒、下血、金刃伤、脾劳、黄疸诸症。〔批〕用茎，曝干。

石苋辛苦，能治鮕鮐，又吐风涎，甘草煎喝。佛甲草甘，性寒而滑，汤火灼伤，捣敷得法。有石垂子生福州，捣丸服，治蛊，石苋之类。〔批〕俱用苗叶。

离鬲草辛，微寒小毒，瘰疬游丹，痞满大腹，小儿寒热，研汁顿服，吐去宿物，痰疟愈速。为治小儿要药，大能吐膈上热痰，宜单服。〔批〕用茎、叶。

木细辛苦，有毒通利，积聚癥瘕，温破冷气。徐黄草辛，心腹积聚，一切恶疮，服之自去。木细辛不可多服，令人泻困，徐黄无毒，良。〔批〕木细辛用根，徐黄草用茎。

庵蕳苦辛，微寒入肝，散血行水，腰膝痛艰，折伤瘀积，经闭通关，亦能制蛇，痈肿可安。治血化为水成肿，及妇人月闭、男子阴痿。〔批〕用子，去壳。

薯实味苦，无毒性平，益气明目，智慧通灵，久服不老，悦色身轻。叶能疗痞，奇效如神。同独蒜、穿山甲、食盐捣好，醋拌，贴痞立化。〔批〕一本五六十茎者佳。

茵陈苦寒，性燥胜湿，膀胱利水，脾胃并泄，疗疸热积，瘴疟时疾，发汗清肌，化痰散结。石茵陈主治俱同，功在引湿热由小便出。〔批〕用茎、叶。

漏芦苦咸，入胃大肠，疮疽痔癣，湿热为殃，通经下乳，外症称良，金疮扑损，尿血须凉。解痘疹毒，痈疽发背，有漏芦汤，并治遗精。〔批〕用根苗，以甘草水伴蒸，晒干。

白蒿甘平，疏理五脏，风寒湿痹，疗心痛荡，聪明耳目，滋毛发畅，利膈开胃，水痢淋胀。杀河豚毒，疗恶疮癞疾，子能治鬼气，酒服。〔批〕用苗、根、子。

地肤子甘，气寒微苦，入肾膀胱，解烦带补，益精强阴，患淋疝楚，能除虚热，瘘疾可辅。苗叶苦寒，治诸淋、泄泻、赤白痢，烧灰，洗赤目效。〔批〕焙用。

牛膝苦酸，肝肾正剂，筋挛疝痢，阴痿失溺，通经治淋，堕胎破结，引药下行，直达足膝。嚼罨出竹木刺。茎叶治瘘痹、淋疟、诸疮效。〔批〕用根，以黄精汁拌蒸，或酒浸焙，生滑窍。

车前草甘，凉血止血，通淋明目，消瘀用叶。子清肺肝，渗膀胱湿，催生利便，止泻妙极。叶治血，子利便，为淋症、泄泻，清湿热要药。〔批〕用子，或炒，或酒浸，蒸作饼子，研用。或用根叶，勿使茎蕊。

葶苈辛苦，气寒性急，太阴膀胱，行水破积，消肿止嗽，通经泻热，痰涌肺痈，哮逆喘急。能泻阳分气闭，甜者缓而苦者急，虚人忌。〔批〕用子，与糯米焙，捣，研用。

蛇含草苦，性寒去热，最宜金疮，疗痛止血，蛇虺螫伤，丹疹毒湿，疗痔诸疮，治喉痹结。又名紫背龙牙草，煎膏，能连接已断之指。〔批〕用茎、叶。

女青辛平，二物同名，一藤生者，一蛇含根，治蛊逐邪，疗疟辟瘟，能救卒死，北产藤生。又名雀瓢，或云即龙衔根，用以北产者真。〔批〕用根。

蓼实辛温，下水消肿，明目温中，霍乱气壅，瘰疬恶疮，外傅消怠，汁疗蛇毒，叶洗足尰①。有七种毒蛇伤人，心闷，绞汁服，渣敷伤处。〔批〕多食吐水，壅气，伤阳。

荛草实咸，微寒去热，明目益气，亦治瘰疬。花能散血，疠痛痞积。根茎有毒，洗疮痹湿。即水荛花也。根茎浓汁，洗疮、脚气、水肿效。〔批〕子炒用，或生使。

海根味苦，性温治蛊，喉痹霍乱，飞尸鬼忤，赤游风疹，痈疽痛楚，蛇犬咬伤，中恶并主。出会稽海畔山谷，疗诸疾，酒水磨服，并敷。〔批〕蒸用。

虎杖微苦，煎炼甘凉，大热烦躁，破血宽肠，排脓解毒，疬痔诸疮，石淋消渴，癥聚扑伤。治气奔怪疾，坠扑血闷，烧灰，贴诸恶疮效。〔批〕用根。

菵草甘寒，调中明目，润肺止渴，湿痹肿脚，小腹胀急，便涩堪疗，捣叶敷肿，顽痛可却。一名马唐，性滑利，与赤小豆煮服，消水肿。〔批〕用根茎。

卷柏辛平，破血通经，癥瘕淋结，退热用生，炙黑止血，肛脱阴疼，五脏邪气，止嗽益精。治中风痿躄，百邪鬼魅，啼泣，除面皯，头眩。〔批〕用本，盐水、井水各煮半日，晒干，焙研。

萹蓄苦平，杀虫疗疥，蛔咬腹痛，服之无害，五淋热痛，饮汁通快，眼肿黄疸，阴蚀不坏。能利小便，亦治霍乱、吐痢、五痔、阴疮等证。〔批〕用根、茎、叶，或捣汁。

---

① 尰（zhǒng 肿）：足肿。

马蔺子甘，除胃中热，喉痹咽痛，血晕闷逆，寒痹湿滞，崩中带疾，利便疗疝，痈肿疮疖。花、叶、根去白虫，疗喉痹、痈疽、恶疮、沙石淋。〔批〕治疝用醋炒拌。

红花甘苦，辛入心肝，生新破瘀，经闭便难，消肿止痛，口噤风瘫，胎死血晕，喉痹热烦。多行血，少养血，子疗痘疮血热，苗敷游肿。〔批〕治风治肿行血，俱宜用酒佐之，番红花更良。

蘘荷根辛，微温小毒，沙虫蛇伤，除蛊最速，一切恶疮，芒尘入目。蘘草苦寒，辟邪疗疟。蘘荷似芭蕉而短小，气味不同，专治恶蛊。〔批〕俱捣汁用。

水英苦寒，专治骨风，煎汤淋洗，腿肿有功。雀翘咸味，明目神聪，益气清热，生在蓝中。水英其名不一，或云即芹菜，然治疗不同。〔批〕水英春用苗，夏用茎、叶、花，冬用根。雀翘用茎、实。

夏枯草苦，微辛纯阳，补肝缓火，目痛为良，解热散结，瘰疬头疮，脚肿湿痹，血出刀伤。治眼珠夜痛、赤白带下、扑伤、金疮，罨①之效。〔批〕用茎、叶。

瓦松酸平，行血止血，去痢肠风，通经淋疾，汤火灼伤，口疮唇裂，染须乌发，头风白屑。又紫衣味苦，治黄疸、热痢，灰汁沐头长发。〔批〕用苗，晒干用。

刘寄奴苦，温能破血，通经宽胀，亦治癥结，产后腹痛，更疗水泄，汤火灼伤，金刀疮益。汤火金疮，先用糯米饮刷患处，掺末即愈。〔批〕服用子去壳，酒蒸敷伤，用茎、叶、花亦可。

旋覆花咸，苦辛软坚，阳明肺药，治意消痰，止呕利脏，腹胀头旋，一切结气，水肿堪蠲。性走散，虚人忌，叶傅金疮疔肿，根治风湿。〔批〕去蕊并壳蒂，蒸晒干用。

① 罨（ǎn俺）：覆盖。

青葙子苦，入肝祛风，疮疥痔漏，退障启聋，坚筋益脑，寒痹堪攻，除湿清脏，止衄有功。茎叶治风痒、恶疮，杀虫，止金疮血，疗温疠。〔批〕茎叶捣用，子去壳。

鸡冠花甘，凉血入肠，崩漏赤带，红痢宜尝，兼泻肝热，专疗痔疮。子苗同性，吐衄俱良。月经不止，红鸡冠花焙干为末，调服二钱。〔批〕子苗同性，花力更大，赤入血分，白入气分，杂色不用。

龙常草茎，味咸气温，疗寒湿痹，清热益阴。苗堪作席，服可轻身。蔺鼠莞也，俗称粽心。与石龙刍相类，今出广西富州县者为真。〔批〕用茎。

大小蓟根，甘凉破血，吐衄胎动，带下赤白。叶治肠痈，扑损瘀结。小蓟和经，消痈解热。二蓟功在行血、散瘀、凉血，故治痈肿疽疮。〔批〕苗、叶亦可同用。

鼠尾草苦，惟用花叶，性寒无毒，疗痢脓血，大腹水肿，亦治疟疾，鼠瘘恶疮，外敷有益。治久痢，煎如饴，日服，白用白花，赤用赤花。〔批〕用花、叶。

阴地厥根，甘苦微寒，肿毒风热，吐血能安。九牛草苦，体痛宜餐，不入众药，甘草同班。阴地厥似青蒿，用根茎；九牛草似艾，用苗。〔批〕用根、苗。

地杨梅辛，无毒平凉，治赤白痢，煎服称良。水杨梅温，能散疔疮。制丹铅毒，可伏三黄。三黄乃硫黄、雄黄、丹黄，水杨梅用实与茎。〔批〕用茎、子。

夏台草甘，能治百疾，与艾相同，堪济气绝。茳芒苦辛，除痰止渴，令人不睡，清神之力。夏台即野艾也。茳茫与决明子同类，性凉。〔批〕夏台用叶，茳芒用子。

地柏甘平，炙疗脏毒，止血调中，产于西蜀。金疮小草，止崩鼻衄，跌打损伤，筋骨傅续。又有含生草甘平，治难产，含之，咽汁即生。〔批〕俱用根茎，鲜者捣用。

桑藓苦暖，健脾涩肠，吐衄崩带，热嗽俱良。松藓柏藓，气味芬芳。诸树上藓，服并清凉。凡苔藓皆湿热熏蒸而生，故能利湿清气。〔批〕曝干用。

商陆酸苦，肝脾兼行，疗水肿胀，瘕疝疮淫，湿热喉痹，坠胎有灵，蛊毒鬼物，追下如神。花治心昏塞，多忘喜卧，末服方寸七①有效。〔批〕用根，去皮切片，黑豆叶同蒸，曝干用。

大戟苦寒，泻水行湿，通经发汗，腹满痛急，破癥祛风，肿毒瘟疫，逐瘀堕胎，黄疸疟疾。功在解毒行水，痘症百祥膏用之，反甘草。〔批〕用根，去骨，浆水煮蒸。

防葵辛苦，小毒性寒，疝瘕肢䐜，热结溺难，湿暗咳逆，鬼疟邪患，痃癖气块，积散瘤安。宜详明，不可误用狼毒，盖枯朽二物相似。〔批〕用根，黄精汁浸炒。

蔺茹辛寒，除大风热，恶疮痛疽，杀虫破癖，排脓拔毒，恶肉能蚀，妇人血枯，服同乌鲗。性寒有毒，功在杀虫除热，治癣疥有效。〔批〕用根，有黑白二种，治血枯，同乌鲗骨末服。

莨菪子苦，微热大毒，除邪逐风，杀虫舒搐，齿痛冷痢，癫痫笑哭，多服反狂，根拔箭镞。一名天仙子，被其毒则迷乱，服犀角、升麻。〔批〕或醋煮，或牛乳浸，晒干，捣末用。

泽漆味苦，微寒小毒，疗痰下蛊，脚气胀腹，十种水病，咳逆脉伏，瘰疬癣疮，退热明目。其花绿色，茎有白汁，功在利便、逐水、清热。〔批〕用茎、叶。

甘遂苦寒，泻肾逐水，大腹胀满，破癥化痞，留饮宿食，

---

① 七：当作"匕"。

攻决可使，药不瞑眩，厥疾不起。专攻逐阳水，虚人禁用，反甘草，或亦同用。〔批〕用根，去黑汁，面煨用。

藜芦苦辛，有毒善吐，胶涎滞膈，风痫毒蛊，通顶发嚏，醒迷解苦，外治诸疮，杀虫是主。吐诸风痰，恶疟葱汤止，反诸参、细辛、白芍。〔批〕用根，糯米泔浸，不入汤剂。

芫花苦温，行水消癖，腹大腿肿，胀满喘急，破积杀虫，痰饮咳逆，欲洁净府，十枣汤立。反甘草。根疗恶疥，心腹胀满，毒风、瘴、疟症。〔批〕陈者良，醋煮，或炒用。

荛花辛散，气寒有毒，伤寒水肿，通渠决渎，破积涤肠，逐痰净腹，功近芫花，虚人禁服。峻下之剂，不可轻投，欲洁净腑，须此奏捷。〔批〕阴干用。

半夏辛温，体滑性燥，和胃健脾，开郁利窍，胸胀头痛，咳逆眩掉，散痞除瘿，逐痰力效。治湿痰要药。止呕逆，反乌头，茎涎涂发落。〔批〕用根，或造曲，或姜制。

常山苦辛，通行腑脏，五种积饮，吐下得畅，专治诸疟，瘰核结项，鬼蛊水肿，逐痰消瘴。苗即蜀漆，主治略同，老人及久病者俱禁。〔批〕用根，以甘草水浸，或酒浸蒸，醋制。

荨麻辛苦，性寒大毒，能疗蛇伤，风疹涂浴。格注草辛，性温大毒，蛊痓垂危，亦堪少服。荨麻能吐利人，格注草疗蛊，以毒攻毒也。〔批〕荨麻用茎、叶，格注用苗。

续随子辛，气温有毒，行水破血，消蛊胀速，除癥痰饮，追下恶物，涂疥癣疮，百病俱逐。茎叶中白汁剥入面皮，去默黯、白癜、疬疮。〔批〕去壳，纸包压去油，用霜。

醉鱼草苦，性温小毒，痰饮齁喘，粉和炙熟，久疟成癖，鲫鱼煨服。汁疗骨鲠，诸鱼毒伏。惟用花叶，能消水气，故治痰癖，鱼触即死。〔批〕用花、叶。

牛遍苦寒，除皮肤热，癣疥诸疮，洗之有益，煎用根苗，能杀虮虱，虫虫堪除，并疗牛疾。牛扁有微毒，疗牛病，又虱建草主治相同。〔批〕牛遍用根、苗，虱建用汁。

博落回毒，疗疮鼻瘜，蛊恶精魅，瘤赘瘰疬。山慈石苦，带下能截。参果根苦，鼠瘘可绝。又马肠根，味苦性寒，除蛊毒及一切疮疾。〔批〕博落回用茎，大毒不可入口。马肠叶亦疗疮疥。

蓖麻子甘，微辛有毒，偏风拔刺，消肿挛搐，鼻窒耳聋，外治奏速，喉痹舌胀，水癥研服。胞衣不下，研涂足心即出，服者忌食诸豆。〔批〕盐汤煮，去皮，研用。

蓖麻叶毒，痰喘能清，同矾煨肉，细嚼咽吞，敷消脚气，风肿不仁，熨囟止衄，久嗽服宁。同经霜桑叶、御米壳等分，蜜丸服，治嗽。〔批〕经霜者佳。

曼陀罗花，辛温有毒，寒湿脚气，煎汤洗浴，小儿惊痫，面疮宜抹，大肠脱肛，子堪煎服。此花入麻药，用酒调饮，醉开割不知痛楚。〔批〕子亦同。

香附辛散，气分君药，六郁结痛，痰血滞络，通利诸经，升降并作，月候外症，随方斟酌。功在解郁，调和气血，七情为病，妇科要剂。〔批〕用根，去皮毛，酒、醋、盐水、姜汁、童便浸煮，随症施之，忌铁。

兰草芳平，止渴生津，利水散郁，益气和营，消痈疗胀，生血调经，牛马肉毒，杀蛊犹能。或云泽兰同类，汪纫庵详辩之，即山兰也。〔批〕即今兰花之叶也，不用花。有欧兰、建兰、蕙兰，入药用蕙兰叶。

泽兰甘苦，气辛解郁，舒脾通窍，理肝养血，鼻衄目痛，癥瘕淋沥，补而能行，调经要剂。又地笋主治同，通脉止血，子疗妇人诸疾。〔批〕用叶风干，用紫茎叶光者真，青茎不香者，箭虱草也。

蜘蛛香根，辛温辟疫，鬼气尸疰，邪恶能灭。瑞香根甘，疗喉风急。郁金草苦，野蛊可绝。瑞香根汁治喉风，蜘蛛、郁金去冷，洗疮疥。〔批〕用根。

莪术苦辛，性温入肝，破气中血，心痛吐酸，通经开胃，五积消完，虽云泄剂，兼补得安。散一切气，消瘀扑损，治疝①、癖、疝痛之要药。〔批〕用根，或煨，或醋煮捣，或醋磨，用广产者为广莪，误作茂。

三棱味苦，肝脾破结，血中气药，磨坚散积，消肿止痛，癥瘕痃癖，通乳堕胎，心腹痛急。宜同补气药并行，则不伤正，能调经脉。〔批〕用根，炮，消积，醋煮焙。

瓶香性寒，治鬼邪精，天行时疫，风疟煎熏。耕香辛缓，鬼气调停。麻伯草酸，去叶用根，益气补正，表汗亦能，且能止汗。茹食芳馨，益奶草苦，无毒味辛，脱肛五痔，止血极灵，蜜炙浸酒，疏络和营。以上四种，主治详明。〔批〕瓶香、耕香亦排草香之类，俱用根。

泽泻甘寒，微咸泻肾，利湿行水，脚气肿症，淋沥阴汗，湿热诸病，止泄通便，呕吐可定。叶下乳、强阴、通血脉。实治风痹，亦益肾气。〔批〕用根，酒浸，曝干用。

海藻咸寒，最利小便，消水泄热，瘿瘤结疝，阴㿗脚气，胻核可散，五肿五膈，沉牢痼患。功在软坚行水，不伤正气，反甘草或并用。〔批〕用茎，洗净盐水，焙干用。

昆布酸咸，性冷寒滑，能消水肿，瘿瘤结核，阴癞疮瘘，行水破积，功同海藻，能通便结。胃虚者勿服，专治瘿瘤，登莱闽粤皆有之。〔批〕用茎叶，淡水煮去咸味，晒，焙用。

---

① 疝（xuán 玄）：由下疳引起的腹股沟部痈疽病证。

大苹甘寒，性滑利水，热疮蛇咬，捣傅即已。萍蓬子涩，助脾甘美，根亦甘寒，补虚疗餧。又酸恶草如泽泻，治恶疮，去寸白虫效。〔批〕萍蓬子即苹实也。

海蕴酸寒，下水散结，瘿瘤积气，常食其叶。石帆甘咸，石淋服汁，妇人血闭，煮服消释。又有水松，味甘咸寒，治溪毒水肿，催生效。〔批〕鲜者佳，或曝干用。

干苔咸寒，专治瘿瘤，散结热症，霍乱堪投，杀虫疗痔，鼻衄能瘳，止烦解渴，茶积消抽。干苔乃生海者，可以作脯，非寻常青苔也。〔批〕有咳嗽人忌食，干苔乃海产者。

菟丝子甘，辛入三阴，补肝明目，调卫和营，续绝暖肾，助脉添精，强筋益气，止渴生津。润心肺，好颜色。苗汁涂面，去黯皶，洗头疮。〔批〕酒浸，研作饼用。

覆盆子甘，补虚续绝，强阴健阳，安脏益力，疗痨缩便，明目悦色。叶酸治眼，去虫收湿。眼弦赤烂，捣叶傅之，小虫自出，根治目翳。〔批〕捣饼晒，酒拌蒸用。

首乌苦涩，入肝与脾，添精益血，祛风补虚，调和阴阳，恶疮能除，强筋健骨，黑发乌须。忌莱菔、五荤、无鳞鱼，茎叶洗风、疮、疥、癣效。〔批〕用根，或豆汁拌蒸，忌铁。

使君子温，开胃健脾，止痢止泻，白浊也宜，小儿五疳，杀蛔最奇，行积消滞，虫病皆除。每月上旬，空心煨食数枚，消虫积效，忌茶。〔批〕用仁或壳，煎汤。

萆薢甘平，行胃除湿，补肝祛风，疏通关节，膀胱宿水，阴痿淋沥，茎痛遗浊，痔瘘疮疖。除风寒湿痹，腰痛久冷，坚筋骨，益精明目。〔批〕用根，形大如商陆者是也。

菝葜根酸，入肝与肾，腰背寒痛，风痹弱症，时瘴瘟疾，下痢宜进，小便滑数，服之自定。一名金刚藤，性温而涩，能益气血，止消渴。〔批〕似萆薢而叶圆光者是也。其根有刺而团。

白蔹苦甘，辛能散热，金疮扑损，痈疽疮疖，止痛生肌，敛口最捷，火毒肝疱，冻疮破裂。除温疟、惊痫、肠风、痔瘘、赤白带下，反乌头。〔批〕用根，去皮捣。

牵牛辛热，性急善走，痃癖水肿，上焦郁久，气分湿热，肠闭喘吼，堕胎泄肾，宜用黑丑。黑者力猛，去湿热开秘，胃弱气虚者禁用。〔批〕用子，酒蒸去壳。

百部苦温，润肺清热，新久诸嗽，蜜煎咽汁，传尸虫瘵，骨蒸劳积，哮喘因寒，疥癣疮疾。杀蛔、蛲、蝇、虱、木蠹诸蛀，烧烟熏之即死。〔批〕用根，去皮心。

鹅抱根苦，寒疗风热，咽喉肿痛，消毒散结。赭魁根甘，小毒除积，又杀三虫，亦堪染色。鹅抱无毒，解药箭伤。有合子草，傅虫蛇伤毒。〔批〕俱切片，阴干。

防己苦辛，太阳经药，疗水肿喘，诸痹温疟，脚气伤寒，湿热病作，通十二经，痈疽疮恶。子甘寒除三焦热，开胃利便，根消瘿瘤效。〔批〕根苗并用，实代茶治脱肛。

茜草酸咸，调厥阴血，通经消瘀，黄疸风疾，崩晕扑损，痔瘘疮疖，能行能止，又疗遗泄。又有血藤，或云即其苗也，能攻血，治气块。〔批〕用根，勿犯铅铁。

白并味苦，止咳下气，通行五窍，诸疾自去。折伤木甘，伤损痛住，散血补血，筋骨续济。又会州白药，研末罨金疮，止血、生肌俱效。〔批〕白并似百部用根，折伤木用茎，白药用根。

冬瓜藤灰，治肿疮疾。瓜瓤甘凉，止烦躁热，利肠治淋，洗面悦泽。瓜子疏肠，明目美色。叶治疟疾，藤捣汁解木耳毒，煎洗脱肛。〔批〕藤灰煎洗，黥绣得脱，去黡䵟。

鱼腥草辛，又名蕺菜，消肿截疟，痔疮洗快。水苦荬辛，疗风热退，咽喉肿痛，风疬消瘰。荠菜花辟虫、蚊、蛾，治久痢，蕺菜不宜多食。〔批〕蕺菜可茹，而多食令人气闷，发脚气损阳，水苦荬用根。

鹿藿味苦，即野绿豆，肠痈瘰疬，腰腹痛疝，头疡蛊毒，敷服俱透。苗叶与子，可将荒救。叶堪作菜，子即豆也。或煮食，磨面蒸饼食。〔批〕《尔雅》云菌鹿藿，其实菡，即此也。

莴苣子滑，通便下乳。翻白草根，诸血能止，痈疮疟疾，外症并使。仙人杖草，痰癖堪已。仙人杖有数种，此似苦苣，可作茹者，味甘。〔批〕莴苣、白苣、紫苣，同类，入药用苦苣子，炒用。

莱菔子辛，入肺利气，生升熟降，风痰吐去，消食除胀，定喘膈利，透发疮疹，腹痛下痢。治风秘、气秘、喘促、后重，胡萝卜子治久痢。〔批〕入药白莱菔子。

雀麦苗日，催生卜胎。荞麦叶凉，耳目能调，秸灰淋汁，助碱痣消，烂痈蚀恶，治噎煎膏。荞麦秸作荐，辟蜈蚣、壁虱，淋汁洗六畜疮。〔批〕荞麦叶可茹，多食动气。

蜀黍根甘，通淋止喘。烧灰酒服，救治难产。御麦根叶，通便热减。沙石淋痛，煎饮可免。蜀黍即今造烧酒之高粮也。御麦名玉蜀黍。〔批〕高粱秸剥其皮可编席，黄赤相间成纹颇佳。

小豆花辛，治痰止疟。头痛泄痢，消渴病药。腐婢是皮，解酒明目。丹毒中热，消水煮酌。花消疔肿，恶疮痔瘘，下血。黄豆秸灰点痣。〔批〕腐婢诸家，或谓旦花，或谓葛花，皆误也，青霏以为豆皮是也。

燕窠中草，尿血能断，消渴遗溺，淫疮敷浣。异草味甘，疗瘘痹瘅。节华治瘪，去热清脘。马颠甘毒，水肿消散。鸡湟草甘，泄痢可缓。白沃水癉，去风清眼。犀洛味甘，开癃除满。

土齿草甘，益气消瘖①。以上七种，治疗宜纂。

赤举味甘，腹痛服宜。黄秫草苦，心烦热移。金茎草苦，刃伤罨之。知杖草甘，疝痛用奇。黄辩草甘，治疝口糜。紫蓝味咸，食毒皆驱。巴朱草冷，止血无疑。柴紫草苦，破积生肌，小腹疼痛，瘕聚消除。以上八种，主治宜知。

石芸草甘，治淋寒热。竹付草甘，止痛散血。芦精草苦，下蛊甚捷。区余草辛，心痛癥结。索千草苦，疗耳痛急。船虹草酸，下气止渴。五母麻苦，治痿痢疾。载草味酸，恶气消释。庆草味苦，专治咳逆。以上九种，治疗当识。

五色符草，入脏随色，苦温治咳，明目润泽，杀虫安脏，驱邪补益。腂草味甘，久服和悦。吉祥草温，两种须别，明目强记，大补心力。鸡脚草苦，止痢疟疾。兔肝草甘，金疮止血，解丹石毒，生肌去热。以上五种，宜博考切。〔批〕吉祥草产西域，味甘，非今之叶如漳兰之吉祥草也。

胡堇草辛，止痛散血，痈肿恶疮，扑伤筋骨。独脚仙苦，血块坚积。撮石合草，刃伤并益。蛇鱼草凉，亦治伤折。蛇眼草寒，蛇伤毒抉。环肠草毒，治蛊勿失。耳环草凉，疗痔最捷。九里香草，肚痛煎吃。以上八种，其名当识。

劄耳草辛，气聋用塞。野芗草苦，能治蛊积。双头莲草，产难握执，故名催生，肿胀服益，通利小便，牙痏捣贴。天芥菜苦，蛇伤肿撤。葩草味辛，金疮止血。筃箕柴草，服治瘰疬。碎米柴草，痈疽传灭。以上七种，治疗并立。

山枇杷柴，疗火汤伤。满江红草，主痈疽疡。隔山消草，积滞涤光，气膈腹胀，丸服为良。墓头回草，带下煎尝。阿儿

---

① 瘖（guǎn 管）：疲倦。

只草，疗扑损殃。阿息儿草，亦治金疮，脓血不出，嚼烂敷创。奴哥撒儿，续筋纳肠。以上七味，外症多方。

补　遗

破布叶香，如掌色绿，解迷闷药，煎汤温服。有九里明，煎洗疮毒，作饮解热，目疾效速。有奸人以香烟毒水迷客，服破布叶即解。〔批〕破布叶产阳江、阳春诸处，用茎、叶。九里明产两粤。

朱草似桑，高三四尺，朔生望落，叶应时节，本干俱丹，其汁似血，可以染绛，能消瘀积。五岳、五台、九华、四明、天台、峨嵋、罗浮并出。〔批〕朱草本应瑞而生，然诸大名山皆有之，人不识耳。

水葱花叶，鹿葱一概，妊妇佩之，转男有赖。冬叶辟湿，包苴不败，擦磨象牙，光白最快。又有油葱，形如水仙，叶中之汁，可以渥发。〔批〕冬叶箬类，交广人以之包物，久藏不坏。

藤　部

木香辛苦，升降三阴，一切气痛，破积瘕癥，疟痢霍乱，寒疝腹疼，散结癃闭，辟瘴邪瘟。泄肺疏肝，和脾消食，行痰止呕，安胎实肠。〔批〕实大肠煨用，不入煎剂，惟研冲服。

石龙藤苦，微寒解热，咽疮喉痹，疗惊散郁，痈疽发背，消肿破血，利窍驱风，能坚筋骨。治蛇毒心闷，外症死肌刀伤，内服外封效。〔批〕用茎、叶。

榼藤子仁，甘平性涩，疗蛊飞尸，喉痹痔疾，脱肛血痢，烧灰服益，解诸药毒，澡面去黑。一名象豆子，其子壳大者，可作药瓢甚佳。〔批〕此乃与木部猪腰子同，而形圆者也。

黄藤甘苦，解饮食毒，通利小便，去恶甚速。白花藤寒，蛊物共逐，更治虚劳，风热煮服。凡遇恶食菌蛊，令人发闷，急服二藤汁效。〔批〕根、苗俱用。

木莲甘凉，下乳解渴，消肿止血，久痢脏毒。叶酸治痈，通淋末服。藤汁除疟，瘰疥癣抹。俗名鬼馒头，苗、叶、实皆凉，解毒治外症效。〔批〕木莲岭南食之发瘴，吴人绞其涎，以茄汁点为凉粉调食。

扶芳藤苦，行气活血，去冷除风，延年变白。地锦甘温，破血产厄，白带淋沥，腹中块结。二藤浸酒，久服宜人，地锦又为妇科要药。〔批〕扶芳用茎叶，地锦用苗。

省藤苦甘，能杀蛔虫，诸风齿痛，淋涩能通。紫藤小毒，气味略同，瘢①黄湿病，煎服收功。省藤即红藤，能下寸白虫，煮粥饲狗去病。〔批〕用茎。

落雁木甘，所用茎叶，脚气腹胀，风痛伤折，阴疮浮泡，产后诸疾，椿粉同煎，洗通气血。又每始王木，主折伤筋骨，生肌、破血、止痛。〔批〕用茎、叶。

木　部

柏子仁辛，清香甘润，益心养心，滋助肝肾，聪耳明目，智益神定，除风止汗，惊痫安静。去净油用霜，则不伤心气，沥油泽发涂癣。〔批〕蒸熟，曝干取仁。

侧柏叶苦，性涩清凉，养阴滋肺，汤火烧伤，崩便吐衄，尿血灰良，历风节痛，湿痹宜尝。治赤痢，杀虫，罨冻疮生肌，浸汁涂发长黑。〔批〕去枝、茎，或生，或炒用。

桂心辛甘，微苦入心，引血化汗，补损益精，化脓内托，瘀散肌生，九种心痛，风痹挛筋。痘疮灰塌，痈疽内陷，一切阳虚不足症宜。〔批〕去净厚皮，忌铁灰，产安南者良。

---

① 瘢：通"印"，痕迹。

沉香辛苦，入脾命门，调理诸气，疗痃破癥，心腹痛痢，壮阳暖精，冷风麻痹，痰滞气淋。主霍乱风湿，水肿吐泻，气淋喘急，诸痢积。〔批〕或磨，或挫，不可近火。

檀香辛温，消风肿热，疏通肺胃，杀虫进食，霍乱腹胀，止痛利膈，鬼疰中恶，治噎吐食。为理气消肿要剂，肾寒邪攻心腹者宜之。〔批〕剉末，或水煎磨用。

降真香辛，除恶怪异，天行时疫，烧辟邪气，金疮折伤，止血大利，定痛生肌，疗伤称秘。一名紫金藤，乃降香之佳者，能疗伤止血。〔批〕用瓷瓦刮末，勿经铁器妙。

没药苦平，通散结气，行经活血，清心肝滞，金疮诸痛，胆虚目翳，破癥堕胎，生肌散瘀。治产后血晕腹痛，推陈致新，为疮家奇药。〔批〕挂窗隙间，取研易碎，或以酒研如泥，入丸。

血竭甘咸，补厥阴血，散瘀定痛，金刃伤折，心腹滞气，阴和阳益，多用引脓，敛疮性急。血竭单入血分，故去旧生新，为金疮要药。〔批〕研筛入丸。

阿魏辛平，脾胃消积，杀虫鬼疰，解毒瘴疫，心痛痘蛊，疟症痢疾，疳劳传尸，服之有益。治惊痫、内吊、癞疝、噎膈，解一切菌菜肉毒。〔批〕研细，热酒器上熰过用。

胡桐泪苦，咸寒软坚，除风散结，瘰疬风疳，虫蚀齿痛，火毒肿咽，喉痹面毒，扫吐取涎。性能入骨，故治骨槽风，且治骡、驴、牛、马病。〔批〕研用，不入汤剂。

厚朴苦温，除痰散满，去虫利湿，清理胃脘，霍乱呕吐，行水定喘，破血化食，积去正转。专治肺胀血痹。子甘温，疗鼠瘘，明目益气。〔批〕用皮，去粗皮，姜汁浸炒，或酥炙。

杜仲甘温，补肝润燥，益肾强精，固秘精窍，坚筋健骨，安胎为妙，腰膝酸痛，虚冷至要。櫥牙去风毒，脚气积冷，肠风下血，煎汤服。〔批〕用皮，去粗皮，酥蜜涂炙用。

干漆辛温，续伤筋骨，通痹杀虫，行经破积，传尸劳瘵，并堪服食。花治解颅，子下瘀血。叶治五尸劳疾，杀虫，曝干久服，延年却病。〔批〕捣碎炒熟，或烧存性，或蟹化为水用。

椿根白皮，微苦性热，专入血分，断下性涩，止痢浊带，崩漏能截。嫩芽堪茹，消风痹疾。止下痢，清血白带，淋露，病在血分者宜用。〔批〕刮去粗皮，阴干焙用，或用葱蒸。

樗白皮苦，专入气分，性利行滞，脏毒湿病，溺闭淋浊，痔痢痹症，疗疥杀虫，洗服俱应。性凉而燥，去湿追蛊，除肺胃积痰、鬼气效。〔批〕用根，即臭椿也，刮去粗皮焙用。

川楝子苦，入肝舒经，膀胱疝气，心腹诸疼，利便泻热，引火下行，杀虫疗痔，治疝益精。皮根洗疮疥，花辟蚤虱，疗热痹，叶治疝痛。〔批〕酒拌蒸，如用肉则不用核，用核则不用肉，核须捣碎用。

秦皮苦寒，清肝益肾，治风湿痹，白带可定，目赤热泪，火痢痛症，益精去翳，伏热堪静。煎水浴小儿惊痫，浸汁点赤眼，解蜘蛛毒。〔批〕渍水和墨，画色不脱。

皂角辛燥，入肺大肠，搜风利窍，癥肿湿囊，痰喘喉痹，积滞虫殃，开关透膈，治疥癣疮。功在涤垢，外科嫩症皆用，性燥，宜佐润药。〔批〕水浸去粗皮、子，或酥，或蜜炙，绞汁烧灰用。

松杨木甘，疗伤破血，养血安胎，定痛续折。木白皮苦，止痢寒热。水泻腹痛，浓煎服汁。一名椋子木，即白皮松也，其材堪作器物。〔批〕曝干备用。

榆白皮甘，性滑利窍，五淋便闭，疏通水道，除热渗湿，消痈肿效。叶压丹石，消食劳妙。花治惊痫，荚仁疗不寐、虫心痛、带下，涂癣。〔批〕研末水调，粘物胜于胶漆。

乌木甘咸，解毒吐痢，亦止霍乱，酒服病去。緵木甘温，疗风血气，益阳补肾，羸瘦得济。檿木益刬屑浸酒，久服妙。乌木堪为器物。〔批〕用末，酒浸良。

柯树木皮，小毒味辛，大腹水肿，煎膏丸吞。檽筋木灰，性味甘温，心腹坚满，治癖瘕癥。檽木灰汁酿酒治痞，柯树煎膏为丸，服效。〔批〕柯树膏丸梧子大，每服不过三丸，引水从小便出。

乌椿木苦，凉下水气，疗风通便，散肿积聚。叶治疔肿，汁服毒利。子油甘凉，治疮疥异。根皮有微毒。子油消肿，杀疥虫，涂发变黑。〔批〕用根白皮，炙干，子油浇烛甚明。

相思子苦，小毒性平，极能吐蛊，九窍通行，风痰瘴疟，热闷头疼，心腹邪气，蛊胀俱清。善令人吐，治猫鬼野道疾，俗误称赤小豆。〔批〕猫儿野道亦狐魅邪精之属也。

柘白皮甘，疗崩血结，梦遗肾冷，鹅口疟疾，酿酒治聋，补劳损特。奴柘苦温，去痕疼癖。柘根白皮相同，煎汤，洗目令明，奴柘用刺。〔批〕柘根用东行者。

楮实甘寒，能助阳气，阴痿水肿，目昏并治，下诸骨鲠，多服不利，书云软骨，称补是敝。入药取沉水者，去皮酒浸，蒸半日，焙干用。〔批〕或以实五升，用水一斗，煮取五升，去滓，熬膏亦佳。

枳壳味苦，微寒带酸，消痰开胃，逐水肠宽，心腹结气，呕痢能安，泻肝利节，痞癖消完。枳茹治中风身直，树茎白皮治水胀骨痛。〔批〕陈者良，小麦麸炒用。

枳实比壳，其性更猛，去风除湿，痞胀水肿，止痢下积，上焦实涌，倒壁冲墙，五膈药总。根皮浸酒漱齿痛，煮饮止便血，叶可代茶。〔批〕去核，微炙干，陈久炒用。

白棘木辛，疗心腹痛，阴痿精出，外症宜用，腰胁刺痛，针钩煎送，枝花实叶，主治略共。治头风，眼睫拳毛，诸疮喉痹，俱用棘针钩。〔批〕用刺。

金樱子酸，止泄下痢，涩精遗溺，益血固气。花除白虫，乌须发异。叶消痈肿，金疮血济。东行根除寸白虫，皮炒止泻，血崩中带下。〔批〕去刺、核用，或煎膏入药。

酸枣仁甘，酸补肝胆，香能醒脾，邪结自散，不眠多睡，神疲意懒，益志宁心，疗虚忧瘤。治多睡生用，不寐熟用，是去风补虚之功。〔批〕以叶拌蒸，去皮尖用。

蜜蒙花甘，入肝润燥，青盲肤翳，丸服有效，赤肿眵泪，疳痘睛胞，夜痛羞明，气血和妙。酒浸一宿，蜜拌蒸用，专治目疾，同黄柏良。〔批〕每一两，用酒八两，蜜半两，渐拌渐蒸，以干为度，日干用。

郁李仁苦，辛甘入脾，破血行水，癃闭相宜，疏肠下气，关格通脐，润能散结，胆逆堪医。酒浸入胆，根治虫牙，杀寸白，宣结气，破积。〔批〕汤浸去皮尖，同蜜研膏用。

枸骨木皮，苦凉补肾，枝叶煎膏，涂癜风褪。棂木苦平，破血下顺。叶洗疮癣，蛇伤敷应。枸骨木浸酒益人，棂木破产后血，俱无毒。〔批〕枸骨木，《诗》云南山有枸，即此。其汁黏黐①，可粘雀。

紫荆皮苦，行气破血，通便止淋，喉痹蛊急，蛇虺虫伤，狂犬咬疾，散痈疽肿，经水凝涩。解诸毒物效，又石荆烧灰淋汁，沐发令长。〔批〕梗及花叶功用相同。

山茶花甘，微苦性涩，可代郁金，专能止血，敷汤火伤，子掺发脂。腊梅花辛，解暑止渴。红山茶花同童便、姜汁止吐衄便血极效。〔批〕其叶类茗，可以作饮，腊梅有毒。

---

① 黐（chī吃）：木胶，用细叶冬青茎部的内皮捣碎制成，可以粘住鸟毛，用以捕鸟。

接骨木苦，治伤续筋，风痹水肿，瘀血能行，又吐痰疟，龋齿漱轻，产妇血晕，服汁堪平。叶疗痰疟，大人七片，小儿三片，捣汁服效。〔批〕有小毒，治水肿痰饮，用根皮。

楤木白皮，辛平小毒，水癥可下，熬熏并服，烂落虫牙，塞孔效速。灵寿木皮，亦疗水畜。灵寿木一名扶老杖，根皮苦平，治水极效。〔批〕楤木汁能吐人。

木麻甘温，能破老血，月闭癥瘕，羸瘦风疾。大空皮根，微毒苦涩，性杀三虫，能断虮虱。木麻久服，令人有子，大空杀虫胜于百部。〔批〕木麻叶可酿酒。

白茯苓淡，渗湿助阳，利便清热，泄肾膀胱，忧恚惊悸，渴泻止良，痰火咳逆，气血劳伤。能调营卫，安魂魄，止呕恶、水肿、淋沥、遗精。〔批〕捣细，漂去赤筋，煮曝用。

赤苓气温，入心小肠，能清血分，湿热疸黄，通便止渴，热去清凉，皮行阳水，肤肿宜尝。补心脾白胜，泻湿热赤胜，皮专行水消肿。〔批〕人乳拌。

茯神甘淡，微苦入心，开郁益智，定魄安魂，疗风虚眩，多恚多惊，健忘神乱，木可舒筋。茯神木名黄松节，治筋挛、偏风喎邪、心掣。〔批〕去心。

猪苓甘苦，利窍发汗，除疟蛊疰，水肿可散，带浊湿泻，子淋痛患，疏凿膀胱，阳水不泛。五苓散用之以利水，然多服耗精液、昏目。〔批〕去皮，生用。

雷丸苦冷，微咸小毒，入胃大肠，消积性速，功专杀虫，应声在腹，中病则已，不宜久服。亦疗颠痫、狂走、蛊毒，性能疏利，多服伤阴。〔批〕甘草水浸去皮，酒拌蒸，炮。

天竺黄甘，滋脏微寒，凉心利窍，明目镇肝，中风不语，痫忤惊挛，去风清热，功在豁痰。功同竹沥而不寒滑，小儿客忤惊痫尤宜。〔批〕产镛莩竹中，津液结成，市中或烧骨，葛粉伪之，宜察。

桃寄生苦，能除蛊毒，淋露骨立，坚痛在腹，面目青黄，如茶点服。柳寄生同，治膈气速。百劳踏枝，鞭儿语迟。治乌巢表，能疗脚气。〔批〕桃寄生用叶，为末。柳寄生用叶，捣汁服。巢表作屦屩佳。

梅叶止痢，服疗霍乱，根亦相同，风痹浴断。梅仁明目，烦热解涣，代指忽肿，捣敷醋拌。叶治月水不止，同棕煅灰酒服，洗葛衣佳。〔批〕梅叶揉，清水澌去衣上微点，根澌汤治霍乱，出土者杀人。

桃仁甘苦，厥阴血剂，行滞逐瘀，止咳血秘，疏肠杀虫，除疟鬼疰，癥瘕腹痛，骨蒸风痹。生用行血，炒润燥，双仁杀人，血虚者禁用。〔批〕去皮尖，润燥，行血生全用。

桃花苦平，疏腹下水，行痰逐积，疗狂消痞。根皮茎皮，除蛊辟鬼，腹痛黄疸，洗疮蛊美。桃胶下石淋，破血，除邪鬼疰，益气，止痛痢。〔批〕花不着土者良，皮用白皮。

桃枭苦温，微毒杀鬼，中恶腹痛，伏梁①宜使，邪疟并除，烧烟熏痔。桃毛止崩，通经消痞。叶除诸虫，风痹霍乱，恶气客忤，通便发汗。〔批〕十一月采，酒拌蒸，焙干用。

栗树皮凉，洗疮丹毒。根治偏坠，用酒煎服。栗壳止血，定哕鼻衄。花治瘰疬，毛球肿缩。毛球洗肿毒，栗莩捣粉和蜜，涂面能去皱。〔批〕栗外刺包煎，洗丹毒。莩乃肉上薄皮也。

木瓜酸涩，温理脾肺，霍乱呕逆，湿痹脚气，止渴降痰，消肿热痢。收散调筋，多服癃闭。忌铁，能治转筋，取其理脾、伐肝、调筋脉也。〔批〕木瓜用陈者良，或切片以牛乳拌蒸，晒用。

---

① 伏梁：古病名，指心下至脐部周围有包块（或气块）形成的病证。

木瓜树皮，根同枝叶，并治脚气，通利经脉，霍乱转筋，热痢服汁。核治烦躁，每嚼七粒。花合面脂，去粉滓黯黵，林禽根杀腹虫、止渴。〔批〕木材造桶，濯足宜人。

山楂木苦，能治头风，水痢身痒。叶洗疮脓，根治反胃，消积调中，核疗癫肿，难产吞通。核化食磨积治难产，同百草霜吞七七粒。〔批〕叶洗漆疮效。

柿蒂涩平，治逆哕气。木皮止血，焙研服济，汤火伤疮，油调灰系。根治下血，并止赤痢。古有柿蒂散，治胃气上逆呕哕，或加生姜。〔批〕焙，研末用。

橘皮辛苦，入肺脾经，升降诸气，补泻兼行，除嗽呕痢，疟痞痰癖，通淋下水，霍乱积平。行痰去白，补剂留白，瓢上筋膜疗食橘伤。〔批〕即陈皮也，或炒或生。

橘核味苦，能入膀胱，专治疝痛，用合茴香。橘叶消肿，熨乳最良，能平肝气，通膈煎尝。核去壳肤治腰痛，叶同麦麸炒，熨乳肿效。〔批〕核盐水炒，去壳取仁用。

青皮辛苦，入胆疏肝，下焦积气，久疟结痰，胁痛诸郁，乳痈痞坚，破滞治疝，泻肺散寒。橙皮甘辛，散肠胃恶气，浮风，核研涂粉刺。〔批〕青皮乃未熟之橘也，或以小橙、树柚伪之，不可用，宜醋拌焙良。

柚皮辛苦，名曰橘红，性烈燥湿，出在广东，化痰止嗽，利膈宽胸，能散愤气，叶治头风。化州新会者良，花作面脂，蒸油涂发，令长。〔批〕橘红陈久者良，豫章闽省俱有，不及广产者佳。

杨梅核仁，专治脚气。皮根洗疥，疮癣并去，能解砒毒，涂火伤愈，牙痛风虫，捣贴有济。同韭根捣，加厨案油泥傅两腮，虫自出，效。〔批〕取仁，以柿漆拌核，曝之则自裂。

樱桃叶甘，煮软老鹅，傅毒蛇咬，饮汁堪瘥。东行根治，寸白蛔多。枝洗面皶，花亦同科。东行根同石榴、苦楝根煮汁服，立下诸虫。〔批〕樱桃枝同紫萍、牙皂、白梅肉研，洗面去雀斑，效。

橡木皮根，苦平止痢，恶疮瘰疬，煎洗毒去。橡斗壳涩，肠风可治，带下崩中，脱肛有济。壳可染皂，乌须黑发，烧灰治牙疳、脱肛效。〔批〕皮烧灰，壳捣细炒用，仁可食。

檞叶甘苦，疗痔止血，治痢通便，涂面皯赤。木皮杀虫，煎服苦涩，诸痢肠风，疗瘘瘰疬。洗诸般烂疮、痔漏效。背阴皮，大能吐蛊。〔批〕叶炙用，仁可食。

荔枝核甘，破气利肠，癫疝胪胀，胃痛磨尝。壳能快痘，止痢煎汤。花皮根叶，喉痹咽良。核治妇人血气心痛，烧用。龙眼核疗胡臭。〔批〕荔枝核烧存性，同香附治一切气痛效。

榁花味苦，名曰桪华，水气能下，除赤虫瘕。茶子寒苦，定喘嗽佳。茶枯涤垢，油腻无些。哮喘气急，用糯米泔磨茶子，滴鼻中即止。〔批〕桪华春月生采，曝干用。

槟榔苦辛，微甘温散，下胸膈气，发上部汗，消食行痰，破坚猛悍，杀虫磨瘴，瘟疫初犯。引诸药下行，治疟痢、肠癖、脚气冲心，止呕。〔批〕去皮，或盐水炒。

大腹皮辛，气温泄肺，和脾定喘，霍乱脚气，痞胀痰膈，水肿瘴疬，亦治醋心，大小肠利。子辛涩，微甘性温，与槟榔同功而力稍缓。〔批〕酒洗，再用豆汁洗，煨用。

俳蒲木甘，益气止烦。遂杨木同，补气共参。又有木核，肠澼宜餐。根疗逆气，花治虚瘝①。子亦补正，止渴中宽。白马骨木，水利诸瘴，瘰疬瘜肉，白癜风斑。慈母枝叶，治痞消痰，下气止渴，令人睡安。以上五种，备用宜看。〔批〕诸木俱

----
① 瘝：古同"瘝"，病。

无毒，遂杨木实可食，白马骨木同黄连、细辛、牛膝、桑皮、黄荆烧末淋汁，治恶疮瘜肉。

补 遗

娑罗子肉，味苦微凉，宽中下气，脘痛肝膨，疳积疟痢，吐血劳伤，平胃通络，酒服称良。一枝七叶、九叶，苞如人面，花似牡丹香白。〔批〕用阴阳瓦炙灰或煨食，俱效，单用不入他药，或称天师栗，非也。

玉兰花温，香滑消痰，益肺和气，蜜渍嘉餐。瑞香花馥，糖饯芳甘，清利头目，齿痛宜含。又丁香花，味辛微温，窨茶吊露，清利头目。〔批〕玉兰瓣，好事者以拖面油煎为玉兰饼，甚佳。

水 部

潦潦之水，气味甘平，有毒无毒，地道须明，调和脾胃，湿热能清，煎发黄药，散热疏经。仲景治伤寒瘀热在里用，煎连翘赤豆汤。

古塚中水，毒洗诸疮。粮罂中水，治鬼疰殃，辛有小毒，虫积消亡，洗目见鬼，疗噎奇方。噎膈得饮即愈，极有神验，勿多饮，令人罔。

赤蛇浴水，小毒治癥，疗虫伤咬，入腹饮些。车辙中水，洗疬疡佳。牛蹄中水，风毒能遮。溺坑中水止消渴。猪槽中水解蛊，疗蛇咬。

齑水酸咸，吐痰涌泄。铜壶滴漏，水性滑急，煎表散药，上下透澈。磨刀水咸，利便清热。又铁浆洗虎犬蛇伤、虫螫，疗六畜疯狂疾。〔批〕铁浆是生铁浸水出沫者。

浸蓝水苦，性寒除热，解毒杀虫，下水蛭积。染青布水，治喉风疾，温服一杯，并愈噎膈。蓝水中有石灰，故杀虫。又缲丝汤止消渴。

燖猪汤水，治虫梦魇，产后血痛，洗疮疡敛。燖鸡汤咸，雄鸡者善，专愈消渴，洗脚鸡眼。燖猪汤疗产妇血刺心痛，止消渴，滤清饮。

土 部

甘土性温，解药菌毒。赤土甘温，汤火伤触，牙宣风疹，或涂或服。太阳方土，煎止喘促。动土犯禁，小儿喘急，取太阳方土，煎汤服。〔批〕甘土产龙门，澄取之，即澄泥也。

黄土甘平，除泄痢血，肉椒菌毒，药热绞结，心痛痧胀，马蝗腹疾，汤火杖伤，蜈蚣蜂螫。又治小儿瘕疢，用净黄土搅汁服得。〔批〕须取山黄土洁净者用。

市门栅土，酒服易产。户限下土，吹奶服散。鞋底下土，他乡病脘。土蜂窠土，痈肿亦断，霍乱吐泻，乳蛾吹返。鼢鼠壤土，鬼疰痛满，孕妇腹鸣，肿毒共赶。田中泥土，疗马蝗癍。碎砂锅土，消积治溏。以上七种，内服病展。〔批〕户限土酒服二钱，治产后腹痛、吹乳，和雄雀粪服。鞋土水调服，蜂窠醋调涂痈肿，霍乱水调服。鼠壤疗孕妇腹鸣，麝香汤送二钱以下，酒服。

伏龙肝辛，止一切血，定嗽疗风，消肿疮疾，心痛邪蛊，遗精带白，催生下胞，中风烦热。发背乳痈，醋磨涂，疗反胃腹痛，小儿夜啼。〔批〕即灶心中土，盖以猪肝涂灶成之者真。

销银锅粉，服治疝气，敷炼眉疮，汤火伤济。白瓷器平，点目去翳，血崩带下，呕吐止住。白瓷粉止一切血，敷肿、丹、疥、汤火伤，灭瘢。〔批〕即烊银礶也，名甘锅。

梁上尘苦，微寒微辛，腹痛噎膈，止吐止经，金疮血出，喉痹牙疼，救魇缢死，逆产横生。疗霍乱、牙宣、乳蛾、瘜肉、脱肛、软疖、小便闭。〔批〕烧令烟，净用，乃倒挂尘也。

土碱苦咸，消痰磨积，荡涤垢腻，杀虫清热，治噎目翳，溃痈瘰疬，除瘜点痣，蛔赘痔核。同石灰烂肉极速，功专消积除湿，去翳效。〔批〕浣衣洗物必用，去垢，发面。

鹊巢烧灰，逐魅癫狂，蛊毒恶祟，傅漏亦良。巧妇巢灰，治噎奇方，其烟熏手，巧理髽鬟。小便不禁用鹊巢草灰、蔷薇根煎汤下效。〔批〕鹊巢灰，元旦撒大门内辟盗。重巢烧研，饮服治漏。

金 部

自然铜辛，性凉微涩，安心定痛，消瘀破积，接骨续筋，散脓瘿疾，疔肿恶疮，磨用矿石。专疗折伤，定惊，矿中石治腋臭，驴马脊疮。〔批〕捶碎煅，醋淬七次，研极细，水飞用。

古镜辛平，煮汁疗惊，邪魅鬼交，蛊恶痛心，风痫疝气，亦可催生，驱妖辟怪，神物通灵。煮汁治一切怪疾，悬之可却魑魅魍魉。〔批〕制自秦汉者佳。

铜锡镜鼻，能通闭血，癥瘕绝孕，伏尸邪疾，产后诸症，服之有益。镜绣疗疳，腋臭敷特。镜绣治下疳疮，镜鼻醋煮，治产后一切症。〔批〕铜鼻投醋熬呷，亦入药煎。

古文钱辛，性凉有毒，风沿赤眼，消障明目，五淋产难，俱堪煮服，跌扑损伤，气逆喘促。须用五百年前者，如半两荚钱、开元等佳。〔批〕烧赤，醋淬用。

生铁辛寒，镇心肝气，消瘀解毒，癣疥并治，脱肛丹毒，癫痫服替。钢铁甘平，主治同意。钢铁去金疮，烦满热中，胸膈气塞，食不化。〔批〕凡草木补药俱忌铁。

铁落辛凉，平肝去怯，发狂善怒，贼风中热，鬼疰惊邪，煎饮自息，铁精明目，安神之魄。铁孕粉安神强志，除风养血，坚骨，去百病。〔批〕铁落乃打物爆落者，铁精生煅灶中，孕粉以醋酒涂铁生衣也。

铁绣苦涩，涂虫咬伤，舌疮癣疥，油醋调将。针砂治疸，水肿急黄，散瘿消积，止痢湿疮。又铁粉是钢飞炼成者，能化痰，镇心抑肝。〔批〕俱堪染皂，黑须发。

水银辛寒，沉阴性毒，堕胎绝孕，五金能伏，功专杀虫，诸疮效速，食脑伤筋，慎令入肉。能下死胎，烧烟熏杨梅毒疮，疗急惊、痫疾。〔批〕朱砂中得者佳，以天葵、交藤汁煮用。

蜜陀僧咸，微辛性平，止血消积，坠痰镇心，杀虫散肿，定呕疗惊，疟痢消渴，疮痔瘢痕。疗胡臭、汗斑、冻疮、金疮，染须，灭瘢痕、黔黯。〔批〕捣细水煮，焙研用。

石　部

青琅玕辛，凉治火疮，痈疡瘯疥，白秃涂良，煅服阴起，锡毒消亡。石阑干类，破血服浆。石琅玕治石淋，或磨服，或火烧，投酒中服。〔批〕青琅玕即葱玉也，石阑干即今之莱石也。

珊瑚甘平，色赤走血，能除鼻衄，并行宿疾，小儿目翳，点之有益，疗惊除痫，性堪清热。明目镇心，止惊，丸散中鲜用，括下点翳效。〔批〕研极细末，乳用。

紫石英甘，入肝补血，兼行心肾，重以镇怯，血海不足，专治产绝，温暖子宫，痈肿敷贴。又五色石英，主治相同，其色异，各入本经。〔批〕火煅醋淬七次，水飞，晒干用。

云母甘平，主肺补肾，益精明目，虚劳损症，疟痢风疹，淋带血病，中风痰饮，生肌极应。能治百病，功在下气坚肌，补中续绝，炼服。〔批〕炼服，多方不能尽载，惟以盐汤煮透，悬风处自然成粉，细研用。

雄黄苦平，辟蛇解毒，杀虫追风，暑泻亦服，疟痢惊疳，劳瘵疰伏，外治诸疮，疥癞白秃。搜肝强脾，破癥逐积，辟邪杀蛊，除湿变铁。〔批〕以米醋、萝卜汁煮透，干用。

雌黄辛平，亦疗诸疮，杀虫解毒，雄者同方，阴气变锡，制服亦良，不堪饵者，更有熏黄。雌黄体柔色暗，不似雄黄之坚灿，熏黄臭。〔批〕熏黄，惟堪疗疮疾，杀虫毒。

五色石脂，甘温酸涩，止血固下，泻痢肠癖，崩带遗精，疡痈痔疝，通淋疗悸，长肉收湿。五色石脂，各补本脏，断下收涩，功用大同。〔批〕俱火煅，水飞用，今惟用赤白而入气血之分。

无名异甘，微咸入血，金疮折伤，痈疽疮疖，止痛生肌，拳毛倒睫，臁疮溃烂，性能收涩。临杖服末二三钱，不甚痛，并疗脚气痛楚。〔批〕煮蟹杀腥，涂剪灯，能断火。

土乳咸平，能疗阴蚀，功同钟乳，服不发热。石脑甘温，补虚损益，风寒疼痹，安脏健力。石脑生滑石中，其状如脑，不与石脑油同。〔批〕土乳制如钟乳法。

石灰辛烈，疗疮燥湿，烂痣杀虫，治痢消积，白带白淫，产门不合，虫牙发落，染须能黑。风化陈者良，疗瘜肉、粉刺、脱肛、阴挺、染须。〔批〕新块矿灰，藏糖食底不软，置箱笼底，衣服不黴变。

慈石辛咸，引气入肾，益精补弱，明视聪听，风热周痹，骨节酸硬，五劳七伤，下脱诸症。止金疮出血，毛即铁粉也。补绝伤，治疮瘘。〔批〕火煅，醋淬研末，水飞，或醋煮二日夜。

空青酸寒，益肝明目，通血养精，瞳伤可复，开聋破积，退翳障膜，一切眼病，中风宜药。石卵中之浆名空青，壳专磨翳，研服治风。〔批〕用中间水，若无水者埋地下三五日即有，壳煅研用。

曾青酸寒，益肝养胆，目泪赤痛，头脑风瘴，通关利窍，破癥积散，能治白虫，斑疮入眼。有绿肤青味辛，治虫、蛇、菜、肉诸毒，及恶疮。〔批〕用天葵、甘草、青芝同煮五日，研飞用。

绿青苦涩，益气止泄，疗痫定蚘，风痰上逆，小儿疳疮，胡臭敷胁，惊风拘扳，探吐最捷。痰癖上涌，本元强壮者宜用探吐，虚人忌。〔批〕研筛，水飞，再研用。

扁青甘凉，明目平肝，折伤痛肿，寒热风痰，破积解毒，疗癖风顽，茎中百病，生子不难。白青、碧青皆同类，亦明目，治聋，开窍，杀虫。〔批〕扁曾绿白碧五青及绿肤青皆此类，修治同。

胆矾酸涩，解肝胆热，惊痫目痛，石淋阴蚀，崩中喉痹，虫牙鼻䘌，癥瘘风痰，探吐最捷。风热在上，吐之则清，故治喉痹神效，杀虫。〔批〕涂铁及铜上烧之，红者真。

礞石甘咸，平肝下行，坠痰推滞，去块消癥，止嗽定喘，治痫疗惊，实痰为病，腹痛攻心。为坠痰圣药，一切积滞皆痰也。脾虚者忌。〔批〕用硝石煅半日，取研，水飞净，硝用。

花乳石酸，气平性涩，入肝化瘀，磨翳止血，死胎胞衣，服之立出，金疮伤损，外用奏捷。与硫黄同煅研末，名花乳石散，治诸症效。〔批〕煅过研，水飞用。

金牙石咸，能疗诸疰，冷风鬼疾，筋骨湿痹，暖腰利节，去水止悸，小儿惊痫，虚劳要剂。宜浸酒，除风毒，传尸及脚弱不仁等症效。〔批〕烧赤去粗，研用。

水中白石，烧淬用屑，鱼鲙成瘕，羸弱服汁，风瘙瘾疹，发背肿疖，频服频洗，葱煮食益。嗜鱼成瘕，烧赤投水服，当利，治一切外症。〔批〕烧赤淬水。

霹雳碪毒，治失心风，惊悸恍惚，蛊毒劳虫，魇梦瘵疾，泄泻虚中，石淋可疗，佩带神聪。又雷墨治小儿惊痫，邪魅病，桃符汤磨服。〔批〕刮末，或磨汁，煮服。

元精石咸，性寒而降，风冷邪气，湿痹头胀，阴证伤寒，虚下盛上，正阳来复，炼服极当。正阳丹、来复丹合硝硫，有阴阳既济之妙。〔批〕煅用，不入汤剂。

朴硝苦咸，性寒软坚，除热消滞，荡涤痰涎，黄疸淋闭，破积利咽，堕胎散瘀，肿毒堪蠲。荡涤肠胃三焦实热，推陈致新，芒硝同功。〔批〕经煎炼为芒硝，马牙硝更精洁，功用同。

枯矾平涩，疗疽止血，治泄泻痢，痈疽肿疾，风疹软甲，齿痛目赤，能润心肝，消痰止渴。治遗溺、惊痫、鹅口、舌膜，止呕、阴脱，疗诸疮。〔批〕烧令汁尽，色如雪者佳。

皂矾酸涩，不煎宜丸，肠风眼赤，燥湿化痰，喉痹肿胀，疟痢惊疳，健脾消积，疮癣宜攒。痰阻胸膈，同皂角、稀莶探吐，与白矾同功。〔批〕煅赤名绛矾。

凤凰台辛，疗损积血，诸痫狂惊，安神利脉，气感而生。又有虎魄，辟恶邪惊，此皆是石。凤台出昆仑。虎魄乃射杀虎地，掘下得之。〔批〕凤立之地，掘下必有白石，如卵是也。

石脾味甘，产在峨嵋，如碁如豆，轻薄黄微，除胃寒热，益气补亏。石肾酸涩，泄痢施为。石脾乃阴阳结气，五盐之精，能消积补正。〔批〕石脾有以硝石炼成者，非真也。石肾形如肾，紫色。

陵石味甘，却寒益气，汗后耳聋，服之通闭。遂石味同，消渴止住。五羽石饵，轻身不替。陵石有窍者为末，每服一钱，冷水下，治聋。〔批〕陵石出华山，遂石生泰山，五羽石生海中蓬莱，山色黄如金。

禽 部

天鹅油凉，治痈肿疡。绒毛止血，宜罨金疮。鸬鹚头骨，治鲠噎良。喙嗉翅羽，灰服同方。屎去面䵟，傅疔疮，治瘖疣，断酒，俱烧灰用。〔批〕天鹅油冬取肪，炼收。鸬鹚屎有微毒，治瘖疣，炙猪肉蘸食。

鸭头消肿，通便利水。白粪解结，恶痢自止，疗金石毒，消痈肿使。脑涂冻疮，舌疗虫痔，肶灰治鲠，涎疗风痓，胆点目赤，涂痔核良。〔批〕粪用白鸭者，或干为末，或绞汁服。肫即膆胵内皮也。

雄鸡肝苦，补肾起阴，风虚目暗，胎满腹疼。鸡嗉疗噎，并鸡里金，消积止痢，尿血遗精。即膆胵，治疳疟吐食，酒积失溺，崩带乳蛾。〔批〕膆胵男用雌，女用雄，勿洗，炙研。

鸡矢下积，蛊胀能消，破淋疗痹，虫咬涂调。翮翎破血，散疝癫疹，遗尿骨鲠，出刺尾毛。毛烧灰，解椒毒、痘毒、肠痈，距炙灰治产难。〔批〕用雄者炒。

雄麻雀粪，名白丁香，点消胬肉，服治急黄，决痈肿疔，痃癖伏梁，乳蛾牙蚀，诸肿疮疡。去目翳，治中风癥痞，喙、胫骨烧灰，治乳癖。〔批〕左翼掩者雄也。

燕屎辛毒，杀虫鬼疰，破癃治疟，疗惊除翳，口疮牙痛，痔瘘并治。秦燕毛灰，解药毒利。燕肉有毒，不可食，能出痔虫卵，黄治浮肿。〔批〕屎炒用。

蝙蝠肉咸，治淋带浊，久嗽瘰病，魃病老疟，眼瞑痒痛，多服喜乐。脑涂面皰，血胆明目。血及胆滴目中，令人不睡，夜中见物，奇效。〔批〕去毛肠，酒浸，煅存性用。

五灵脂甘，味厚纯阴，入肝散瘀，滞积通行，心腹诸痛，虫积痕癥，炒黑止血，便利冲崩。能除风，化痰，消积，疗血气惊疳，蝎蛇虫伤。〔批〕研细，以酒飞浸，晒乾用。

斑鸠屎治，聤耳盯聍，其血顶饮，解蛊毒清。驼鸟屎治，误吞铁金。百劳毛毒，继病佩宁。继病者，娠妇乳儿致病泻痢也，抱之亦继。〔批〕百劳即百灵也。

乌鸦肉臭，酸涩难食，煅灰存性，治瘦劳疾，杀虫疗痫，咳嗽吐血，破伤中风，拘挛救急。疗五劳七伤，疝气经闭，暗风，卵食之昏神。〔批〕绞杀用。

乌鸦睛汁，点目见鬼。头灰治瘘，羽疗伤毁，出刺散瘀，发痘力伟，堕扑昏闷，右翅灰美。<small>心治卒然咳嗽，炙服。胆点风眼红烂有效。</small>〔批〕发痘用左翅。

　　鸩鸟毛羽，大毒杀人。爪喙佩之，蛇蝮潜形。孔雀尾毛，入目青盲。<small>血治蛊毒，屎疗疮淫。鹏鸟目吞之令人见鬼，头骨灰能发痘。</small>〔批〕鸩肉大毒杀人。

兽　部

　　猪悬蹄甲，烧熏痔蚀，敷疮白秃，能定喘息。母猪蹄甘，能下乳汁，解百药毒，洗疡溃疾。<small>又托痈肿，压丹石，毛灰治汤火伤，油调敷。</small>〔批〕蹄有七星者良。

　　猪卵甘温，治惊痫疾，鬼疰蛊毒，五癃疝急，茎疼腹痛，阴阳病易。<small>靥治瘿气，焙研酒食。猪肤甘寒，煮汁治少阴下痢，咽痛烦满效。</small>〔批〕卵阴干用。

　　猪脾消痞，并治疟疾。耳垢研涂，蛇犬伤啮。骨灰发痘，治痢红白，解诸药毒，浸淫疮贴。<small>又齿灰，亦治痘陷、惊风、蛇咬，中牛肉等毒。</small>〔批〕脾为脾家引药。

　　狗胆破血，消瘜疮恶，杀虫除积，止衄明目。乳点青盲，涂发不落。心血止痛，心痹和药。<small>涎治诸骨鲠，误吞水蛭，取服之，又涂脱肛。</small>〔批〕用青白犬良。

　　狗骨烧灰，治疮及瘘，疗惊止痢，鼻疳敷透。齿灰治痫，大能发痘。皮灰去风，腰痛裹炙。<small>卵灰治带下。毛止夜啼，烧灰涂汤火、犬伤。</small>〔批〕黄犬者佳。

　　狗屎中粟，专疗噎膈，痘疮倒陷，风病毒释。屎中骨治，惊痫寒热。<small>粪解百毒，灰服或汁。疗瘰疬疔肿，痔瘘痘毒，及癥痕、霍乱、疟疾。</small>〔批〕梨白狗者良。

　　狗宝甘咸，专治噎食，痈疽疔肿，并能除息。有底野迦，产于西域，云生猪腹，除邪腹积。<small>又有鲊答，乃诸兽之黄也，亦</small>

治惊痫毒疮。〔批〕香而黄透指甲者真。

羖羊角咸，微寒无毒，疗惊安心，杀疥明目，骨节结痛，风疾恍惚，治蛊血症，斑癞赤秃。烧辟鬼蛇毒，齿灰治羊痫，羊石子止精滑。〔批〕角勿使中湿，则有毒。

羊屎治痫，泄痢诸疮。灰出簸刺，抹发黑长。胲治反胃，筋去目芒。胆疗风泪，赤障点亡。尿治伤寒，手足肿痛欲断，盐豉煮渍之良。〔批〕屎，青羖羊者良。胆，羯羊者良。

牛角䚡苦，气温无毒，心胞肝肾，血病能逐，瘀血闭痛，冷痢带衄，烧灰性涩，止崩宜服。疗痔疾、赤白带、诸淋。水牛者，治水肿用之。〔批〕久在粪土烂白者佳。

牛皮治水，浮肿能消，便涩脾弱，煮汁熬胶。鼻止消渴，煮汁服烧，大能下乳，风疾堪调。口眼歪邪，鼻灸熨不患处，头蹄治风水肿。〔批〕皮，水牛者良。

马眼疗痫，佩治魃病，夜眼在膝，服疗厥症。骨灰醋调，诸疮敷应。马齿治痫，灰拔疔尽。鬐膏去面䵟，涂偏风口歪，沐头生发令长。〔批〕白马者良。

白马溺辛，有毒逐积，破癥疝痞，秃疮洗灭。黑驴溺同，渍虫犬啮，反胃噎病，少饮即失。同姜擦白癜风，渍狐尿疮，除癣疡恶癞效。〔批〕生饮杀虫。

驴骨髓温，滴耳治聋。阴茎壮阳，粪熨痛风，心腹疰痛，水肿消融，烧灰止衄，疮癣敷功。耳垢研涂蝎螫，毛炒浸酒，治骨中诸风效。〔批〕驴粪疗水肿，尽体验之。成字者用驳粪，不成字者用驳驴粪。

狮子粪臭，破血杀虫。貘皮驱疠，辟恶邪风。膏涂痛肿，屎化铁铜。有啮铁兽，狡兔豻同。豻与狡兔、啮铁兽皆食铜铁，其粪可铸剑。〔批〕粪炼铸剑，刀玉如泥。象粪烧烟熏痔瘘、鼠瘘效。

野猪脂滑，妇服多乳。皮灰治瘘，癣疥涂已。黄亦疗惊，血痢服止。胆散热疳，痄疾并去。齿灰治蛇伤，头骨止疟，阴茎灰止崩带痢。〔批〕脂腊炼收用。

猫头骨灰，除鬼疰蛊，疳疮瘰疬，痘黑堪辅。眼脑舌涎，瘰疮瘘主。肝治劳瘵，追虫清楚。全黑猫肝一具，勿洗，晒干为末，五更酒服。〔批〕猫头骨灰亦酒调服。

猫屎治疟，发痘最良，瘰疬蛊疰，蝎螫涂将。皮毛烧煅，痈肿传疮。胞衣止吐，反胃宜尝。牙同人犬、猪牙，烧亦发痘，尿滴耳出诸虫。〔批〕尿腊月采性用。

野狸膏凉，治鼷鼠咬。肝治鬼疟，屎灰亦好，并涂鬼秃，骨灰疰了，瘰疬游风，噎食通扫。头骨治食野鸟毒，阴茎灰治疝癩，通月经。〔批〕俱烧煅用。

狼膏补气，润燥敷疮。牙佩辟恶，猘犬咬伤，除牛肉毒。脣治噎良，粪涂瘰疬，鲠骨灰尝。粪中骨止夜啼、破伤风。皮尾辟邪，去风痛。〔批〕膏腊月炼净收用。

鼠胆治聋，青盲点益。肝疗耳聤，箭簇拔出。脑亦治聋，涂刺出镞。解颅涂合，目点眼疾。睛汁点目能夜视，四足及尾灰催生堕胎。〔批〕俱用牡鼠者。

鼢鼠膏油，摩诸疮疖。粪涂肿痛，蛇虺咬螫。鼸鼠之膏，痔瘘敷灭。鼫鼠鼠肚，喉痹咽汁。鼧𪕞头骨，儿魇魅息。貂鼠毛皮，眯目拭失。鼲鼠熬膏，诸疳肿贴。鼬鼪鼨肝，心治虫疾。食蛇鼠屎，蛇咬搽歇。牡鼠肾印，令人媚悦。蛇吞之鼠，猪脂煎合，滤去焦滓，涂鼠瘘疾。

补 遗

山羊血咸，疗扑损伤，咯吐呕衄，便溺崩尝，止血消瘀，和酒服良。角为火罐，风痛消亡。皮作菌褥，愈筋骨疼痛，角作火罐灸头风。〔批〕血以粟研入水成线不散者真。

鳞 部

鼍甲酸温，有毒破癥，妇人阴痛，带下血崩，齿𧏾疮疥，癥瘕瘰疬，惊风阴疟，痔疾调停。肝治五尸病，脂摩风疾及一切恶疮效。〔批〕甲酥炙，或酒炙。

蛇有黄鳝，螠鳝青蛸，肉甘小毒，疯癞能消，犬伤吹乳。骨治疟劳，蛇头灰傅，痛肿痔调。蛇涎有毒，入物人误食患腹疾，服雄黄解。

巴蛇蟒蛇，其身大极，元蛇蚺蛇，夷人并食，呴蛇肥螈，飞蛇曰螣，兽首人面，两身𧌒质。岐尾钩尾，熇尾形别。枑蛇枰蛇，斫木恶哇。青蝰白蝰，苍虺各色。白胫黑甲，文腹不一。赤目黄口，活褥蛇碧。鸡冠三角，神怪考识。〔批〕此皆毒蛇，被其伤啮者，内服犀角、五灵脂、雄黄、半边莲、生甘草等味，外敷水苦、山慈菇、独蒜、生南星、凤仙叶、续断子、蜘蛛等效。

青鱼鱿骨，治卒心痛，气血能平，研磨水送。石首鱼鱿，石淋必用。砒菌蛊毒，消解却疢。蝉鱼头烧灰服，治小肠痈，止痢，除痞消积。〔批〕石首鱿烧研，吹耳聤。

鲫鱼头灰，疗嗽头疮，口糜重舌，下痢脱肛，妇人阴脱。骨治虫疡，脑滴聋耳，身用多方。鲫鱼为水肿血疾要药，熬膏治一切外症。〔批〕凡用须重一斤者，留鳞，或熬，或捣，或烧灰，按本方制用。

河豚肝子，大毒杀人，虫疮癣疥，烧末敷灵。海豚鱼肪，诸疮涂平。鲨鱼皮灰，鱼毒能清。鲨鱼皮治蛊毒吐血，鬼疰心痛，解诸鱼毒。〔批〕河豚子亦有，以石灰制过，腌糟食之者。

海螵蛸咸，入肝和血，经闭血枯，漏下赤白，茎疼嫁痛，目翳泪出，喉痹疟痢，疳疮阴蚀。治一切血症，腹中墨止心痛，其血滴耳聋。〔批〕炙黄，用纹顺者，直横者鲨鱼骨也，须别之。

一切鱼鳞，能解鱼积，烧灰服之，骨鲠并出。一切鱼魫，消毒颇得，作器遇蛊，器即破裂。诸鱼脂，甘温小毒，燃灯昏目，涂牛狗疥效。〔批〕鱼脑骨曰魫曰丁脂，置铜器燃灶令暖，熨癥疾效。

鳔鳔即鳔，疗伤止血，拔竹木刺，敷瘘疮蚀。鳔胶咸平，消肿活血，难产风痉，崩中赤白。治风血病，烧存性用，同蛤粉炒，珠大补精。〔批〕石首鱼之白造者佳。

介 部

牡蛎咸寒，入肝与肾，消痰清热，瘰疬疝症，遗精崩带，止嗽烦闷，敛汗收脱，虚泄有应。咸能软坚散结，故坠胸中郁痰，又能固脱。〔批〕童便浸，煅研用。

鲨鱼骨灰，服杀痔虫。尾能止痢，崩带肠风。胆除疥癣，杀蛊麻痘。壳疗呷嗽，贝母同功。鲨壳半两，贝母倍之，桔梗、牙皂一分，丸服。〔批〕骨尾同功，先食地黄，与蜜再服，灰米饮下。

石决明咸，除肺肝风，青盲内障，点服有功，骨蒸劳热，五淋可通，酒酸能解，更治肿痛。久服益精，补肝除翳，永忌山龟，犯之丧明。〔批〕盐水煮，煅去粗皮，研用。

海蛤咸苦，治喘咳逆，烦满水肿，膀胱便急，呕吐湿痰，热积痢血，除瘘五痔，服压丹石。文蛤治恶疮、痔瘘、鼻疳，能止崩，开痹，化痰。〔批〕浆水煮，捣粉筛用。

蛤粉咸寒，清热化痰，肺热咳嗽，浮肿呕安，带浊疝气，瘰核消堪，妇人血病，精滑宜餐。痰壅上焦，嗽逆面肿不得卧，和青黛调服。〔批〕煅，研用，不入汤剂。

魁蛤壳咸，微甘无毒，能治血气，沉冷堪逐，癥癖积痰，瘀块消速，走马牙疳，灰傅并服。取陈久者，炭火煅赤，米醋淬三度，研粉用。〔批〕即瓦垄子也，或云伏翼所化，故又名伏老。

虫 部

紫□甘咸，性平小毒，能破积血，金疮伤扑，止痛止血，生肌长肉，五脏邪气，益阳阴足。治产后血晕，崩带牙宣疮疥，入膏同血竭。〔批〕或用以造胭脂。

樗鸡苦毒，通血行瘀，猘犬咬伤，心腹邪气，阴痿腰痛，强精益志，瘰疬便毒，目中生翳。入药用雄者，厥阴经药，古方用辟瘟杀鬼。〔批〕五色具者为雄，去翅足，同面炒黄用。

地胆辛毒，破癥堕胎，石淋疝痛，瘰疬消开，鼻痈瘜肉，鼠瘘疮乘，或下或吐，恶疾能排。性寒专疗癌疮，佐以白牵牛、滑石、木通等。〔批〕麸同炒黄，或醋煮用。

壁钱无毒，止衄疗伤，急疳喉痹，牙蚀口疮，窠幕止血，咳呕煎尝，口糜贴好，牙痛虫殃。即蟢蛛，亦治野鸡症，同白矾煅研，吹乳蛾。〔批〕窠幕包胡椒治耳痛，左痛塞右，右痛塞左效。

水蛭苦咸，微寒有毒，月闭血盅，恶瘀能逐，堕胎破积，折伤跌扑，衄血消痈，立时皲肉。置竹筒，衄痈疽立消，性极难死，服者慎之。〔批〕以盐矾腌之，即化为水。

蚁类颇多，或黄或赤，有大有小，有白有黑，或毒不毒，俱不疗疾，惟有马蚁，食之长力。大力丸有马蚁。有树生独脚蚁，涂疗肿效。〔批〕蚁子曰蚳，夷人作醢似肉酱。

蛴螬虫咸，有毒微温，行血去瘀，疗翳青昏，吐血月闭，骨䟸伤疼，喉痹游疹，胁下坚癥。下乳汁，疗丹毒，治破脑伤风，汁点翳障效。〔批〕或生研汁，或焙研末，随方用。

木蠹虫辛，散瘀疗损，月闭不调，腰腹痛紧。柳蠹虫同，更治风疹，粪止下痢，肠风治稳。粪治口疮牙疳，耳肿风毒，或烧，或研汁用。〔批〕各木不同，其性亦随其木。

蝉身咸寒，治痫疗惊，杀疳虫积，腹内虚鸣。蝉花性同，止疟催生，夜啼天吊，经络风平。蜿行皮肤，身走经络，脏腑为异，专治风热。〔批〕去翅足用。

䗪虫苦寒，有毒攻血，坚痞癥瘕，喉痹结积，消瘀堕胎，通肝性急。木虻逐瘀，并治目赤。又有扁前虫，甘有毒，治鼠瘘、瘰闭，通水道。〔批〕去翅足，炒熟用。

䗪蠊有毒，辛辣气臭，破瘀血癥，喉闭散透。䗪虫治同，乳脉下骤，折伤接骨，木舌研漱。又蚊虫蚋子，喜咂人血，故亦能破血积。〔批〕䗪去头足炙用。

蟲蝨辛毒，佩之人爱。有吉丁虫，金龟子概。有腆颗虫，叩头虫怪。细鸟媚蝶，媚药宜戴。此皆不入药，佩之令夫妇相爱，乃媚药也。〔批〕皆生用。

蟾蜍辛凉，治毒虫疮，痈疽斑痢，癥积疔黄。虾蟆同治，解热邪狂，噎膈瘰疬，阴蚀大伤。肪能软玉，又蛇吞蛙，以泥包烧，治噎嗝效。〔批〕端日取东行者，阴干用，老者为蟾有酥，小者为虾蟆无酥。

蟾酥辛毒，拔毒虫痄，痈疽发背，疔肿消删，牙宣喉痹，去腐脓干，助阳开闭，外症消顽。肝涂蛇螫，脑点青盲，小儿失音，胆汁点舌。〔批〕取酥，手捏。眉陵出白汁于油纸，阴干用。误入目赤肿，紫草水洗。

马陆辛毒，破积瘜肉，邪疟痞满，恶疮白秃。山蛩毒甚，戒酒略服。又有蚰蜒，并称百足。有蠼螋皆毒虫，亦节节能行，概不服食。〔批〕马陆同糠炒焦，去头足研。

蚯蚓咸寒，解毒清热，温病狂乱，黄疸蛊厄，诸风诸疟，秃疮瘰疬，喉痹赤眼，耳聘鼻瘜。去蛇瘕鬼疰，杀诸虫，利便行湿，性能下行。〔批〕收白颈者，米泔洗净，或为末，或花水，烧灰随本方用。

石蚕咸寒，微辛有毒，解癃淋结，堕胎更速，利便除热，散气用肉，云师雨虎，同类之物。石蚕非石部石蚕也，亦非草，乃水石间虫。〔批〕去皮壳用。

黄虫味苦，亦疗疟疾，地防虫服，人不饥渴。梗鸡味甘，治瘰风结，益符疗闭，蜚厉除热。有灰药虫畜之，令人家富相爱，惟损儿畜。〔批〕灰药蛊虫类也。

补 遗

洋虫色黑，形如壁虱，活吞数枚，止血劳怯。地蚕咸温，造酢可食，御寒僻冷，獠獞珍惜。又未虫海产，如血缕，自断为蚕，土人捕食。〔批〕洋虫似叩头虫而短，出自西番，食以粹粮。

人 部

发髲灰苦，入肾肝脏，补阴消瘀，止血为上，转胞产难，关格淋胀，哽噎止痢，外症用当。治血晕血闭，破伤风，胞衣不下，一切血症。〔批〕以皂角水洗净，煅用，产难用生养过妇人发灰，服得效。

头垢咸温，有毒通淋，更疗噎嗝，劳服先行。菜蕈脯毒，治蛊回生，下疳乳疖，敷贴俱灵。疗猘犬咬，蜈蚣螫，竹木刺肉，飞丝入目效。〔批〕床上者亦可用。

天癸水咸，用疗劳复，布熨金疮，出毒箭簇，热病黄疸，霍乱烧服，齿𧮪涂痈，蛇蜂螫毒。人汗及泪有毒，误食长疗，泪入人目长翳。〔批〕陶氏以天癸治劳复，陈氏以经衣熨金疮，盖取相感之气耳。

紫河车咸，甘温大补，血气羸瘦，虚损咳吐，怔忡恍惚，神劳志苦，润色泽肤，能安脏腑。以人补人，治五劳七伤，大造丸用之得效。〔批〕水洗净蒸烂，捣和丸用。

脐带烧灰，预解痘毒，脐疮敷已，止疟调服。阴毛咽汁，蛇毒入腹，逆产横生，烧吞下迷。妇人阴毛，治五淋及阴阳易病，烧灰饮服。〔批〕脐带灰入朱砂少许，乳调服。

服器部

故锦煮汁，服疗蛊疾，灰涂口疮，止一切血。黄丝绢治，伤胪淋滴，并洗烂痘，血症灰截。绯绢灰止疟，绯帛灰疗疔肿、续筋骨、止血。

楮纸灰平，止一切血。竹纸犬毛，烧服疟截。藤纸疗伤，衄烧熏鼻。草纸撚纴，拔痈脓汁。纸钱治疽，筒烧熏吸。青纸解毒，炉精疮贴。印纸断产，烧灰服歇。桐油伞纸，灰敷疮疾。诸纸相同，疗疮痢息。老少尿床，铺纸烧吃。

败蒲扇灰，能止盗汗，血崩酒服，淋露可断。草蒲败席，通淋瘀散，扑损及疮，吐泻水涣。寡妇荐灰，呕痢堪缓。簟席烧灰，蟃蝛疮判。败芒箔灰，血胀经瘕，恶露不尽，疰痛鬼患。箔经绳灰，痈疽溃绽。厕廉灰治，小儿霍乱。

锅盖上垢，煅治牙疳。饭箩灰治，疫病劳翻。蒸笼灰擦，白癜风斑。炊单布裹，筋骨伤残。炊帚灰传，白驳能删。弊帚灰治，癫驳疯丹。簸箕舌烧，重舌流涎。竹篮灰治，狗咬疮安。鱼笱须灰，骨鲠消蠲。鱼网煮汁，下鲠非难。

棺中石灰，名地龙骨，顽疮痔漏，刃伤止血。船底油灰，名水龙骨，疗损杀虫，烧敷癣疖。又北地古棺中松脂，合金疮药，止血极效。〔批〕愈陈愈良，烧研用。

败鼓皮灰，专主中蛊，涂月蚀疮，通淋无阻。诸笔烧灰，止血崩补，牙鼻疳蚀，吹同矾乳。又败笔灰通淋，治难产、脱肛、喉痛，茎痿服。〔批〕败笔有兔毫、狼毫、鼠毫、貂毫、羊毫、鼠须之不同，主治不异。

造酿部

银朱辛温，有毒破积，散结行水，痰涎并劫，癣疥臁疮，外治有益，杀虫攻毒，轻粉同列。疗顽疮恶癣，筋骨痛，同矾撚纸，蘸油熏脐。〔批〕以水银、石亭脂炼成者真，今人多以黄丹矾红伪之，宜辨。

黄丹辛咸，坠痰止血，镇心安神，定嗽吐逆，止痢杀虫，惊狂疟疾，外症诸疮，解毒去怯。消积除热，疗疡生肌定痛，外科熬膏要药。〔批〕以铅、硫黄、硝石炼用，米醋点成，水飞净用。

轻粉辛冷，杀虫要药，劫痰消积，善入经络，疳痹瘰疬，水肿胀瘘，风虫牙痛，痘疮入目。纯阴变阳，其性燥烈，用以劫病，更防伤齿。〔批〕用白矾、食盐或皂矾炼成之。

元明粉辛，微甘性冷，去肠胃热，利咽喉哽，疫痢腹胀，涤垢最稳，润燥破结，头目眩紧。即朴硝同莱菔、甘草煎成，较硝性稍缓耳。〔批〕以萝卜、甘草煎炼成之，又和甘草末用。

神曲辛甘，气温开胃，化积消滞，胸胁胀块，驱痰进食，赤白痢退，霍乱暴泄，回乳酒配。白面、赤豆、青蒿、苍耳、红蓼、杏仁合为六曲。〔批〕生用能发郁，炒敛暴气。

蒸饼面造，寒食日蒸，风悬檐下，无毒甘平，养脾消食，利水通淋，止汗和血，丸药调成。古人丸药皆以蒸饼和之，腊月造，陈者良。〔批〕用酵糟发成，风干备用。

红曲米造，行经活血，消食止痢，岚瘴能辟，打扑损伤，破癥行积。女曲黄蒸，甘温消食。女曲落胎止痢，黄蒸治癥黄病，绞汁服效。〔批〕女曲即麸豉黄也，黄蒸即面酱黄也。

谷芽甘温，快脾开胃，下气和中，食消积退。粟芽温苦，治疾同类。有谷神丸，术草合配。诸蘖皆能利气下积，推陈致新，堕胎下乳。〔批〕去须炒用。

麦芽甘温，能助胃气，补脾宽肠，痰滞可利，消食除胀，霍乱冷痹，催生下胎，诸果积去。多服、久服消肾气，治产后秘结，鼓胀不通。〔批〕炒生。

米粃甘平，通肠开胃，下气救饥，消磨积块。杵头细糠，辛热甘味，膈气噎塞，谷贼并退。咽喉如物碍为谷贼，服之。烧研服，催生效。〔批〕用粳稻粟秫之糠。

赤小豆粥，消肿脚气，利便僻邪，并治恶疬。御米粟粥，反胃堪治。菱米粥凉，内热解去。芋粥宽肠，滑润疗秘。莱菔粥辛，消面积滞。胡萝卜粥，宽中同意。诸菜粥凉，行滞通闭，明目益肝。茯苓及荸，胡麻大麻，泽肤脏利。郁李苏子，宽膈散痹。猪羊肾粥，鹿肾虚济。鲤鱼鸭粥，水肿食替。酥蜜粥滑，滋脏心肺。炒面烧盐，和粥止痢。

白杨皮酒，治痰风毒，石癖癥瘕，脚气入腹。黄精地黄，补精血育。牛膝酒治，疟痹痿骨。薯蓣酒治，诸风眩仆，主治同者，酿有白茯。桑椹酒行，水肿最速，补脏黑发，聪耳明目。蜜酒消风，健脾有蓼。砂仁酒辛，调气在馥，五脏疼痛，和中滞逐。莎根酒散，郁结宜服。茵陈酒疗，风湿挛缩。百部酒治，久嗽咳蹴。海藻黄药，酒消瘿速。通草酒行，三焦任督，疏十二经，五脏气续。巨胜麻仁，酒疗痹骨，补弱追风，诸痛自服。桃皮酒治，水肿皮肉。鸡矢酒行，中风蛊毒。豆淋酒止，诸血尿衄。霹雳酒疗，坠疝崩促。铁器烧赤，焠酒饮服。以上诸酒，酿用白曲。

补　遗

麸豉苦暖，煮麦面匀，罨盖黴①绿，化积食清，盐水和曝，渍瓜味珍，绿豆造者，性味凉平。吴人造之，腌茄、瓜、莱菔，味胜酱菜，宜病人。〔批〕三伏时造，与酱同。

---

① 黴：同"霉"。

卷　六

药性考·迟脉应用

凡草、藤、木、水、土、金、石、禽兽、鳞介、虫、人、服器、造酿，共六百七十六味，外补遗四十九味

草　部

〔批〕山草：

人参　辽参　血参　鬼盖　土精　皱面还丹　海腴　黄参　人衔　神草　地精　红熟　白皮　泡丁　（叶　附）

珠儿参　土人参

福参　新罗参

黄芪　黄耆　戴椹　百本　戴糁　芰草　王孙

肉苁蓉　肉松容　黑司命

列当　栗当　花苁蓉　草苁蓉

锁阳

狗脊　强膂　百枝　扶筋　狗青

巴戟天　不凋草　三蔓草

仙茅　独茅　婆罗门参　茅瓜子　河轮勒陀

远志　苗名小草　细草　棘菀　葽绕　醒心杖　（叶　附）

淫羊藿　仙灵脾　弃杖草　干鸡筋　刚前　仙灵毗　放杖草　千两金　黄连祖　三枝九叶草

三七　山漆　金不换　（茎　叶　附）

石蒜　乌蒜　老鸦蒜　水麻　蒜头草　一枝箭　婆婆酸　铁色箭

鹿药

委蛇

〔批〕石草：

骨碎补　猴姜　石毛姜　胡猴姜　石庵䕡

镜面草　螺厣草

紫背金盘　金盘藤

醋筒草

白龙须

万缠草

崖棕

半天回

野兰

〔批〕隰草：

艾叶　冰台　黄草　医草　艾蒿

艾实

千年艾

牡蒿　齐头蒿（根　苗　附）

无心草

续断　属折　龙豆　接骨　南草

益母草　茺蔚　贞蔚　蓷　野天麻　猪麻　苦低草　益明　火
　　　杴　蕯　郁臭草　萑①蓷　夏枯草　土质汗　嫩苗名
　　　錾菜（子　附）

益母膏

熟地黄

---

① 萑：通"蓷"。

胡芦巴　苦豆

蚕茧草

蛇芮草

半边莲　急解索

独用将军

见肿消

留军待

紫稍花

胡面莽

云花子

石松　万年松

玉柏　玉遂　千年柏

〔批〕毒草：

狼毒

云实　员实　天豆　马豆　云英　羊石子　苗名草云母　臭草
　　　粘刺　羊矢子　（花　根　附）

附子　黑附子　川附子

乌头　川乌　即附子母

天雄　白幕

侧子　莿①子

漏蓝子　木鳖子　虎掌

草乌头　两头尖　奚毒　土附子　耿子　毒公　金鸦　苗名茛
　　　　芨　菫　独白草　鸳鸯菊　（乌喙　附）

射罔

---

　　① 莿（cè 侧）：附子生一岁名莿子，见《广雅·释草》，亦作"侧子"。

白附子

天南星　虎掌　鬼蒟蒻　虎膏　（胆南星　附）

由跋　即小南星

鬼臼　九臼　鬼药　爵犀　羞天花　马目毒公　天臼　解毒
　　　害母　木律草　璚田草　独脚莲　独荷草　山荷叶　旱
　　　荷　八角盘　唐婆镜

凤仙子　急性子　金凤花　夹竹桃　指甲草　旱珍珠　小桃红
　　　海蒳染　菊婢　好女儿花　羽　（花　根　附）

坐挐草

押不芦草

羊不吃草

红踯躅　山踯躅　映山红　山石榴　杜鹃花

莽草　网草　鼠莽　芒草

毛茛　毛建草　毛董　自灸　猴蒜　水茛　天灸　附海姜
　　　阴命

海芋　观音莲　隔河仙　羞天草　天荷

野芋

透山根

金英草

〔批〕芳草：

当归　干归　白蕲　文无　山蕲　薜

甘松香　苦弥哆

山奈　山辣　三奈

蛇床子　蛇粟　马床　蛇米　虺床　墙蘼　毒枣棘　思益绳

廉姜　姜汇　蒛葰①

山姜　美草　（花　子　附）

高良姜　蛮姜　高凉姜

红豆蔻

白豆蔻　多骨

豆蔻　草豆蔻　漏蔻　草果　苏乞迷罗细　（花　附）

肉果　肉豆蔻　迦拘勒

砂仁　缩砂蔤

益智仁

荜茇　荜拨　毕勃　逼拨　毕菝　阿梨诃陀

荜勃没

补骨脂　破故纸　胡韭子　婆固脂

姜黄　蒁　宝鼎香

茅香花　香麻　嗢尸罗　（苗　叶　附）

艾纳香

兜纳香

藒车香

迷迭香

白茅香

排草香

线香

马兰　紫菊　（叶　根　汁　附）

赤车使者　小锦枝

荠苧　臭苏　青白苏　北薄荷

---

① 葰（suī虽）：亦作"荽""荾"。一种香菜。

石荠苧

相乌　乌葵

天雄草

必似勒

阿芙蓉　阿片　鸦片

〔批〕水草：

石菖蒲　昌阳　水剑草　尧韭

水菖蒲　白菖　茎蒲　溪孙　水宿　昌阳　兰孙

麕^①舌

越王余算

沙著

牛舌实

眵厘　侧黎　石发　水衣　水绵　水苔　石衣　薄

〔批〕蔓草：

旋花　旋葍　续筋根　鼓子花　天剑草　缠枝牡丹　筋根　美
　　　草　狶肠草　（根　汁　附）

土茯苓　土草薢　山猪粪　冷饭团　草禹余粮　刺猪苓　仙遗
　　　粮　硬饭　山地栗

铁葛

难火兰

奴会子　海药

海药子　连木　那疏树子

钩吻　野葛　胡蔓草　黄藤　羊角纽　火把花　毒根　断肠草
　　　固活　三跳藤　苦刿草　除辛

---

① 麕（jūn君）：兽名。亦作"麇"，即獐。

蒟酱　蒟子　土荜菱　芦子　俗称露子

扶留藤　芙萏　浮留　叶名蒌叶　老叶

荜澄茄　毗陵茄子

山胡椒

蔓椒　猪椒　豦椒　狗椒　豕椒　豨椒　金椒

地椒

鸡翁藤

〔批〕蔬草：

韭菜子

葱子　（花　须　汁　附）

茖①葱子

胡葱子

芸薹子　（菜枯饼　附）

菘菜子

五种芥子

白芥子

干姜　白姜　均姜　（皮　叶　附）

怀庆山药　修脆

蘹香　（叶　苗　附）

莳萝子　慈谋勒　小茴香　（苗　附）

蜀胡烂

池得勒

马思答吉

数低

---

① 茖（gè 各）：茖葱，亦称"茖韭"。百合科，多年生草本。

蒜蒉子　老荠

罗勒子　（根　附）

〔批〕谷草：

亚麻子　鸦麻　壁虱胡麻　（油　附）

麻蕡　麻篮　青葛　（壳　附）

火麻油

糯稻秆　稻穰

谷芒　谷颖

稻花

糯糠　米糠

粳秆

籼秆

谷奴

黍穰茎根

稷秆根

诸黍秆根　（叶　附）

粟米糠

粟奴

秫米根

穄稗根苗

薏苡仁根　苗名屋菱附　（叶　附）

〔批〕杂草：

别羁　别枝

益决草

九熟草　鸟粟　雀粟

土落草

莘草

茚质汗

英草华　鹿英

筋子根

可聚实　长寿

桑茎实　草王

赤涅草

白女肠　（赤女肠　附）

倚待草

疥拍腹草

黄护草

蘆药草

陀得花　三勒浆

建水草

父陛根　膏鱼　梓藻

催风使者

虎刺　寿星草　隔虎刺　伏牛花

荔枝草

水银草

透骨草

地茄子

纤霞草

石见穿

黄白支草

燕齿草

鹿良草

离楼草

灵草　神护草　护门草

〔批〕补遗：

草棉　（子　油　仁　附）

烟草　薑茨　（烟　油　附）

芸香草

灵通草

接骨草　四季花

不死草

薯良

藤　部

茉莉　奈花　（根　附）

素馨

萝藦　萝　白环藤　九兰

雀瓢　斫合子　羊婆奶　婆婆针线包

常春藤　土鼓藤　龙鳞薜荔

千岁藟　蘽芜　苣瓜

含水藤　大瓠藤

鼠藤

紫金藤　山甘草

百棱藤　百灵藤

龙手藤

牛领藤

斑珠藤

温藤

〔批〕补遗：

玫瑰花　徘徊花

珍珠兰　鱼子兰

夜兰花　夜兰香　夜来香

五色龙须　（花　子　附）

乳藤

买麻藤　买子藤

鸡香藤

蚺蛇藤

斜藤

菽藤

苴藤

滑藤

赤里藤

沙藤

苦藤

土藤

圭藤

黄藤

青藤

赤藤

白藤

花藤

括藤

木　部

〔批〕香木：

松脂　松膏　松胶　沥青　松肪　松香

松节　叶名松毛　木皮名赤龙皮　花名松黄　（叶　根　皮　花
　　　　附）

杉木　粘①　沙木　檆木　（皮　叶　子　附）

肉桂　牡桂　箘桂　小桂　安边桂　梫　筒桂　交桂　滇桂

山桂　天竺桂

桂子　月桂

木犀花　金桂　银桂

蜜香　木蜜　多香木　没香　阿瑹

青桂香　竹叶香　梭子香　附子香　芝菌香　叶子香　枝香

栈香　煎香　鸡骨香　婆木香　光香　弄水香　蓬莱香

黄熟香　速香　牛头香　蝟刺香　木盘头　根香

马蹄香　女儿香　龙鳞香　燕口香　节香

公丁香　丁子香　（木皮　枝　附）

母丁香　鸡舌香　（根　花　附）

楠木　楠　（皮　附）

樟木　香樟　紫樟　（节　附）

樟脑　韶樟

橡木　钩樟　榆　小樟　白樟　乌樟　枕　（茎　叶　附）

乌药　旁其　矮樟　鳝鲉

乌药叶　（子　附）

研药

水安息香　拙贝罗香

櫰香　兜娄婆香

---

①　粘：通"杉"。

必栗香　花木香　詹香　（叶　附）

质汗

苏合油　咄竭瑟剑

詹糖香　（花　附）

结杀花

笃耨香　黑笃耨

胆八香

冰片　龙脑香　片脑　梅花脑　米脑　羯婆罗香　金脚脑　速脑　膏名婆律香　（子　附）

苍龙脑

元慈勒

返魂香　惊精香　振灵香　却死香　回生香　马精香

兜木香

〔批〕乔木：

肥皂荚　（子　附）

鬼皂荚

皂刺　天丁

皂子仁　（皮　根　叶　附）

没石子　无食子　墨石子　麻荼泽　没石子

婆罗得　婆罗勒

浮烂罗勒

花榈木　花梨

巴豆　巴椒　老阳子　刚子

巴豆油　（壳　根　附）

大风子

〔批〕灌木：

牡荆　黄荆　小荆　楚（茎　根　叶　附）

栾荆子　顽荆

木藜芦　黄藜芦　鹿骊

木棉　古贝　古终　睒婆　迦罗婆劫（花　附）

不凋木

卖子木　买子木（子　附）

放杖木

川椒　蜀椒　汉椒　蓎藙　巴椒　南椒　点椒　花椒　椒红
　　　　椒目（叶　根　附）

吴茱萸

吴萸叶（枝　根　根白皮　附）

〔批〕寓木：

枫柳

〔批〕果木：

枣叶（木心　根汁　皮　核　附）

枸橼皮（根　叶　附）

佛手

胡榛树皮　无名木皮

槠子木皮（叶　附）

橄榄木（核　榄仁　附）

椰子壳　越王头　胥余（树皮　实皮　附）

桄榔木　姑榔木　面木　董棕　铁木（子　面　附）

莎木面　㰉木

〔批〕杂木：

城东腐木　地主

新雉木

椆木皮

干陀木皮

角落木

木戟

〔批〕补遗：

伽南香　奇南　奇篮　琪楠

丁香油

檀香油

桦树子　（油枯饼　皮　叶　附）

水　部

玉石间水　玉膏　白玉髓　玉液　玉脂　玉醴

玉泉水　玉札　琼浆　玉浆

石中黄水

空青中水

石卵中水

阴阳水

生熟汤

劳水

百沸汤　热汤　太和汤　麻沸汤

阿井水

温泉水　温汤　沸泉

碧海水

盐胆水　卤水

土　部

松烟墨　乌金　元香　陈元　乌玉玦

土墼 煤赭

烟胶

百草霜 灶突墨 灶额墨

釜脐墨 釜月中墨 铛墨 釜煤 锅底墨 釜炱

冬灰

藉田犁下土

春牛晴土

屋柱下土

床脚下土

胡燕巢土

金 部

铜弩牙

铜熨斗 铜钻姆 铜鈆

铜匙柄

铜弩㞶

诸铜器

古铜器

铜鉼锤

石 部

桃花石

炉甘石 炉先生

石钟乳 留公乳 虚中 夏石 鹅管石 芦石 黄石砂

孔公蘗 孔公石 通石

殷蘗 姜石

石床 乳床 石笋 逆石

石花 乳花

石骨

鹅管石

石髓

石炭　煤炭　石墨　铁炭　焦石　乌金石

然石

石芝

石面

阳起石　羊起石　石生　白石

元石　元水石　处石

礜石　白礜石　立制石　太白石　青介石　固羊石　泽乳　石
　　　　盐　鼠乡

特生礜石　苍礜石　鼠青　苍石

握雪矾石

红矾石

紫矾石

金星矾石

砒石　信石　人言　生者名砒黄　炼者名砒霜

石蚕　石僵蚕

赤石　陵石

黄石华

黑石华

终石

紫佳石　赤英　紫贺石　石血

铅光石

狮子石

镇宅大石

朵梯牙

阿飞勇

可铁剌

安咱芦

碗糖霜　　卤石

熖硝　消石　芒消　苦消　火消　地霜　生消　北帝元珠

风化硝

硇砂　礵砂　狄盐　气砂　北庭砂　透骨将军

石硫黄　硫黄　黄牙　阳侯　黄硇砂　将军

石硫赤　石亭脂　石硫丹　石流芝

石硫青　冬结石

硫黄香

〔批〕补遗：

水硫黄

禽　部

白鹤血　（脑　卵　骨　粪　肫①中砂石　附）

丹雄鸡头　（鸡冠血　附）

乌雄鸡血

鸽粪　左盘龙

麻雀头血　（雀卵　雀肝　附）

兽　部

狗头骨

狗外肾　（牡狗阴茎　狗精　血　脑　附）

羊脂　（乳　睛　附）

卷
六

二八三

---

① 肫（zhūn 谆）：禽类的胃。

羖羊胫骨　骬骨　颅儿必　（头骨　脊骨　尾骨　毛　须　附）

牛血　（脂　脑　齿　骨　附）

牛髓　（阴茎　耳垢　附）

马尿　白马通　（驹胞衣　尾　毛　附）

白马阴茎　（肺　肝　肾　墨　附）

驼脂　驼峰　（毛　粪　黄　附）

鹿茸

鹿角

鹿角胶　（鹿角霜　附）

鹿脂　（脑　精　筋　靥　皮　粪　胆　齿　附）

鹿骨　（血　髓　肾　附）

麋茸

麋角霜　（麋角胶　附）

麋脂　官脂　（脏　脐　血　精　骨　皮　粪　附）

野马阴茎

山獭阴茎　插翘　（骨　附）

双头鹿　茶荤机　（胎粪　附）

鹿胎屎

麝香　麝脐香

水獭肝

猪獾脂胞　（骨　附）

狗獾

木狗皮

豺皮

腽肭脐　海狗肾

鳞　部

龙涎香　伏古　青燕　云头

吉吊脂　吊膏

蛟龙精　（髓　附）

盐龙

黄鲴鱼油

鳢鱼肝肠

丹鱼血

鳝鱼肝

鲟鱼子

鳝鱼血　（皮　附）

鳗鱼头　（脂　血　附）

海鹞鱼齿　（尾　附）

鲍鱼头

海马　水马

蛤蚧　蛤蟹　仙蟾

介　部

蠵龟筒　鼊①皮　（血　附）

秦龟甲　山龟　（头骨　附）

旋龟

绿毛龟　绿衣使者

疟龟

六眼龟

六足龟

① 　鼊（bì 必）：据《本草纲目》是指龟一类的动物。

两头龟

呷蛇龟　摄龟　鸯龟　螺龟　陵龟　（甲　尾　附）

鹗龟

蜮蜼壳

烂蚬壳

车螯壳

虫　部

蜂蜜蜡　黄蜡　白蜡

雄蟊蚕蛾　晚蚕　夏蚕　魏蚕　热蚕

乌烂死蚕　（茧卤汁　蚕蛹　附）

海蚕砂

九香虫　黑兜虫

雪蚕　雪蛆

蘹香虫

枸杞虫　蝎　蚝乌蠋

萤火　夜光　熠耀　即照　夜照　景天　游火虫　据火　挟火
　　　宵烛　丹鸟　救火　不飞者曰蠲　萤蛆　火百脚

青蚨　蚨蝉　蜋蜩　鱼父　蟱蜗　蒲虻　鱼伯

蛱蝶　蜫蝶　蝴蝶

庞降

罗浮蝶

蜻蛉　蜻虹　虹䗖　䗢①　蜻蜓　负劳　诸乘　纱羊　胡黎　蠦
　　　蛑　江鸡　赤者名赤卒　绛绉　绀蟠　天鸡　赤衣使者
　　　赤弁丈夫　马大头

---

① 䗢（cōng 匆）：蜻蜓。

芫青 _{青娘子}

葛上亭长

狗蝇

牛虱 _{牛蜱}

人虱 _虮

苍蝇

壁虱

乳虫 _{土蛹}

桑蠹虫 _{桑蝎（粪　附）}

桃蠹蚕 _{（粪　附）}

桂蠹虫 _{（粪　附）}

柘蠹虫屎

枣蠹虫屎

衣鱼 _{白鱼　蛃鱼　蠹鱼　蟫鱼　壁鱼}

鼠 _{鼠负　鼠姑　蛜蝛　负蟠　鼠粘　蛜蝛　湿生虫　地虱}
　_{池鸡}

〔批〕补遗：

冬虫夏草

雪里虾蟆

人　部

人牙

淋石

腹中癖石

人精

人气

人魄

髭发

服器部

丝绵

隔年历书

画钟馗

桃符

桃橛　桃栈

救月杖

拨火杖　火槽头　火柴头

吹火筒

旧漆器　（灰　附）

研朱石槌

灯盏油　灯窝油

车脂油　车毂脂　辖脂　轴脂　缸膏

败船茹

灶案上屑

屠几上垢

造酿部

灵砂　二气砂

粉霜　水银霜　白雪　白灵砂

土黄

火药

神丹

烟药

豆黄

辣米粥

鸡汁粥

羊肉粥

鹿胶粥

当归酒

人参酒

枸杞酒

仙茆酒

戊戌酒

鹿茸酒

鹿骨酒

虎骨酒

茴香酒

白石英酒

慈石酒

〔批〕补遗：

白酒药

百益酒

史国公药酒

药性考·迟脉应用药品

草　部

辽参苦甘，安神补气。生血止血，添精益智。通脉疗虚，扶正邪去。五劳七伤，表里并治。助药力，固本元，反藜芦。叶，清肺、生津、止渴。〔批〕用根。红熟，大枝者良，忌铁器。

珠儿参辛，甘类荠苨。性温托里，外症堪施。又有福参，辛苦甘齐。性温益气，虚冷人宜。福参出闽浙，颇似人参而辛热，虚寒病宜。〔批〕用根。与荠苨同而性温，福参多食则喉痛，故知性热。

黄芪甘温，益肺气好。生血生肌，托脓至宝。健脾强胃，痘陷可保。熟则补中，生用固表。无汗能发，又能小补阳虚，泻阴火，中满忌。〔批〕用根。去头上皮，捶扁，蜜炙，或以盐汤润蒸，生用固表。

肉苁蓉甘，咸温入肾。大补精血，脏腑滋润。益髓强精，助三焦命。崩带遗滑，虚劳骨疢。疗绝阳不兴、绝阴不产、五劳七伤，能滑肠。〔批〕用本。酒浸，洗去沙土、浮甲、中心白膜，蒸或酥炙。

列当甘温，治诸虚疾。补腰滋肾，兴阳继绝。五劳七伤，久服自益。令人有子，去风活血。又名草苁蓉，盖肉苁蓉、锁阳相类，浸酒良。〔批〕用根。刮去花甲，日干用。

锁阳甘温，补阳益精。阴痿不起，久服能兴。强筋健骨，补火滋阴。通肠润燥，泻者休斟。或云番马遗精入地所化，故能大益阳道。〔批〕用本。去皮甲，薄切晒干，酒浸，焙。

狗脊苦甘，坚肾益血。补脾养气，疏利关节。寒湿周痹，肾虚溺泄。扶弱添精，健柔脊脊。利俯仰，益老人，去肉分间血痹，熬膏用良。〔批〕用根。以火燎去，□酒浸，蒸或炒用。

巴戟辛甘，气温入肾。大疯血癞，小肠疝症。五劳七伤，补药并进。兼治水肿，风剂相并。强阴益精，疗虚风冷气，脉浮迟者宜之。〔批〕用根。去心，酒浸，焙。

仙茅辛热，益火壮阳。暖筋健骨，开胃温肠。寒湿风痹，五劳七伤。聪明耳目，精长神强。专补命门而生土，阴寒者宜，相火旺者忌。〔批〕用根。刮尽皮，黑豆汁浸，酒拌蒸，忌铁气。

远志苦辛，气温散郁。能通心肾，补精泄热。健忘惊悸，奔豚肾积。聪耳明目，壮阳强骨。能利窍，治痈疽肿，叶亦补精益阴，止梦泄。〔批〕用根。去心，甘草水浸，曝。

淫羊藿辛，温肾命门。兴阳强志，益气添精。绝阴不产，风痹筋疼。补虚逐冷，益火为能。一名仙灵脾，主阴痿茎中痛，冷风劳气症。〔批〕根叶俱堪用。剪去叶、四畔、花边，羊酥拌炒。

三七苦甘，性温主血。阳明厥阴，吐衄崩急。金刃箭伤，杖疮扑跌。痈疽赤痢，虎蛇伤疾。大能散血，止血。内服，外敷。茎叶研涂亦效。〔批〕用根、苗，名金不换，主治同。

石蒜辛甘，性温利窍。疗疮恶损，煎服取效。傅贴肿毒，速能散勚。老鸦惊风，贴手足妙。中溪毒者酒煎服，取吐，疗产肠脱出，熏洗。〔批〕用根。有铁色箭草与此同。

鹿药甘温，治冷风血。补衰起阳，解毒鹿食。委蛇草甘，补气止渴。二草稍同，萎蕤辨别。俱似萎蕤，而鹿药气温，委蛇非山草，宜辨。〔批〕或云即是葳蕤苗。

骨碎补苦，温补肾虚。厥阴筋纵，骨痛能除。耳鸣火泻，劳极挛拘。破血止血，伤损皆需。一名猴姜，疗上热下虚，齿痛，恶疮烂肉效。〔批〕用根。铜刀刮去皮毛，蜜拌，蒸或焙干。

镜面草辛，治痈风疹。脚气肿痛，捣汁洗胫。便血吐血，鼻衄蛌损。解鼠莽毒，恶疮敷稳。一名螺厣草，治血淋，虫牙肿痛，捣贴甚效。〔批〕用茎叶。

紫背金盘，辛涩性热。能疗气痛，更治血结。焙研酒服，除消陈积。能消胎气，孕妇勿食。忌鸡鱼羊血，面，又醋简草可以盐、醋腌食。〔批〕用根。

白龙须辛，苦平无毒。专治风湿，骨疼筋缩。左瘫右痪，喎口邪目。满身拘挛，壮者宜服。又有万缠草，形相似而主治无效，须辨之。〔批〕用根皮。浸酒，忌鱼、鹅、鸡、羊、韭、蒜、蝦蟹。

牙棕甘辛，疗疾用根。五劳七伤，血气能平。有半天回，味苦性温。有野兰草，共用施能。夷人方也。皆生施州，性俱温，故补虚除损。〔批〕俱用根，去粗皮。

艾叶苦辛，生温熟热。回阳理阴，宣通气血。调经安胎，逐寒除湿。吐衄崩带，霍乱痢疾。能杀蛔虫，外治癣疥，炙火透诸经络，疗百病。〔批〕捣成净绒，或以酒醋煮成饼，入丸加茯苓少许，则易成末。

艾实辛苦，明目脏安。壮阳益气，却鬼加餐。有千年艾，温治虚寒。血气诸痛，物异治班。艾实和干姜末丸服，却一切恶气邪祟效。〔批〕千年艾叶搓之易碎。

牡蒿甘苦，治疟根擂。苗服补益，脉盛肌肥。无心草温，积血能推，气癖腹痛，止泄虚赢。无心草与鹿衔草相似，主治同，或即一物。〔批〕用苗。无心草用根，苗晒干。

续断苦温，补肾肝经。宣通血脉，接骨荣筋。破瘀消肿，胎漏带崩。肠风尿血，伤损遗精。能缩小便，止痛生肌，女科、外科、伤科上剂。〔批〕用根，酒浸，焙。

益母草苦，微辛散瘀。手足厥阴，新生恶去。血风晕痛，崩漏带沥。经产要药，子能顺气。子能益血，行中有补，明目和经，优于茎叶。〔批〕调经用子仁。外症扑损，行血用根、茎、花、叶，白花者良，嫩苗名鏊菜，味辛可茹。

益母膏苦，微甘性平。产妇有症，服之效灵。折伤肉损，瘀血凝癥。驱风益气，煎炼宜真。取茎、叶、花、子细剉，于砂锅熬汁，去渣，煎膏。〔批〕□铁器遇之则不效。

熟地黄温，味甘气厚。入心肝肾，疗虚劳疚。阴亏精涸，内伤羸瘦。益血填精，润枯功奏。大能补血，阴虚劳热，内伤失血，产妇要药。〔批〕拣怀庆大原枝，每斤加砂仁末五钱，以好酒煮过，九蒸九晒用。

　　胡芦巴苦，纯阳益火。温暖丹田，肾虚能补。痃疝冷气，胁膨如鼓。壮阳消痰，寒湿痹跛。引阳归元同附子、硫黄。治疝同茴香、桃仁。〔批〕用子，酒浸，蒸或炒用。

　　蚕茧草辛，治诸虫毒。人被咬伤，急宜煎服。蛇芮草散，蛇虺螫触。捣烂敷之，毒不入腹。俱有小毒，专能疗一切虫豸伤，洗疮疥效。〔批〕俱用茎叶。

　　半边莲辛，入肺行痰。哮齁气喘，疟疾因寒。雄黄同捣，饭饮为丸。清晨一服，冷嗽能安。蛇虺咬，捣汁饮，以渣围伤处，则毒不攻心。〔批〕用茎叶花。

　　独用将军，辛破恶血。下痢噤口，化痈散结。见肿消酸，微毒性涩。肿毒狗咬，捣叶传贴。皆外症要药，又有留军待，治折伤、风痛效。〔批〕用根叶。见肿消用茎叶。

　　紫梢花甘，或曰吊精。益阳起弱，虚冷能温。带浊并止，缩便通淋。肾囊湿痒，阴蚀疮生。《纲目》为是吉吊脂①所化，误归鳞部，今正之。〔批〕滇黔两粤原野颇多，有茎有叶，花似蒲槌，秋日采，阴干用。

　　胡面莽甘，疗冷疝癖。腹痛因寒，煮服自益。有云花子，洗马疥疾。形似麻黄，中心坚实。胡面莽形似地黄，生岭南，性温，与地黄别。〔批〕俱用根茎。

　　石松苦温，疗寒除痹。血疯瘙痒，脚疼筋闭。皮肤不仁，浸酒通利。玉柏味酸，止渴益气。即万年松也。生高山石上者力厚，久服良。〔批〕石松用根茎，玉佰用茎叶。大者为石松，小者为玉伯。

---

　　① 吉吊脂：《本草纲目》作"吉吊"，其下作"精名紫梢花"，"或云紫梢花与龙涎相类"。

狼毒苦辛，入肺及肾。杀虫破积，消痰嗽病。鬼精虫毒，疮瘘外症。九种心痛，阴疝虫病。宜醋炒，合野葛塞耳治聋，外涂癣疥极效。〔批〕用根。

云实辛温，除虫蛊毒。邪恶诸气，疟痢自缩。花令见鬼，杀精怪物。根疗骨哽，咽痛研服。有毒，主下匿脓血，花烧之致鬼，令人狂走。〔批〕子蒸曝。

附子辛热，退阴助阳。理中达表，补散称良。通经暖脏，风痹寒伤。呕噎泻痢，虚冷痰涎。性浮气猛，有瘀症者忌服。相反与草乌同。〔批〕去皮脐，炮熟则补，生用发散，或姜制。

乌头辛热，疗痃追风。寒湿血痹，痰塞胸中。阴疝腹痛，破积追虫。尖堪取吐，外治疽痛。较附子性轻而缓，专治风寒湿痹，相反同。〔批〕乃附子母，与草乌别，炮制同附子。

天雄辛温，疏经利窍。风痰冷痹，瘫痪用妙。补虚强志，回阳最要。侧子性轻，湿风追效。又漏蓝子苦辛有毒，治冷痢、恶疮、疠风效。〔批〕即附子之形长者，炮制同附子，侧子其小者也。

草乌头苦，辛热大毒。中风喉痹，痰壅气促。堕胎破积，阴寒入腹。外治痈肿，或用乌喙。反半夏、贝母、瓜蒌、白蔹、白及，畏黑豆、冷水。〔批〕外敷生用，内服以黑大豆汁煮，去皮或炮用。

射罔大毒，草乌汁煎。渍箭杀物，见血封咽。恶疮瘰疬，鬼疰癥坚。传蛇蝎螫，沙虱毒蠋。中其毒，急以甘草、豆叶、浮萍、蓝汁等救之。〔批〕外症破伤者不可着。

白附子辛，性热纯阳。阳明经治，头面斑疮。补肝风散，冷气腿僵。失音心痛，湿痒阴囊。为少阴，阳明引药，故治头面斑痕，面脂用。〔批〕用根。或炮，或生。

天南星辛，气温性燥。胜湿除痰，追风利窍。拔肿破结，惊痫眩掉。口噤喉痹，救急称妙。小者名由跋，气味同，亦治肿毒热结，力薄。〔批〕以姜汁制，或腊月牛胆九套，为胆星更佳。

　　鬼臼辛温，有毒解毒。杀虫鬼疰，妄见烦惑。殗殜劳瘵，邪疟翳目。痈疽蛇伤，风疾去速。不入汤剂，疗子死腹中、黑黄急病、射干毒。〔批〕用根。去毛，焙干为末。

　　凤仙子苦，小毒性温。产难积块，噎膈堪吞。花疔蛇咬，腰胁湿疼。根叶疗伤，杖扑俱灵。俱能透骨软坚、疗哽、治血，不可着牙致损。〔批〕子名急性，煮肉下数粒易烂。

　　坐拏草辛，性热有毒。专疗风痹，亦壮筋骨。扑打损伤，麻药用服。押不芦草，令人麻木。押不芦产回邦，酒服令人麻痹，不知痛楚。〔批〕坐拏用苗。押不芦根、茎、子俱可用。

　　羊不吃草，味苦辛温。无毒疗疾，能治风淫。活血带补，酒浸频斟。有红踯躅，酸味同名。形皆似羊踯躅，而花色红，无毒，羊亦不食。〔批〕根、茎、叶、花俱用。

　　莽草辛温，微苦有毒。疗头风肿，诸疮白秃。咽痛疝坠，风痹麻木。瘰疬牙疼，猘犬伤肉。不入汤剂，中其毒者，紫河车草、黑豆汁解。〔批〕用叶。去米甘草水蓼汁拌，蒸用。

　　毛茛子叶，辛温有毒。恶疮痈肿，传消甚速。不可入疮，致令烂肉。截疟缚臂，冷积涂腹。不可服，以一握缚臂，男左女右，成疮疟退。〔批〕有海姜，有阴命，生海中或即是此。

　　海芋辛毒，恶癞敷清。伏礌砒石，疟瘴疯平。小者野芋，治疗同云。透山根毒，点铁成金。又有金英草并透山根，误服之俱化人为血水。〔批〕金英草亦能化铁成金，皆极毒，不可服用。

　　当归辛甘，入心脾肝。血中气药，温散风寒。和筋活血，诸痛拘扳。一切外症，经产须参。疗虚劳，寒热疟痢，带脉为病，头尾治上下。〔批〕上部病用头，下用尾，通身病全用，行血酒浸。

甘松香根，性温理气。开郁醒脾，心腹痛去。肾虚齿痛，熏疗劳瘵。面黔鼻齄，外擦泽丽。治风疳、齿䘌、野鸡痔、脚气、膝浮，煎汤洗之。〔批〕用根。

山柰辛温，暖中辟瘴。除心腹冷，疗血气胀。寒湿霍乱，悒郁惆怅。亦治牙疼，雀斑涤荡。又石三柰子，能解郁，煎丸鲜用，堪作浴汤。〔批〕用根。

蛇床子苦，微辛性温。散寒补肾，强阳益阴。祛风燥湿，除痹腰疼。疗癣疥癫，专益命门。治女子阴冷，痛痒，产门不闭，能壮阳有子。〔批〕按去皮壳，微炒，或地黄汁拌，全用。

廉姜辛热，暖胃下气。消食止逆，宽中去闭。山姜性同，中恶冷痢。霍乱腹痛，内寒极济。山姜花、子辛温，亦破冷调中，解酒止呕效。〔批〕俱用根。

良姜辛热，暖胃止呕。散寒化食，行滞醒酒。霍乱瘴疟，痛当胃口。红豆蔻同，虚泻宜有。治吐恶、噎膈、醋心、胃脘痛，肺胃热者忌之。〔批〕用根，东壁土炒过入药，子亦炒用。

白蔻辛热，流行三焦。温暖脾胃，酒积滞消。散肺燥湿，疟痢同调。腹痛反胃，翳膜能消。消膨胀，去太阳经目眦红筋，肺胃热者忌。〔批〕用仁，去皮炒。

草豆蔻辛，香散性热。暖胃健脾，除痰化食。瘴疠瘟疟，霍乱噎膈。痞满积聚，破气开郁。杀鱼肉毒，多食耗气损目，花气味主治同。〔批〕用仁。面裹，煨，去皮。

肉果辛温，理脾开胃。下气调中，消食解醉。祛痰行积，冷痢痛退。中恶吐沫，涩肠宜备。治心腹胀痛、霍乱、冷痓、虫痛，手阳明药也。〔批〕用实粉裹，煨热，勿犯铁器。

砂仁辛温，益肾补肺。快气调中，醒脾和胃。通行结滞，祛痰解醉。止痛安胎，下达为最。治呕吐，霍乱，奔豚，崩带，行地黄滞，有瘀忌。〔批〕去净壳，入肾药，用盐水炒。

益智仁辛，温补心肾。益君相火，脾健食进。缩便止崩，精固气禁。又开郁结，吐泻能定。诸辛香药皆耗真气，惟此益气安神，故名。〔批〕盐水炒用。

荜茇辛热，下气温中。杀腥消食，阴疝胃风。泻痢呕吐，破积宽胸。荜勃没补，益肾有功。二物气味同，多服损真气，助脾肺火，损目。〔批〕用根。去皮，粟醋浸，焙用。

补骨脂辛，大温微苦。入胞命门，通君相火。壮阳暖丹，滑精能补。五劳七伤，腰疼服妥。明耳目，治顽痹，肾虚泄泻，疗堕胎，缩小便。〔批〕用子或酒浸，盐炒用。

姜黄苦辛，入脾理血。兼入肝经，下气破积。通经除胀，风痹寒湿。消痈肿毒，扑损有益。治产后败血攻心，通月闭，入手臂，止风痛。〔批〕用根，可染色。

茅香花苦，性温除冷。中恶呕吐，心腹痛紧。寒劳久病，丸服有准。苗叶辟邪，浴身芳引。或名香麻，同藁本、艾叶、香附煎汤浴，去风。〔批〕焙干或烧用。

艾纳香温，去寒杀虫。兜纳香辛，疟毒俱攻。蘹车迷迭，烧辟邪踪。白茅排草，汤浴经通。又有线香，乃诸香合榆皮造就，可熏疮癣。〔批〕皆用茎叶。

马兰嫩叶，可以充蔬。根辛断痢，酒疸羸瘥。破血止血，蛇咬堪涂。解菌毒蛊，诸疟能舒。汁治绞肠痧，喉痹，水肿，搽丹毒，煮熏痔良。〔批〕嫩叶曝日，马兰头干，充蔬大佳。

赤车使者，名小锦枝。辛温微毒，治痓风痿。癥瘕积蛊，冷气相宜。久服有益，悦泽肌皮。古方治大疯风痹，以此浸酒，又作丸辟疫。〔批〕用根。童便拌，蒸，晒。

荮苧茎叶，辛疗冷闭。胸间停水，能止泄痢。石荮苧同，疗疮疥济。下血痔瘘，风痒并去。莶苧北地皆作薄荷用，具气臭而不辛凉。〔批〕俱用茎叶。

相乌味苦，阳痿能兴。天雄草甘，阴冷堪温。必似勒草，出自昆仑。除心腹胀，寒痹俱行。必似勒形同马蔺子，而性味不似，用茎叶。〔批〕相乌用茎，天雄茎实同用。

阿芙蓉酸，又名鸦片。温涩微毒，止痢缩便。助神聚精，吸烟不倦。房术用之，久生灾变。出东洋，云是罂粟花汁，非也，闽粤人嗜之。〔批〕凡用入锅，熬去渣，留膏，如老蜜丸，入烟筒吸之，入膏丹用泥。

石菖蒲辛，微温味苦。益心开窍，疗疟兼补。散痈逐风，除烦止吐。惊痫毒痢，疗痹杀蛊。芳香，通心气，舒脾，开胃，宽中，导补药成功。〔批〕用根叶，洗大疯疮。

水菖蒲辛，苦温去湿。疗风除疥，能辟蚤虱。麠舌辛温，除烦吐逆。霍乱腹痛，煎服有益。白菖大能杀虫，汁制雄黄、雌黄、砒石毒。〔批〕白昌不入汤剂，皆端日采取良。

越王余算，无毒咸温。治浮水肿，结气瘕瘤。久积宿滞，腹内虚鸣。又有沙著，并产海滨。有牛舌实，服之轻身益气，或即羊蹄子也。〔批〕并著汁服效。

陟厘甘温，治心腹寒。和中消谷，强胃化痰。天行胸闷，泄痢能安。赤游丹毒，并去阴斑。陟厘乃池中水绵也，或生石上，谓之石发。〔批〕暴干用。

旋花味甘，气温性涩。秘精益气，去奸悦色。根利小便，除邪寒热。能合金疮，续筋接骨。即鼓子花也，根捣汁服补劳损，主丹毒热。〔批〕花根俱曝干用。

土茯苓甘，健脾清胃。去风利湿，疗痈发背。杨梅结毒，恶疮可退。筋骨拘挛，令人不睡。治杨梅恶疮，解轻粉毒，功在去湿热，疏经。〔批〕用根。煎服忌茶。

铁葛温补，去一切风。令人性健，经络疏通。难火兰酸，治冷血疯。除痹腹胀，明目温中。铁葛似葛而性味不同，难火兰开胃进食。〔批〕铁葛用根，难火兰用子。

奴会子辛，治小儿疾。冷痔瘘损，脱肛骨立。海药子温，补伤续绝。消肿除蛊，止痢破血。海药又名那疏树子，治蛇毒，二药生胡地。〔批〕奴会用根，海药子用仁。

钩吻辛热，大毒追风。破癥积聚，疗蛊杀虫。恶疮疯痹，毒结喉咙。不宜服食，只入膏中。名胡蔓草，食之杀人，蘸菜汁灌之可解。〔批〕用茎根，即野葛。

蒟酱辛热，子藤及叶。下气宽中，破痰散结。瘴疠虫痛，霍乱吐逆。温痹止泻，解酒消食。子滇黔称芦子，形如桑椹，与槟榔同食佳。〔批〕子去粗皮捣细，姜汁拌，蒸，曝干，用叶堪造曲。

扶留藤辛，即是蒌叶。气味清香，合槟榔食。消磨岚瘴，开胃利膈。无子无花，冬夏青色。《纲目》以蒟酱苗为扶留①误也，蒌叶无花实。〔批〕闽粤人嗜食之，盖因能辟瘴疠，除胸中恶气，久习成俗也。

荜澄茄辛，性热纯阳。暖胃快膈，温肾膀胱。霍乱冷气，吐水痰浆。食积胀痛，寒嗽宜尝。有山胡椒辛热无毒，治心腹冷痛，破滞气。〔批〕去柄皮，酒浸，蒸，晒干用。

蔓椒茎实，根苦温同。风湿寒痹，水胀堪松。四肢厥痛，蒸洗筋融。地椒同类，辟痊蛊虫。又有鸡翁藤，味辛，性温，能治五劳七伤妙。〔批〕二椒可以调食。

韭子辛甘，温补肝肾。暖健腰膝，丹田及命。遗尿溺血，

---

① 扶留：《本草纲目》于"蒟酱"条下作"《孟诜食疗》谓之土荜茇，其蔓叶名扶留藤，一作扶榴，一作浮留"。

白淫带甚。阳痿泄精，鬼交弱病。疗强中漏精，小便频数，烧烟熏牙虫甚效。〔批〕蒸熟，曝干，去皮，炒用。

葱子辛温，调中利气。花除心痛，脾胀如刺。葱须通络，便血喉痹。葱汁消瘀，解毒聋治。茗葱子泄精，胡葱子解诸肉毒，吐血，萎黄。〔批〕俱用鲜者。

芸薹子辛，破气行滞。难产酒吞，通经血闭。产后腹痛，金疮血痔。赤丹热肿，梦遗亦治。经后同四物汤服，断产。菘菜子甘，解酒醉。〔批〕子微炒，用菜枯饼杀虫去垢，壅蔗田甚肥。

五种芥子，辛热治风。豁痰开窍，止呕温中。冷毒麻痹，扑损肿痛。止衄散瘀，敷贴有功。或醋调，敷诸痈肿痹，损痛，水调贴囟止衄。〔批〕有青、大、紫、马、石五种，性味同，研用或炒。

白芥子辛，性浮入肺。宽胸通络，温中开胃。发汗散寒，豁痰消块。痹木脚气，肿消痛退。有数种，主治略同，疗嗽白芥胜，多火者禁。〔批〕或生或炒随方用。

干姜辛温，逐寒发表。炮则苦热，守中和枣。痼冷寒痰，止血黑炒。疟痢反胃，回阳勿少。姜皮凉，消浮肿、痞满，叶除鲙瘕，散伤瘀血。〔批〕以长流水洗，切晒干。

山药麻滑，甘入太阴。补虚益气，耳目聪明。长肌止泄，坚骨强筋。遗精白带，风眩服停。益心强阴，能补虚劳、健忘，生捣敷痈肿。〔批〕以铜刀刮去皮，洗净，涎风干或烘焙用。

蘹香辛热，入胃膀胱。开胃下食，补火温肠。㿉疝脚气，逐冷扶阳。霍乱腹痛，叶治痈疡。即八角蘹香，苗叶主治同，与土小茴香异。〔批〕用子，酒炒良。

莳萝子辛，即小茴香。治胀腹冷，开胃温肠。蜀胡烂同，池得勒良。马思答吉，数低相当。皆小茴也，温中散满，主治相同，苗能利膈。〔批〕池得勒用根。

蕲葟子甘，益精除痹。心腹诸痛，肾肝积聚。目痛热泪，怒肉点去。罗勒子辛，纳眼除翳。罗勒根灰敷诸疮、鼻疳、赤烂、疗鬼疰、蛊气。〔批〕生捣筛用。

亚麻子甘，疗风癣秃。油堪燃灯，气恶难服。麻蕡利脏，壳有微毒。散痹破积，脓血能逐。又火麻油，涂头治发脱，煎熟啜，解硫黄毒。〔批〕黄麻、黄、菖蒲、鬼臼等，丸服，百日即能见鬼祟。

稻秆辛热，黄疸浸汁。亦治扑伤，喉痹消渴。壳芒同治，解盅酒食。花可乌须，糠擦齿白。粳秆解砒毒，籼秆治反胃，谷奴治喉痹。〔批〕俱烧灰用。

黍穰茎根，辛热解壅。妊娠尿血，脚气并用。稷之秆根，治心气痛。横生难产，烧灰酒送。诸黍秆根叶煎汁，治小便淋闭、喘满有效。〔批〕皆煮汁用。

粟米糠苦，烧熏痔瘘。粟奴利肠，烦闷堪宥。秫米根苦，洗风疹透。稊稗根苗，金疮血救。苡仁根甘寒，下三虫，止心痛，黄疸，苗叶暖胃。〔批〕苡根叶俱煎用。

别羁草苦，性温透肌。风寒湿痹，疼痛四肢。益决草辛，主肺咳痍。九熟草甘，止泄汗宜。有土落草，甘温，治腹冷、气痛、疟癖，酒煎服。〔批〕用茎叶。

莘草味甘，治痹肿瘘。苭质汗治，风血疼痍。英草华主，骨痛神疲。疸劳烦热，筋骨坚随。有筋子根苦，治心腹痛、霍乱、蛊毒，下血效。〔批〕用花叶根茎。

可聚实甘，益气明目。桑茎实酸，乳孕病服。赤涅草甘，止崩疰衄。白女肠辛，内疾病逐。白女肠温，治泄痢、肠澼、心痛、癥疝，煮服效。〔批〕用子，白女肠用茎，赤者为赤女肠，同。

倚待草甘，补虚摒挡。气血缓弱，绝阳色丧。嬴瘦劳疼，酒服无恙。疥拍腹草，治瘭服当。又黄护草无毒，散痹除风益气，令人进食。〔批〕用茎叶。

盧药草咸，补损安脏。折伤止痛，瘀血涤荡。陀得花甘，疗风血畅。建水草温，痛痓浸酿。又父陞草根味辛有毒，熨痈肿，肤胀不服。〔批〕盧药草全用末服，捣敷。建水草用叶，焙。

催风使者，治风极好。虎刺甘温，风肿并了。荔枝草温，疗蛇犬咬。以酒煎服，破伤风捣。虎刺凌冬不凋，治丹、瘤、痈肿、疮，捣汁涂之。〔批〕用茎叶浸酒佳。

水银草辛，眼昏可保。透骨草辛，疠风痛搅。寒湿筋缩，脚气疮绕。反胃肿毒，疥癣一扫。地茄子辛温，治风痰麻痹，破积，消痈，堕胎。〔批〕用根茎。

纤霞草温，疗脏虚冷。气攻脐腹，和药服稳。石见穿温，风痛痈疹。黄白支草，治疾用引。燕齿草辛，寒热痈窨。鹿良草咸，贲豚气紧。瘛疭惊痫，痓疾亦整。离楼草咸，能补虚损。益气多子，并疗瘦瘠。以上六种，治病宜省。〔批〕俱用茎叶根。

灵草神奇，故名神护。生自名山，守门人怖。盗贼遇之，叱咄如怒。得以佩服，邪祟即住。北人谓之护门草，挂于户上，人过必叱之。〔批〕产恒山，而五台、罗浮大山中俱有之。

补　遗

草棉甘温，御寒却冷。烧灰止血，冻瘃敷稳。子热补虚，暖腰治损。油毒昏目，涂癣疥等。棉子仁辛，大补虚寒，去油，用油燃灯，昏目。〔批〕用棉取仁，以子水煮、焙、去壳，或蒸、碾去壳。

烟草味辛，性温开郁。烧吸解倦，署伤止血。烟油有毒，杀虫最捷。诸虫咬伤，涂之病失。耗人真气津液，嗜之者众，受其弊而不知。〔批〕用嫩叶等类，颇多性味相似。

芸香草辛，生成五叶。产在昆明，治疮毒疾。专能解蛊，急服其汁。韭叶芸香，瘴疟可截。夷方多邪蛊，携此草嚼之无味，即中毒矣。〔批〕用茎叶根，专辟蛊，药与蘘荷、蘘草同类而形异。

灵通草劲，顶开七叶。头实中虚，治聋煮食。有接骨草，茎绿花白。跌打损伤，敷之有益。灵通草产罗浮，接骨草产肇庆，本草未载。〔批〕灵通草长三尺，小如箸，盖仙草也。

不死草芳，如茅味甜。食之益寿，蝇蚋辟迁。又有薯良，形如柚圆。蔓生红色，浸酒香兼。不死草置盆盂，蝇蚋远去，薯良大能活血。〔批〕不死草产于罗浮及粤西，盖亦灵草也。

藤　部

茉莉素馨，花俱辛热。浸油润发，窨茗味益。根热有毒，酒磨饮歇。沉醉昏迷，忘痛整骨。茉莉根一寸，酒磨服，昏迷一日，二寸二日。〔批〕有木本、藤本二种。

萝藦根苗，子名雀瓢。辛甘温补，堪治虚劳。捣敷肿毒，虫螫能消。金疮血出，研子封包。即婆婆针线包也。疗蛛蜘咬，并金刃血出。〔批〕服食用子，外敷用叶。

常春藤苦，其子甘温。补虚通络，肿毒堪平。千岁藟甘，益脏续筋。疗痹止痛，久服轻身。常春藤治衄血、黑疔，千岁藟根缓筋止痛。〔批〕用茎叶子。

含水藤甘，解烦渴燥。瘴疠湿痹，丹石毒躁。时气便闭，损痛服效。鼠藤相同，补衰大妙。鼠藤治阴痿、冷风腰痛，壮筋骨，益阳道。〔批〕用藤中水。

紫金藤苦，益肾散瘀。外疗肿毒，劳损病愈。百棱藤同，诸风痛痹。一切风疮，酒服皆去。二藤皆能去风湿，活经络，故治五劳七伤。〔批〕俱用皮晒干。

龙手藤甘，治风瘫痪。补虚益阳，冷痹能判。牛领藤同，诸病服涣。斑珠藤治，妇人诸瘅。专主血虚羸瘦，又温藤治风血冷积得效。〔批〕俱浸酒用。

补 遗

玫瑰花温，行血破积。损伤瘀痛，浸酒饮益。珍珠兰辛，窨茶香郁。其根有毒，磨敷痈疖。又夜兰花颇香，其树折之逐蚊，即皆远散。〔批〕玫瑰花蜜煎糖渍充果，甚香美，或合木樨为餳酱佳。

五色龙须，藤细如发。生无根蒂，挂树长发。其液和灰，涂礨坚劫。花子浸酒，筋骨健䩅。常绕数树，似游丝，投以秽物即消释不见。〔批〕按《纲目》有白龙须①似此，而生处不同，又葛缠草枝茎不类此，当另一物也。

乳藤之汁，通乳最灵。买麻藤汁，解渴生津。鸡香藤馥，辟瘴岚瘟。蚺蛇藤异，蛇服遵行。凡捉蚺蛇用此藤作圈牵之，蛇不敢强也。〔批〕买麻藤之实，亦可食。

斜藤粗大，菽藤赤色。苴藤有刺，滑藤多□。赤裹藤香，沙藤长叶。苦藤土藤，圭藤同质。黄藤青藤，有赤有白。花藤造皿，括藤磨砺。以上诸藤，并堪破篾。作缆扎物，编筐与席。虽不入药，日用需急。以之煎汤，洗疮疯疾。〔批〕诸藤本草不载，具气辛甘者多，皆能去风、通络、活血、追虫，人不识耳。

木 部

松脂燥涩，苦除伏热。通利耳目，并强筋骨。驱邪下气，崩带滑疾。湿风外症，煎膏敷贴。疗一切风痹，炼服堪辟谷延年，功难尽述。〔批〕以白芽黄砂铺甑底，加脂蒸，伺脂化入斧，取再蒸，如此三数遍，致极净白如玉，收用。

---

① 白龙须：《本草纲目》于"白龙须"条下作"刘松石保寿堂方云：白龙须生近水旁有石处"。

松节苦温，治风脚痹。筋骨节痛，血中湿去。松毛长发，安脏虫避。根皮补劳，松花清气。花除风、止血，皮治白秃、汤火伤，湿疗疥效。〔批〕松节油红者佳。

杉木辛温，下气辟恶。脚气腹胀，奔豚良药。外洗漆疮，足肿风毒。皮灰止血，金疮火灼。叶洗牙虫，子治疝痛，一岁一粒，烧研，酒服。〔批〕久年杪枋着湿出霜，辛香有毒，杀人。

肉桂甘辛，纯阳大热。入肝与肾，疏通血脉。冷痛泄泻，自汗咳逆。行痰补火，堕胎破血。能抑肝风而膀胱化气，疗阴盛、虚劳诸症。〔批〕去粗皮用。

山桂甘辛，性热寒退。浮而不降，煎膏宜配。桂子甘辛，温中暖胃。平肝益肾，散寒止哕。桂非安南交趾者，性不下达，惟膏药用之。〔批〕桂子似木犀蕊，而紫黑坚硬。

木槿花热，性涩味辛。窨茶造酱，调食芬馨。化痰辟臭，开胃生津。风牙虫痛，含漱消疼。造面脂去黯黪熬头油，令香泽，惟能脱发。〔批〕以白矾水洗则不变色。

蜜香辛温，行气僻臭。腹胀鬼疰，心痛服救。枝结青桂，栈香干凑。根成黄熟，马啼节瘦。诸香皆沉香之不沉水者，同本异名、异性。〔批〕诸香惟蜜香乃半浮沉者尚堪入药，余惟供熏药爇①而已。

公丁香辛，温肺胃肾。霍乱寒胀，奔豚痛甚。发痘杀虫，口疳风症。消癖壮阳，寒呃哕定。皮治齿痛，心腹冷气，枝亦散寒胀，止泄泻。〔批〕公丁香如鼓丁，母丁香如枣核。

母丁香辛，温中暖肾。胃痛疝瘕，服之最应。脑疳吹鼻，口臭含定。理气回阳，补三焦命。根毒，治肿毒内陷，服之花墤

---

① 爇（ruò 若）：烧。

造酿成香油。〔批〕同姜汁点白须孔，再生即黑，奇效。

楠木辛温，能治霍乱。煎洗脚气，筋骨痛泮。楠皮并温，暖胃发汗。小儿吐乳，寒泻能断。又治聤耳出脓，烧灰吹洗，水肿、腹胀俱效。〔批〕宜用香楠木，水楠不用。

樟木辛温，疗心腹痛。鬼气中恶，霍乱上壅。寒湿脚气，疮疥洗共。欲治劳瘵，三节散用。樟节合皂块节、天灵盖、麝牛黄等为末服。〔批〕用锯屑。

樟脑辛热，樟木煎成。通关利滞，呕吐心疼。杀虫治秃，疥癣疮淫。寒湿脚气，贮袜着灵。纯阳之性能水中发焰，杀虫、驱湿有殊功。〔批〕凡用入磁碗对合，火熁①半时，冷定用。

橡木辛暖，亦名钓樟。止金疮血，霍乱磨尝。奔豚水肿，脚气浴汤。疮痍疥癣，研末敷良。刮末，止金疮血极效，茎叶插门，能辟时疫。〔批〕用根皮，八九月采，日干。

乌药辛温，通肾脾肺。疏通宽膈，散风理气。反胃胁痛，血凝食滞。中气中风，霍乱泻痢。止一切痛，杀蛔，疗疮、疖、疥、疠，治猫犬百病。〔批〕用根。

乌药叶饮，止小便滑。子治阴毒，腹痛煎啜。伤寒取汗，回阳得法。研药苦温，蛊毒服拔。研药似乌药，治中恶、霍乱、下痢脓血，煎服。〔批〕乌药叶可代茶。

水安息香，辛苦性温。除风霍乱，暖肾阳兴。心腹蛊气，血噤遗精。鬼交鬼孕，劳瘵熏平。又有櫰香，乃树根也，味苦涩，疗头疖肿毒。〔批〕树脂也，烧之集鼠者真。

必栗香辛，气温无毒。鬼疰心痛，煮汁频服。性善杀虫，烧之辟毒。捣叶置池，鱼浮仰腹。捣叶置上流，鱼皆死，以木为轴，不生蠹鱼。〔批〕用根。

---

① 熁（xié 协）：烤。

質汗甘温，树汁煎成。金疮折伤，长肉续筋。血瘀肿痛，散结通经。补虚益损，酒服俱灵。乃柽乳松泪、甘草、地黄、热血煎成，出西番。〔批〕或研，或炒用。

苏合油甘，性温走窜。通窍开郁，瘟疟霍乱。中风鬼疰，痫痉水涣。杀虫精魅，蛊恶可断。合诸香能追风开秘，理气下痰，有苏合丸。〔批〕宜铅瓶贮之。

詹糖香苦，树汁熬煎。性温行气，水肿风痟。伏尸恶核，涂发乌鬈。有结杀花，头风可痊。花合胡桃、青皮捣，涂发，黑如漆，结杀相同。〔批〕明软者佳。

笃耨香辛，香木凝脂。面皯䵟䵳，配药传之。肌莹如玉，辟恶堪施。有胆八香，烧熏醒疲。同白附、白及、冬瓜子、石榴皮为末，涂面效。〔批〕胆八不入药，只堪供熏炉用。

冰片辛热，开窍走散。杀虫邪气，骨风痛串。喉痹舌出，目翳痘陷。惊痫痰迷，闭症可涣。专疗五绝，中恶，痧胀，子下恶气，消食散满。〔批〕合糯米炭、相思子贮之，则不耗。

苍龙脑辛，不可点目。皯䵟风疮，调涂配药。有元慈勒，除障弩肉。能合金疮，止带痢恶。味甘平，主心痛，流血，散瘀生新，明目止泪。〔批〕俱似冰片而治稍不同。

有返魂香，树脂炼得。烧之起死，专疗瘟疫。有兜木香，亦治时疾。灵异之品，志在博物。二香皆汉武时有，外国异香也，存名以考。〔批〕烧之可辟恶。

肥皂荚辛，性温无毒。去风利湿，痢疾宜服。癣疥肿疖，诸疮白秃。烧灰存性，油搽效速。子甘温，治风，有鬼，皂荚煎浴，去风疮疥癣。〔批〕入药烧，存性用。

皂刺溃痈，疬风瘾疹。下胎杀虫，外症必用。皂子仁温，疏通脏壅。除痰开秘，瘰疬肿痛。皮根去风痰，杀虫，治脱肛，叶洗风疮有效。〔批〕刺烧灰存用，子水煮剥取白肉，用其黄消人肾气。

没石子苦，益血生精。安神和气，肌肉能生。乌须黑发，疗弱强阴。肠虚滑痢，脱症宜斟。治阴痿、阴毒、阴疮、阴汗、小儿疳、蜃等症效。〔批〕勿犯铜铁，拣小颗者炒，以浆水研焙用，或烧存性。

婆罗得子，性温味辛。治冷气块，破痃癖癥。能补腰肾，暖腹和经。染髭须发，拔白黑生。有浮烂罗勒味酸，治风气冷痹，开胃，补心。〔批〕去皮，用仁汁。

花榈木屑，气味辛温。产后胸闷，恶露冲心。癥瘕结气，冷嗽堪宁。赤白带下，煮汁服停。其木坚致，可为器皿，如紫檀，俗作花梨，非。〔批〕剉末煎用。

巴豆辛热，大毒劫病。荡涤脏腑，斩关夺命。下胎通经，水肿盅症。寒癖虫积，痰饮逐净。八丸压净油，用霜良，中其毒者，黄莲水解。〔批〕去心膜，或炒，或煮，或烧存性，反牵牛。

巴油辛毒，烟熏喉痹。舌血并疗，风痰厥气。壳烧逐积，亦止泻痢。根捣末传，痈疽毒济。发背恶疮，根捣，水传，留头，出毒，即溃收功。〔批〕以纸包仁压油，作燃烧旺，吹灭烟熏。

大风子仁，辛热有毒。性能杀虫，治癣极速。疥疯蛇癞，杨梅皴瘶①。最宜外用，不可多服。杀虫攻毒之功盖不可少，勿多服，致伤目。〔批〕此研烂入磁器，火色黑如膏为病，可以和药良。

牡荆子苦，温除寒热。疗风止咳，心痛疝疾。带浊耳聋，服之有益。茎治灼伤，牙疼漱汁。根除风发汗，叶治霍乱、血淋、湿疮、脚气效。〔批〕炒用。

栾荆子辛，微苦微温。诸风并治，湿痹寒疼。癫痫狂痉，

---

① 瘶（cù 促）：癣疥一类的皮肤病。

瘫痪通经。益精明目，亦治疮淫。又木藜芦苦，辛温有毒，洗癣疥虫疮效。〔批〕合柏油熬涂疥效。

木棉树辛，花甘气温。堪洗冻瘃，灰治血崩。不凋木苦，性暖补真。去风健力，腰脚酸疼。木棉与草棉不同，其棉烧灰，罨金疮血出。〔批〕子无适用，惟可压油治疥。

卖子木甘，专治伤折。补髓安胎，止痛续绝。放杖木温，善理风血。和腰健脚，轻身变白。卖子木子亦同功用，放杖木浸酒服有益。〔批〕用枝叶捣末，酥炒，放杖用根。

川椒辛热，发汗散寒。入肺脾胃，燥湿行痰。消癥鬼疰，积破蛔安。水肿喘满，椒目功专。叶治奔豚、脚气、霍乱、杀虫，根止血淋、肾冷。〔批〕去闭口者微炒，出汗，捣去内黄，皮取红用。

吴茱萸辛，味苦大热。入脾肝肾，除湿解郁。阴疝脚气，水肿里结。下气杀虫，消痰痞积。能引热下行，疗三阴腹痛、头疼、噎膈、泻痢。〔批〕拣去闭口者，以盐水浸，揉去苦汁，或醋煮，焙用，陈者良。

吴萸叶辛，止心腹痛。霍乱转筋，疝疼脑重。或罨或熨，醋捣拌用。枝通二便，根杀虫众。根白皮治喉痹、咳逆、经产余血、癣疮，止泄。〔批〕或盐炒酒拌醋拌蒸。

枫柳味辛，枫上寄生。大热有毒，风疾能平。积年痛楚，脑麝酒行。亦治龋齿，功力非轻。有痛风久治不效者，用此追之，能透经络。〔批〕用皮。

枣叶微毒，发汗散痹。浴小儿热，亦止反胃。木心疗蛊，煎服吐最。根汁长发，赤丹浴退。皮同桑皮，煎汤洗，目复明。核灰掺胫疮良。〔批〕叶散服，令人瘦。

枸橼皮辛，酸温利肺。宽胸行痰，止痛平胃。佛手辛散，破气消块。解郁平肝，功同阿魏。二物相同，逐痰水，止气痛，香橼根叶同皮。〔批〕阴干用鲜者俱可蜜饯作脯。

胡榛树皮，辛温治湿。阴肾痿弱，煎洗妙极。楮子木皮，大能止血。叶贴臁疮，一日三易。胡榛即榛，又名阿月浑子，楮子即小栗也。〔批〕煮汁用。

橄榄木苦，解河豚毒。核治鱼鲠，痘陷灰服。癫疝肿痛，鲙积能逐。肠风下血，调敷冻瘃。橄榄木作橹棹，着鱼即死，榄仁研涂唇裂。〔批〕河豚脚鱼宜，其核毒自解。

椰子壳治，杨梅毒疮。烧灰酒服，汗出痛亡。树皮实皮，止血最良。霍乱吐逆，煮汁饮尝。皮治卒心痛，烧存性，以新汲水服，一钱效。〔批〕树皮、根皮、实皮同炙用。

桃榔子苦，专破宿血。木中面甘，疗饥长力。补虚羸损，腴美人色。莎木面同，温中补益。二木出两粤、蜀、滇，木中粉作饼食可充粮。〔批〕子焙，研服。

城东腐木，甘温止泄。心腹气痛，治便脓血。手足不仁，煎汤频渍。新雉木苦，疗风眩欸。棡木皮苦，治霍乱急。小儿吐乳，暖胃气益。干陀木皮，消癥块积。温腹暖胃，止呕破血。角落木皮，苦止痢疾。木戟辛温，能消疢癖。〔批〕新雉以下俱无毒，皆水煎成酒，煎服。

补　遗

伽南香辛，下气辟恶。风痰闭塞，精鬼蛊着。通窍醒神，邪风追却。十香返魂，丹中配药。返魂丹用十种奇香，专救急症，另有秘方。〔批〕香带辛辣红坚者佳，其次黑软至□斑金丝皆杂木，性下品也。

丁香油辛，出自西番。壮阳暖肾，疝痛阴寒。檀香油苦，治亦同班。除恶开胃，吐逆风删。气味与丁檀无别，云花子酿成，未知然否。〔批〕和丸用外涂脐、肾、丹田，大有益处。

桴树子甘，压油美食。枯饼浣衣，除垢最洁。烧灰敷疮，亦可下积。洗风瘙痒，可用皮叶。其油为食甚繁，俗称茶油，非茶子之油也。〔批〕豫者闽粤俱食茶油，而不知为桴子油也。

水　部

玉石间水，名曰玉液。出自密山，甘平味洁。服之延年，悦颜美色。又有玉泉，非炼玉屑。《本经》玉泉乃水也。或云炼玉成浆者，非也。〔批〕玉液今虽有而人不识，惜哉。

石中黄水①，甘平和味。久服轻身，延年称贵。空青中水，点目障退。天造神浆，开盲启瞆。有石卵如鸡鸭卵，内空有水，钻取点目良。〔批〕此专用水，《纲目》归石部，今政之。

阴阳水和，河井各半。生熟汤同，治疟霍乱。劳水发散，百沸汤缓。阿井水平，膈痰能判。阿井水乃济水伏流，性重，下痰，煎阿胶良。〔批〕冷者为生，沸者为熟，倒顿为劳，久煎为百沸。

温泉水热，除冷筋挛。顽痹癣疥，疯癫俱删。碧海水毒，能吐风痰。盐胆水苦，虫蛊疮安。盐胆即滴卤，有大毒，杀一切虫畜，并杀人。〔批〕温泉不一，有朱砂、硫黄、雄黄诸泉，然硫泉俱多。

土　部

松烟墨辛，苦温止血。生肌合疮，吐衄崩溢。飞丝眯目，胞衣不出。通经利便，热淋痢疾。须真松，烟陈者佳，或有杂水片，故能走散。〔批〕治血，醋磨用。

土墼煤赭，能治鳖瘕。头疮痰核，红肿油搽。烟胶治秃，

---

①　石中黄水：《本草纲目》于石部"太一余粮"条下作"生于池泽者，为禹余粮；生于山谷者，为太一余粮；其中水黄浊者，为石中黄水；其凝结如粉者，为余粮；凝干如石者，为石中黄"。

癣疥消爬。或加轻粉，其效堪夸。烟胶生熏牛皮灶口，土墼生石灰窑灶口。〔批〕土墼轻，虚者良。

百草霜辛，性温止血。崩中吐衄，治痢消积。伤寒黄疸，咽疮烂舌。白秃诸疮，发斑噎膈。有釜脐墨，主治略同，功在止血、解毒也。〔批〕乃灶口烟，柜中尘也，烧杂草灶中者行。

冬灰辛温，除疣黑子。瘜肉疽蚀，癣疥频洗。血气绞痛，水肿服已。溺死冻死，围身可起。阴冷痛闷，烧热熨之，又治犬咬，能蚀恶肉。〔批〕乃杂草所烧者，入药淋汤用。

藉田犁土，镇悸安神。惊癫邪疾，强志心宁。春牛晴土，眼药宜均。屋柱下土，暴卒腹疼。胞衣不下，鸡子和吞。床脚下土，猘犬咬灵。胡燕巢土，浴去邪惊。风瘙瘾疹，疮刺浸淫。口吻白秃，油调敷平。以上五种，急治宜寻。〔批〕用诸土亦近压禁法耳，如以社稷坛土涂户，盗贼不入，春牛土撒檐下辟蜒蚰，富家中庭土泥灶致富，亭部中土涂灶辟火灾，涂屋角仓囷辟鼠等类也。

金 部

铜弩牙平，通血顺产。月闭阴塞，焠酒饮散。铜熨斗辛，接骨研掺。铜匙柄烧，烙风烂眼。铜弩犀治误吞珠钱，烧赤，纳水中，冷饮效。〔批〕烧赤取气。

诸铜器物，俱有微毒。霍乱转筋，痉痛脐腹。炙器熨之，风寒可逐。上古铜器，祟邪见伏。铜秤锤亦治产难、横生，俱烧赤，淬酒，服效。〔批〕勿盛饮食过宿，有毒。

石 部

桃花石甘，性温疗冷。大肠寒痢，脓血交并。久服悦颜，能疗痃瘕。丸剂属方，汤出仲景。与赤石脂相同，石脂收涩，桃花石润滑也。〔批〕今福建寿山所产，红白间有，可雕图章，煅研细入药，生为末，起衣油胜滑石。

炉甘石温，善理阳明。止血消肿，退翳点睛。收湿除烂，聤耳能清。一切目疾，敛口极灵。不入煎丸，目疾要药，生肌敛疮、收湿之功。〔批〕煅赤，以童便淬七次，水飞晒用。

钟乳温甘，气厚慓悍。强阳益阴，精气自灌。健脾进食，命门火焕。利窍通经，神充骨换。主五劳、七伤、泄精、寒嗽、壮阳、补损，好颜色。〔批〕以沉霍、甘松、白茅、零陵同煮，又天葵、甘草煮，捣粉极细，乳飞用。

孔公孽辛，性温开胃。一切寒疮，疗痹醒睡。殷孽是根，外症药配。只宜煎服，服末致累。又有石床、石花、石骨、鹅管石，皆类也。〔批〕修治同钟乳。

石髓甘温，治热羸瘦。积聚便数，肠鸣腹疚。腰脚疼痛，皮肤枯皱。胀满下痢，久服益寿。性壅，只宜虚寒瘦人，颇难得，龟兹国有之。〔批〕以磁器收之。

石炭即煤，辛温有毒。小儿惊痫，妇人经畜。血气诸痛，积滞在腹。金疮出血，急宜掺末。又然石灌水即热，可以烹鼎，亦煤之类也。〔批〕研细用。

石芝甘暖，神物难寻。得以捣服，疾愈遐龄。石面甘淡，益气调神。止饥救馁，天赐奇珍。石面即观音粉之流，可以救馁，非可幸得。〔批〕石芝神品，或遇之化水，服妙。

阳起石咸，性温下引。专补命门，阴痿虚损。崩中漏下，癥结闭紧。子宫带寒，茎头湿冷。补五劳七伤，腰疼膝冷，阴湿及月水不止。〔批〕煅酒淬，飞净用。

元石咸温，能益肾气。小儿惊痫，妇女经滞。绝孕精少，腹痛冷闭。久服轻身，水火得济。与慈石相类，而不能吸铁，性味亦不同也。〔批〕火烧醋淬，研，水飞净用。

矾石微甘，有毒性热。杀虫破坚，驱寒逐积。苍白特生，桃花掘雪。红紫金星，诸名不一。炼服，能消寒，僻置水中不冰者真，俱有毒。〔批〕矾石烧赤，酒淬饮，或火炼百日用。

砒石辛苦，大热大毒。哮喘膈积，劫痰疟服。砒霜尤烈，腐肠烂肉。瘰疬瘀腐，外蚀性速。酒服一钱即杀人，绿豆、冷水、羊血、粪清解。〔批〕生用毒轻，火煅毒甚，治疾生用，为是外治可用砒霜。

石蚕苦热，石淋结硬。金疮止血，生肌痛定。赤石甘温，主惊心镇。除热邪气，久服自净。赤石或云即赭石，而其性味不同，主治异。〔批〕石蚕有毒，磨服，赤石煅炼服，无毒。

黄石华甘，治阴痿病。肠中郁热，百毒洁净。黑石华同，与阳功并。通经散瘀，止消渴症。有终石味辛，益精气，疗阴痿、寒痹，通小便。〔批〕俱研，水飞服。

紫佳石酸，疗痹气血。三十六水，配药却疾。有铅光石，能下鲠骨。狮子石镇，白虎症急。历节风痛服药无效，名白虎症，以石狮压伏。〔批〕白石狮子烧熨之。

镇宅大石，能消灾异。有朵梯牙，点目除翳。有阿飞勇，有可铁刺。有安咱芦，碗糖霜继。朵梯牙以下诸名不知何物，出《普济》药方。〔批〕朵梯牙水飞用，合诸药点眼。

熠硝味苦，性暖上升。与芒朴异，因火煎成。破坚散血，疗疽诸淋。口糜喉痹，眩痛风惊。又有风化硝，乃芒硝再置风日中化出者。〔批〕洁白如雪者佳。

硇砂苦咸，辛毒性热。下积破瘀，治癥噎膈。消弩去翳，烂胎痃癖。月闭寒疝，阳痿冷疾。疗肾冷、积痢、喉痹、头风、悬痈、疣、痣、骨鲠症。〔批〕醋煮，水飞三次用。

石硫黄酸，大热纯阳。补命门火，疏利大肠。暖精除疝，阳复阴强。冷风血痹，外治诸疮。益真火，健脾胃，起羸弱，壮肾气，老人虚闭。〔批〕制法颇多，惟以莱菔剜空入黄煨熟，再同浮萍煮，皂角水洗研用。

石硫赤苦，壮阳杀虫。除冷风湿，带下崩中。石硫青酸，益肝去风。色虽微别，主治同功。又硫黄香出昆南，气香皆似硫黄，惟色异。〔批〕制法同硫黄。

补　遗

水硫黄暖，产在滇南。温泉水气，蒸结凝干。补阳无毒，气薄味甘。能除百疾，专补丹田。无臭气，补弱之功胜于硫乳，益水中之火。〔批〕煎炼不甚臭，不可过制，失其本性。

禽　部

白鹤血咸，益力补虚。脑能明目，灯下细书。卵咸儿食，痘毒预除。骨炙滋补，粪解毒殊。粪能化石辟蛇，肫中砂石能解一切药毒。〔批〕有苍黄元诸色，皆不用。

丹雄鸡头，杀蛊辟瘟。冠血发痘，中恶涂灵。虫咬癣疥，客忤风惊。乌雄鸡者，点目赤疼。涂中风口喎，寝死，缢死，蜈蚣，蜘蛛，马齿疮。〔批〕鸡殡东门者烧末。

鸽粪辛温，名左盘龙。治疮瘰疥，消肿杀虫。心痛痞块，疗破伤风。麻雀头血，点目除朦。雀卵温，治阴痿血枯、带下，雀肝补肾强阳。〔批〕鸽粪烧存性用。

兽　部

狗头骨灰，壮阳止疟。久痢痛疸，止血罨着。外肾起痿，治崩带浊。血辟邪魅，癫疾要药。脑杀虫，去头风，敷猘犬咬伤即用本狗者。〔批〕黄狗者良。

羊脂止痢，去痹贼风。辟瘟鬼疰，治疥杀虫。乳补虚冷，精气堪通。惊痫心痛，治呕肤荣。解蜘蛛咬毒，成蛊服之，晴曝，研点目翳。〔批〕青白羊者良。

羖羊胫骨，除湿虚冷。摄精止浊，强腰补损。头骨消铁，惊风眩引。脊骨扶弱，尾骨益肾。毛炙，敷转筋，须灰治小儿颐颌疮、蠼螋毒。〔批〕俱煅灰用，惟脊骨宜炼胶服佳。

牛血解毒，止痢便血。脂疗癣疥，脑散痞积。定眩咯吐，涂肤皱裂。齿疗牛痫，骨治疟疾。骨灰疗诸疮，同猪脂涂服，止崩带一切血。〔批〕金刃伤血不止，剖全牛裹之可活，用热血之功也。

牛髓温补，劳伤续绝。安脏润腑，增益气力。止痢疗损，肌肤悦泽。阴茎疗痿，漏下赤白。耳垢涂蛇伤、载毛螫、痈肿、疳蚀、疔疮、鼻衄。〔批〕髓同核桃、杏仁、山药、白蜜捣膏调服，一匙大补益。

马屎绞汁，止一切血。中风炒熨，伤寒时疾。烧灰止痢，搅肠痧急。马咬汗疮，伤人敷益。胞衣灰通经闭，尾毛灰止崩中，小儿客忤。〔批〕马屎煨养一切药良。

白马阴茎，味咸性平。强阴健志，益脉疗惊。马肺治痿，肝毒通经。马肾有墨，黄宝同伦。马肾中有墨，亦如牛黄、狗宝之类，今未用。〔批〕生取阴干，铜刀切片，羊血拌蒸。

驼脂无毒，能柔五金。风挛周痹，涂损伤筋。虚劳冷积，疮瘘服灵。毛灰止带，疗痔亦灵。粪嗜鼻止衄，烧烟辟蚊虱，黄治风热惊疾。〔批〕脂外涂，内服以烧酒调之。

鹿茸甘温，养血助阳。遗精崩带，虚损劳伤。肾冷腰痛，头眩目暗。生精补髓，筋骨能强。疗阴阳两亏，四肢软弱诸虚损伤，托痈疽。〔批〕燎去绒毛，切片，酥炙或酒炙，或蒸焙用。

鹿角咸温，其尖散热。行血消肿，磨涂疮疖。梦与鬼交，胞中恶血。滋阴助阳，麋鹿分别。麋补阳，鹿补阴，茸亦然，炼霜、熬胶当详之。〔批〕服食截断，火烧，捣末，再团再烧三五度，研用。

鹿角胶温，能止诸血。伤中淋露，骨痛气怯。角霜味咸，壮阳健骨。外敷痈肿，散溃俱得。胶贴肿处，有脓即溃，无脓即散，霜治梦遗。〔批〕以米泔浸七日，刮去皮，寸断煮之，三日捣末为霜，或再炼胶。

鹿脂疗痹，痛肿能消。脑堪泽面，出刺涂饶。精补虚损，筋钓鲠牢。䐔消瘿核，皮治疮烧。粪研服催生，胆散毒消肿，齿疗鼠瘘、心痛。〔批〕筋治尘沙眯目，嚼烂入目。

鹿骨安胎，杀精鬼魅。强骨除风，止洞泻焙。血疗阴痿，气痛立退。崩带吐衄，补虚益肺。髓壮阳道，补绝伤，肾亦健阳安脏，治耳聋。〔批〕髓合地黄煎膏，止咳疗瘘功效殊多。

麋茸甘咸，滋阴益肾。筋骨酸痛，一切血病。虚劳阳弱，妇人损症。不共鹿茸，阴阳易性。冬至麋角解而茸生，得东南气，故补左肾。〔批〕修治与鹿茸相同。

麋角霜甘，疗痹止血。筋骨疼痛，追风通脉。补劳益髓，壮阳悦泽。心痛服瘥，涂面美色。角胶与鹿胶同功，而多行血分，为异耳。〔批〕造制与鹿角胶霜同法。

麋脂辛温，治寒湿痹。四肢拘缓，通经络利。润肤去风，诸疮涂济。脏腑血精，与鹿同意。骨酿酒，补虚泽色，皮制袜除脚气，粪解毒。〔批〕十月取脂，炼过收用。

野马阴茎，阴痿能起。山獭外肾，壮阳无比。火弱精寒，酒服少许。骨解箭毒，灰敷立已。有双头鹿，胎粪敷恶疮、蛇咬，鹿胎屎解毒。〔批〕山獭茎以妇人手握之令热，跃跃欲动者真。

麝香辛温，疏络通窍。中气风痰，邪疟蛊疗。杀虫堕胎，治痞痛暴。风毒瘴岚，蛇虺伤效。除癥虫百病、鼻窒、耳聋、阴冷，去酒果积效。〔批〕当门子最良，以子日开微研。

水獭肝甘，小毒性温。传尸劳瘵，鬼疰邪瘟。伏连殗殜，服杀邪精。产痨恶疟，虫瘵①能宁。水獭全身俱寒，惟肝性温，治

---

① 瘵（sè色）：寒病。

鱼骨鲠，灰服。〔批〕獭肝一月一叶，又有退叶烧灰，以神水和丸，治痨瘵鬼疰效。

猪獾脂胞，吐蛊哽噎。骨能止嗽，狗獾同列。木狗之皮，暖腰活血。除寒脚痹，裹消风湿。犲皮除冷痹、脚气、腹疮、疳痢、齿䘌、夜啼效。〔批〕獾骨研服，犲皮熟之，裹脚除痹。

膃肭脐咸，性热去怯。阴痿精冷，虚损劳伤。尸疰腹痛，鬼魅迷狂。破血消癥，功壮元阳。益肾气，破冷积，治五劳七伤，浸水不冰者真。〔批〕酒浸纸包炙，或酒煮熟，捣以川椒、樟脑，同收则不坏。

鳞 部

龙涎香甘，气鯹①性涩。能兴阳道，通利血脉。吉吊脂毒，疗痛肿疾。疹疥癣疮，扑伤损折。吊脂极能透物，故治顽痹、耳聋，点摩即愈。〔批〕二物皆出闽广，难得真者，苟能得之，治疾速效。

蛟龙精毒，误食生癥。髓涂泽面，催产亦灵。又有盐龙，甲内盐生。收取酒服，可使阳兴。蛟遗精入芹菜，人误食生癥，服硬糖吐之。〔批〕雄黄朴硝亦可吐蛟癥。

黄鲴鱼油，杀疥虫行。鳢鱼肝肠，贴瘘煮馨。虫疮蛀骭，引出为能。丹鱼之血，涂足履冰。鳢鱼肝治疥癣，淡炙，食鲜鱼子杀腹中虫。〔批〕丹鱼乃极大红鲤也，全红者神。

鳝鱼血热，疗癣瘘疮。口眼歪斜，涂合麝香。歪左传右，扯正奇方。鼻衄耳痛，丹毒涂良。又点目翳、赤疵，皮灰治乳核硬痛，酒服良。〔批〕取血，剁去尾一分则血多。

鳗鱼头灰，治痔久痢。肠风崩带，虫疮薰愈。脂涂白癜，

---

① 鯹（xīng 腥）：鱼腥味。

诸瘘并济。虫入耳中，滴之痛治。血治疮疹，入眼生翳，和冰片少许点之效。〔批〕取脂熬油，或曝干，炙油用。

海鹞鱼齿，瘴疟烧服。尾擦牙疼，杀虫有毒。鲍鱼头汁，洗尘眯目。灰拔疔肿，瘟疫辟伏。治鱼脐疗，以火针疮，同发灰、鸡屎灰涂效。〔批〕尾有毒，烧灰用。

海马味甘，性温无毒。妇人难产，或佩或握。垂危急救，烧末灌服。消痞壮阳，拔疔恶肉。疗积聚血气痛，能暖水脏，房中术多用之。〔批〕有雌雄，雌色黄，雄色青，用须成对，或炒或炙。

蛤蚧咸平，肺痈急救。杀邪鬼气，咯血劳瘦。益精助阳，通经月候。石淋折伤，止喘促嗽。功兼人参、羊肉，补虚最切，为定喘之要药。〔批〕去眼足尾鳞鬐酥炙黄用，含之奔走不喘者真。

介　部

蠵龟筒咸，疗毒箭伤。解蛊药毒，饮血犹良。秦龟甲苦，除痹瘘疮。破积止带，风痛消亡。头骨炙服令人入山不迷，旋龟佩之已聋。〔批〕蠵龟解药箭、蛇伤、恶蛊，南人畜养备用。

绿毛龟甘，能通任脉。助阳补阴，佩除灾疾。疟龟疗瘝，烧灰服息。偏头大嘴，与龟形别。又有六眼龟、六足龟、两头龟，畜之能辟邪。〔批〕绿毛龟如钱大，畜之辟火灾，疟龟佩之截疟。

呷蛇龟毒，其腹断折。能制蛇虺，内涂伤啮。亦疗扑伤，接筋续脉。甲灰治疮，溃烂敷益。尾佩之辟蛇，有鹗龟烧末酒服，治产难效。〔批〕只堪外用，不可服食，鹗龟临月佩之佳。

蟛蜞壳灰，涂痔堪平。烂蚬壳温，止呕嗽宁。治痢心痛，能止失精。车螯壳灰，解酒消癥。车螯散治痈疽，煅，醋淬，同甘草内服外敷。〔批〕蚬壳陈烂者佳。

虫　部

蜜蜡淡涩，益气续绝。生肌敛疮，止痢脓血。胎动崩漏，酒服救急。心痛霍乱，咳嗽呃逆。蜜之皮也。有黄白二种，服之耐饥，治诸疮。〔批〕此蜂蜜蜡也。入药用白蜡为胜，与虫白蜡气味各别。

雄螈蚕蛾，微毒咸温。壮阳暖脏，益气固精。乌烂死蚕，丹疹涂平。茧卤汁治，虫豸伤人。蚕蛹治小儿疳瘦，病疮，除蛔，消渴，炒末用。〔批〕卤汁乃茧中蛹汁也，涂诸虫咬毒。

海蚕砂温，味咸益血。治虚劳冷，诸风羸疾。九香虫咸，开脘暖膈。健脾补肾，壮阳功特。九香虫产贵州，海蚕生南海山石间，用屎。〔批〕蚕砂洁白有节，上人以葛粉伪造，慎之，九香虫生焙用。

雪蚕甘暖，俗称雪蛆。温中补肾，虚热能除。兴阳扶弱，房术药需。蘹香虫治，疝气阳虚。雪蚕①《纲目》载其性寒，误也。其物性暖，补阳。〔批〕雪蚕产峨嵋。雪山，阴处采，焙干用。

枸杞虫咸，性温益阳。令人有子，补肾膀胱。虚风能去，悦泽肤光。益精耐老，和服地黄。枸杞虫炙，合地黄为丸，日服，大起阳益精。〔批〕此虫各树皆有，必得枸杞树上者可用，焙研。

荧火辛温，腐草所化。主治青盲，翳障能泻。犬胆鱼胆，研和点下。火疮热疮，瘟疫俱罢。术家配合他药佩之，避水、火、刀箭、盗贼祸。〔批〕七月七日收取，阴干焙用。

青蚨辛温，益阳起阴。补中除冷，缩便闭精。蛱蝶咸苦，治脱肛灵。为末唾调，涂在手心。有庞降类青蚨，又有罗浮蝶，卵生，大尺余。〔批〕以蜻蚨母子血各涂钱用，母留子用，子留母夜复还归。

蜻蛉咸寒，赤者性温。壮阳暖脏，止泄遗精。阴阳交媾，恋结难分。房术故用，丹有龟龄。乃蚕蛾之类，龟龄丹用之者，取其兴阳也。〔批〕种类颇多，入药惟用赤色雄者，雌尾凹而雄者突。

① 雪蚕：《本草纲目》作"甘寒无毒""解内热渴疾"。

芫青辛温，斑蝥同功。治聋点翳，毒性更雄。葛上亭长，性味亦同。治疗相似，癥块能融。斑蝥、芫青、亭长、地胆，一物四变，主治相同。〔批〕芫青必在芫花上者为真，去翅头足，炒用。

狗蝇微毒，能吐痰疟。治痘倒靥，用为奇药。牛虱相同，预解痘恶。人虱研涂，鸡眼刺脚。又苍蝇塞鼻除卷毛、倒睫，壁虱害人，无用。〔批〕人黑虱置疔疮上，以荻火灵根自出。

乳虫味甘，性温补气。益胃温中，明目脏利。米粉酿成，虚羸服济。斗粟倍虫，陶朱生意。或云陶朱公豢雏以黍酿虫，一得双倍喂养。〔批〕取淘净，晒干，焙研用。

桑蠹虫甘，温除心痛。胸满风疹，崩漏胎动。障翳下痢，惊疳要用。粪治肠风，烧灰酒送。痘陷不起用桑虫，盖取其能追风攻毒也。〔批〕痘症活用，或收取焙干，研末用。

桃蠹虫辛，杀鬼邪癖。肥人悦颜，粪辟瘟疫。桂蠹虫同，除冷痰澼。粪治骨鲠，醋煎饮哑。又柘蠹虫屎，破血，枣蠹虫屎，治耳聤，研吹。〔批〕俱于本树上取之，焙研用。

衣鱼咸温，疗疝治淋。尿血天吊，客忤风惊。中风重舌，目翳眯睛。口歪痫疾，涂灭瘢痕。即书衣中蠹鱼，乃太阳经药，治转脬，便闭。〔批〕采置瓶中备用，活研更妙。

鼠妇酸温，治疟痫疾。利水破痕，气癃月闭。疗惊堕胎，产妇尿秘。风虫牙痛，发痘亦异。治射工毒、鹅口白疮、脐风、蚰蜒入耳，截疟。〔批〕或研和药，或绞汁和丸用。

补 遗

冬虫夏草，味甘性温。秘精益气，专补命门。雪里虾蟆，性热微辛。壮阳却冷，痿弱能兴。虾蟆产峨嵋积雪中，故其性热，虫出嘉州。〔批〕虫长寸许如蛴螬，草出尾端如石菖蒲，焙干用，虾蟆炙用。

人　部

人牙灰毒，除劳痃疾。痘疮倒靥，痈疽服出。淋石治淋，能通膈噎。腹中癖石，又消坚积。人精和鹰粪灭瘢，涂金疮血出，汤火伤灼。〔批〕淋石乃淫火煎熬，精气郁结成者，从溺中出，用以治淋，从治也。

人气温暖，呵熨透经。却寒活血，疗痹除疼。人魄定怖，镇志安神。髭须烧灰，痈肿敷灵。人魄在缢死人足下掘取，形如麸炭，治癫。〔批〕人气大能断金疮血，止痛。

服器部

丝绵烧灰，治野鸡病。止一切血，赤白带症。下痔脐疮，聤耳塞净。气结淋闭，麝调服应。霍乱、转筋，腹痛甚者，以苦酒煮绵，熨裹之。〔批〕用故旧丝绵佳。

隔年历书，灰疗邪痃。砌放灶下，蚁虫辟却。钟馗辟邪，催生左脚。桃符除邪，桃橛辟恶。风虫牙痛，卒心痛药。救月杖灰，月蚀疮托。拨火杖灰，蜂蝎螫撄。金疮止血，惊忤咒作。火筒吹散，蚯蚓呵着。妇人吹之，肿消勿药。〔批〕以烧残柴头，削平向上，朱书云拨火杖，拨火杖天上五雷公差来，门神将提住，夜啼鬼打杀，不要放，急如律令，置床下止夜啼。

漆器烟熏，产后血晕。灰止崩血，杀虫疮净。研朱石槌，妒乳熨迅。灯盏油辛，吐喉风病。恶疮癣疥，涂之俱褪。车脂油治，心痛蛊症。除痃消肿，催生疗闷。败船茹末，诸血止定。灶案上屑，齆疮敷应。屠几上垢，霍乱救命。〔批〕干霍乱用屠几垢，鸡子大，温酒调服，得吐即愈。

造酿部

灵砂甘温，疗五脏疾。头旋烦满，痰壅吐逆。霍乱心痛，鬼魅精吸。养正安神，平气通脉。古法以轻粉再炼粉霜，亦逐痰、下积、利水。〔批〕以水银半斤，合硫黄二两炒丹头，盐泥封，炼升成者也。

土黄辛热，砒药合成。木鳖巴豆，石脑团均。枯瘤赘痔，瘰疬瘘疔。又有火药，小毒味辛。杀虫癣疥，辟疫除瘟。又有神丹，飞金石并。诸药合就，却病长生。烟药辛毒，疗痔瘤瘿。瘰疬疮瘘，亦是和成。以上四种，制炼须明。〔批〕火药乃硝黄、杉木炭合成，烟药用黄石、青桂、干姜等烧成。

豆黄甘温，除湿痹疼。健脾益胃，消积疏经。嚼涂阴痒，扑损敷灵。猪脂丸服，健骨强筋。以黑豆蒸熟窨之，待上黄衣，晒干捣末用。〔批〕人或羸瘦，以猪脂丸服，大有益，肥人勿服。

小麦曲甘，消谷破癥。落胎除胀，开胃痰清。大麦曲同，化胎更灵。面曲米曲，消积为能。麦造酒，母称大曲，面造者小曲，冬酿白酒。〔批〕俱炒用。

酒糟甘辛，温中消食。解诸菜毒，润皮悦色。冻瘃虫咬，扑损瘀血。杖疮青肿，罨敷有益。大麦糟行滞气，敷风痛，干锡糟止反胃效。〔批〕腊月造者良。

榆仁造酱，面曲和融。加辣蓼汁，罨盖黄松。如造酱法，曝久色红。辛温无毒，利便宽中。腹脏恶气，追下诸虫。芜荑酱臭，造法亦同。治蛔厥痛，滞积能攻。北人宜食，消酪酥浓。荡涤脏垢，多食憔客。〔批〕北人多食，酥酪甘肥之物脏易生虫，食此化之，良有益也。

古五辛盘，诸辛各就。葱蒜韭芥，蓼苗煮凑。辛温助脏，温中经透。消食下气，除寒辟臭。古元旦食五辛菜，盖取逐严冬之寒气耳。〔批〕多食昏神伐性，道家所忌，而北人常食，未免损灵。

荷叶煮饭，资生发气。通快三焦，厚胃畅肺。芥菜煮饭，豁痰寒去。菘菜白菜，宽肠开秘。又齿中残饭涂蝎螫，盆边零饭烧敷鼻疮。〔批〕荷叶饭枳术丸，中用之乃取其助少阳而发胃气也。

莲子粉粥，健脾泄疗。芡实粉粥，固精明目。芥子粥辛，豁痰通络。韭菜粥治，中寒白浊。枸杞粥补，精血气药。生姜暖中，花椒辟恶。茴香粥治，阴疝痛作。胡椒茱萸，辣米粥薄。俱疗腹痛，内寒冷疟。鸡汁羊肉，鹿胶粥酌。去损疗伤，并堪补弱。

当归酒辛，和血调经。止筋骨痛，补益人参。枸杞酒美，去冷阳与。仙茅除痹，痿弱宜斟。戊戌酒热，黄狗肉珍。起羸除冷，壮骨强筋。鹿茸鹿骨，虚怯扶能。虎骨酿酒，历节风清。经络通达，健力消疼。茴香酒治，偏坠最灵。白石英酒，慈石同均。除风湿痹，耳目聪明。古方所载，酿法同伦。

补　遗

白酒药曲，松江得名。良姜四两，草乌半斤。吴萸白芷，黄柏桂心。干姜香附，辣蓼苦参。秦椒九味，一两等分。菊花薄荷，二两齐称。丁皮益智，五钱杏仁。共为细末，滑石五斤。米粉斗八，河水拌匀。造丸干用，酿酒芳馨。炒焦拌食，滞积消灵。

百益酒苦，出在芜湖。诸药煎就，浓厚如糊。追风活络，瘫痪顽肤。骨筋挛痛，缓饮通疏。又史国公药酒亦能追风疗痹，另有本方。

卷　七

药性考·数脉应用

凡草、藤、木、水、土、金、石、禽、兽、鳞、介、虫、人、服器、造酿共七百八十五味外、补遗八十三味

草　部

〔批〕山草：

甘草　　蜜甘　蜜草　美草　蕗草　灵通　国老　（稍　附）

沙参　　白参　羊乳　苦心　羊婆奶　识美　知母　虎须　文希　　　铃儿草　志取

南沙参　土沙参

洋参　　百济参　高丽参　羊角参　红毛参

荠苨　　杏参　甜桔梗　白面根　蔗苨　杏叶沙参

隐忍　　即荠苨苗

知母　　蚳母　蝭母　地参　连母　货母　水参　蒚　苦心　女雷　　　儿踵草　逢冬根　昌支　莐藩　儿草　女理　鹿列韭　　　野蓼

百脉根　柏脉

元参　　黑参　重台　正马　元台　鹿肠　逐马　馥草　端　咸　　　鬼脏　野脂麻

紫参　　牡蒙　马行　众戎　童肠　五鸟花

紫草　　紫丹　茈莫　地血　紫芙　藐　鸦衔草

白头翁　野丈人　胡王使者　奈何草　（花　子　茎　叶　附）

黄连　　王连　支连

胡黄连　割孤　露泽

贝母　莔①　苦菜　空草　勒母　苦花　药实

黄芩　腐肠　内虚　经芩　印头　苦督邮　子芩　空肠　妒妇
　　　黄文　条芩　妯尾芩　鼠尾芩　宿芩　片芩　枯芩　（子
　　　附）

水仙根　金盏银台　（花　附）

苦参　苦识　地槐　菟槐　野槐　芩茎　郎虎麻　苦骨　水槐
　　　骄槐　白茎　绿白陵　（实　附）

白茅根　茹根　地筋　黄茅　芭茅　菁茅　兰根　香茅　菅茅
　　　丝茅　璠茅

龙胆草　陵游

草犀

百两金

朱砂根

辟虺雷　辟蛇雷

锦地罗

金丝草

〔批〕石草：

石斛　石蓫　禁生　杜兰　金钗　林兰

金星草　金钏草　凤尾草　七星草　背阴草

景天　慎火　救火　护火　火母　戒火　据火　辟火　龙屠草

酢浆草　酸浆　三叶酸　三角酸　酸母　雀林草　醋母　酸箕
　　　雀儿酸　鸠酸　小酸茅　赤孙施

酸草　丑草

---

① 莔（méng 蒙）：一种中药，即"贝母"。

三叶草　三石　赴鱼　当田

虎耳草　金丝荷叶　石荷叶

〔批〕隰草：

青蒿　草蒿　菣①　香蒿　奇蒿　方溃　狙蒿（茎　叶　子
　　　附）

角蒿

蘹蒿　莪蒿　抱娘蒿　萝蒿

马先蒿　马新蒿　练石草　虎麻　马矢蒿　烂石草

曲节草　六月凌　绿豆青　六月霜　蛇蓝

丽春草　仙女蒿　龙羊草　定参草　丛兰艾

苦芙　钩芙　苦蘵　游冬　苦板　苎麻菜

地胆草　苦菜　茶　苦苣　苦荬即苦菜也

苎根　纻（叶　附）

大青

小青

恶实根　蒡翁菜（茎　附）

天名精　地菘　天蔓菁　玉门精　蟾蜍兰　坔②松　劾甄　天
　　　门精　麦句姜　蟗蟆蓝　豕首　蚵蚾草　活鹿草　皱
　　　面草　母猪芥　蟇颉　刘恒草　根名杜牛膝

鹤虱　即天名精子

箬叶　箬　辽叶

芦根　葭　萑

芦花　蓬蕽　笋名蓶③（茎　叶　笋　附）

---

① 菣（qìn 沁）：《说文解字》注："香蒿也。"
② 坔（dì 地）：古同"地"。
③ 蓶（quán 全）：指竹笋。

芭蕉　甘蕉　天苴　芭苴　（蕉油　叶　花　附）

灯心草　虎须草　碧玉草

石龙刍　席草　龙修　龙珠　草续断　缙云草　龙须　龙华
　　　悬莞　方宾　西王母簪

生地黄　芐　芑　地髓　（花　叶　子　附）

干地黄

麦门冬　虋①冬　爱韭　羊韭　忍冬　禹余粮　仆垒　乌韭
　　　马韭　禹韭　忍凌　不死草　随脂　阶前草　髦颠棘
　　　书带草

萱草　忘忧　丹棘　鹿剑　疗愁　鹿葱　妓女　宜男　谖草
　　　（根　附）

捶胡草

鹿蹄草　秦王试剑草　小秦王草

淡竹叶　根名碎骨子

鸭跖草　竼鸡舌草　竹鸡草　淡竹叶　碧蝉花　碧竹子　竹叶
　　　菜　耳环草　蓝姑草

冬葵子　露葵　滑菜　（根　附）

蜀葵根　戎葵　吴葵　熟琪　（茎　子　花　附）

黄蜀葵花　向日葵　（根　子　附）

紫背天葵　菟葵　蒂　雷丸草

龙葵　苦葵　苦菜　天茄子　水茄　天泡草　老鸦酸浆草　老
　　　鸦眼睛草

龙珠　赤珠

酸浆草　醋浆　苦耽　苦葴　灯笼草　皮弁草　天泡草　王母

卷七

三二九

---

① 虋（mén 门）：赤粱粟，粟的一种。

珠　洛神珠　小者名苦蘵　黄蒢　（子　附）

蜀羊泉　羊泉　漆姑草　羊饴

败酱草　苦菜　泽败　鹿首　苦蘵　鹿肠　马草

迎春花

金盏草　杏叶草　长春花

剪春罗　剪红罗

瞿麦　蘧麦　巨句麦　大兰　大菊　洛阳花　石竹　南天竺草　芘葇　（叶　附）

王不留行　禁宫花　剪金花　金盏银台

狗舌草

狗尾草　莠　光明草　阿罗汉草

马鞭草　龙牙草　凤颈草　（根　附）

陆英

鳢肠　莲子草　金陵草　墨头草　猢孙头　旱莲草　墨烟草　墨菜　猪牙草

连翘　连　旱莲子　异翘　兰华　三廉

翘根　连轺　竹根　（茎　叶　附）

蓼蓝实　（叶　汁　附）

马蓝　大叶冬蓝　板蓝　葴

菘蓝

木兰

甘兰子

吴蓝

蓝淀

青黛　靛花　青蛤粉

水蓼　虞蓼一蔷　泽蓼

马蓼　　大蓼　墨记草　龙鼓

毛蓼

三白草　（根　附）

海金砂　竹园荽

地蜈蚣　过路蜈蚣　飞天蜈蚣

紫花地丁　箭头草　羊角子　独行虎　米布袋

鬼针草　鬼钗

攀倒甑　班杖　接骨

水甘草

地衣　仰天皮　掬天皮

垣衣　垣嬴　鼠韭　天韭　昔邪

乌韭　石发　石苔　石马鬃　石衣　石花　鬼罂

屋游　瓦衣　瓦藓　瓦苔　博邪

土马鬃

百蕊草

马勃　马疕　牛屎菇　马疕　灰菇

巴棘　女木

鼠姑草　賕

对庐草

陶朱术　桃朱术

雁来红　老少年　十样锦

天灵草

合明草

思蒉子

鼠细子

〔批〕毒草：

大黄　黄良　将军　火参　肤如　生用曰生军　九蒸晒曰熟军

狼牙　牙子　狼子　抱牙　狼齿　犬牙　支兰

蒟蒻①　蒻头　鬼头　鬼芋

菩萨草

蚤休　蛰休　紫河车　螫休　重楼金线　重台　三层草　草甘
　　　遂　白甘遂　七叶一枝花

射干　乌扇　乌吹　凤翼　扁竹　仙人掌　野萱花　乌翣　乌
　　　蒲　鬼扇　草姜　紫金牛　黄远　俗称紫蝴蝶

鸢尾　乌园

鸢头　乌茑

玉簪　白鹤花　（叶　根　附）

石龙芮　地椹　天豆　鲁果能　石能　彭根　胡椒菜

杜茎山

土红山

〔批〕芳草：

白芍　将离　梨食　白术　余容　铤　金芍药

赤芍　木芍药

爵床　爵麻　香苏　赤眼老母草

积雪草　胡薄荷　地钱草　连钱草　海苏

〔批〕水草：

蓟草　斛菜　斛荣

龙舌草

酸模　山羊蹄　蓨芜　酸母　山大黄　蓨②　当药

---

①　蒟（jǔ举）蒻：指多年生草本植物，地下茎为球状，可食，亦可制淀粉。

②　蓨（tiáo条）：古同"蓧"。羊蹄菜，一种草本植物，根可入药。

井中苔　萍　菜蓝

船底苔

水苔　荇　屏风　水葵　荇丝菜　厣子菜　接余　莕　凫葵　水
镜草　苔公须　金莲子　符葵

莼菜　茆　水葵　马啼草　莼　露葵　锦带

水藻　马藻　牛尾蕴　鳃草

苦草

鸡头菜　蔆菜　芡实茎　蔿蕨　（根　附）

慈菇叶　剪刀草　箭搭草　槎了草　燕尾草　（汁　附）

莲花　荷　菡萏　水华　芙蕖　芙蓉

莲蓬谷　莲房

莲薏　苦薏

莲须　佛座须

荷叶　嫩者荷钱　贴水者藕荷　出水者芰荷

荷鼻　荷蒂

藕节

荷梗

石莲子

菱花

乌菱壳

〔批〕蔓草：

蛇莓　蛇蘑　蚕莓　地莓　蛇残莓

木鳖子　木蟹

番木鳖　马钱子　苦实杷豆　火失刻杷都

白英　谷菜　白草　白幕　排风　子名鬼目　来甘　荷

马兜铃　都淋藤　土青木香　三百两银药

独行根　云南根　（苗　附）

预知子　圣知子　盍合子　仙枣子　圣先子　仙沼子　（根
　　　附）

王瓜　土瓜　老鸦瓜　赤雹子　师姑草　菟瓜　钩𦸉　马爬瓜
　　野甜瓜　公公须　藈

黄环　凌泉　就葛　根韭　度谷　大就　生刍　（实名狼跋子
　　附）

天门冬　颠冬　颠棘　万岁藤　地门冬　筵门冬　颠勒　天棘
　　蔷蘼颠冬　无不愈　淫羊藿　满冬　菅松　百部　浣
　　草　婆罗树

伏鸡子　承露仙

山豆根　解毒　中药　黄结

黄药子　木药子　大苦　红药子　赤药

白药子

陈家白药

甘家白药

冲洞根

突厥白

天寿根

剪草

白菟藿　白葛

紫葛　（苗　叶　附）

赤地利　赤薛荔　五蕺　五毒草　蛇芮　山荞麦　（茎　叶
　　附）

葎草　勒草　来莓草　葛勒蔓

乌蔹莓　五叶莓　拔　赤葛　五爪龙　龙尾　茏草　龙葛　虎

　　　　葛　赤泼藤

羊桃　鬼桃　羊肠　苌楚　细子　铫戈　御戈　（叶　附）

〔批〕蔬草：

蘩缕　莺肠　蔜缕　滋草　蕿缕　蔜　荷花荬

鸡肠草　金花菜

落葵子仁

荠菜子　荖实　菥蓂　（根　叶　茎　附）

苦菜　荼　苦荬　褊苣　老鹳菜　天香菜　苦苣　游冬　（汁
　　　根　花　子　附）

蒲公英　耩耨草　黄花地丁　凫公英　烧金草　金簪草　紫花
　　　地丁　仆公罂　地胆草　鹁鸪英　白鼓丁　狗乳草
　　　蒲公丁　耳瘢草

苜蓿根

苋实　（根　附）

马齿苋　马苋　五行草　五方草　九头狮子草　长命菜　大叶
　　　名独耳　小叶名鼠齿　马齿龙牙　（子　附）

山丹花　红百合　红花菜　连珠　川强瞿　（根　附）

草石蚕　地蚕　上蛹　滴露　甘露子　地瓜儿

菰叶　葖草　葖白叶　蒋草

丝瓜叶　天丝瓜　天罗　布瓜　蛮瓜　鱼鲮　（藤　根　卷须
　　　附）

天罗勒

丝瓜筋

冬瓜皮

茄蒂　（根　叶　茎　花　附）

苦茄子

壶卢　瓠　瓠瓜　匏瓜　悬瓠　蒲卢　葫芦（蔓　须　花　叶　子　附）

苦瓠瓢子　苦匏　苦壶卢（花　藤　附）

蕨根　（花　附）

百合花　（子　附）

〔批〕谷草：

小麦苗

麦奴

麦秆

大麦苗

大麦奴

浮麦

麦麸

大麻仁

绿豆皮　（豆皮　附）

白豆叶

狼尾草　稂　蕫梁　宿田翁　孟　狼茅　守田

菰米　茭米　彫菰　彫蓬　彫胡

蒯草

荫草子　皇　守气　守田

薢草子　自然谷　禹余粮

蓬草子

东墙子

〔批〕杂草：

鸡窠中草

猪窠草

牛齝①䶊草

王明草　王草

宜南草

羊实草

田母草

屈草

木甘草

青雌草　虫损　孟推

赤赫草

旷石草

败石草

河煎草

良达草

戈共草

白扇根

常吏之生　常更

芥草　梨叶

断罐草

千金镯

药王草

黄寮郎草　倒摘刺

灌草　鼠肝

---

① 齝（chī 吃）：牛反刍。

田麻草

苦芥子

布里草

露筋草

九龙草　　金钗草

芥心草

鹅项草

铜鼓草

鸭脚青

天仙莲

猪蓝子　　通耳

佛掌花

醉醒草

郭公刺　　光骨刺

羊屎柴　　牛屎柴　　铁草子

三角风　　三角尖

叶下红

羊茅

百草灰

百草花

井口边草

树孔中草

产死妇人冢上草

〔批〕补遗：

金莲花　　旱地莲　　金芙蓉

钵囊花　　荷包

千年蕰　万年青（根　附）　（又牛舌草　附）

盐蓬

碱蓬

知风草

秋海棠花　断肠花　（干汁　附）

紫茉莉　紫丁香　状元红　（子　附）

藤　部

忍冬藤　金银藤　鸳鸯藤　老翁须　左缠藤　金钗股　鹭鸶藤　通灵草　蜜桶藤　金银花　（叶　枝　茎　附）

解毒子　地不容　苦药子

凌霄花　紫葳　陵时　茇华　瞿陵　猪藤花　陵苕　女葳　武威　鬼目　朱藤

蔷薇　蔷蘼　牛棘　刺花　山棘　牛勒

营实　即蔷薇子

栝楼　果赢　瓜蒌　天瓜　黄瓜　地蒌　泽姑　根名白药　瑞雪　（实　仁　霜　附）

天花粉　即瓜蒌根　（叶　茎　附）

藤黄　树名海藤　（番黄　附）

千里及　千里光　黄花演

牡丹皮　鼠姑　鹿韭　花王　百雨金　木芍药

猕猴桃藤汁　（枝　叶　附）

万一藤　万吉

百丈青

瓜藤

石合藤

野猪尾

〔批〕补遗：

金桔榄　金筤榄

木　部

〔批〕香木：

皋芦　瓜芦　苦簦①　过罗　物罗　苦丁茶

卢会　奴会　象胆　讷会

〔批〕乔木：

黄柏　柏木　根名檀桓

小柏　子柏　山石榴

檀桓　檀桓芝

梓白皮　木王　（叶　附）

黄栌

楸白皮　榎②　（叶　附）

臭梧桐　白桐　黄桐　泡桐　椅桐　荣桐　（花　附）

梧桐皮　榇③　（子　叶　附）

冈桐　罂子桐　虎子桐　荏桐　油桐　紫花桐

椰桐皮

槐实

槐花　（叶　嫩芽　附）

檀木皮根

小檀

荚蒾　击蒾　羿先

栾华　木栾子　（叶　附）

---

① 簦（dēng 登）：《说文解字》注："簦，笠盖也。"

② 榎（jiǎ 假）：古同"槚"。楸树的别称，只开花不结果。

③ 榇（chèn 衬）：梧桐的别称。

石瓜

菩提子

榉木皮　榉柳　柜柳　鬼柳　（叶　附）

柳枝　小杨　尼俱律佗木　杨柳　（根皮　叶　附）

柳絮　柳绵

柳华　柳蕊　柳花

柳胶

白杨　独摇

扶栘　栘杨　高飞　唐棣　独摇

榔榆

〔批〕灌木：

栀子　木丹　越桃　鲜支　花名薝卜　林兰　禅友

鼠李子　楮李　牛李　赵李　山李子　乌槎子　鼠梓　皂李
　　　　　椑　牛皂子　乌巢子

卫矛　鬼箭　神箭

枸杞子　枸櫲　枸棘　苦杞　仙人杖　西王母杖　却老　羊乳
　　　　（油　附）

枸杞苗叶　叶名甜菜　天精

地骨皮　地节　地仙

木芙蓉　地芙蓉　华木　木莲　枇木　拒霜　枇皮树

扶桑　佛桑　赤槿　朱槿　日及

柞木　凿子木　（叶　附）

黄杨木

悬钩子　沿钩子　箭　山莓　木莓　树莓　（叶　附）

〔批〕寓木：

琥珀　江珠　阿湿摩揭婆　嫩黄者曰蜡珀　明珀　香珀　水珀

璺珀　瑿　璺　又有红松脂　石珀　花珀　物象珀

占斯木　炭皮　良无及

石刺木　靳刺

淮木　百岁城中木

城里赤柱

〔批〕果木：

李根白皮　（花　叶　树胶　附）

苦枣　蹶泄

茶花　（腊茶叶　附）

柑皮　（叶　核　附）

无花果叶

马槟榔仁

都咸子树皮叶

枳椇子木　白石木　枅栱　金钩木　交加枝

盐麸子　五倍　盐梾子　木盐　酸桶　叛奴盐　盐肤子　盐梅子　天盐　酢桶　（皮　根　附）

〔批〕杂木：

黄屑

那耆悉　龙花

古厕木

河边木

学木核

荻皮

芙树

帝休

大木皮

〔批〕补遗：

金不换

〔批〕苞木：

竹叶

菫竹叶 （苦竹叶 附）

菫竹根 淡竹根 甘竹根 苦竹根 竹实根

淡竹茹 （苦竹茹 箽竹茹 附）

淡竹沥 （苦竹沥 箽竹沥 慈竹沥 附）

慈竹箨① （山白竹 笋汁 附）

竹仙人杖

鬼齿 鬼针

〔批〕补遗：

云邱竹

笼鐘竹

笼笒

汉竹

云母竹

麓冷竹

苏麻竹 猫竹

鐘龙竹 豁竹

篦竹

思摩竹

桂竹

笙竹

---

① 箨（tuò 拓）：俗称笋壳。

篦箩竹

石林竹

箭竹

簩竹

簩竹　苦油竹

菌竹　墨竹

簵竹　黑竹

筋竹

篱竹

蔓竹

利竹

簪竹

棘竹

芳竹　刺竹　含朵竹

筱竹

箽①竹

单竹

纸竹

油竹

桃枝竹

棕竹

斑竹　湘妃竹

石竹

筇竹

---

① 箽：据后文，当为"簟"。

凌霄花上露

百花上露

吉云草上露

冬霜

腊雪

雹子

夏冰　　凌

竹中神水

方诸水　　明水

沤麻水

粳米二泔　　淅二泔　米沈

浸红藤水

沤苎汁

胞衣水

洗儿水

浸蚬水

浸田螺水

腌蟹汁

〔批〕补遗：

陈芥菜卤

豆腐泔水

鱼醒水

土　部

蜣螂转丸　　土消

蚯蚓泥　　蚯蝼　六一泥

螺蛳泥

猪槽上垢土

井底泥

乌古瓦土

古砖

尿坑边砖瓦

金　部

锡　白蜡　鈏　贺　（锡箔　附）

〔批〕补遗：

白铜矿　矿石　砒矿

白铜

莱花铜　天生铜　水铜　（箔　附）

风磨铜

紫铜矿　矿石

金花矿

锡矿　矿

钱花

石　部

玉　元真

玛瑙　马瑙　文石　摩罗迦隶

玻璃　玻瓈　水玉　颇黎

宝石　鞑鞨　红扁豆　刺子

采石　水红者曰石榴子　紫者曰蜡子　碧者曰鹘子　缥碧　绿
碧　瑟瑟　翠者曰马价珠　鸦靛青　黄者曰木难珠　猫
精石　猫儿眼　润　统名碧霞玺

水精　水晶　石英　水玉

软石　软□

火珠　火齐珠　火精琉璃　玫瑰　朝霞大火珠

琉璃石　火齐

菩萨石　放光石　阴精石

料石

石膏　细理石　寒水石

理石　肌石　立制石

长石　方石　土石　直石　硬石膏

方解石　黄石

井泉石

浮石　海石　水花

晕石

代赭石　须丸　土朱　血师　铁珠

石蛇

婆娑石　摩挲石

白羊石

黑羊石

金刚石　金刚钻　昆吾石　削山力

砭石　针石

石硌

悬石

姜石　硗砺石　礓砾

宝砂　合玉石　碾玉石

河砂

石燕

石蟹

石鳖　土鳖

蛇黄

青盐　戎盐　羌盐　秃登盐　胡盐　阴土盐

凝水石　白水石　凌水石　泥精　盐根　寒水石　盐精石
　　　　盐枕

绿盐　盐绿　石绿

盐药

蓬砂　鹏砂　盆砂　硼砂

特蓬杀

生矾　矾石　羽涅　马齿矾　白君　明矾　鸭屎矾　涅石　羽
　　　泽　云母矾　雪矾　粥矾　鸡屎矾　鸡毛矾

波斯白矾

紫石华　芘石华

白石华

封石

冷油石

禽　部

鹳骨　皂君　负釜　黑尻　（脚骨　嘴　卵　屎　附）

乌雄鸡肪　（心　胆　肠　肋骨　附）

鸭血　（肪　掌黄皮　附）

鹅掌

喜鹊脑

兽　部

猪膏　项膏曰负草肪　膃脂　（胆汁　乳　胈　附）

猪屎灰　猪零　（尾　鼻　唇　脑　髓　附）

牛胆　（靥　喉　附）

牛角　（屎　附）

圣齑① 胃中未化草

牛屎 稀者名牛洞 （黄犊子脐屎 屎中豆 附）

牛黄 丑宝 瞿卢折娜

马胫骨 （头骨 汗 血 屎中粟 附）

象牙 （胆 睛 皮 骨 胸前骨 附）

犀角 低密 骇鸡犀 儿犀 牸犀 通天犀 川犀 斑犀 胡
帕犀 牯犀 毛犀 花纹犀 南犀 山犀 白犀 辟寒
犀 辟尘犀 蠲犀 水犀 奴犀 辟暑犀 堕罗犀 病
水犀 挛子犀 无润犀

牦牛角 （黄 附）

牦牛喉靥

海牛 潜牛 牨②牛

山牛

犏牛

犩③牛

月支牛

熊胆

熊脑髓 脂名熊白 （骨 血 脂 附）

豪猪肚 （屎 附）

羚羊角

狐胆 （血 皮 尾 鼻 头骨 目 唇 口涎 附）

狐粪 （四足 肝 肠 附）

兔血 （脑 骨 附）

---

① 齑（jī 机）：据《本草纲目》同"齑"。
② 牨（gāng 刚）：指水牛。
③ 犩（wéi 围）：同"巍"。

水獭胆 （肾 足 髓 骨 屎 皮 毛 附）

牡鼠粪 两头尖 （皮 涎 附）

猴头骨 （手 屎 皮 骨 附）

狨猿脂

鳞 部

龙齿 （角 脑 胎 附）

石龙子 山龙子 石蜴 泉龙 蜥蜴 猪婆蛇 守宫 （肝
附）

金蛇 金星地鳝

银蛇 锡蛇

鳞蛇胆

水蛇 公蛎蛇 （皮 附）

蛇婆

泥蛇

鮧鱼涎 （目 肝 附）

黄颡鱼涎 （颊骨 附）

鲤鱼胆

青鱼胆

鲫鱼胆

鲩鱼胆

鳜鱼胆

鲛鱼胆

鳢鱼胆

〔批〕补遗：

脆蛇

量人蛇

介　部

龟版　龟甲　败龟版　漏天机　神屋　败将（血　胆　溺
　　附）

鳖甲

瑇①瑁甲　（血　附）

生蟹　（爪　壳　附）

生蝤蛑

蟛蜞膏　蟹膏　（蝤蛑膏　附）

蚌壳粉

马刀壳粉

田螺烂壳

螺蛳烂壳　鬼眼睛

郎君子

车螯

海镜　镜鱼　膏药盘　琐琋　明瓦

海蛳

櫩罗

龟脚

蓼嬴

淡菜

海月

寄居虫

蛏

蟳

① 瑇（dài 代）：同"玳"。

海燕

虫　部

守宫　壁宫　壁虎　蝎虎　蝘蜓　（尾　粪　附）

十二时虫　避役

斑蝥　斑猫　盘蝥虫　斑菌　晏青　龙蚝　斑蚝　腾发

蜘蛛　次蠹　蟰蛸　蟠蜍　鼀鼄①　蚰蟱　罿蝥　（蜕壳　纲　附）

粪蛆　（虾蟆蛆　马肉蛆　泥中蛆　附）

竹蠹虫　（蛀末　附）

芦蠹虫

茶蛀虫屎　蛀屑

皂荚蠹虫

蛴螬　蛞蝼　推车客　推丸　黑牛儿　铁甲将军　夜游将军　（心白肉　附）

蝼蛄　蟪姑　谷　仙姑　天蝼　蝼蝈　石鼠　梧鼠　土狗

天牛　天水牛　八角儿　一角者名独角仙

行夜虫　负盘　气鐴　气盘虫

灶马　灶鸡

竹虱　竹佛子　天厌子

蝌斗　蛞牛　活东　悬针　活师　元鱼　水仙子　虾蟆台　（卵　附）

溪狗

山蛤

蛞蝓　陵蠡　土蜗　附蜗　托胎虫　鼻涕虫　蜒蚰

---

① 鼀鼄（zhīzhū 蜘蛛）：即蜘蛛，为圆网蛛科动物大腹圆网蛛的全虫。

蜗牛　蠡牛　□蝓　蜗蠃　蚹蠃　山蜗　蜒蚰蠃　背包蜒蚰　土牛儿　（蜗壳　附）

绿桑蠃　桑牛　天螺

人　部

秋石　秋冰

童便　溲　小便　轮回酒　自尿曰还元汤

人中白　溺白垽　（小儿胎屎　附）

人中黄　粪　大便　绞汁曰黄龙汤

粪清　金汁　还元水

人肉　（骨　胆　心　附）

脑盖骨　天灵盖　仙人盖　头颅骨

人势　阴茎　（筋　附）

服器部

裈①裆　袴　触衣　犊鼻　小衣

汗衫　中单　羞袒　鄙袒　裲裆　泽衣　背褡

男女衣带

孝子衫

纺车弦

梭子头

连枷关

楤檐尖

梳箆　枇

针线袋

败瓢

---

① 裈（kūn 昆）：裤子。

木杓

漆筋　音（百家筋汁　附）

甑垢　阴胶

甑带

故甑蔽

造酿部

百药煎

燕脂　烟赦　胭支　胭肢　胡燕脂

孩儿茶　乌爹泥　乌垒泥

银膏

朱砂银

铅霜　铅白霜

铅粉　粉锡　铅华　定粉　光粉　水粉　解锡　胡粉　瓦粉
　　　白粉　官粉

紫雪

碧雪

红雪

绿豆粥

马齿苋粥

松仁粥

竹叶汁粥

牛乳粥

天门冬酒

竹叶汁酒

槐枝酒

龟肉酒

药性考·数脉应用药品

草 部

甘草性缓，生用泻心。邪火急热，痈肿皆平。炙补元气，和药调阴。解百药毒，通十二经。稍利小便，中满忌，反大戟、芫花、甘遂、海藻。〔批〕泻火宜生，补中宜炙，头入吐剂，行河浊。

沙参甘苦，微寒清肺。兼益肝脾，能治疝坠。补虚去风，肌肤热退。滋五脏阴，本经药配。疗胸痹心痛，治恶疮。北产者良，反藜芦。〔批〕宜研末服佳，入煎剂宜重用。

南沙参苦，性凉清胃。泻火解毒，止嗽宁肺。洋参甘苦，补阴热退。姜制益元，扶正药配。洋参味类人参，惟性寒，宜糯米饭上蒸用。〔批〕南沙参形粗似党参而硬洋参，切辽参之白皮泡丁。

茅菅根甘，利肺明目。瘟疾咳嗽，强中消渴。丹石毒发，疔肿宜服。治蛊蛇伤，解百药毒。苗叶名隐忍，亦治诸蛊腹痛、淋、露、骨立，效。〔批〕捣汁服更良。

知母苦寒，泻火安金。益肾清胃，润燥滋阴。疟痢热嗽，虚烦骨蒸。利便消肿，斑疹堪平。同黄柏去膀胱、命门邪热，性滑，多服泻人。〔批〕用根肥润里白者去毛，或盐水，或酒润，焙，忌铁。

百脉根苦，性寒无毒。根同远志，茎如苜蓿。下气止渴，补虚不足。去热除劳，浸酒丸服。一名柏脉，《外台》《千金方》多用，能去热补虚。〔批〕酒浸或水煮，丸散兼用。

元参苦咸，入肾强阴。利咽通便，瘟疟烦惊。消斑肿毒，传尸骨蒸。瘰疬喉痹，解热目明。能壮水制火，引热下行，泄者忌服，反藜芦。〔批〕以蒲草相隔蒸，□皮□用，勿犯铜甑，令人噎喉丧目。

紫参苦寒，入肝活血。除疟吐衄，止痛破积。通利九窍，肠胃郁热。止痢通便，痈疮诸疾。补虚益精，市中以丹参作紫参，性味不同。〔批〕本经中指亦反藜芦。

紫草咸寒，入肝心胞。凉血活血，疸肿能消。痘疮毒盛，便闭通胕。五疸腹痛，疬癣涂调。性滑利窍，故治痘疮、毒闭不起，泻者忌用。〔批〕用根以蜡水拌，蒸去头须用。

白头翁苦，性寒凉血。入胃大肠，疗热痢疾。温疟骨痛，秃疮瘰疬。痔疣偏坠，捣敷有益。治齿痛鼻衄，癥聚风气。花、子、茎、叶功用同。〔批〕用根，得酒良。

黄连苦寒，入心解热。痞满伏梁，癫狂痢疾。郁火口糜，药烦呕逆。上焦实火，小儿疳积。治目赤痛、消渴、惊悸、健忘、阴肿、虫疮外症。〔批〕治心则生用，余则应症，或酒，或醋，或用盐水上硝、姜汁，茱萸水浸，炒，忌猪肉。

胡黄连苦，寒清肝胆。骨蒸劳热，三消五疸。痔痢惊疳，胎蒸疟反。痈疽血衄，乳点赤眼。伤寒、劳复、热结于内宜，忌猪肉，令人漏精。〔批〕修治同黄连。

贝母苦寒，辛解肺郁。虚劳烦热，咳嗽咯血。喉痹目眩，肺痈喘急。敷疮敛口，亦疗淋沥。功专散结，治乳闭、产难、瘿瘤、痰核。反乌头。〔批〕用根先于柳木灰中炮去心，用糯米炒用。

黄芩苦寒，除胃肺热。喉腥火嗽，三焦湿郁。安胎止痢，淋闭目赤。黄疸疮疡，血症瘟疫。枯芩泻心肺，条芩泻肠胃。子治肠澼脓血。〔批〕酒炒即上行，猪胆汁拌，泻肝胆火。

水仙根苦，辛寒性滑。疗鱼骨哽，痈肿可拔。花能去风，泽身润发。五心烦热，服除嘈杂。根汁能伏汞。花同荷叶、芍药为末，治烦热。〔批〕花压油涂身，去风热。

苦参苦寒，燥湿胜热。逐水杀虫，肠风溺赤。黄疸疮疥，瘟病痢疾。安脏明目，泻火有益。入肝肾，泻热毒，利九窍，反藜芦。子能明目。〔批〕用□糯米泔浸，去腥气浮水者，蒸晒用，外治生用。

白茅根甘，凉心脾胃。利便止哕，行瘀火退。烦渴喘急，止血清肺。黄疸淋沥，解酒醒醉。止吐衄崩中，通血脉，与菅茅、芭茅不同性。〔批〕茅有数种，入药惟用白茅根。

龙胆草苦，大寒沉阴。泻肝胆火，喉痹赤睛。骨蒸黄疸，脚气时瘟。惊疳疮疥，湿热能清。酒浸亦能外行，兼入膀胱泻热，过服损胃。〔批〕阴干，铜刀切去须，甘草水浸，曝。

草犀根辛，解毒去恶。虎狼咬伤，虫虺螫着。溪毒野蛊，天行瘴疟。痰嗽喉疮，血痢斟酌。疗丹毒、飞尸、鬼疰、野蛊、恶刺，能起死回生。〔批〕根如细辛，曝干用。

百两金根，苦平除热。咽喉肿痛，含咽其汁。朱砂根凉，性味仿佛。亦治喉痹，醋磨救急。此皆能治上焦热疾，故治咽喉肿胀甚良。〔批〕采根曝用。

辟虺雷根，味苦大寒。祛痰解毒，瘟疫能删。咽喉痛痹，蛇咬能安。锦地罗同，消毒瘴岚。辟虺雷、锦地罗，皆出川广，性能解毒辟恶。〔批〕锦地罗亦用根，研酒服。

金丝草苦，性寒凉血。吐衄崩便，咳咯能截。解诸药毒，瘴疠并息。痈疽疔肿，恶疮俱灭。此药功在凉血散血，故治痈疽肿毒诸症。〔批〕用苗无根叶。

石斛甘平，微咸入肾。滋脏平胃，除烦解愠。脚弱遗精，虚劳怯症。自汗浮热，益精扶困。味薄形枯宜熬膏用，功在润五脏，滋阴气。〔批〕川产者良，去根、头，用茎，或酒浸□拌。

金星草寒，味苦似竹。解诸药热，下丹石毒。凉血通淋，恶疮宜服。浸油涂头，黑发长速。其性极寒，惟服热药而致发痈疽者宜之。〔批〕叶、茎、根并用，背有七星者真。

　　景天酸寒，外疗丹毒。火疮惊热，风疹汤浴。眼翳点汁，阴脱煎服。花治白带，又能明目。又名慎火，吴人称龙虎草，捣汁涂丹毒效。〔批〕用苗叶。

　　酢浆草酸，性寒解热。杀虫疮疥，淋血砂石。痔瘘脱肛，带下赤白。蛇虺伤毒，妇人血结。又有酸草可消玉。三叶草止寒热、蛇蜂螫。〔批〕酢浆捣汁用良。

　　虎耳草辛，苦寒疗疫。生服吐利，熟呷止逆。聤耳胀痛，捣汁频滴。痔疮肿痛，烧烟熏息。即石荷叶，又名金丝荷叶，有小毒，治瘟热。〔批〕用叶。

　　青蒿寒苦，疗疟骨蒸。尸疰鬼气，血痢腹疼。除烦止渴。茎叶同斟。子能明目，疮疥洗频。秋冬用子，春夏用苗，止盗汗，治虚劳寒热。〔批〕叶用童便浸，根、茎、子、叶不宜并用。

　　角蒿辛苦，微毒疗疮。烧灰涂掺，湿蠿俱亡。蘩蒿麻辛，破血为良。煮食下气，茎叶嫩尝。角蒿治口糜齿宣及恶疮有虫，俱烧灰用。〔批〕角蒿不可误用，红蒿角蒿形相似也，采得槐□上细剉用。

　　马先蒿苦，开郁利湿。寒热鬼疰，恶疮疯疾。五癃五淋，膀胱结热。利水通便，白带堪歇。治大疯癫疾，为末酒服，与益母相似，性寒。〔批〕用茎、叶，阴干，炒，捣末用。

　　曲节草茎，甘平性凉。散脓拔毒，痈肿诸疮。丽春花苦，专疗阴黄。根治黄疸，饮汁奇方。曲节草性寒，能除热毒，丽春草专利湿毒。〔批〕曲节草采，阴干，同甘草研末，米饮下效。

　　苦芙苗叶，性寒解热。能疗丹毒，亦可生食。金刃破伤，烧灰止血。更治漆疮，洗痔痛息。治面目通身漆疮，无花实者，名地胆草。〔批〕其根白，食以酱醋调之。北人常食，称苣麻菜，即苣荬也。

苎根甘寒，性滑破瘀。解热润燥，疫狂堪去。胎动下血，五淋痛闭。亦疗骨哽，外敷疮痱。叶治金疮血，并止水泻冷痢，敷蛇虺蚕咬。〔批〕产妇血晕，以苎麻皮作枕子，近蚕则不生。

大青苦咸，性寒解毒。心胃热极，狂斑血畜。伤寒瘟疫，喉痹宜服。热痢黄疸，阳邪并逐。小青相同，捣敷痈肿，服汁治血痢、蛇伤效。〔批〕用茎、叶、汁。

恶实根茎，苦寒去风。逐水清热，肿毒并攻。伤寒时疫，劳疟肺痈。牙疼烦闷，止嗽便通。治一切外症热毒，洗五脏恶气，瘕疝积血。〔批〕根须蒸熟，晒干，否则吐人。

天名精甘，寒解结胸。止血利便，瘾疹喉风。吐痰疗疟，痔瘘疮痈。子名鹤虱，专杀诸虫。鹤虱苦辛，为杀虫要药，治心痛，止疟傅疮。〔批〕根叶同功，子研散用。

箬叶甘寒，止一切血。吐衄呕咯，崩便淋溺。利肺消痈，咽喉闭结。去热清火，可洗眼疾。新陈俱可用，烧灰存性，配以他药冲服，效。〔批〕南人以之包物，作篷笠者。

芦根甘寒，降火和胃。呕吐恶心，烦渴不寐。热症谵语，胎热并退。噎呕不止，服之解愦。胃热火升则呕逆，清之则已，亦治小便频数。〔批〕宜用鲜白者捣汁佳。

芦花甘寒，霍乱服汁。解鱼蟹毒，灰止诸血。茎叶治同，肺痈疽疖。灰渣煎膏，恶肉能蚀。芦笋解河豚诸肉毒，治五噎吐逆，可腌食。〔批〕芦与苇同类异味，用当肥白水。芦在逆流者佳。

芭蕉根甘，大寒性滑。天行热狂，金石毒发。产后血胀，黄疸消渴。外贴痈肿，汁能黑发。蕉油治头风眩晕，叶敷肿毒，花烧治心痛。〔批〕用鲜者，捣用。

灯心甘淡，降火清心。利肠益肺，泻热疗淋。止血下气，伤破敷宁。灰吹喉肿，更治儿惊。烧灰涂乳头，止夜啼。擦癣久久，虫尽自愈。〔批〕入凡用糯糊浆之，晒干，研末，水浸取，浮者灯草也。

石龙刍甘，太阳行水。通淋利便，杀虫消痞。鬼疰恶毒，明目聪耳。茎中热痛，内虚能已。治心腹邪气，去风湿，止盗汗，消满进饮食。〔批〕用茎即席草也，吴地最多。

生地黄苦，微甘大寒。入心小肠，泻火非难。清金消瘀，吐衄俱堪。花叶与实，功用同班。治虚火上炎，咯、吐、衄、崩诸血症，痘疹热毒。〔批〕捣用汁，忌铁器。

干地黄凉，沉阴而降。清肾肝心，小肠火旺。平诸血症，虚热并荡。滋阴抑阳，安和五脏。疗虚热、劳嗽、痿痹、惊悸、折伤一切失血症。〔批〕地黄百斤，拣大者六十，晒之，以余四十斤，捣汁，日拌日曝，汁干为度，或焙。

麦冬甘寒，微苦入心。复脉安血，泻热清金。呕吐痿蹶，行水生津。虚劳咳嗽，润燥强阴。治心腹结气，久服安五脏，性滑利，泻者忌。〔批〕用根抽去心，焙，吹数次，研，或以酒擂烂捣，和丸。

萱草甘凉，能疗酒疸。宽膈利便，湿热自贬。根治沙淋，热衄能免。水肿胀满，乳痈可散。属水故走下，专走阴分，安五脏，令人欢乐。〔批〕根晒干用，或擂汁。

捶胡草根，无毒甘寒。能润五脏，去热消烦。鹿蹄草苦，止血非难。金疮虫咬，蛇犬伤残。捶胡草功用如麦冬，鹿蹄实可制雌黄毒。〔批〕捶胡根去心用，鹿蹄用茎叶。

淡竹叶甘，寒除烦热。通利小便，清心散结。根专堕胎，催生备急。名碎骨子，用堪捣汁。处处有之，细茎绿叶，俨是嫩竹，故有是称。〔批〕根苗捣汁，可以造麴。

鸭跖草苦，大寒治热。瘴疟痰饮，小便闭涩。丹毒狂痫，气肿痞积。蛇犬诸伤，痈疽敷贴。疗喉闭、下痢、五痔肿痛，一切热毒为病，效。〔批〕鲜用苗叶，其花翠碧，汁可画彩羊皮，佳。

冬葵子甘，寒滑利脏。五癃淋结，热痢水胀。乳痈内闭，服之通畅。除丹石毒，下胎稳当。根甘寒利窍，治恶疮肿毒，通便，解蜀椒毒。〔批〕拣净炒用，或生研煮。

蜀葵根茎，利便除热。其子通淋，落胎破血。花亦润燥，治带赤白。疗疹痎疟，能通关格。又黄蜀葵花治淋、诸疮，催生，根、子主治同。〔批〕葵有各色，入药用白者。黄葵又属二种而治同，阴干用。

紫背天葵，性寒解毒。五淋癃闭，虎蛇伤服。痈肿诸疮，咽汁消速。钟乳曾青，云母俱伏。服食家制石药，皆用天葵、甘草煎煮去毒。〔批〕于端日，同五叶芸香草嚼，涂于呪之曰系黎乎，俱当苏婆呵摩一切疮毒，大效。

龙葵苗叶，甘苦寒滑。消热散血，疗肿可拔。解劳少睡，丹石能压。子补明目，乌须黑发。子名龙珠，益男子气，妇人败血，治疗肿效。〔批〕其子生青熟黑者为龙葵，生青熟赤者为龙珠，一物也，故并之。

酸浆草苦，利便除热。清肺止嗽，大小便涩。杀虫落胎，痰壅呕逆。喉疮黄病，五脏热结。子治热烦、黄疸、骨蒸、尸疰、痰癖、产难吞之。〔批〕苗、叶、茎、根同用。

蜀羊泉苦，能疗黄疸。外治白秃，诸疮疥癣。虫牙龋齿，蚯蚓毒染。专治漆疮，漆姑名掩。主小儿惊、生毛发、女子阴伤疼痛、皮间积。〔批〕用茎叶捣汁，良。

败酱苦酸，阳明血药。除痈疽肿，风痹热邵。化脓为水，消努退膜。产后诸病，胞胎可落。治疮疖癣疥、丹毒痔漏、吐衄凝血、赤白带。〔批〕用根去皮，同甘草拌，蒸焙。

迎春花叶，苦涩无毒。热肿恶疮，研末酒服。金盏草酸，痔血能缩。剪春罗甘，火丹敷末。三草皆用叶，性俱寒，故治肠血、火丹、热疮。〔批〕金盏草可拌食，剪春罗捣蜜调涂。

瞿麦苦寒，入心小肠。降火利窍，热滞膀胱。五淋癃闭，破血清凉。通经下胎，外症劻勷。叶疗痔瘘，泻血，蛔虫，诸疮肿毒，能压丹石。〔批〕用穗去茎，只使□壳堇竹沥浸。

王不留行，甘苦性平。行而善走，多入阳明。金疮止血，利便通经。痈疽痛减，下乳催生。入阳明、冲、任脉，活血散血，故治风痹恶疮。〔批〕□苗蒸浆水浸□□用。

狗舌草苦，性寒小毒。虫疥瘙疮，洗涂不服。狗尾草凉，能灭疣目。拳毛倒睫，破睑瘳速。狗尾即莠草也，实发能灭目疣，不入汤剂。〔批〕俱用茎叶采鲜者。

马鞭草苦，微寒破血。通经消胀，杀虫化结。气血癥瘕，肋胀喉疾。阴肿核痛，廉疮捣贴。根辛涩温，治赤白下痢，焙，捣末，米饮服效。〔批〕用茎、叶、根，或捣汁良。

陆英苦寒，疗痹挛疼。风毒腿肿，脚气冲心。肌肤瘙痒，煎洗能平。或名蒴藋，气味不伦。主治虽同，蒴藋性味各异，究非一物，详之。〔批〕用花、茎、叶。

鳢肠草酸，又名旱莲。止血止痢，乌发须髯。排脓通气，疗肿牙宣。益肾添脑，疮症敷痊。旱莲草能止血，长发乌须，其性凉血可知。〔批〕用茎叶根须，或捣汁用。

连翘苦凉，入包与心。三焦及胆，兼理阳明。排脓消肿，湿热能清。泻火散结，血闭通淋。性轻上浮，行血通气，为疮家要药，治耳聋。〔批〕用实。

翘根苦甘，益精下热。明目解酒，黄病可释。痈疽肿消，泽面悦色。心肺热烦，宜服茎叶。治瘰疬、结核、马刀、痔疮，一切肿毒外症效。〔批〕茎叶捣，煎洗肿毒，煮服亦效。

蓼蓝实苦，寒调五脏。解毒杀虫，经络结胀。清利耳目，消肿气畅。小儿魃病，服之无恙。叶汁治蜘蛛螫，一切虫咬毒，及火症有效。〔批〕蓝有数种，有木蓝、松蓝、马蓝、吴蓝。若用蓝实，专用蓼蓝者佳。

马蓝甘冷，能止血崩。捣汁酒服，败血归经。菘蓝同类，主治亦伦。木蓝形别，子似决明。诸蓝形异而造淀则一，又有甘蓝子醒睡。〔批〕马蓝叶大，菘蓝似松叶，木蓝茎长，甘蓝可食。

吴蓝苦甘，性冷无毒。寒热头痛，风疹烦渴。杀虫疗疳，出刺箭镞。止血治狂，解百药毒。治赤眼疔肿、游风蛇伤、蜘蛛螫，排脓止痛。〔批〕长茎如蒿，白花赤梗。

蓝淀苦寒，微辛解毒。除热杀虫，噎膈饮服。止血消疳，敷疮白秃。误吞水蛭，蛊恶制伏。淀中有石灰，辛燥杀虫，故能助力成功也。〔批〕此即染坊靛缸中汁也。

青黛甘咸，性寒解郁。泻肝蓄蕴，五脏火结。杀虫恶疮，狂斑咯血。毒积惊疳，除三焦热。治金疮下血、蛇犬咬毒、敷脐腹湿热疮效。〔批〕本波斯靛花也，今难得以淀缸凝结汁，霜亦可用。

水蓼茎叶，辛冷去毒。脚气肿疮，蛇伤捣服。马蓼辛酸，脏虫可逐。毛蓼消肿，散痈瘰速。皆用茎叶，毛蓼引脓生肌，濯足治脚气效。〔批〕水蓼叶光狭，毛蓼叶有毛，马蓼叶有黑点。

三白草辛，寒有小毒。水肿脚气，便闭痰畜。积聚疟疾，痞满宜服。大能探吐，胸膈宽豁。根疗脚气、风毒胫肿，酒服有验，煎洗疮癣。〔批〕茎似蓼叶，如商陆顶有三叶，四月三变白色。

海金砂甘，惟寒渗湿。五淋肿满，膀胱血热。专通小便，伤寒狂疫。细茎如线，砂生在叶。专通利小肠、除湿热、止鼻衄、退目翳、发痘。〔批〕采叶以纸褁，晒干，击之砂自落，或茎、叶同用。

地蜈蚣草，苦味寒性。能治诸毒，痈疽敷应。大便不通，服之自润。一切肿疽，排脓恶尽。被蜈蚣伤者，入盐少许同捣烂，敷之痛止。〔批〕根、苗皆可用。

紫花地丁，苦寒微辛。痈疽发背，瘰疬疮疔。无名肿毒，黄疸热淫。外科必用，敷服俱灵。为外症要药，又治喉痹，稻芒粘咽，咽汁效。〔批〕三伏时收茎、叶，捣汁，和白面，干之，用时以盐醋浸贴效。

鬼针草苦，疗蜘蛛伤。攀倒甑同，汁治热狂。水甘草甘，丹毒饮良。三味俱寒，外症劻勷。三草性俱寒，疗虫伤、风热、烦躁略同，饮汁效。〔批〕水甘草不入众药。

地衣苦冷，名仰天皮。中恶心痛，丸服些儿。雀目夜昏，伤暑服宜。马疮丹肿，研末敷之。即湿地上青苔，阳光晒之，撬起者是也。〔批〕以人垢腻同丸，服七粒，治心痛效。

垣衣酸冷，止血定衄。黄疸心烦，咳逆气促。暴热在胃，口噤风搐。金疮火伤，敷服长肉。即昔邪也，性微涩久服补中益气，好颜色。〔批〕或酒渍，或捣汁服。外用烧灰，油调。

乌韭甘寒，微毒性涩。屋游相同，利肠去热。治疽金疮，止崩衄血。清理膀胱，治痫消渴。又土马鬃味酸除烦。百蕊草下乳同类也。〔批〕乌韭烧灰涂发，令黑，余同屋游。

马勃辛凉，入肺清热。散血止嗽，喉痹痛结。鼻衄失音，恶疮疥疾。解毒消脓，外科要剂。生湿地朽木上，状如肺肝虚软者，取粉用。〔批〕以生新麻布张擦，取粉用。

巴棘草苦，又名女木。恶疥虫疮，只宜洗濯。鼠姑草苦，治寒热疟。咳逆瘿疮，洗服良药。巴棘有毒，不宜服。鼠姑非牡丹，另是一草。〔批〕巴棘有毒，用根茎。鼠姑草用根。

对庐草苦，寒除大热。疗疮恶疥，生肌服汁。陶朱术子，亦疗目疾。妇人佩之，令夫爱悦。又雁来红治疮止血。又天灵草可制雄硫。〔批〕陶朱术以镜向旁敲子自发，五月五日收子佩之。

合明草寒，治便赤涩。小儿瘰疬，五淋暴热。明目下水，止血痢疾。头眩热风，捣绞服汁。又有思蓂子、鼠细子俱似青葙，惟可疗疮。〔批〕思蓂鼠细，形似青葙而气味不同，煎之有涎。

大黄苦寒，入脾肠胃。荡涤恶物，积聚净溃。推陈致新，泻火生配。酒制上行，热狂堪退。凡实热缠里，血闭胀急，舌苔黄黑者宜之。〔批〕用根叶辟虮虫。

狼牙根苦，有毒性寒。除邪热气，虫积俱删。赤白下痢，洗疥疮顽。风瘙肠痔，阴蚀痒安。功在杀虫，故治癣疥、蚀蛊等症，又能止血。〔批〕茎、叶亦可捣，贴金疮虫咬。

蒟蒻辛寒，又名鬼芋。消痈肿毒，瘰疬能愈。灰制去毒，食调五味。堪止消渴，充淆可具。又有菩萨草味苦凉，疗诸虫伤，解食物毒。〔批〕用根，以灰汁煮，过清水淘净，再煮用。

蚤休苦寒，有毒去风。摇头弄舌，热郁胸中。惊痫疟疾，力下诸虫。瘰疬痈肿，敷贴有功。能利水止泄，治小儿惊风抽搐、外症极效。〔批〕用根，醋糜敷痈肿大□。

射干苦寒，降火散血。咽喉急症，消肿解结。肺脾肝痰，疟母结核。瘕疝便毒，用膏与汁。有毒，能通经闭、利大肠、镇肝，为咽痛专药。〔批〕用根，米泔水浸，同堇竹叶煮，日干用。

鸢尾草毒，即射干苗。性平味苦，蛊恶能消。邪气鬼疰，虫瘵潜逃。破癥逐水，通利三焦。根名鸢头，即射干也，惟花色不同为异耳。〔批〕九、十月采根，阴干为鸢头，其力更大于苗。

玉簪花根，有毒辛冷。涂乳痈肿，能下骨鲠。刮骨取牙，断产有准。叶疗蛇伤，捣汁酒饮。根汁不可着牙，致伤齿。叶渣敷蛇咬伤效。〔批〕用根汁同叶捣，和酒敷诸伤处。

石龙芮苦，性寒带补。除风湿痹，骨节痛楚。益肾平胃，滋阴润阻。茎冷遗精，亦堪疗主。除心烦燥热，盖热退阴安，故云补阴益肾。〔批〕用子，而根皮亦同。

杜茎山苦，主瘴寒热。烦渴头痛，心躁呕逆。胸闷服之，恶物吐出。土红山甘，疗瘴疟热。土红山甘寒，治劳寒热、骨节疼痛、瘴疟效。〔批〕杜茎用叶。土红山用根，米泔浸一宿，清水洗净，炒，研用。

白芍苦酸，和脾调血。安肺敛气，缓中散热。泻痢腹痛，吐衄目涩。痈肿癥瘕，肝火能泄。固腠理，入血海，益阴，疗一切血症，产妇禁。〔批〕用根，或酒炒、蜜拌醋炒，各随症制。

赤芍酸苦，微寒泻火。散血通便，肠风经阻。痈肿目赤，利水燥土。能行血滞，产妇休睹。治腹痛血痹，赤散而泻，白补而敛，反藜芦。〔批〕用叶，红花者佳，修治同白芍。

爵床性寒，微辛能散。血胀血痛，腰脊牵扮。除热疗伤，杖疮不烂。又曰香苏，爵麻名判。俗称赤眼老母草，似大叶香薷，其气微臭。〔批〕用茎叶。

积雪草苦，微辛性凉。散热解郁，瘰疬鼠疮。丹毒风疹，血闭痛殃。胸膈气壅，攻结饮汤。捣敷热毒痈肿。浸淫赤瘭癣疥、瘰疬鼠漏。〔批〕用茎叶，五月花时采，阴干，研末用。

蓟草甘寒，疗热喘息。小儿丹肿，服之有益。龙舌草同，痈疽乳疖。汤火灼伤，捣涂济急。龙舌汁能软鹅鸭卵，蓟草可蒸鱼食甚美。〔批〕蓟草采茎，曝干。龙舌用根茎，煮丹石。

酸模根苦，酸寒是叶。暴热腹胀，生捣服汁。皮肤虫疥，汗斑擦释。围灸瘰疽，并止痢疾。治瘰疽，捣根叶围住，艾灸百壮，合葵汁服。〔批〕根、叶、花、茎同羊蹄草，惟味酸耳。

井中苔甘，大寒除热。汤火灼伤，水肿疮疾。船底苔冷，疗热淋疾。时疫解毒，鼻洪吐血。解野葛、巴豆毒。船底苔和阴阳、清利头目。〔批〕俱鲜用良，古井中萍蓝亦佳。

水苔甘冷，止渴去热。利便消肿，火丹疮疖。莼菜甘寒，能压丹石。逐水消肿，伤虚服益。莼菜能下蛊、治热疸、止呕，不宜过食，伤人。〔批〕二物俱可食，莼多食之则拥气、发痔、损发齿。

水藻甘寒，止渴除热。游疹火疮，捣涂甚益。苦草平凉，白带能截。嗜茶面黄，脂麻同食。藻有二种，入药用叶，长二三寸名马藻者。〔批〕水藻入药用马藻，阴干，或鲜使良。

鸡头菜咸，止烦除热。根疗偏坠，小腹痛急。慈菇叶寒，敷肿疮疖。赤游丹毒，蛇虫伤螫。叶调蚌粉涂瘙痒。慈菇汁下胞衣、石淋良。〔批〕鸡头根煮食如芋。

莲花镇心，悦神益色。莲蓬壳苦，疗腹胀急。催生下胞，止一切血。解菜菌毒，烧灰服益。莲薏清心、止霍乱、消渴。莲须涩精血、黑发。〔批〕花用白者良，莲意、莲须阴干用。

荷叶苦平，除烦止血。发痘下胎，清少阳热。健脾益胃，消水肿疾。定痫安胎，宜用荷鼻。藕节苦涩，止一切血症。荷梗通气疗瘟疫。〔批〕荷叶宜用鲜者。

石莲子甘，微苦性涩。止吐呕恶，热渴咳逆。白浊遗精，便数可节。清心宁神，强志肾益。石莲乃带壳沉水，久则坚黑，与莲肉不同。〔批〕此即野莲也，捣去黑壳及心，炒，研用。

菱花性凉，其味苦涩。合染须药，变白为黑。乌菱壳同，灰止痢疾。亦入染药，鬓毛如漆。菱花背日向月，昼合宵开，乃纯阴之物也。〔批〕乌凌壳烧灰，止热毒泄痢效。

蛇莓枝叶，捣汁用之。甘酸大寒，热病可施。伤寒狂躁，口噤口糜。射工蛇毒，饮汁堪医。能通经、疗闭及胁疮、痈肿、汤火伤，捣敷良。〔批〕取茎、叶并根捣，自然汁用。

木鳖子苦，微毒清凉。疳积泻痢，瘰疬痔疮。消肿追毒，喉痹最良。能除粉刺，狗食断肠。病欲去胎，木鳖研膏纳牝户，又洗肛肿效。〔批〕用核仁压去油。

番木鳖仁，苦寒疗热。喉痛痞积，磨之咽汁。白英甘寒，疗疸消渴。除疟丹毒，风疹热结。番木鳖下胎。白英子名鬼目，除头眩明目。〔批〕番木鳖豆腐制。白英用根、苗、叶、子。

马兜铃寒，苦辛降热。清肺定喘，理痰嗽急。根苦冷毒，吐蛊逐积。能去头风，利肠止血。除鬼疰，涂诸疮疔肿、蛇伤、白秃。苗亦同。〔批〕用实去华膜，取净子，焙。

预知子苦，性寒带补。治癖气块，却瘟疗蛊。蛇虫咬伤，药毒堪吐。利水止烦，催生救阻。缀衣领中遇蛊毒则鸣，故名。根研服，功同。〔批〕淘去浮者，去皮碾头，末用制仁者，可带避蛊。

王瓜苦寒，解五脏热。黄疸消渴，痈肿时疾。月闭带下，堕胎逐血。利大小肠，通乳散结。即土瓜，发斑捣汁和伏龙肝服效，瓜子同。〔批〕用根。

黄环根苦，有毒杀蛊。鬼疰邪气，水肿便阻。痰热咳逆，降下是主。子名狼跋，疗疮疥普。子治恶疮、蜗疥，酒磨涂效，投水中鱼皆死。〔批〕采根晒干用。

天冬苦寒，润肺滋肾。去风杀虫，劳热燥症。咳吐脓血，肺痈喘病。阴虚骨蒸，消渴火盛。功在清金益水，邪火自散，肠滑胃虚者禁。〔批〕用根去皮、心，蒸，曝干用，禁鲤鱼。

伏鸡子根，解百药毒。热闷黄疸，中蛊瘴疟。除热头痛，敷痈肿恶。味苦性寒，功同白药。疗生畜诸病，马、黄牛疮、骡、驴病，水磨服之。〔批〕根似乌形者良。

山豆根苦，泻火保金。口糜喉痹，风热牙疼。虫痛五痔，疮肿消灵。治毒解蛊，止嗽清心。苦寒之味，去浮游火，急治其标，宜兼风药。〔批〕八月采根，曝干，用吐蛊效。

黄药子苦，无毒性凉。降火止血，喉痹恶疮。消瘿神效，煎酒缓尝。蛇犬咬毒，研服亦良。又名红药子，产后恶物冲心，同红花煎服。〔批〕用根，马热病要药。

白药子根，苦冷微辛。消肿喉痹，热症心疼。逐痰止血，火降嗽宁。解百药毒，刀伤可平。解野葛、生金、巴豆毒，研末敷金疮止血效。〔批〕用根皮，九月采，日干，马病要药。

陈家白药，苦寒疗热。解诸药毒，辟瘴瘟疫。甘家白药，性味同一。有毒解毒，吐蛊恶物。冲洞根苦，治痈疮疖。蛇犬咬伤，宜磨服汁。突厥白苦，金疮止血。诸药合成，续筋接骨。天寿根凉，除烦利膈。以上五种，治疗配出。〔批〕俱用根。

剪草苦凉，能疗恶疮。杀虫癣疥，瘰瘵奇方。有神敷膏，末合蜜糖。九蒸九曝，调服极良。治肺损咯血及血妄行，面东调服一匙效。〔批〕用茎叶，不得犯铁气，宜冷服。

白兔藿苦，极能解毒。猘犬咬伤，恶蛊菜肉。鬼疰风疰，煮汁饮服。蛇虺蜂螫，外敷消伏。一名白葛，解一切毒物入腹，外敷恶疮效。〔批〕用茎叶，茎有白毛，五六月采，阴干。

紫葛苦寒，性滑止烦。恶疮痈肿，热毒风顽。生肌散血，瘫痪拘挛。通肠利便，伤损俱堪。功在生肌破血，苗叶似葡萄，治产后烦渴。〔批〕用根皮，八月采，干。

赤地利根，无毒苦平。冷热诸痢，带下白淫。断血破血，痈肿疽疔。蛇虫犬咬，茎叶敷灵。能凉血解毒，故治游疹、热疮、丹毒、火疮效。〔批〕用根，同蓝叶蒸用，外敷生磨良。

萆草苦寒，通淋利便。止痢除疟，癫风治遍。消虫逐瘀，尿血汗见。蛇蝎虫伤，捣敷效验。又能止精益气，去邪热，辟瘟疫，止渴安脏。〔批〕根、苗、汁俱用。

乌蔹莓酸，无毒苦寒。尿血喉痹，疮疖游丹。恶虫咬螫，扑跌伤残。凉血解毒，酒服能安。捣敷一切肿毒、恶疮、热疖，利小便，去邪热。〔批〕根、苗并用。

羊桃苦寒，其性滑利。除热消风，能散积聚。五水大腹，通便益气。汤洗疮肿，排风恶疬。除小儿赤游、恶疡、四肢肿。叶敷蜘蛛咬毒。〔批〕用茎根。

蘩缕苦酸，破血下乳。疗瘘恶疮，下痔淋痔。鸡肠草辛，肿散便止。除热断痢，丹毒痒已。又落葵子仁细研，和白蜜涂面，鲜华嫩洁。〔批〕蘩缕晒干为丸，下恶血。鸡肠草捣敷外症效。

荠菜子甘，去风毒气。除翳明目，腹胀通利。根叶烧灰，止赤白痢。赤眼暴痛，捣汁滴济。老茎作挑灯杖，辟蚊蛾，根灰治痢极效。〔批〕子三月三日采，阴干用，饥岁亦堪煮食。

苦菜性寒，能调经脉。止痢血淋，胃气烦逆。涂疗拔根，溃痈滴汁，明目益人，除脏邪热。根治赤白痢、诸淋。花、子去中热、黄疸、安神。〔批〕采，煮汤，熏洗痔疮，大效。

蒲公英甘，清凉属土。专清脾胃，狐尿刺蛊。散肿通淋，消痈通乳。一切恶疮，疏经无阻。散滞气、消恶肿、解热毒、疗疔疮，外科要药。〔批〕采茎叶，阴干，用鲜者，捣汁良。

苜蓿根汁，通淋泻热。除烦酒疸，目黄便赤。苋实甘寒，驱蛔风疾。益气滋肝，疗翳花黑。根治阴冷、腹痛胀满，捣烂敷之，亦治牙痛。〔批〕苜蓿根，服之吐利而愈疾。苋根擦牙，烧灰用。

马齿苋草，酸寒散热。消肿通淋，利肠破血。诸风虫疾，带下赤白。一切外症，蜂蛋虫螫。可作蔬食，外治捣敷。子疗目翳，利肠除热。〔批〕外症捣敷，内食解毒去热，大叶者，有水银。

山丹花凉，疗疮活血。根治崩中，消肿最急。草石蚕根，甘除风疾。行血止痛，酒浸服益。又菰根寒，利便止渴，灰敷汤火疮，叶利脏。〔批〕山丹花曝干可食。草石蚕可腌食，多食生虫。

丝瓜叶凉，擦癣疮效。疔肿痈疽，胮癞敷到。藤根解毒，脑漏服疗。齿𧏚牙宣，灰擦漱妙。卷须稀痘，有天罗勒治溪毒，或即此藤也。〔批〕收卷须，阴干，元旦煎汤浴儿，只一人知解胎毒、稀豆大验。

丝瓜筋凉，烧灰快痘。疏风行痰，行经络透。下乳治疝，消痈肿骤。解毒杀虫，便血痔漏。又冬瓜皮为末，入面脂治折伤、马汗疮。〔批〕以经霜极老者烧存性用，或炒研配药。冬瓜皮阴干为末，敷服。

茄蒂甘凉，擦癜风疾。灰治肠风，乳裂齿𧏚。根叶茎煎，冻疮洗渍。阴挺口蕈，淋痛瘀血。花治金疮、牙痛。又苦茄子醋磨涂痈肿效。〔批〕擦癜风。白者用白茄，紫者用紫茄。花烧灰，研用。

壶芦甘冷，除烦清热。利肠润肺，石淋消渴。腹胀黄肿，服压丹石。预解痘毒，蔓须花叶。叶可以茹，子治齿痛龈肿，同牛膝煎汤漱。〔批〕此可为瓢，为药壶之壶芦也。嫩时亦可煮食，老则为器用。

苦瓠瓢子，寒治黄病。阳水浮肿，便闭淋症。恶疮癣疥，虫痔疣应。龋齿蛔蟹，漱服痛定。花治一切瘘疮，藤煎浴麻疮、白秃，入盐效。〔批〕急黄病，以煎汁滴鼻，中出黄水效。花曝干，研末敷。

蕨根灰治，蛇蝎伤咬。花焙末服，肠风热了。百合花治，天泡疮好。子止便血，末服酒炒。蕨根及百合花，俱用菜子油调敷患处效。〔批〕蕨花焙研为末，服米饮下。

小麦苗辛，寒治热疸。时疾狂闷，利肠热散。麦奴解毒，瘟疟渴反。欲蚀疣痣，烧灰麦秆。大麦苗利便洗冻瘃，大麦奴解药毒，治同。〔批〕苗俱煮汁服，麦穗将热而黑霉曰麦奴，丸服。

浮麦甘寒，益气除热。自汗盗汗，骨蒸炒食。麦麸性凉，疗伤散血。慰诸痹痛，治痢疮疾。时疾热疮，汤火灼烂，醋调署贴，并灭瘢痕。〔批〕淘浮水面者，焙用麸，炒热用。

大麻仁甘，润肠破血。脾弱胃干，三阳燥结。利便通乳，催生去积。皮肤顽痹，风癫虫蚀。补中益气，治中风、止呕逆、润毛发、复血脉。〔批〕以帛包置沸汤浸过，悬井中一宿，再曝焙，去壳用。

绿豆荚凉，治久赤痢。嫩蒸食之，煎服亦济。豆皮解热，能退目翳。白豆叶平，利脏下气。绿豆皮装枕，能明目去头风，同菊花更凉。〔批〕发豆芽者，其皮颇多干用。

狼尾草子，甘平无毒。服可疗饥，蒯草并属。菰米甘冷，调胃止渴。茵草子酸，久服气足。又薜草子止呕，蓬草子调中，东廧子益气。〔批〕此皆可以充粮救饥，调中益胃，俱熟食。

鸡窠中草，夜啼戴歔。遗尿白秃，服搽俱得。猪窠中草，夜啼亦辟。牛齝畴草，反胃噎膈。吐利流涎，噤口服汁。王明草苦，浴儿除热。宜南草奇，佩止惊疾。羊实草苦，秃疮洗洁。恶疥瘙痂，涂浴自灭。田母草凉，除心烦烈。

屈草苦寒，疗胸胁秘。补益定痛，寒热痛痹。木甘草甘，热肿痛去。青雌草苦，疗疮恶疠。秃白可痊，杀虫火气。赤赫草寒，除虫疡异。旷石草甘，治热渴济。败石草苦，渴痹堪庇。河煎草酸，使喉痹利。以上七种，九名并记。

良达草凉，治渴痛齿。戈共草苦，惊气邪止。伤寒腹痛，羸瘦堪使。白扇根苦，疟疾能已。皮肤寒热，汗出色美。常吏之生，常更名比。苦寒无毒，明目清理。芥草苦寒，梨叶即此。除渴止血，痰痹并起。以上五种，七名是纪。

断罐草苦，能拔疗根。千金鑘苦，蛇蝎伤人。捣敷疮疖，痛定肌生。药王草苦，解毒烦惊。鼻衄吐血，躁热俱清。黄寮郎草，倒摘刺名。治风喉痹，牙痛塞灵。灌草性滑，鼠肝别名。疗疮外疾，痛肿俱平。以上五种，七个名真。

田麻草苦，治痈肿疖。苦芥子寒，疗风烦热。明目定躁，亦能清血。布里草甘，杀虫疥疾。露筋草辛，气凉性涩。蜘蛛蜈蚣，伤蜇捣贴。九龙草苦，治喉风急。捣汁灌之，渣敷伤折。蛇虺咬痛，并疗重舌。插入喉中，痰涎吐出。

芥心草寒，敷疮济效。鹅项草苦，咽病急疗。铜鼓草寒，毒疡敷到。鸭脚青苦，疗疮拔吊。天仙莲苦，外症敷要。猪蓝子苦，通耳名号。耳内有脓，为末吹窍。佛掌花苦，疗疮服导。醉醒草奇，解醒嗅妙。以上八种，九名齐叫。

郭公刺苦，光滑刺名。天泡疮毒，哮喘俱平。羊屎柴草，牛屎亦称。曰铁草子，发背痈成。排脓收口，下血能停。捣烂敷肿，毒鱼用根。三角风辛，风湿疽疼。叶下红甘，飞丝目侵。羊茅甘冷，喉痹服灵。以上五种，七号同云。

百草烧灰，洗治瘰病。猘犬咬伤，金疮出血。洞注下痢，用管吹入。百草花丸，能治百疾。或酿成酒，或丸作粒。起死回生，卒死救急。有治小儿，诸草记识。井口边草，夜啼贮席。树孔中草，腹痛能息。产妇冢草，浴儿诸疾。

补 遗

金莲花苦，无毒性寒。口疮喉肿，浮热牙宣。耳疼目痛，煎服俱安。有钵囊花，疗热亦堪。俱出五台山，又名旱地莲、金芙蓉，可代茗。〔批〕金莲色深黄，味滑。钵囊淡红色，萼似黄葵花，生叶上九花亦有。

千年蕴苦，微甘解毒。清胃降火，能止吐血。嫩者阴干，枣煎七叶。根疗喉风，痹痛点汁。卷心叶短、尾圆者真。有牛舌草，形同无用。〔批〕亦有于四月十四剪叶，阴干，每同红枣七枚，辟开煎饮，止血大效。

盐蓬似蒿，烧灰淋汁。煎炼得盐，可以调食。碱蓬相同，碱浣衣洁。性味咸凉，清热消积。产于北直，咸地割之，烧灰，淋汤煎熬得盐。〔批〕叶圆，长至秋，茎叶俱红，烧灰煎盐，胜海水煮者。

知风草苦，产在雷琼。蔓生计节，占飓风灵。一风一节，无节休惊。得以煎服，风症追轻。蔓生无毒，春日视其苗，一节则一次风验。〔批〕以无节者浸酒，治风得效。

海棠花酸，性寒无毒。和蜜搽面，泽肤润肉。紫茉莉凉，收子研末。和入面脂，黣黯渐脱。海棠干捣汁，治咽喉痛。紫茉莉捣敷痈肿。〔批〕海棠、紫茉莉皆喜背阴而生，故性俱寒，火热症宜用。

藤　部

忍冬甘凉，入肺散热。解毒补虚，疗风养血。五种尸疰，赤痢肠癖。痈肿杨梅，癣疥疮疖。花、叶、枝、茎同功，花即金银花，为外科要药。〔批〕花四月采，阴干，或蒸露，清凉解毒、稀痘。

解毒子根，苦寒性降。清肺利咽，除痰安脏。止烦清目，疗蛊辟瘴。消一切毒，散火热壮。治咽喉肿痛同山豆根、射干等，末服得效。〔批〕用根，春采，曝干，亦入马药。

凌霄花酸，微寒治血。崩中经闭，淋带肠结。茎叶根苦，主治瘰疬。喉痹疹痒，诸风热疾。手足厥阴药也，能凉血去伏火，故疗诸症。〔批〕勿近鼻闻，伤脑，露入目致昏昧。

蔷薇根苦，性冷除热。诸疮疽肿，疳虫血结。咽痛牙疼，消渴痢疾。主治略同，子名营实。疗消渴、口糜、骨哽、金疮、出箭刺、目昏、阴蚀。〔批〕入药用白花者良。

瓜蒌仁甘，润下清上。补肺定嗽，津生火降。消肿止血，利咽胸畅。郁痰垢腻，热积涤荡。实苦寒利便，仁研霜佳，泻者忌服，反乌头。〔批〕去油为霜，能出虚痰。

天花粉凉，甘苦润肺。生津除热，解毒清胃。时疫狂语，痈疽发背。滑痰破血，止渴热退。即瓜蒌根磨细澄粉，茎、叶酸寒，清热消暑。〔批〕采瓜蒌根去皮切，水浸日换，四五日捣末，滤汁，澄粉晒干用。

藤黄酸涩，微毒杀虫。蛀牙点落，树汁成浓。黄藤汁造，产粤西东。点眼药用，扑损收功。黎洞丸中用是疗损伤。本草不载，番黄同。〔批〕纲目为番地树脂，今粤西东所产，皆黄藤汁熬成具番黄，或另一种。

千里及苦，小毒去瘴。疗热黄疸，虫毒摒挡。退热明目，赤痢腹胀。风眼烂弦，烧灰细上。不入众药，退热同甘草，治痢同小青，煎服。〔批〕用花叶，其茎入眼药。

丹皮辛苦，微寒治热。心肾胞络，二阴火炽。和血凉血，破血生血。五劳烦燥，疗痈通脉。下胞胎、治中风、止吐衄、泻伏火、去骨蒸。〔批〕用根皮酒拌，蒸。

猕猴桃藤，其汁甘滑。性寒无毒，反胃宜呷。亦治石淋，热退通达。枝叶杀虫，疬疥洗拔。汁合生姜汁，止呕极效。枝、叶煮汁，饲犬良。〔批〕枝叶煮饲大豕，除癫。

万一籐凉，敷蛇咬伤。百丈青治，疟瘴疫良。瓜藤解毒，敷散诸疮。百合藤叶，末敛溃疡。又野猪尾苦涩性凉，治心气痛，解热毒效。〔批〕俱阴干，研末用。

补 遗

金梢榄苦，大寒解毒。咽喉痹急，口烂宜服。痈疽发背，焮赤疔瘷。蛇蝎虫伤，磨涂痛伏。治目痛、耳胀、热嗽、岚瘴、吐衄、一切外症效。〔批〕产广西，生于藤根，坚实而重大者良，藤亦可用。

木 部

皋芦叶苦，大寒清热。止渴明目，消痰利膈。治淋头痛，咽喉痛急。醒睡除烦，通肠水泄。即苦蓉茶也，性冷解毒，治牙疼、目痛、口糜。〔批〕胃冷中寒，及虚火上浮者忌。

芦荟苦寒，凉肝明目。镇心除烦，五疳要药。杀虫治癣，牙蜃齿落。脑疳鼻痒，惊风热瘲。专杀诸虫，故治疥癞、齿蜃、肛蚀、痔瘘等证。〔批〕出波斯国，或云树脂，或云草质，未确存考。

黄柏苦寒，入肾膀胱。泻火明目，血痢诸疮。利湿疗疸，坚肾凉肠。诸瘘带漏，痈肿敷良。治惊气骨蒸、疳虫阴蚀、崩蚶口糜、痔疮效。〔批〕用皮，去粗取黄者治上；酒炒治中；蜜炙治下。盐水炒，生用降下。

小柏苦寒，治热血崩。口疮疳蜃，心腹热行。檀桓味同，止渴安魂。五脏百病，久服轻身。檀桓乃老柏根旁芝也，小柏则另是一种。〔批〕炮制，皆与黄柏同。檀桓为散，服尽一枚效。

梓白皮苦，性寒去热。能杀三虫，亦止呕逆。煎洗疮疥，并疗目疾。时气瘟病，浓熬服汁。叶饲猪令肥，捣敷火烂蚀疮，风癣疙瘩效。〔批〕梓、桐、槚、楸、榎同类而异名，主治则一。

黄栌木苦，其性燥寒。能除酒疸，专去热烦。皮枝洗眼，赤痛能安。汤火漆疮，敷浴俱堪。与黄柏相类，而专治上焦热，亦可染黄色。〔批〕枝、皮、根、叶并用。

楸木白皮，小寒味苦。消食涩肠，杀虫定吐。一切外症，捣敷遍普。排脓生肌，能消能补。叶亦同捣敷疮疽、瘘痔、痈肿发背、溃疡效。〔批〕白皮煎膏贴诸疮痈肿效。

臭梧桐叶，苦寒无毒。肿毒恶疮，洗敷可伏。木皮杀虫，疗痔淋浊。肾气奔豚，俱堪煮服。沐发滋润去头风，花敷猪疮，饲猪能肥大。〔批〕叶与木皮俱宝，鲜用，煎洗疮疥。

梧桐白皮，微甘冷滑。能疗肠痔，涂黑须发。子治口疮，叶敷背发。干叶研末，蜜调得法。子甘平可食，治疾烧灰用，木灰乳调抹发。〔批〕叶炙焦，研之，调敷一切痈肿，干即易之。

冈桐子油，甘寒有毒。风痰喉痹，恶在胸腹。扫喉探吐，砒霜蛊逐。虫疮疥癣，熬敷愈速。有椰桐皮，治蚕咬蜘蛛伤、毒入腹，服、敷效。〔批〕油以箴园，熏起如鼓，不破者真。

槐实苦寒，入肝气分。疏风湿热，便血痔症。明目固齿，头脑眩晕。治疝杀虫，阴疮痒病。性纯阴，能润肝燥、凉大肠、解烦闷、堕胎产。〔批〕去單子反五子者，铜锭行□乌，牛乳浸蒸用。

槐花苦凉，入肝大肠。热痢五痔，止血甚良。失音喉痹，赤眼风疮。叶疗瘾疹，难产饮汤。叶煎汤，治惊痫、疥癣、牙痛。嫩芽可以代茶。〔批〕采开者陈久良，入药微炒用。

檀木皮根，辛有小毒①。捣涂疮疥，杀虫亦速。合榆皮粉，服可断谷。又有小檀，其根似葛。有黄白二种，叶皆似槐皮，青木可作药杵。〔批〕檀木杵捣药，及为斧柄，俱坚，叶堪代茶饮。

荚蒾枝叶，无毒苦甘。下气消谷，杀虫化痰。煮汁作粥，小儿宜餐。更饲六畜，蛆疮自安。又名击蒾，又名羿先，亦檀榆之类小树也。〔批〕荚蒾皮堪作索。

栾华苦寒，治目痛泪。合黄连煎，赤烂俱退。又有石瓜，疗心痛痎。煎洗风痹，诸药不配。栾华子俗称菩提子，可作念珠，石瓜相类。〔批〕栾华用子，其叶亦堪洗目消尘。

榉木皮苦，性寒治热。时行头痛，水气痢疾。毒风胁肿，蛊毒下血。妊妇腹疼，火疮敷叶。治热结肠胃，能安胎。叶和盐捣敷恶烂疮。〔批〕用久年老树，只有半边向西者良，去粗皮蒸，焙用。

---

① 毒：原作"每"，据《本草纲目》改。

柳枝根皮，除风黄疸。消肿止痛，淋浊热散。叶捣煎膏，续筋骨断。洗诸疮疥，热病能赶。疗心腹血痛、传尸骨蒸、下水气、解丹石毒。〔批〕柳木削签，剔牙去风痛。

柳絮罨疮，逐脓止血。湿痹疼痛，宜裹宜贴。柳华研汁，苦寒解热。风水黄丹，涂面除黑。在树曰华，飞扬为絮，又柳胶亦治恶疮效。〔批〕花未开时于枝上剥下，用絮则实亦相连。

白杨木皮，苦疗脚气。牙痛口疮，折伤风痹。消瘿瘤肿，妊娠下痢。枝叶俱寒，口齿同治。皮煎膏续筋骨、去痰癖，枝叶漱齿痛口糜。〔批〕以铜刀刮去粗皮，蒸，阴干用。

扶栘木皮，与白杨同。微有小毒，杀瘵疮虫。散瘀疗痹，脚气血风。合五木皮，汤洗能通。即南土白杨也，五木乃桑、槐、桃、楮、柳同煎。〔批〕炮制与白杨同，灰置酒中味不败。

榔榆无毒，甘寒性平。通利水道，能下热淋。小儿解颅，敷服能宁。令人得睡，退热神清。与大榆同，皮有滑汁，八月生荚为异耳。〔批〕花、叶、荚性同，用皮。

栀子苦寒，泻心肺火。引热由便，三焦不阻。止一切血，解热狂可。懊憹疮疡，五疸并主。治皶皵白癞，目赤毒风时疾。花泽颜色。〔批〕子去皮须，甘草水浸，生泻火，炒用止血，内治用仁，达表用皮。

鼠李子苦，微毒性凉。治水癥疝，瘰疬虫疮。痘症黑陷，下血服良。皮主风痹，疳疾尝汤。必胜膏用桃胶汤下，疗痕陷、齿䘌、疳虫效。〔批〕采黑熟子，于砂盐研烂，滤汁，银器内熬膏收用。

卫矛苦寒，微酸性涩。通经落胎，破癥陈血。皮肤风毒，止崩带疾。杀虫除祟，消磨鬼积。疗中恶、腹痛、百邪鬼病，人家蟠墙以卫祟。〔批〕用箭头拭去赤□酥，拌炒。

枸杞子甘，微苦微寒。滋肾益气，润肺清肝。生精坚骨，明目疗瞒。助阳补虚，止渴除烦。去风治心病、嗌干疼痛，榨油点灯，明目效。〔批〕拣净，酒润，捣烂入药。

枸杞苗叶，甘凉益志。补劳损伤，扶阳助气。消热散肿，骨节风去。清心明目，消障除翳。去上焦心肺客热，叶可代茶，除烦，大补益人。〔批〕采，阴干用。煮汁饮解面毒。

地骨皮苦，微甘淡寒。肾虚风热，降肺清肝。凉血补正，内热劳烦。骨蒸齿痛，吐衄虚瘵。入三焦治热淫症，除咳嗽、尿血、有汗风邪。〔批〕东流水洗，甘草汤浸，焙用。

木芙蓉叶，微辛清凉。一切痈肿，敷之极良。解热止血，汤火灼疮。扶桑花叶，治肿疽疡。芙蓉叶捣敷一切肿毒，极效。扶桑亦同功。〔批〕芙蓉花、叶、根、皮俱堪捣用，名清凉膏、清露散、铁箍散，皆此也。

柞木皮苦，治黄疸病。鼠瘘难产，利窍亦应。黄杨木叶，催生亦称。捣涂疮疖，排脓消硬。柞木叶亦治肿毒，有柞木饮，为外科要药。〔批〕柞烧研，水服。黄杨入水，沉者无火，故作梳长发。

悬钩子酸，醒酒止渴。清热降痰，射工毒拔。叶治喉风，根疗崩脱。赤带淋露，久痢能夺。厥阴、太阴药也，能除积热，和阴，故治久痢。〔批〕叶烧灰，水服，土①喉中寒。

琥珀甘平，入肝与心。疗癫破积，定魄安魂。生肌止痛，利便通淋。磨翳明目，止血消癥。又瑿珀相同，安神、破血、辟恶、磨障，亦生肌。〔批〕以柏子仁同煮，捣用，嫩黄者为蜜蜡。

占斯木苦，即樟寄生。疗水湿痹，坚积血癥。恶疮痈肿，脾热腹疼。手足疮烂，内痈服灵。有木占斯散，治内痈，服之，脓血上下分出。〔批〕取皮，微炙用。

---

① 土：疑作"吐"。

石刺木根，皮苦性平。破产后血，亦治结癥。淮木辛苦，久咳能清。阴蚀白沃，下漏俱轻。又有城里赤柱，治难产，与淮木共煮汁服。〔批〕此皆是寄生也。

李根白皮，止渴烦逆。奔豚热痢，带下赤白。齿痛丹毒，漱洗疮疾。花除䵟䵳，叶浴儿热。小儿惊痫，煎汤浴。树胶治目翳，定痛消肿。〔批〕根取东行者，刮去皱皮，炙黄用。

苦枣酸苦，性寒味劣。除烦去满，能解伏热。取肉煮丸，通便闭塞。茶花老叶，解痢毒热。茶叶嫩者称茗，可品泉作饮，老叶称蜡茶。〔批〕茶花色白微黄，形似贮叶，欲四月采，阴干用。

柑皮辛冷，下气调中。肌浮喉痛，解酒有功。伤寒劳复，服汁煎浓。叶治聤耳，止血水脓。叶汁滴耳效。核入面脂，药去䵟䵳，鼻皶效。〔批〕皮多食令人肺躁。

无花果叶，微辛小毒。五痔肿痛，熏洗收缩。马槟榔仁，疮肿毒服。难产嚼之，胞衣下速。其味苦寒，治伤寒热病、欲断产者食之。〔批〕即优昙钵之叶也，形似枇杷叶而无毛。

都咸子树，皮叶甘平。火干作饮，肺润痰清。伤寒咳逆，止渴神宁。枳椇子木，五痔能平。枳椇木解酒，疗五痔，木汁治腋臭洗之效。〔批〕枳椇能败酒，故能解醒，叶亦相同。

盐麸子酸，咸除瘴疟。喉痹黄疸，咳痢蛊恶。白皮杀虫，破血能约。根治酒疸，骨鲠软却。子消痰饮、生津润肺、降火，治风湿眼痛。〔批〕有虫生其上，即五倍子也。

黄屑味苦，能疗霍乱。酒疸目黄，热痢可断。治野鸡病，破血性悍。心腹诸病，酒服散涣。树似檀西番来者，如木屑，可染黄，其性寒。〔批〕热痢下血、野鸡病，俱水煎服。

那耆悉苦，一名龙花。结热黄病，便涩时邪。赤游丹毒，宜服宜搽。风弦烂眼，取汁洗嘉。出西南诸国，大能除热，取汁点目去障效。〔批〕煎水服，或捣浑汁涂疮。

古厕木板，烧辟瘟疫。魍魉神祟，杖疮熏益。河边腐木，令人大歔。学木核甘，平胃除热。胁下留饮，服之自失。荻皮味苦，去虫止渴。芙树有毒，蒸熏痹湿。又有帝休，服解愁郁。大木皮苦，热毒总绝。以上七种，载之考实。

补 遗

金不换苦，名同三七。木本叶岐，生于石隙。别是一种，疗伤止血。喉痹牙疼，浓磨服汁。此是木本，高三尺，叶厚有三，又性凉味苦。〔批〕按三七苗名金不换，亦产粤西，与此性味不同。

苞木部

竹叶气寒，痰火能清。除喘止渴，呕恶烦惊。喉风胃热，吐血失音。瘟疫狂乱，利便通淋。治头旋、惊痫、齿痛、压丹石、杀虫痒、洗脱肛。〔批〕亦用淡竹叶，乃竹中之淡者，与草淡竹别。

堇竹叶苦，除烦咳逆。风痉喉痹，呕吐虫热。苦竹叶寒，解酒止渴。口疮目痛，中风音失。服之醒睡，烧灰和猪胆涂一切恶疮、癣疥。〔批〕此皆大竹，性俱寒，用鲜者。

堇竹根苦，消毒止渴。淡竹根寒，去痰惊惚。烦闷煎饮，洗子宫脱。甘竹根凉，安胎功活。竹实食之通神益气。苦竹根清五脏热毒。〔批〕诸竹根俱煮汁服。

竹茹甘寒，清金降火。止吐崩衄，胎烦服妥。噎膈呕哕，伤寒劳瘵。五痔能消，虚热最可。专治肺痿吐血，苦竹茹、堇竹茹主治略同。〔批〕竹茹亦用淡甘者佳，乃刮下青皮也。

竹沥甘寒，性滑行痰。消风降火，利窍通关。口噤狂热，胎孕子烦。惊痫天钓，痰下保安。此淡竹沥、苦竹相同，堇竹、慈竹治风热痉。〔批〕竹载二尺许，劈开架两砖中，以火炙两头取沥。

慈竹篛灰，涂恶疮癣。山白竹灰，烂痈疽软。诸笋捣汁，化痰除满。清胃降火，滑肠利便。诸竹性皆寒滑，降火利痰，用惟淡竹为胜。〔批〕箨竹壳也，笋类颇多汁，当取苦竹笋者力大。

竹仙人杖，咸冷止逆。哕气呕乳，反胃吐食。惊痫夜啼，痁疟可辟。鬼齿治忤，骨鲠服汁。仙人杖死笋，鬼齿腐竹根也，又治痔、头疮。〔批〕治痔、头疮，供烧灰用。

补 遗

云邱之竹，最为大极。可以为舟，只用一节。罗浮笼籦，笼笒巨特。汉竹云母，可作桴樏。麓冷苏麻，椽瓦用叶。此皆大材，扶南产植。嶰谷籦龙，吹应吕律。篂竹节疏，宜制长笛。思摩桂竹，笙竹同列。篂筹石林，坚利如铁。制铤为刀，象皮能切。砺甲作弩，其皮最涩。箭竹坚劲，利堪胜镝。又有毒竹，其名曰䇛。削枪刺虎，中之则殣。筹竹亦毒，一枝百叶。人被其伤，溃烂死疾。菌籍二竹，造矢并直。筋竹坚致，弩弦用力。篱竹有刺，蔓竹肉白。利竹绞索，箮竹柱立。棘竹编藩，刺竹名芳。隔境阻兽，与墉仿佛。筱竹如筋，外坚内结。拔之不曲，烟筒用吸。簟竹叶疏，硙煮丝出。以之为布，可纺可织。单竹形同，擘丝纺绩。纸竹油竹，利用人益。有桃枝竹，编扇及席。棽然本同，试剑能截。棕竹皮色，劲挺中实。造扇作杖，为用多益。斑竹云华，湘妃竹即。簟扇称佳，真者难得。石竹坚硬，造物若撤。笻竹为杖，方竹形别。人面竹奇，如面节凸。越王竹小，其细如荻。可作酒筹，爱其青色。建竹供玩，长不盈尺。细如灯心，竹形不忒。有钓丝竹，柔弱之质。簜竹相同，丛生叶密。可以编篱，园圃之隔。菡堕竹皮，每遭虫啮。其纹如绣，符竹是叶。虫食籀文，置书蠹辟。又有紫竹，大小不一。朱竹白竹，黄金间碧。凤尾象牙，鸡腿鹤膝。蓼竹粉竹，诸般名列。竹类本多，繁难尽述。略叙其名，以备考识。

水　部

露水甘凉，怡神杀祟。疥癣虫癞，调敷药对。百草上露，愈百疾痼。头痛劳瘵，点穴墨配。有甘露润脏明目，又甘露蜜除热益颜。〔批〕秋露繁时，以金盘收取，甘露应国，瑞露蜜出西番。

柏叶上露，点目翳退。韭叶上露，涂癣风痹。凌霄花露，伤目可畏。百花上露，泽肤色媚。有吉云草上露，日照五色，服之诸病皆愈。〔批〕吉云草出吉云国，或云东方朔得之，吕氏春秋美三危之露。

冬霜苦寒，解酒除热。收拂痱疮，蚌粉调益。腊雪甘冷，解毒狂疫。黄疸火症，洗目痛赤。又雹子淡冷有毒，鏊底久凝，纳酱中转味。〔批〕霜雪俱于腊月收瓮藏用。

夏冰解烦，消暑止渴。热症昏迷，烧酒醉释。竹中神水，端日破得。清火化痰，消虫逐积。又方诸水乃铜铸阴燧，十一月壬子日取。〔批〕五月五日午时有雨，急伐竹中必有水，为神水也。

沤麻水平，止渴散瘀。粳米二泔，热烦堪愈。利便凉血，吐衄止住。浸红藤水，虫疾下去。又沤苎汁，止消渴，疗产妇血晕，蚕咬伤毒。〔批〕麻乃黄麻皮也。

胞衣化水，味辛气凉。丹毒热病，发竖神狂。反胃虫积，得饮奇方。洗儿水饮，下胞最良。人胞衣埋地下数年成水，治热病大效。〔批〕小儿落盆，胞衣不下，饮洗儿水一杯即下。

浸蚬水寒，洗痈疮痘。浸田螺水，痔肿洗皱。腌蟹汁咸，喉风急救。细呷咽之，齿痛含漱。浸蚬田螺水，皆澄清泥，生用，取其性寒也。

补　遗

陈芥菜卤，咸味性凉。肺痈喘胀，饮呷救殃。下痰清热，定嗽称良。回生起死，真是奇方。芥卤汁贮瓮中，埋于行人处三五年，取用。〔批〕陈久者色如泉水，缓饮喘平。

豆腐泔水，清凉涤垢。通便下痰，癃闭能透。诸鱼腥水，花木洒溜。辟蛀毛虫，枝叶得懋。〔批〕豆腐有用盐卤点者，有用石膏点者，俱能清热。

土 部

蜣螂转丸，苦咸除热。伤寒时气，黄疸烦急。霍乱吐泻，服当淋汁。烧灰存性，敷瘰疮疾。一名土消，乃粪丸也，掘地得之，陈久者良。〔批〕烧灰酒服，消项下瘿瘤。

蚯蚓泥甘，治久热痢。阴囊肿痛，热疟便闭。谵语狂疾，腮肿脚气。一切外症，反胃膈腻。治金疮、蛇犬诸虫伤，诸疮聤耳，牙宣症效。〔批〕治痢、谵语，沃汁饮；阴肿，甘草汁敷；诸外症，水敷。

螺蛳泥凉，治吐胃热。澄清晒干，烧酒调食。猪槽上土，产难救急。和面乌豆，服同煮汁。又治火焰、丹毒、赤黑者，水调敷，干即易效。〔批〕以水浸取，晒干，猪槽垢刮用。

井底泥凉，治汤火伤。妊娠热病，心腹涂良。胞衣不下，和水饮浆。睡死不醒，涂眼奇方。勿令火照，啮其踵，唾其面，垂井呼其名效。〔批〕以竹笒入井挖取。

乌古瓦土，止渴疗热。涂汤火伤，接骨伤折。古砖止哕，带下痢疾。寒冷湿气，烧熨有益。尿坑边年久砖瓦，煅醋淬酒服，治伤损效。〔批〕俱煅研用，或淬，年久者良。

金 部

锡甘微毒，其性寒凉。消瘿置井，服解砒霜。杨梅疮恶，燃照熏良。能令铜响，铸镜生光。结砂涂玻璃为镜，锡器中置食，隔夜有毒。〔批〕锡为五金之贼，因能化砒，故有毒。又淘沙得者曰斗锡，无毒，用良。

补 遗

白铜矿辛，治风散毒。敷牛马疮，亦续筋骨。白铜辛凉，镇气不足。益肺下痰，伐肝明目。今白铜，以赤铜砒石炼成者有毒，不堪用。〔批〕白铜矿煎炼，质脆必以赤铜点之，始成。

菜花铜辛，产有自然。制刀切药，性味不悛。打箔合剂，伤损堪痊。强脾益肺，除痹风痛。有风磨铜置风露中，色灿如金，佩除风疾。〔批〕此天生者，今之黄铜乃赤铜合炉甘石炼成，风磨铜产西番。

紫铜矿苦，产在滇南。金花矿类，入药亦堪。镇心利肺，降气坠痰。火瘕研末，续筋骨盒。锡矿有毒，磨涂疗肿。钱花敷骡马迎鞍效。〔批〕钱花乃铸钱炉中飞起黄沫，轻松者佳。

石 部

玉性甘寒，服食用汁。疗惊止烦，能消疳癖。清胃润肺，开声定息。滋养发肤，养脏除热。凡服玉者，皆不得用已成之器，及冢中之物。〔批〕淮南子有三十六水法化玉，服之仙轻，当捣如米粒，吞之良。

玛瑙辛寒，无毒辟恶。治眼赤烂，熨之是癥。玻璃味同，安心明目。治惊磨翳，熨肿热却。玻璃亦琉璃同类，产西洋者佳，亦石炼成。〔批〕玛瑙十余种，以砑木不热者真。

宝石辛寒，能除目翳。解热安心，疗烦惊悸。又有采石，五色俱备。猫眼鹘睛，得之不易。《山海经》云：骐山之凄水西注，产采石即此。〔批〕用红者研极细，配药点眼，宝珠拭目去尘灰，采石即碧霞玺。

水晶辛寒，熨目除热。亦入点药，去翳痛赤。硬石火珠，并是一物。制造眼镜，睛明透澈。造眼镜合老少之光，昏目者明，短视者远。〔批〕有银晶、墨晶、茶晶，银晶透彻，茶墨养目。

琉璃石凉，熨赤眼瞽。菩萨石甘，解药蛊毒。扑损瘀血，痈疽翳目。通经除淋，热狂宜服。琉璃本产大秦国，有五色，刀刮不动者真。〔批〕今晋省产琉璃，以煎炼造簪饵，灯器亦有五色，称为料石。

石膏辛甘，性寒入肺。发汗解肌，定喘清胃。舌焦牙痛，大渴神愦。专理阳明，三焦热退。实火灼金，阳明非下症，用以解肌表之热。〔批〕杵细，甘草水飞曰生，或煅，或糖拌炒则不妨脾胃。

理石味甘，大寒解热。营卫邪烦，浮游火结。中风痿痹，去虫破积。明目益精，酒服疗癣。皮赤肉白作斜纹，不似石膏，能解营卫热。〔批〕或生用，或煅用，性沉下。

长石辛寒，利便通血。明目去翳，杀虫逐热。止渴下气，五邪荡涤。有方解石，主治功一。盖石膏、理石、长石方、解石同类而异出耳。〔批〕俱煅研用。

井泉石甘，性寒除热。风毒赤目，脸肿翳簽。小儿诸疳，产妇搐搦。消毒疗痱，五脏火结。消肿毒、治雀目、青盲、膀胱热闭、咳嗽等症。〔批〕研极细，水飞过用。

浮石咸寒，化积老痰。清金降火，嗽止翳删。消瘿结核，疝气肿宽。诸淋消渴，疮毒能安。除野兽毒、疳疮耳脓、脑痹。有晕石通石淋。〔批〕研极细末用，或煮饮。晕石磨汁服。

代赭石苦，寒入厥阴。专理血分，吐衄尿崩。金疮长肉，痓蛊疳惊。膈噎呕吐，镇怯养阴。除五脏热、止一切血、白带遗精、堕胎下胞。〔批〕煅，赤醋淬数次，研水飞用。

石蛇咸淡，解金石毒。婆婆石甘，瘴疫并逐。热闷头痛，药毒宜服。白羊石淡，药毒亦伏。三石俱淡，能解金石百药毒，又黑羊石同。〔批〕石蛇左盘者良，婆婆点血成水者真，曰羊石，生凉，熟热。

金刚石辛，涂汤火伤。砭石刺病，治痈肿疡。石弩刺病，痈肿消亡。悬石性冷，专治火疮。砭石出西方，悬石乃服炼石，人冢中所出。〔批〕金刚石以羚羊角同研，碎之用。

姜石咸冷，专治疔疮。乳痈水肿，敷贴佳方。宝砂益气，味性甘凉。止渴澄浊，赤眼洗良。姜石用白色不烂磢者佳，和鸡子白调敷。〔批〕宝砂即攻玉砂，产保德，刚者佳，研浸水用。

河砂性凉，能治石淋。绞肠痧痛，风湿痹疼。筋骨挛缩，瘫痪不仁。血脉断绝，曝热围身。治淋痧症，烛淬，酒水饮。痹痛，曝热取汗效。〔批〕细白者佳，夏日盖死尸不臭腐。

石燕甘凉，诸淋宜服。磨眼障翳，疗治白浊。赤白带下，催生手握。痔瘘肠风，久虚不足。治卷毛倒睫、伤寒、尿涩、心烦，能牢牙止痛。〔批〕或磨汁，或研末，或煅，米醋淬，各随方用。

石蟹咸寒，能疗热疾。催生下胎，痈肿疽疖。青盲目翳，血晕服益。喉痹漆疮，金石蛊恶。又有石鳖，甘凉无毒，治淋疾、血病，磨水服。〔批〕俱水磨用，或醋磨敷肿。

蛇黄性冷，无毒镇心。妇人难产，小子风惊。瘴疟鬼疟，便血肛疼。磨涂肿毒，疳热能平。蛇黄生蛇腹中，或云蛇蛰含土结成，非也。〔批〕烧赤，醋淬数次，研水飞，或磨汁。

青盐咸寒，入肾凉血。吐衄溺红，目痛赤涩。坚骨固齿，明目发黑。心腹诸疼，外涂疮疖。不经煎炼，故助水益气、破积解毒、疗疮肿。〔批〕有秦盐、黑盐、桃花赤驳等名，皆西北晒盐也，炒用，余皆详食部。

凝水石咸，辛寒散热。腹中积聚，五脏火郁。伤寒劳复，水肿消渴。牙疼目痛，小便闭结。入肾走血除热，压丹热毒，疗汤火伤得效。〔批〕此乃盐精结成，堪以凝水，以姜汁煮干，研粉用。

绿盐苦咸，治目赤泪。肤翳眵暗，并疗疳匿。盐药咸冷，热烦可退。瘰疬诸疮，蛇虫伤碎。<small>盐药治眼赤皆烂，点之。</small>痰满头痛，镇心服。〔批〕绿盐产石上者佳，铜器中酿成者，不堪用。

蓬砂苦咸，性凉降下。消痰清热，散结破癥。喉痹噎膈，口糜音哑。磨翳软骨，垢腻涤泻。能柔五金、破坚积、治骨哽、利咽喉、去恶肉。〔批〕有黄白二种，西产白色者佳。

特蓬杀苦，散瘀疗伤。蝮蛇咬毒，药箭金疮。劆顶敷救，恶水出黄。神闷能解，调服亦良。<small>治痈肿恶疮、痔瘘阴蚀、赤白游风，水敷良。</small>〔批〕出贺州山内，亦南硼砂类也。

生矾酸寒，除热风痰。鼻𪏴喉痹，齿碎舌挛。口疮口臭，努肉疔顽。劳复女疸，疟嗽虫干。<small>解毒除虫，点翳止痢，治痧症霍乱，止诸血。</small>〔批〕俱用洁白明矾化水服之，大能探吐，亦止呕恶，杂色者不堪服。

波斯矾汤，淋洗脚气。口疮齿血，濯足反济。洗目赤肿，漆疮癣痢。卒死发斑，浸灌活异。<small>治阴蚀、阴痒、痔疮、下疳、溃疡、饮吐蛊毒效。</small>〔批〕亦皆生用，枯矾另有专条。

紫石华甘，止渴清肠。白石华辛，凉脾膀胱。封石味甘，消渴宜尝。热中阴蚀，疽肿敷康。<small>有冷油石与凝水石相似，置沸油中即冷。</small>〔批〕俱研水服。

禽 部

鹳骨大寒，治蛊服末。尸疰心痛，沐头发脱。脚骨及嘴，喉痹蛇哈。闪癖痞满，煮汁灰服。<small>卵煮食，预解痘毒。屎炒治小儿天钓，蝎、䗪同研。</small>〔批〕骨有毒，卵治传尸有效，杀树木蠹。

乌雄鸡肪，治聋发落。心治五邪，胆点赤目。肌疮月蚀，痔淋搽酌。肠止遗溺，滑精白浊。<small>止遗，男雌女雄，烧灰服。肋骨疗小儿羸瘦。</small>〔批〕肪炼用肠煮，肋煅用。

鸭血咸冷，解一切毒。野葛生金，砒霜并伏。射工咬伤，溺死灌活。肪甘治风，水肿宜服。掌黄皮烧搽脚绛烂，鹅掌同鹊脑，术家用。〔批〕五月五日，或丙寅日取鹊脑合媚药。

兽 部

猪膏甘滑，涂肌皲裂。杀虫治疮，润肠通格。胆汁灌肛，滋枯下结。敷疮杀疳，除翳目赤。乳治惊痫五癃、膵止遗溺、疝坠、玉茎生疮。〔批〕厚者为肪脂，释者为膏油，腊月合鸡子白炼埋地下备用，反乌梅。

猪屎灰治，黄疸湿痹。发痘疔惊，救痧胀毙。尾治喉痛，鼻去目翳。唇止盗汗，并煅灰剂。脑治眩晕、冻疮、肤裂。髓涂扑损、解颅病疥。〔批〕脑有毒，食之令人痿阳精滑。

牛胆止痢，明目镇肝。汁酿槐子，黑豆同班。南星末拌，治热风痰。谷疸痔瘘，消肿除顽。靥治喉痹气瘿，喉疔呷气反胃，醋炙末用。〔批〕胆用黄汁，青牛者良，靥用水牛，喉同。

牛角煎汁，疗热除瘟。风毒喉痹，灰破血淋。尿能消水，利便除癥。黄疸脚气，肿满服灵。又圣虀乃肠胃中未化草，解牛肉毒，消胀。〔批〕角用挲牛者良，溺用黑牛者佳。

牛屎苦寒，治疸水肿。脚气霍乱，便闭气壅。痘疮肤烂，痔漏足膰。犊子脐屎，灰止血涌。屎中豆治小儿牛痫、妇人难产、齿落不生。〔批〕牛屎煨火养药良，犊脐屎收干，治九窍血出效，屎豆洗晒收用。

牛黄苦良，益心肝胆。定惊利痰，清热狂痫。中风失音，健忘神懒。除邪逐魅，痘陷可挽。有角、心、肝、胆等黄，试摩指甲，直透黄者真。〔批〕以喝迫而吐于水盆中者为生神黄佳，研用。

马胫骨煅，降火清凉。马头骨灰，治马汗疮。令人不睡，耳蚀敷疡。汗血大毒，屎粟洗良。马血汗入人肉，胀欲死，以马一中粟敷服。〔批〕头骨埋宅，午地宜蚕。

象牙屑甘，除邪痫疾。敷拔诸刺，疗疮鲠骨。胆治疳翳，疮肿涂贴。睛能明目，和人乳滴。皮灰合金疮，骨解毒。胸前骨服，令人浮水。〔批〕胆微甘，有竹纹斑者真，先捣细和药，胸前小骨，灰酒服。

犀角苦酸，微寒清胃。凉心泻肝，谵狂神愦。清斑止血，阳明热痱。痈肿蛊毒，痘疹堪退。为痧疹、痘斑、伤寒、时疫要药，孕妇忌之。〔批〕黑雄犀，生角尖佳，磨用，或杵粉以入气暖之，易碎。

牦牛角咸，止血疗惊。黄治癫痫，其味苦平。牦牛喉靥，能治气瘿。海山犂犛，月支五名。五种牛皆犀类，异形。角黄主治俱同牦牛。〔批〕其角无纹，其黄不香，所以异于犀也。

熊胆苦寒，治热黄疸。久痢疳䘌，痉忤痛免。明目点翳，蛔蛲虫赶。肠风痔瘘，瘟疾烦懑。为厥阴、阳明之药，治惊、痓、疳、痔、翳障、诸虫。〔批〕以粟许入水，一线不散而能辟水面尘者真。

熊脑及髓，治聋秃散。骨浴历风，血疗忤痘。豪猪肚屎，烧灰治疸。热风鼓胀，脚气并赶。熊脂治风痹、虫积、呕吐、白秃、䵟䵳，能长发。〔批〕豪猪喜食苦参，故治热疸。熊脂腊月，以椒少许同炼，收用。

羚羊角苦，散血平肝。定惊辟蛊，去热除烦。中恶狂乱，风湿筋挛。噎塞疝痢，子痫能安。能明目益气、辟邪热闷、消瘴岚瘰疬、恶疮。〔批〕凡用须，尢对剉极细，研筛入药。

狐胆止疟，灌救卒死。汁堪解酒，血亦同使。皮尾与鼻，邪魅病止。头骨烧灰，敷瘰病已。目治破伤中风，唇出诸刺，口涎可和媚药。〔批〕胆用雄狐者。

雄狐粪臊，烧之辟恶。肝气心痛，瘟疫鬼疟。拔刺出肉，瘘瘟敷落。四足治痔，下血宜药。肝治痫、抽搐、破伤风。肠治蛊瘟疾，五脏同。〔批〕粪在竹木石上，尖头者是雄。五脏作羹，补人五脏，肝肠烧灰用。

兔血咸寒，凉血活血。催生易产，解胎中热。大能稀痘，心气痛急。兔脑催生，涂聋肤裂。骨煮止消渴、霍乱、吐痢、鬼疰，磨涂疮疥效。〔批〕于腊八日刺生兔血，炒面和丸用，大效。

水獭胆苦，点目清明。通经磨翳，肾益男精。足杀劳瘵，髓灭瘢痕。骨疗鱼鲠，呕吐俱平。屎治鱼脐疮，烧灰止下痢。皮、毛治水癍病。〔批〕肾煮食，足为末，骨煮汁，屎亦治驴马病。

牡鼠粪寒，下胎通经。痔疾惊痫，吹乳疮疔。伤寒劳复，产后脱阴。解马肝毒，猫咬涂灵。皮灰治痈疽不合，贴附骨疽。涎有毒，勿犯。〔批〕两头尖者，牡鼠粪也，或烧用，或研服。

猴头骨灰，治惊疗疟。寒热鬼气，手疗痫瘘。屎涂猴疳，蜘蛛咬蜇。皮辟马瘟，畜之马乐。猴骨洗女子足软而易裹。狨猿脂涂癣疥。〔批〕小儿屁股赤烂热瘦，淹缠为猴狲疳，以粪烧，敷效。

鳞　部

龙齿涩凉，杀鬼精蛊。惊痫痔痰，癫痫并主。龙角解热，瘕疝积苦。龙脑龙胎，治痢经阻。齿治热烦、风痉、喘息、惊狂、散结气、除骨蒸。〔批〕齿煅，或酥炙。角得烂者良，磨汁服，须浓。

石龙子咸，寒能治热。破血利便，五癃邪结。阴溃诸瘘，调服宜炙。欲去生胎，用肝外贴。蜥蜴肝同蛇蜕，研，苦酒调敷脐上，胎立下。〔批〕酥炙，或酒炙用。若治劳瘵，连肠肚醋炙四十九次。

金蛇银蛇，能解众毒。金石药发，宜含宜服。鳞蛇胆寒，药毒亦逐。并止牙疼，恶疮愈速。金银蛇解中金银药毒，又治泻痢邪热。〔批〕诸蛇有毒，惟金银蛇无毒，而更解毒。

水蛇肉寒，治痢烦热。皮敷骨疽，天蛇疮疾。蛇婆味咸，治蛊下血。五野鸡病，恶疮炙食。有泥蛇，生水中，有毒不用。蛇婆亦水蛇也。〔批〕内炙，用皮烧灰。蛇婆，或烧，或炙用。

鯸鱼涎治，三消渴疾。和黄连末，乌梅汤吃。睛灰出刺，肝下鲠骨。黄颡鱼涎，渴疾亦撤。黄颡鱼颊骨烧灰，治喉痹肿痛，茶服三钱。〔批〕黄颡鱼涎于翅下取之。

鲤鱼胆苦，点目青盲。滴聋除热，益志强阴。青鱼胆同，疗鲠疮淫。鲫鱼胆汁，涂蚀疮平。鲩鱼胆治，喉痹骨横。鳜鱼之胆，出刺为能。鲛鱼胆吐，喉痹涎凝。鳢胆味甘，乳蛾救灵。七胆并寒，疗鲠治昏。他鱼不用，备药宜明。〔批〕诸胆腊月收，阴干用。

补　遗

脆蛇最异，产在顺宁。遇人跌断，人去续生。用疗扑损，肿毒涂平。量人蛇怪，笠立追人。量人蛇见人则比，以履上掷，呼曰：我高则退。〔批〕量人蛇，闽、粤、川、滇皆有，山行者，闻有声，如呼我高者，则蛇至也。

介　部

龟版甘咸，属金与水。补心益肾，治劳癥痞。破瘀止嗽，疟痢痔蕊。疗痹止崩，滋阴补髓。血涂脱肛，胆点目肿，溺滴耳聋，点舌疗喑。〔批〕龟版败者良，着湿败毒，或酥酒醋脂炙用，熬胶大补阴血。

鳖甲咸平，入肝散结。寒热骨蒸，疗疟破积。肠痈疮肿，痔核阴蚀。行经堕胎，瘦羸虚热。除疟母、痃癖、瘀血、止漏下赤白、伤损阴脱。〔批〕九肋者胜，生剔去肉，童便醋炙，或煅，酒煮如胶更佳。

瑇瑁甲甘，消痈破结。止惊去风，稀痘解热。利大小肠，除诸蛊孽。解百药毒，镇心行血。治伤寒热结，狂言客忤，其血亦解诸药毒。〔批〕入药用，生者磨汁服良。

生蟹咸冷，能治漆疮。续筋散血，捣罨折伤。爪破宿血，堕胎为良。安生下死，辟魅奇方。壳烧集鼠、辟壁虱、涂冻瘃、止血崩、消瘀积。〔批〕以之化漆为水，服食长生，娠妇勿食致横产。

生蝤蛑咸，解热消痞。蟛蜞有毒，膏涂痛已。性俱咸冷，败漆共拟。解鳝鱼毒，疽疮敷使。蟹、蝤、蟛蜞膏涂，湿癣疮疥、小儿解颅俱效。〔批〕俱有毒，以苏叶、蒜芦根、木香可解。

蚌壳粉咸，止痢呕逆。疗白浊带，化痰消积。马刀性同，散瘰除热。厥痹石淋，漏下赤白。蚌粉扑热痱、阴疮、湿痒、脚丫烂、小儿疳疾。〔批〕蚌壳陈烂者良，炼粉马刀相同。

田螺烂壳，心痛服良。疗惊定呕，治血脓疮。螺蛳烂壳，敷痔脱肛。膈痰呕嗽，疮疖火伤。有郎君子亦螺属，生海中，难产握之即下。〔批〕在泥中，及打墙上年久者，煅用。

车璩咸寒，色白清肺。解毒除热，安神镇魅。蛇伤虫螫，磨同璕瑁。人乳和之，诸药毒退。车璩乃贝蛤类也，作盏，注酒满，一分不溢。〔批〕今以之作顶，六品官员帽戴，名为涅白顶。

蚧蛤类多，有不入药。海镜海蛳，檐罗龟脚。蓼螺淡菜，海月名托。寄居蛭蟳，海燕俱壳。海镜明瓦也，海月江瑶也，寄生随寓他壳。〔批〕此等壳皆不入药，附其名以别蛤类。

虫　部

守宫咸寒，功在其尾。中风瘫痪，手足不举。历节风痛，惊痫积痞。疳痢瘰疬，诸疮疗已。粪治苔赤烂眼，有十二时虫同，性毒无用。〔批〕用后半截，焙研，有毒在首，或研烂和药。

斑蝥辛毒，性寒杀虫。疗猘犬咬，拔毒消痈。疥疮瘰疬，溃肉行脓。石淋广痘，堕产开癃。有大毒，攻杨梅恶疮，用之能泻人，虚者忌。〔批〕去翅足，同麸炒，又醋煮，焙干，研用。

蜘蛛毒寒，外治内服。蛇伤蜂螫，蜈蚣蝎触。截疟除疳，小儿大腹。瘰疬疔肿，鼠瘘便毒。蜕壳治牙疳，网疗健忘、缠疣痣、金疮出血。〔批〕蜘类甚多，入药惟取布网黑色大腹者良，研用。

粪疽性寒，治儿疳积。毒痢作吐，疳疮丹疾。蛩蟆蛆同，并堪解热。马肉蛆涂，针刺能出。泥中蛆洗疗目赤，粪蛆治小儿一切积病。〔批〕以米泔浸，淘净置竹筒中，或焙干，研末用。

竹蠹虫苦，涂治秃疮。蛀末疗聤，汤火灼伤。芦蠹虫甘，小儿呕尝。茶蛀虫屎，聤耳吹良。又皂荚蠹虫治蝇入人耳，研同鳝血点之。〔批〕竹蠹三枚，和竹黄烧入酒饮，人醉叩问所事，必吐其实。

蜣螂咸寒，治儿疳蚀。惊痫腹胀，丈夫狂疾。通便疗痔，奔豚疡疬。止痢消疔，瘜肉重舌。敷恶疮、骨疽、出箭簇。心白肉涂疔疮极效。〔批〕五月五日采，阴干，蒸，藏之，去足翅，用勿置水中，令人吐。

蝼蛄咸寒，性能利水。溃痈疗哽，石淋用美。产难便闭，炙服起死。面浮嗃鼻，治聋塞耳。解毒除恶疮、瘰疬，又疗箭刺入肉，研涂效。〔批〕去翅足炒用，腰以上性涩，腰以下性利，治下用下效。

天牛有毒，能治疟疾。惊风疗肿，箭簇涂出。行夜虫辛，腹痛痢血。灶马拔刺，捣涂有益。又有竹虱有毒，治中风半身不遂，透经络。〔批〕天牛去壳，阴干用。行夜，炙食，灶马捣用。

蝌斗性寒，能除火热。疥疮捣敷，染须发黑。溪狗小毒，能去蛊疾。山蛤同类，疗婴疳积。皆蛩蟆类，生水陆，大小不同。蝌斗卵明目。〔批〕蝌斗黑桑等分，捣入瓶，悬屋东百日成泥，涂须发，黑如漆。

蛞蝓咸寒，又名蜒蚰。痔疮痛脱，惊搐挛抽。贼风㖞僻，肿痛焮浮。蜈蚣伤毒，涂罨俱瘳。研敷肿毒效，治脚肿烂疮臭秽，焙研掺之。〔批〕似蜗牛而身无螺壳，盐腌化水，或研烂用。

蜗牛性寒，疗风止衄。喉痹耳聋，蝎蜇螫毒。筋急撮口，汁止消渴。壳疗痔疾，并收肛脱。壳治牙疳、鼻渣，又绿桑蠃亦治惊风、脱肛。〔批〕遇盐即化水，壳用自死者良，或煅，或生研用。

人　部

秋石味咸，阴阳二炼。阴凉补阴，阳温阳健。虚羸遗浊，骨蒸神倦。止嗽消痰，滋肾止便。阳炼火煎，阴炼日晒，造如煎盐，功难尽述。〔批〕以童便搅，涤净渣秽，晒炼成之。男用女溺，女用男溺妙。

童便咸寒，引火下行。跌仆闷绝，产难宜斟。肺痿劳嗽，吐衄骨蒸。治虚伤损，自尿亦灵。杀虫解毒，疗疟中暍，明日洗赤，去热止渴。〔批〕取十二岁以下童子，勿食荤腥，清澈者良。

人中白咸，煅研止血。口疮鼻衄，血汗窍出。汤火灼伤，肺痿咳热。牙疳痘靥，劳瘦渴疾。又胎屎和猪脂涂鬼舐头、恶疮、瘜肉、面印。〔批〕以日干而久在风露者良，煅用。

人中黄苦，寒清大热。疗肿痈疮，沃汤饮贴。粪清解毒，疗火狂疾。伏砒蕈毒，消痰逐积。粪清滤清入瓮中，埋路上，年久如泉者佳。〔批〕以竹筒去皮，纳粪坑渗粪汁，即人中黄。亦有用甘草末收汁者。

人肉人骨，人胆人心。人脑盖骨，人势人筋。或云治瘵，接骨劳蒸。传闻用者，未见有灵。方传肉、骨、胆治疾，好奇者用之，终无效验。〔批〕药物疗疾，木草不少，何必残人以治病，纵或有效，于心何忍。

服器部

裤裆灰治，阴阳易症。女痨黄疸，鬼怵服应。汗衫烧灰，鬼气血病。男用女衣，女用男衬。男女衣带同，并止痢。孝子衫灰除面黚黵。〔批〕阴阳易病，亦用衣裤覆盖汗衫灰，百沸汤送。

　　纺车弦灰，坐马痈消。以人发转，遁者难逃。梭头刺手，吃舌舒调。连枷关灰，堪治转脬。楤櫓尖灰，肠痈溃销。梳篦煮汁，虱癥破包。烧灰通便，乳汁疏浇。疗噎霍乱，猘犬毒消。针线袋治，久痔服烧。产后肠痒，置褥如抓。中满鼓胀，用败水瓢。煅灰存性，酒服通脬。崩中下血，虫积火烧。瘿瘤脑漏，敷用旧匜。赤白带下，便血服瓠。〔批〕梭刺尖刺手心，男左女左。〔批〕治噎塞，用钥匙汤下效。〔批〕瓢匜瓠，皆旧壶芦也，俱烧灰酒服，便血加黄连，带下加莲房。

　　厨下木杓，打散筋核。漆筋烧烟，熏喉痹急。狂犬咬服，百家箸汁。甑垢敷治，疮生口舌。脏腑痈疽，阴胶辨识。甑带汁治，腹痛肛脱。小便淋沥，烧灰止血。白带脐疮，夜啼疟疾。甑敝灰治，石淋痛结。止汗下胎，咽肿痛食。〔批〕腹内生痈不辨何经，用阴胶少许含之，直至患处。

造酿部

　　百药煎咸，微甘清肺。定嗽生津，解热平胃。久痢脱肛，口舌糜碎。下疳诸疮，肠风湿退。杀虫、乌须发、止牙宣、鼻疳、气痔、脏毒等症。〔批〕以五倍子，真茶糟同捣酱成，亦有用桔梗、甘草、蓼汁等，造法不同。

　　燕脂甘咸，大能活血。专解痘毒，倒陷救急。耳聍鹅口，或搽或滴。更疗漏疮，乳头破裂。乃紫矿合梅柏皮、胡桐泪、栀子汁造成者。〔批〕用汁。

　　孩儿茶苦，凉清上焦。化痰生津，疳肿堪消。生肌定痛，伤破俱疗。口疮痔肿，止血宜调。以茶末置竹筒埋土中，日久取出再熬成。〔批〕云南、老挝产者佳。

　　银膏辛寒，疗风去热。心虚惊悸，利水神寂。朱砂银冷，治忧烦疾。下蛊辟邪，安神益色。银膏能补齿缺、明目。朱砂银镇心补虚效。〔批〕银膏，银同锡、汞炼成。朱砂银亦方士炼成者。

铅霜甘冷，消痰镇惊。胸膈烦闷，去热涎清。口疮喉痹，止衄通经。中风痫疾，解酒渴平。铅霜即《本经》之粉锡，因造法异，故日华重出此。〔批〕铅杂水银十五之一炼，置醋瓮中酿久，粉出扫下，铅尽为度。

铅粉辛寒，性入气分。消积行痰，坠胎瘕应。杀虫止痢，痈疽疥症。定呕疗痔，外科诸病。治劳食复，脾泄，折伤肿痛，鼻衄，牙宣，染须。〔批〕以铅悬糟瓮中，封固七七日，则化为粉。

紫雪除热，疗疰瘴疫。尸疰蛊毒，惊狂痫疾。黄疸伤寒，烦闷救急。黄金寒水，膏滑慈石。各用三斤，同捣煮汁。犀羚五两，木沉香屑。元参升麻，一斤焙切。甘草八两，丁香用一。再熬去渣，入硝八镒。火硝两斤，同炼水竭。合麝朱砂，和搅凝结。水服二钱，治儿百疾。先以金石煮，后下诸药末，熬去渣，再入二硝炼凝，后下朱、麝收之。〔批〕黄金百两，寒水石以下各三斤，硝十斤也，麝一两二钱五分，朱砂三两。

碧雪咸冷，聚用诸硝。朴芒硝石，马牙石膏。寒水甘草，等分共熬。不住手搅，水药匀销。去渣滤汁，青黛和调。一切火症，水服能消。〔批〕马牙乃火硝也，寒水石也。

红雪破积，治黄疸疟。伤寒狂躁，斑疹毒恶。口疮喉痹，肠痈肿脚。重舌时疫，鼻塞赤目。通利三焦，五脏热却。黄芩升麻，三两羚角。人参槟榔，甘草赤芍。竹叶木香，二两枳壳。木通栀子，桑皮炙略。大青篮叶，葛根共削。各用半两，四倍苏木。净水煎熬，滤渣忖度。朴硝十斤，和炼搅作。水尽欲凝，再入末药。麝香五钱，朱砂倍若。经宿丹成，随病斟酌。服二三钱，能除热瘼。〔批〕先以诸药煎成浓汁，再下朴硝同炼。

绿豆粥凉，止渴解热。马齿苋粥，消肿痹疾。松仁粥润，心腹脏益。竹叶煮粥，清心散郁。牛乳粥治，虚羸燥结。

　　天门冬酒，冬月酿成。能润五脏，和脉舒营。五劳七伤，风痫疾平。饮至十日，疯疹出灵。忌荤辛冷，常令微醺。竹叶汁酒，风热能清。消烦畅意，造法同云。槐枝酒治，痿痹不仁。大疯麻木，透络疏经。龟肉酿酒，久嗽堪宁。

卷　八

食物考目录

阳火

阴火

龙火

雷电火

泽焰

鬼磷

井火

兽粪火

厌火国

樟脑火

獭髓火

猾膏火

浓酒火

积油火

击石火

镜照火

艾火

阳燧

火珠

神针

雷针

火针

灯火

火罐

桑柴火

炭火 栎炭 烀炭 白炭 （粟炭 附）

煤炭火

芦火

竹火

杂草火

山柴火

五谷部

稷　穄　竹叶青　牛尾黄　紫秆禾　棒杵穗　狼尾　驴尾　栎
　　花谷　小米子　粟米　明粢　黏者曰秫　野鸡红　白猫蹄
　　红猫蹄　猪矢黑　老来变　隔沟杣　黄小米　谷米粢

黍　黑黍　秬　一稃①二米曰秠　赤黍　穈　稻尾　牛黍　燕额
　　马草　驴皮　紫盖黍　罩篱穈　鹁鸪卵　牛尾串

粱　蘽　赤粱芑　白粱　黄麻粱　黄粱　黑粱　即青粱　黄
　　毛　红毛　白毛　解粱　贝粱　枭粱　竹根黄

稻　秾　穤　穤稻　秔　粳　籼　占　早　籼稻　玉田稻　粳稻

小麦　来　秣　迦师错

小麦面

面筋

小粉

大麦　牟麦　䵯

大麦面

穬麦②　秀麦

雀麦　燕麦　杜姥草　蘥　牛星草

荞麦　蕎麦　花荞　甜荞　乌麦　（粉　附）

荞麦

卷
八
|
四
〇
三

① 稃：（fū 肤）谷粒的壳。
② 穬（kuàng 矿）麦：大麦的一种，种子可食用。

高粱　蜀黍　芦穄　木稷　蜀秫　芦粟　荻粱

玉米　御麦　玉高粱　玉麦　玉蜀黍

薏苡仁　解蠡　赣米　赣珠　薏珠子　西番蜀黍　芑实　憨米　回回米　草珠儿　苡米仁　粳憨即菩提子

穄子　龙爪粟　鸭爪粟

稗子米　䅟

稊子　乌禾

青稞

黄稞

黑豆　未　马料豆

花大豆

绿豆　油绿　摘豆　官绿　拔绿

豌豆　胡豆　回鹘豆　毕豆　戎菽　青小豆　麻累　青斑豆　国豆　淮豆　吴人称寒豆

白小豆　饭豆　衮豆

稆豆　驴豆

黄豆　（毛豆　附）

豇豆　𧓾䖪

黎豆　狸豆　摄　豆荚　虎豆　虎累

干蚕豆　胡豆　大豆　（发芽豆　鲜蚕豆　附）

赤小豆　赤豆　荅①　红豆

白扁豆　蛾眉豆

黑脂麻②　胡麻　方茎　藤弘　巨胜　狗虱　交麻

---

① 荅（dá 达）：小豆。

② 脂麻：亦作"脂麻"，即"芝麻"。

白脂麻　　油麻

造食部

糯米饭　　香珠糯　　金钗糯　　青秆糯　　赶陈糯　　芦黄糯　　羊脂糯
　　　　　秋风糯　　鹅脂糯　　虎皮糯　　胭脂糯　　川粳糯　　羊须糯
　　　　　铁粳糯　　矮糯

粳米饭　　箭子粳　　软黄　　糯稏粳　　师姑粳　　芋艿黄　　香粳　　红
　　　　　莲　　雾里拣　　天落黄　　莳里白　　乌口粳　　常黄　　早白
　　　　　芦白

籼米饭　　金成籼　　细子籼　　西番籼　　大芦籼　　白芦籼　　麦争场
　　　　　枇杷红　　黏城米　　谷耳子　　红芦籼　　闪西风　　三朝齐
　　　　　银条籼　　梭子米　　赤米　　紫芒　　小籼　　红斑

陈廪米饭

诸新炊饭　（饭灰　附）

诸粥　　糜　糯米粥　秫米粥　黍米粥　粳米粥　籼米粥　粱米
　　　　粥　粟米粥　诸药粥　诸菽粥　诸肉粥

炒米　（粉　附）

谷粎糇

麦麨　　麦糗　麦蚕

䊆麦

馓子　　寒具　捻头　环饼　餲①　粎粮　粔籹　膏环　巧果

馄饨　（烧卖　汤饺　蒸馒　饆饠②　傅饼　合子　汤团　附）

角黍　（糯米粽　粢　附）

诸糕　　饸　馌③

————————

① 餲（ài 爱）：变味的食物。

② 饆饠（bìluó 毕罗）：古代一种夹馅面饼。

③ 馌（yè 叶）：糕饼。

绿豆粉 （荡皮　索粉　附）

豆腐 （水豆腐　腐皮　锅炙　附）

熏青豆　炙豆

水豆豉

〔批〕补遗：

豆腐浆

豆腐干

小豆腐

豆滓

油　部

豆油 （豆饼　附）

脂麻油　香油 （麻酱　附）

菜油

〔批〕补遗：

茶油　梣子油

果油

核桃油

造酿部

诸酒名考

糯米酒 （籼米酒　粳米酒　附）

黍米酒 （粱酒　粟酒　附）

豆酒

高粱烧　火酒　阿刺吉酒

米糟烧

麦烧

玉米烧　即御麦烧 （青稞烧　穄烧　菽烧　荞麦烧　粟烧

黍烧　稗烧　稷烧　秕①烧　糯烧　粱烧　秫烧附）

〔批〕果烧

地瓜烧　（枣烧　柿烧　桃烧　李烧　杏干烧　榅烧　榛烧　栗
烧　附）

酪烧

葡萄酒

糟油　（糟笋节中汁　附）

米醋　酢　醯②　苦酒　（诸醋　附）

诸酱

酱油　清酱

豆豉　香豉

饴糖　饧③

〔批〕补遗：

茶膏

蔬菜部

〔批〕辛菜：

韭菜　草钟乳　起阳草　春韭　黄芽韭　夏韭　松毛韭　（根
花　附）

山韭　藿　戴　郁　野韭　（孝文韭　孔明韭　签童严　附）

小葱　芤　菜伯　和事草　鹿胎　汉葱　茎曰葱白　嫩尖曰葱
青　衣曰葱袍　涕曰葱苒

龙爪葱　龙角葱　龙楼

黄芽葱　羊角葱

---

①　秕：碎米。

②　醯（xī西）：醋。

③　饧：糖稀。

冬葱　慈葱　冻葱　木葱

茖葱　山葱　水葱　沙葱

胡葱　蒜葱　回回葱

薤菜　藠子　火葱　鸿荟　莜子　菜芝　小蒜　水晶葱

小蒜　蒚　茆蒜　蒿　莘菜

青蒜　山蒜　蒿　泽蒜　（大蒜苗　附）

大蒜头　葫　军菜

芥菜　南芥　石芥　紫芥　大芥　马芥　花芥　青芥　旋芥
　　　皱叶　荷叶芥

白芥　胡芥　蜀芥

芜菁　蔓青　九英菘　菘根　芜根　诸葛菜　蕻芜　薓苬　须
　　　薑　大芥　沙吉木儿　芥头　薓荙　马王芥　疙瘩菜

蓝菜　甘蓝　擘蓝　芥蓝　茹莲

莱菔　芦萉　蕉突　紫花菘　萝卜　温菘　土酥　（菔蔓　菔花
　　　附）

胡萝卜　丁香萝卜

紫姜　子姜　小嫩姜

水姜　老姜

同蒿　蓬蒿　茼蒿

邪蒿

蒝荽　胡荽　胡菜　香荽　荠

芹菜　水英　水芹菜　楚葵　荻芹　赤芹　渣芹　香芹

旱芹　堇　赤芹　胡芹　蜀芹　紫芹　英芹　野回香

蔊菜　蔊辣米菜

草豉

罗勒　兰香　翳子草　香菜　西王母菜

莳萝

蘹香

八角茴

秦椒　　大椒　辣虎　海疯藤　辣茄　辣菽　番椒

胡椒　　昧履支

〔批〕滑菜：

芸苔菜　　寒菜　胡菜　油菜　菜心　塌科菜　蕙菜　苔菜　苔
　　　　　　芥　菜薹　青菜

菘菜　　白菜　牛肚菘　夏菘菜　鸡毛菜

菠菜　　菠薐　赤根菜　波斯草

恭菜　　著苨菜　蛮菜　甜菜　红根菜　吴越人亦称白菠菜

雍菜　　北方无此

东风菜　　冬风　续游草

水苦荬　　谢婆菜　半边山

蕲菜　　马蕲　毛菜　牛蕲

葵菜　　董葵　蒂菜　剥皮菜　楚葵　蒂芥　奇菜

芋魁　　土芝　青芋　紫芋　连禅芋　赤鹔芋　象芋　蹲鸱　白
　　　　芋　曹芋　君子芋　百果芋　旱芋　青边芋　车毂芋
　　　　鸡子芋　蔓芋　旁巨芋　长味芋　九面芋（苗子
　　　　附）

百合　　䪞　蒜脑藷　摩罗　重迈　强瞿　中逢花　重箱　中庭

薯蓣　　山药　土藷　山芋　藷薯　修脆　藷蓣　山藷　玉延
　　　　儿草

零余子　　山药子

黄独子　　土芋　土豆　土卵

苋菜

落葵　蔠葵　藤菜　承露　藤葵　天葵　繁露　御菜　紫草子
　　　　燕脂菜

生瓜菜

黄瓜菜

地瓜儿　甘露子

水萏菜　紫堇　蜀芹　苔菜　赤芹　楚葵　起贫草

羊角菜　白花菜　黄花菜

白苣　石苣　生菜

莴苣　莴菜　千金菜

露葵菜　滑菜　秋葵　春葵　冬葵　鸭脚葵

蜀葵　戎葵　吴葵

黄花菜　萱花　金针菜

红花菜

蕨菜　蕨萁　紫蕨　月尔　蘜菜　迷蕨

水蕨　𦭬

薇菜　垂水　大巢菜　野豌豆

荠菜　护生草　小荠　沙荠　香菜

菥蓂

荷花莨莨　繁缕　（子　附）

金花菜　鸡肠

苦菜　茶　苦苣　苦荬　游冬　老鹳菜　天香菜　苦芺

苜蓿　木粟　光风草　怀风　连枝草　塞鼻力游

马齿苋

灰藋菜

燕脂菜

秦荻藜

鸡候菜

优殿菜

醍醐菜

茅膏菜

孟娘菜

［批］补遗：

黄芽菜　猪榣头　黄矮菜

合欢菜

瑞莲菜

洋葱

蓬生果

蓬蒿实

蓟头菜

杏叶菜

香芋

土瓜

［批］水菜：

莼菜

荇菜

芙菜

紫菜　紫荑

石莼

海带　海苔菜　柀䔲　假燕窝

石花菜　璚枝　鸡脚菜　石华

鹿角菜　猴葵　麒麟菜　（酱凝乳　附）

龙须菜　石发

睡菜　瞑菜　醉草　懒妇葳　绰菜　（叶　根　附）

茭白　茭笋　菇菜　茭粑　菇笋　菇手　茭儿菜

蒲笋　蒲蒻　蒲儿菜　蒲儿根

〔批〕蓏菜：

茄子　落苏　草鳖甲　青茄　银茄　蔓茄　树茄　昆仑瓜　黄
　　　茄　白茄　紫茄　水茄

瓠子　鲺蒲　鲺瓠　瓟子

冬瓜　白瓜　地芝　水芝　（瓜皮　附）

南瓜　北瓜　倭瓜　阴瓜　番瓜　乌瓜　（脯　子　附）

菜瓜　生瓜　越瓜　稍瓜　羊角瓜

黄瓜　胡瓜

丝瓜　天罗　布瓜　蛮瓜　天丝瓜　鱼鰦

苦瓜　锦荔枝　癞葡萄

天罗勒

〔批〕菽菜：

沿篱豆　扁豆荚　鹊豆

刀豆　挟剑豆

豇豆荚

鹿藿　野绿豆

巢菜　元修菜　翘摇　野豌豆

大豆黄卷　豆蘖

黄豆芽

绿豆芽

〔批〕芝菜：

木耳　木檽　木樅　木蛾　木菌　树鸡

桑耳　桑檽　桑蛾　桑鸡　桑黄　桑上寄生　桑臣

槐耳　　槐檽　　槐鸡　　槐蛾　　槐菌　　赤鸡

榆耳　　榆檽　　榆肉

柳耳

柘黄　　柘耳

杨栌耳

地耳　　地踏菇

石耳　　灵芝

香蕈　　紫蕈　　白者曰肉蕈　　合蕈　　台蕈　　稠膏蕈　　松蕈　　麦蕈
　　　　玉蕈　　寒蒲蕈　　黄蕈　　黄缵　　黄犰　　鹅膏

杉菌

皂荚蕈

葛花菌　　葛乳　　葛花菜

天花蕈　　天花菜

萑蕈　　萑菌　　萑芦

舵蕈　　舵菜

土菌　　杜蕈　　菇子　　獐头　　地蕈　　地鸡

鬼盖　　地盖　　鬼伞　　朝生　　鬼屋

地芩

鬼笔　　朝生暮落花　　狗溺苔

蜀格

蘑菇蕈　　肉蕈　　羊肚菜　　鸡腿蘑菇

竹菇　　竹蓐　　竹肉　　竹蕈　　（苦竹菌　附）

鸡㙡　　鸡菌

雷菌

蛇菌

〔批〕补遗：

葛仙米

茶菇

黑蘑菇丁

〔批〕木芽：

花椒红 （闭口椒 附）

醋林子 （叶 附）

香椿芽

木盐 （草盐 附）

榆仁

榆荚

五加叶

棕笋 （子 附）

槐芽

槿芽

枸杞芽

〔批〕补遗：

黄楂头 黄楂芽 凉茶树 黄连头 蓝香

〔批〕竹笋：

竹笋 竹萌 竹胎 竹芽 竹子

董竹笋

冬笋

苦竹笋

淡竹笋

桃竹笋

酸笋

刺竹笋

盐笋

笋干　苞笋　明笋　玉版笋　火笋　绣鞋底　闽笋

［批］药苗：

香菜　香薷苗

地笋　泽兰根

马兰头

鳖菜　益母苗

对节菜　牛膝苗

仙菜　紫菀苗

婆婆奶菜　地黄叶

公公须菜　王瓜苗

蒡翁菜　牛蒡苗

地菘　天名精苗

蕲菜　蕲草

秃菜　羊蹄苗

条菜　酸模苗

仙人杖草

金簪菜　蒲公英

鸡冠苋　青葙叶

红蓝菜　红花苗　（子　附）

决明苗

葅菜　鱼鲺草

甘露子　蘘荷根

车轮菜　车前苗

香蓼芽

独帚苗　地肤

百部苗

罂粟苗

齐头菜　牡蒿

珊瑚菜　山葵　山花菜　防风苗

笔管菜　黄精苗

藕丝菜　荷密

莜菜　鸡头菜　芰茎

昆布

海藻

芦笋

紫苏

薄荷

豆藿

萍蓬草　（子　附）

天藕　翻白草根

菱①茎

百果部

〔批〕五果：

李子　嘉庆子　居陵迦　（李脯　白李　附）

杏子　甜梅　金杏　木杏　山杏　沙杏　梅杏　柰杏　金刚拳
　　　（杏脯　附）

杏仁

巴旦杏　八担杏　忽鹿麻　（杏酪　附）

梅子　消梅　观音梅　黄熟梅　（青梅　霜梅　梅酱　乌梅

---

① 菱：同"菱"。

附）

桃子　李光桃　油桃　金桃　昆仑桃　白桃　沙桃　饼子桃
　　　水蜜桃　银桃　红桃　褫桃　生毛桃　匾桃（桃脯　蟠
　　　桃　附）

栗子　笃迦　栭栗　栵栗　板栗　锥栗　莘栗　茅栗　旋栗
　　　山栗（栗粉　栗楔　附）

生枣　壶　欑　指　羊枣　水菱枣　御枣　扑落酥　边　洗
　　　遵　牙枣　狗牙枣　鸡心枣　牛头枣　黑枣　大枣　干
　　　枣　美枣　良枣　红枣　羊角枣　弥猴枣　细腰枣　赤
　　　心枣　三星枣　骈白枣　木枣　桂枣　夕枣　灌枣　墟
　　　枣　白枣　丹枣　棠枣　辘轳枣　（晒枣　枣干　附）

仲思枣　仙枣

西王母枣

谷城紫枣　（诸枣脯　附）

南枣　魁枣　通新枣

〔批〕山果：

梨　快果　玉乳　乳梨　水梨　赤梨　紫糜梨　果宗　蜜父
　　鹅梨　消梨　青梨　甘堂梨　茅梨　御儿梨　秋白梨　雪
　　梨　紫花梨　醋梨

鹿梨　鼠梨　阳檖　树檖　树梨　山梨　罗　赤罗

棠梨　杜　野梨　棠樗

海红子　海棠梨

楂子　木桃　和圆子

榠楂　蛮楂　木李　瘙楂　木梨

木瓜　茂　（脯　附）

庵罗果　庵摩罗迦果　香盖　婆梨　波梨　鸭子梨

楂梿　槟子　榲桲　馣子

苹果　柰　苹婆　（苹脯　附）

林檎　来禽　花红　沙果　文林郎果　（脯附）

楸子　金林檎　水林檎　酢林檎　蜜林檎　黑林檎　（脯　附）

鲜柿　镇头迦　红柿　黄柿　朱柿　牛心柿　蒸饼柿　塔柿
　　　铜盆柿　烘柿

椑柿　漆柿　青椑　花椑　绿柿　乌椑　赤棠椑

君迁子　糯枣　牛奶柿　红蓝枣　樗枣　丁香柿

柿干　柿饼　黄柿　乌柿　柿羔　醂柿　白柿

柿霜

山楂糕　生者即檕球子，又名山里红所造。

石榴　若榴　金罂　四季榴　丹若　天浆　三尸酒　水晶榴
　　　海石榴　火石榴

橘子　福橘　黄橘　包橘　衢橘　塌橘　绵橘　沙橘　绿橘
　　　冻橘　软条穿橘　油橘　乳橘　荔枝橘　（筋　膜　附）

柑子　木奴　狮头柑　九头柑　海红柑　洞庭柑　蜜罗柑

橙子　金球　波斯橙　鹄壳　（橙糕　附）

柚子　櫾　壶柑　鲍　拨　条　臭橙　苞　朱栾　镭柚　文蛋
　　　文旦

香橼脯　枸橼　香栾　枸缘子　飞穰

佛手脯

金柑　山金柑

金橘　卢橘　夏橘　山橘　给客橙　山金橘

金豆

枇杷　焦子

杨梅　机子　圣曾

樱桃　莺桃　荆桃　崖蜜　含桃　楔　樱萄

山樱桃　朱桃　英豆　奈桃　麦英　李桃

桑堪　文武实　（膏　附）

枳俱子　蜜槟橵　木珊瑚　蜜屈律　鸡距子　木蜜　鸡爪子　棘
　　　　枸　结留子　癫汉指头　木饧　鸡橘子　桔枸　曹公
　　　　爪　树蜜　木石

胡桃　羌桃　播罗师　核桃

梧桐子

鲜酸枣

鲜山茰

胡颓子

榛仁　辛

阿月浑子　胡榛子　尤名子

银杏核仁　白果　鸭脚子

钩栗仁　巢钩子　钩栎　甜槠子　（粉　附）

槠子仁　血槠　铁槠　（粉　附）

橡实　栎梂仁　柞子仁

槲实　槲仁　栎橿子

〔批〕夷果：

荔枝　离枝　丹荔　（壳水　附）

龙眼　圆眼　益智　亚荔枝　龙目　骊珠　荔枝奴　燕卵　鲛
　　　泪　蜜脾　川弹子

龙荔

橄榄　青果　谏果　忠果　（脯　榄仁　附）

余甘子　庵摩勒　庵摩落迦果

木威子　乌榄　榄豉

毗梨勒　三果

五敛子　阳桃　五棱子

五子实

三廉子

榧子　榧实　赤果　玉山果　柀子　玉榧

柀子

淞子　海松子　新罗松子　南松子　华阴松子　孔雀松　栝
　　　子松

椰子瓢　越王头　胥余　（椰酒　附）

无漏子　千年枣　海枣　波斯枣　番枣　苦鲁麻枣　万岁枣
　　　金果　木名海棕　窟莽　凤尾蕉

甘蕉子　半角蕉　鸡子蕉　牙蕉　美人蕉　牛乳蕉　佛手蕉
　　　红蕉　胆瓶蕉

波罗蜜　曩伽结　婆那娑　优钵昙　阿萨韈

无花果　映日果　优昙钵　阿驵　底珍树

文光果

仙果

古度子　蚊母树　柁　那子

阿勃勒　婆罗门皂荚　波斯皂荚　息野檐　阿梨树

罗望子　苹婆果　罗晃子

沙棠果

探子

麂目　鬼目

都念子　倒捻子　倒粘子

都桷子　构子

摩厨子

齐墩果

德庆果

韶子

〔批〕水果：

甜瓜　甘瓜　果瓜　龙肝　虎掌　兔头　狸首　羊髓　蜜筒　香瓜　白冈　小青　大青　白鼬　黄鼬　大斑　御瓜　温瓜　寒瓜　子仁　（哈蜜瓜　附）

西瓜　寒瓜　灌顶醍醐　甘露酒　（瓜皮　瓜子　附）

葡萄　蒲桃　草龙珠　马乳　水晶　（葡萄干　琐琐葡萄　附）

蘡薁　燕薁　婴舌　山葡萄　野葡萄　藤名木龙

阳桃木子　猕猴桃　藤梨　猕猴梨

甘藷　山藷　地瓜　甜藷　红藷　（粉　附）

鲜葛　土瓜　（葛粉　附）

甘蔗　竿蔗　竹蔗　荻蔗　藷　杜蔗　西蔗　芳蔗　蜡蔗　红蔗　紫蔗　昆仑蔗

沙糖　黄沙　红糖　赤沙　洁清

白沙糖　石蜜　洁白　三盆　洋糖　洁扮　玉盆

冰糖　水晶糖

刺蜜　草蜜　给勃罗　羊刺　达即古宾

釄齐　顷勃梨佗

蜂蜜　石蜜　石饴　蜜糖　蜂糖　岩蜜

留师蜜

莲藕　老藕　藕蔤　嫩藕　藕丝菜

藕粉

莲子　莲实　菂　水芝　藕实　薂　泽芝　莲心　莲肉

诸菱　菱芰　厥攗　薢茩　芰实　水栗　沙角菱　馄饨菱　乌

菱　风菱　（粉　附）

荸脐　乌芋　凫茨　凫茈　黑三棱　芍地栗

芡实　鸡头　雁喙　雁头　鸿头　水流黄　鸡雍　卯菱　蒍子　（鸡头壳　附）

慈菇　藉姑　河凫茈　水萍　白地栗

〔批〕杂果：

津符子

必思答

甘剑子　海胡桃

杨摇子

海梧子

木竹子

橹罟子

罗晃子

㮂子

夫编子

白缘子

系弥子

人面子

黄皮果　黄弹子

四味果

千岁子

侯骚子

酒盃藤子

简子

山枣

隈支

朩成核果

落地果

双仁果

双蒂果

沉水果

异色果

蛇蚀虫缘果

灵床上果

〔批〕补遗：

樱额　　或即胡颓子

菩提果

个摩子

青櫮子

多南子

土翁子

候阒子

猴总子

长生果　　落花生　落花参　寿果　（油　附）

棹树叶汁

赤黎木子

黏子

浮沉藤实

子藤实

兰子藤实

野聚藤实

跳子

卍果　蓬松子

留求子　（核　附）

蒲桃

黎朦子　宜濛　宜母子　浆名渴水

蓬达奈　破肚子

冬荣子

猪膏子

古米子

谷子果

木莲子

特乃子

不纳子

朱圆子

匾桃

蜜望子　莽果

夭桃

石栗

山核桃

扁核桃

万寿果

草琢子

茶　部

茶　茗　荈　苦茶　槚　蔎

吴茶　碧螺春　白云茶

浙茶　龙井茶　天目茶　旗枪　香林茶　宝云茶　银针　顾渚

茶　四明茶　紫笋茶　雀舌　径山茶　雨前茶　雁山茶

上云茶　罗芥茶　昌化茶

闽茶　武夷茶　竹心　莲薏　麦颗　兰芽　白茅　凤翼　冬摘者为腊面茶

徽茶　松萝　紫霞　珠兰茶　雅山茶　六安茶　毛尖　大叶梅片　香片　仙芝　嫩蕊　金地茶　茗地源茶

楚茶　君山茶　安化茶

粤茶　龙脊茶

滇茶　普洱茶　感通茶　太华茶

附录：茗山茶、后山茶、魏岭茶、小溪茶、北山茶、鸠坑茶、分水茶、口铸茶、方山早茶、紫凝茶，以上浙产。翠云茶、仙人掌茶，以上徽产，性味俱同。又黄楂头、槐叶、柳叶、枸杞芽、诸木芽，可充茶者，气味俱详本条。

禽　部

〔批〕水禽：

麦鸡　鸻鸡　鸽鹄　麋鹄　鹄鹿

鷉鹜　扶老　鴽老　鹦鹛　秃鹙

雁　鸿　鸨　鳵　僧婆　駉鹅　鷫鸘　野鹅

天鹅　鹄　大金头　小金头　花鹅　不鸣鹅

鸹鸟　独豹

鸡鶄　交瞫　茭鸡　鹄鳍　青庄　鵁

旋目鸟

鹝　方目　泽虞　护田鸡　乌鸡　虾蟆护水鸟　姑鸡

鸬鹚　鷧　水老鸦　乌鬼　鹈头鸦

鱼狗　鹝　天狗　水狗　鱼虎　鱼师　翠碧鸟　小者名鱼狗大者名翠鸟　鹝　翡翠

野鸭　凫　野鹜　沉凫　鳵鸭　鸀（搗鸭　冠凫　附）　（血附）

鸬鹏　须蠃　水鹅　油壶卢　鷉鵐　油鸭　刁鸭

鸳鸯　黄鸭　匹鸟　婆罗迦隣提

鸂鶒　鸂鶒　紫鸳鸯　溪鸭

白鹭　鹭鸳　丝禽　雪客　春锄　白鸟

鸥　鹥　海鸥　水鸮　江鸥

淘鹅

越王鸟

鹴鸅　鹲

鶙鸟　蠠母　吐蚊鸟

〔批〕原禽：

野鸡　雉　疏趾　翚雉　鷩雉　鷮雉　华虫　鶡雉　海雉　翟雉　迦频阇罗

鶤雉　鶤鸡　山雉　山鸡　鶾

鷉鸡

鷩雉　山鸡　锦鸡　金鸡　采鸡　鶧鷎

吐绶鸡　鷊　吐锦鸡　避株　锦囊　真珠鸡　孝鸟

白鹇　白鵫　闲客

鹧鸪　越雉　逐影

竹鸡　山菌子　泥滑滑　鸡头鹘

杉鸡

英鸡

秧鸡

鶨鸡

鹑　子曰鸡　鸽　罗鹑　早秋　白唐

鸒　鸋　鹎　鴽　鷽

鸽　鹁鸽　迦布德迦　飞奴（蛋　血　附）

鹬

麻雀　瓦雀　宾雀

黄雀

蒿雀

突厥雀　鹬鸠　冠雉

巧妇鸟　鹪鹩　桃虫　黄脰雀　蒙鸠　女匠　十姊妹

黄脰

稷雀

白头翁

三和尚

胡燕　乙鸟　元鸟　鸷鸟　鹥鷾　游波　天女

土燕　石燕

蝙蝠　伏翼　天鼠　仙鼠　夜燕　飞鼠　肉芝

飞生鸟　鼺鼠　鸓鼠　鼫鼠　耳鼠　夷由　鸓

寒号鸟　寒号虫　鹖鸣　独春

斑鸠　斑佳　锦鸠　鹁鸠　祝鸠　小而无斑者曰佳　鹪　荆鸠
　　　楚鸠　子曰鹘鸠　役鸠　穅鸠　郎皋　辟皋

鸣鸠　布谷　获谷　鹕鹈　郭公

蜡嘴　桑鳸　青雀　臙脂

青䴔　黄褐侯　有白䴔　绿䴔

鹈鸠　鹈鹕　凤凰皂隶　榨油郎　铁鹦鹉　夏鸡　唤起　鹍鸡
　　　鹎鵊　乌血　鸦䴗　驾犁

苦恶鸟　姑恶鸟　苦鸟

八哥　鸜鹆　鸲鹆　唧唧鸟　寒皋

百舌　反舌　鶷鵊　舍罗　牛屎唧哥　告天子

伯劳　伯鹩　博劳　伯赵　鵙　鴂　百灵

练鹊　拖白练

黄鹂　莺　鹂黄　青鸟　黄鸟　仓庚　黄伯劳　博黍　金衣公
　　　子　楚雀　画眉

啄木鸟　斲木　山琢木　䴹　火老鸦

慈乌　慈鸦　寒鸦　孝鸟

山乌　鸒

鸦乌　元乌

鬼雀　燕乌　鶷鵊　白脰　老鸦

白脰鸦

鸮鸠　鹗　鱼鹰　雕鸡　王睢　沸波　下窟鸟

雄鹊　喜鹊　乾鹊　刍尼　飞驳鸟　神女

山鹊　鷽　山鹂　赤觜鸟　轞　戴鳻　戴鸠

鹖鴠　鹖鹒　鹖鸠　屈鸠　鷃鸠　阿鹖　鶡鶡

杜鹃　杜宇　子巂　子规　鶗鴂　催归　怨鸟　周燕　阳雀
　　　鶙鴂

鹦　鹦鹉　鹦哥　干皋　臊陀

秦吉了　了哥

鸟凤　么凤

孔雀　越鸟　摩由逻

鹰　角鹰　鴳鸠　隼　苍鹰　鹞子　嘶那夜

雕　鹫　皂雕　海东青　鷻　青雕　揭罗阇

鹰背狗

虎鹰

鸱　雀鹰　鸢　隼　阿黎耶　鸱鹃　鷉鹪　笼脱　鹪　晨风

　　鹣　鹞子

毂辚鹰　鸱鸺　角鸱　怪鸱　蓸　老兔　钩鹆　鸮鵋　呼咵鹰

　　夜食鹰　猫头鹰

鹏鸟　鸮　土枭　鸡鸮　枭鸱　山鸮　训狐　流离　魖魂

〔批〕畜禽：

白鹅　家雁　舒雁

苍鹅

鹅蛋

鸭　鹜　家凫　舒凫　鶒鶄

鸭蛋　（鸡鹅蛋　鹄蛋　雁蛋　鹭蛋　附）

丹雄鸡　烛夜　鸠七咤

白雄鸡

乌雄鸡　（六指四距鸡　附）

黑雌鸡

黄雌鸡

乌骨鸡

反毛鸡

骟鸡

老鸡　（脑　附）

鸡蛋　卵　鸡子

畜　部

豕　牡曰豭　牙　牝曰豝　矮　去势曰豶　子曰豚、谷　一子曰

　　特　二子曰狮　三子曰豵　末子曰么　生三月曰豯　六月

　　曰豵　秦称豶　汧称豲　吴楚称豨　大曰豜　小曰豵　又曰

　　刚鬣　参军　土生怪曰豵

猪肉（猪头　槽头肉　火腿　蜡肉　腌肉　风肉　附）

猪心（肝　肺　腰　肚　大肠　小肠　附）

狗　有悬蹄曰犬　多毛曰狵　长喙曰猃　短喙曰猲獢　去势曰猗
大高曰獒　小曰狗　一子曰獥　二子曰狮　三子曰猣　又
曰獹　猎　地狼　地羊　虞　土生怪曰賈　彭侯

狗肉　羹献（蹄　肾　心　肝　附）

羊　牡曰羖　羝　牝曰羜　牂　去势曰羯　子曰羔　五月曰羜
六月曰挚　七月曰羍　未足岁曰羜　白曰羒　黑曰羭　多毛
曰羖羺　西北曰羖羺　无角曰羝　羖　又曰柔毛　少牢　长
髯主簿　土生怪曰羵

羊肉

胡羊

洮羊

绵羊

封羊　驼羊

辈羊

黄羊　羳羊　玺耳羊

骨种羊　地生羊　珑种羊

吴羊

山羊

羱羊

白身黑头羊

独角羊

赤目羊

黑身白头羊

羵羊

羊心 （肺　腰子　石子　肝　肚　舌　靥　附）

牛　犑　水牛曰牯　㹌　陆牛曰犅　牡牯曰犒　牡犅曰特　牝牯曰㸳　牝犅曰牸　牯去势曰犗　犅去势曰犍　牯之子曰犝　犅之子曰犊　一岁曰㹀　二岁曰犋　三岁曰犙　犙　四岁曰牭　五岁曰㸺　六岁曰犕　概言牡曰㹋　概言牝曰㸮　求牡曰犤　有子曰牳　不孕曰犗　纯色曰牺　黑曰犏　白曰㹪　赤曰㹂　驳曰犁　牯牛曰州留牛　犅牛曰犪牛　形小曰犤　形大曰犘　又曰太牢　一元大武　瞿摩帝

黄牛肉

水牛肉 （独肝　白首牛　自死牛　病疲牛　附）

牛心 （脾　肺　肝　肾　膍　附）　膍一名百叶

马　牡曰骘　曰兒　牝曰騇　曰课　去势曰骟　一岁曰馵　二岁曰驹　三岁曰騑　四岁曰駣　阿湿婆 （肉　心　乳　附）

驴　牡曰叫　牝曰草 （头肉　乳　病死者　附）

骡　駚騠　駏驉　驈騵　駏驉　牡曰兒　牝曰课　去势曰骟

肝附

骆驼　橐驼　明驼　独峯驼　封牛　犏牛　物牛　犦牛　两脚驼 （驼峰　蹄肉　乳　脏杂　附）

乳酪　湩

奶酥　酥油　马思哥油

醍醐

奶饼　乳饼　乳腐

奶茶

兽　部

虎　乌䖘　大虫　俚儿　山猫　浅毛曰虦　猫白曰甝　黑曰虪　五指曰貙

豹　程　失刺孙　金钱豹　艾叶豹　舍利猕　乌云豹　水豹
金线豹　（胎　附）

豺　材狗

狼　毛狗　牡曰獾　子曰獥　（狼筋　附）

象　伽耶　（脏杂　附）

犀牛　兕　竭伽　水犀　沙犀　山犀

牦牛　毛犀　犘牛　竹牛　猫猪　猫牛　犏牛　犨牛　猪神

犩牛　双牛

犤牛

月支牛

山牛

犪牛　牦牛　犏牛

野马

驨

骐

騊駼

野猪　野彘　懒妇

豪猪　蒿猪　貆貐　鸾猪　山猪　狟猪

猪獾　貒　獾豘　子曰貗貒

狗獾　獾　狟　天狗

貉　豿　狢　子曰貆　雌曰貔

元豹　木狗

熊　羆　魋　人熊　猪熊　马熊　狗熊　猳熊　子路

熊掌　熊蹯

羚羊　麢羊　九尾羊　麖羊　（肺　附）

山羊　野羊　山驴　石羊　（脏　附）

鹿　牡曰麚　牝曰麀　子曰麛　有力曰麃　马鹿　大曰麔　斑龙　密利迦罗　（头肉　蹄肉　附）

麋　牡曰麠　牝曰麎　子曰麇

麂子　麘　麠

麞　麕　牡曰麌　牝曰麌　大曰麃　麂子　牙麞　银麞　子曰麆　（心　肝　附）

麝肉　射父　麚麛　香麞　莫诃婆伽

狐

风狸　风母　风生兽　平猴　猾猵

兔　明眎　娩　娆　魌　舍迦　大曰鬼

香狸　灵狸　灵猫　神狸　类

虎狸　子曰隶

猫　家狸　为圆

灵猫

野猫　牛尾狸　虎狸　猫狸　玉面狸　九节狸　花狸　犰　海狸

水獭　水狗　大曰獱　猵

海獭　海驴

海狗　腽肭兽　骨貀　骨貀　骨肭兽　水乌龙　阿慈勃他你

山獭

猴　狝猴　沐猴　为猴　胡孙　王孙　马留　狙　摩斯咤

狨　猱　金丝狨　获　（血　附）

独

猨　猿　金线狨　玉面猿　黑猿　白猿　𤡺化猿

玃　举父

猢

玃　老猴　猏　获父

果然　禺　蜼　仙猴　猓然　狖　貜（皮　附）

獮猢　鼬鼠

蒙颂　蒙贵

犹豫　癡獯

猩猩（唇　血　附）

野女　野婆（内印　附）

貘　白豹

犴

狡兔　昆吾兔

啮铁兽

狮子　狻猊　僧伽彼　狮㹜

天铁兽　餂铁

白泽　瑞兽

麒麟

酋耳　驺虞

駮　兹白

獥獀　渠搜　露犬

黄腰兽　豰

山驴　间　羱

骡

双头鹿　茶首机　余义

狒狒　嚻嚻　枭羊　野人　人态　上蟃

彭侯

买肬

封肉

视肉

聚肉

太岁肉

猾膏髓

方相脑　魌

魍魉　罔两　弗述　方良　蝹

山都

木客

旱魃　旱母

山精　魃

山獒

山鬼

夔　独脚鬼　五通　乜郎

山狷

山姑

山丈

〔批〕补遗：

海马　海骝

海骡　海驴

海虎　海龙

海牛

麋筋　（麑筋　麇子蹄筋　附）

牛筋　（羊蹄筋　附）

〔批〕鼠类：

猬肉　骨附

仓牡鼠　鼮鼠　老鼠　首鼠　家鹿

竹鼶　　竹㹠

鮀鼴　　土橃鼠　　鼶鼴　　答剌不花

田鼠　　鼴鼠　　隐鼠　　鼢鼠

貂鼠　　栗鼠　　紫貂　　鼦鼠

银鼠　　银貂　　鼰鼠

相鼠　　黄鼠　　礼鼠　　拱鼠　　鼰鼠　　貔狸

黄鼠　　鼬鼠　　鼪鼠　　鼸鼠　　地猴　（油　毫　附）

松狗　　松鼠

火鼠

鼹鼠

鼫鼠　　鼰鼠

鼱鼩　　地鼠

鼯鼺

水鼠

冰鼠

竹鼬

鼤鼠

鼧鼠

鼬鼠

鼬鼠

鼰鼠

鼱鼠

鼩鼠

鼯鼠

鼬鼠

鼬鼠

鼍 鮀鱼 土龙

鲮鲤 龙鲤 穿山甲 石鲮鱼

鲤鱼 赤曰元驹 白曰黄骥 黄曰黄骓 （雄 子 附）

鲢鱼 鱮鱼

鳙鱼 鳝鱼 溶鱼

鳟鱼 鮅鱼 赤眼鱼

青鱼 鲭鱼 大者名鳆鱼 五候鲭 肝肠鳔杂附

鲩鱼 鲩鱼 草鱼

竹鱼

鲻鱼 子鱼 鲦鱼 鬣鱼 詸制鱼

鲹鱼 鲸鱼

鳡鱼 鲻鱼 黄颊鱼 鳏鱼

白鱼 鳎鱼 鲌鳎

黄花鱼 石首鱼 石头鱼 鮸鱼 江鱼 小者名踏水 春来

白鲞

勒鱼 （鲞 附）

江鲚 鲚鱼 鮆鱼 鬣鱼 魛鱼 鱴刀 鳢鱼 望鱼

鲥鱼 瘟鱼 鬣鯠 箭鱼

嘉鱼 鯠鱼 丙穴鱼 拙鱼

鲈鱼 四鳃鱼 （肝 附）

鲳鱼 鲳鱼 鯊鱼 鲳鲅鱼 镜鱼 昌鼠 锅盖鱼 车鱼 狗

瞌睡鱼 （子 附）

鳊鱼 鲂鱼 火烧鳊 缩颈编 鳑

石斑鱼 石矾鱼 高鱼 （子 肠 附）

鳜鱼 罽鱼 石桂鱼 水豚

鱶鱼

沙鰛鱼　鲨鱼　鮀鱼　吹沙　沙沟鱼　阿浪鱼

土鮒鱼　杜父鱼　土鮄　杜部鱼　渡父鱼　黄鮰鱼　舩矴鱼
　　　伏念鱼

鲫鱼　鮒鱼　鰡鱼　（石鲫　附）

鳑鮍鱼　鰤鱼　鳜鯞　妾鱼　婢鱼　青衣鱼

石鮲鱼

黄鲴鱼　黄骨鱼　黄姑鱼

鲦鲦鱼　鲦鱼　白鲦　鯈鱼　鮋鱼　鲹鱼

银鱼　鲙残鱼　王余鱼

鳤鱼　姜公鱼　铜吮鱼　竹嘴鱼

鲭鱼　春鱼　作腊名鹅毛眼

丹鱼　棘鬣　吉鬣　赤鬣　方头　鲱鱼

金鱼

乌鱼　北斗鱼　墨头鱼　蠡鱼　鳢鱼　黑鳢　元鳢　铜鱼　文
　　　鱼　七星鱼

鳗鲡鱼　白鳝　蛇鱼　干者名风鳗

海鳗　慈鳗鲡　狗鱼

黄鳝　黄觛

泥鳅　蝤鱼　鰡鱼　（海鳅　附）

鳢鱼　黄鱼　玉版鱼　蜡鱼　阿八儿忽鱼

鲟鱼　鳣鱼　鲔鱼　王鲔　碧鱼　鲟鳇　鮡鳣　尉鱼　乞里麻鱼
　　　（鼻肉　子　附）

鮠鱼　鮰鱼　鳠鱼　鯙鱼　鳞鱼

牛鱼　引鱼

关东鱼　冰鱼

鲇鱼　鮧鱼　鳀鱼　鳠鱼　（尾　附）

人鱼　白鱀鱼　海妇　海和尚　（膏　附）

孩儿鱼　鳑鱼　虾　鲵鱼　魶鱼　鳎鱼

鉠䱂鱼　黄颡鱼　黄鲿鱼　黄颊鱼　猤猤鱼　黄䱂　（胆　附）

河鲀鱼　鯸鮧　鲷鮧　鯢鱼　吹杜鱼　鳎鱁鱼　（血　脂　眼　肝　子　附）

比目鱼　鲽　鳀沙　鞋底鱼　鳒　魿　鲑　婢簁鱼　奴屩鱼　版鱼　箬叶鱼

海鹞鱼　邵阳鱼　荷鱼　鯆魮鱼　鲼鱼　石蛎　鲆鱼　魟鱼　鲯鱼　蕃踰鱼

鼠尾鱼

地青鱼

鸡子鱼

鮹鱼　马鞭鱼

文鳐鱼　飞鱼

江豚　江猪　水猪　暨鱼　馋鱼　鲟鲈

海豚　海豨

鲛鱼　沙鱼　鲭鱼　鳆鱼　溜鱼　胡鲨　挺额鱼　白鲨　鹿鲨　虎鲨　锯鲨　鳍鳝　环雷鱼　鲛鲨　锦魟　青鲨　黄鲨　夹鲨　淡鲨　帽鲨　乌鳍鲨

鱼翅

鲨鱼皮

墨鱼　乌贼鱼　鰞鲫　缆鱼　干者名鲞①　骨名海螵蛸

柔鱼　鲏鱼

章鱼　章举　䲒鱼　涂婆

---

① 鲞（xiǎng 想）：鱼晾干，腌腊成片，可备食。

鲍鱼　　薧鱼　萧折鱼　干鱼

鮆鱼　　腌鱼

鱼虎　　土奴鱼　泡鱼

鱼师　　鲗

鱼鲙　　鱼生

乌鱼蛋

鱼子　　鲦鱁

腌鱼

海蛰　　海蛇　水母　樗蒲鱼　石镜　虾蛇　海靼

虾　　草虾　白虾　赤尾虾　糠虾　涂苗　金钩子

虾米　　干虾肉

海虾　　红虾　鳛　对虾　（子　附）

卤虾　　虾酱

鱼鲊　　酱

〔批〕补遗：

鲥鮆鱼　　靠子　鲥鳞　鲥鲜

鯽鱼　　嗅鱼　包鱼　班鱼　气包鱼

大姑鱼

琴鱼

幞鱼

桐鱼

琵琶鱼　　华脐　老婆鱼　鳗鱼

带鱼　　鲲带鱼　柳带　白带

鯻鲛鱼

鲭鱼　　火箭嘴

铜盆鱼　鳎鳗　鳎鲋

海鳎

鲭鱼

鳅鱼

黄河鱼

石花鱼

香鱼

苦鱼

蛊鲐鱼

田瑟

介　部

龟肉　元衣督邮

诸龟

呷蛇龟

贲龟

蠵龟

鳖肉　团鱼　河伯从事　神守 （胆　附）　（赤腹鳖　蛇纹鳖
独目鳖　三足鳖　五爪鳖　旱鳖）附

瑇瑁　玳瑁 （卵　附）

鼋肉　癞头鼋

鲎鱼 （子　血　脂　附）

蟹　螃蟹　郭索　横行介士　无肠公子　雄曰蜋蚁　雌曰博带

蟛蚏　蟛　拔掉子　拥剑　桀步　执火

蟛

蟛蜞　彭越　蛸蜂　螃　蟛蚎

望潮　沙里钩　涂蟦　锁管

蟛蜞

蟹　沙虎　六足蟹　四足蟹名北

蚌江

蛎奴

蟹奴

寄生虫

牡蛎　牡蛤　蛎蛤　古贲　蠔　蛎黄

蚌肉　水菜

马刀　马蛤　齐蛤　蟟蚌　蛭　蠩　单母　炜岸　单姥

蚬蟷　生蟷　蚬蛤

蚬肉　扁螺

石决明　九孔螺

车螯　蜄　移角　姑劳　蝐蛾　羊蹄

蛤蜊

蛏肉　蛏肠　蛏干

文蛤　花蛤

瓦垄子　魁蛤　蚶　瓦屋子　伏老　魁陆　蜜丁　空慈子

车渠　海扇　璕璩　车沟　牟婆吝揭拉婆

海蠃　流螺　假猪螺　红螺　珠螺　梭尾螺　青螺　鹦鹉螺

贝肉　蝛　蜐　魟　馀贩　鲼　元　贻　馀泉　虵　蜦　蜻　珠
　　贝　绶贝　霞贝　浮贝　嚼贝　濯贝　蚉贝　惠贝　螯
　　贝　碧贝　委贝

珂螺　马轲螺　玬

石蜐　紫蜐　紫蔂　龟脚

卷
八
四
四
三

淡菜　壳菜　海蛏　东海夫人

田赢

螺蛳　青螺　蜗赢

担罗　担螺

江珧柱　海月　玉珧　马颊　马甲

蓼赢

琐珶腹中蟹　琐珶

青蛙　鼃　長股　田鸡　青鸡　坐鱼　蛤鱼

虾蟆　（骨　附）

蛇蜧　田父　石蜧　（皮　附）

山蛤　石蛤　锦襖子

〔批〕补遗：

海参　刺参　海婆　辽参

燕窝　官燕　毛燕　血燕

吐铁　吐铁　泥螺

海蛳

弹塗　土笋　沙蒜　涂笋　阑湖

海胆　石楯

盐　部

解池盐　鹺　解盐　颗盐　乳盐　种盐　醢盐　大盐　苦盐
　　　　女盐　畦盐　小盐　瑞盐　河东盐　花马池盐　猗
　　　　氏盐

北戎盐　鹻　枕盐　答子盐　玉华盐　饴盐　冰盐　青盐　冰
　　　　晶盐　君王盐　大夏盐

西羌盐　鑛　石盐　红盐　臭盐　虎盐　桃花盐　山盐　崖盐
　　　　绛盐　蛮盐　卵盐　马齿盐

滇蜀盐 　鹹　灰盐　白盐　富世盐　井盐　煎盐　黑盐

辽东盐 　鹻　晒盐

长芦盐 　齸　砂子盐　曝盐　渠展盐

两淮盐 　雪盐　卤盐　淮南盐　散盐　吴盐

浙江盐 　海盐　熬盐　海砂

闽省盐 　鹾　建盐　潮盐

粤东盐 　鹾　广盐　官盐　沧盐

食物考

诸水考

雨水甘平，调中益气，节候之水，原有等第。清明前曰，神水和剂，造酿制物，久留不替。秋后腊水，性亦同例，夏中梅〔批〕梅或作霉，与霉同言其败物也。水，造饮易馊。立秋端日，水除疟痢。井华水净，明目洗翳，井水多咸，补阴血济，新汲水清，脏热涤去。河水属阳，流水性利，逆水性回，急水性逝。石水性寒，砂水性闭，积水性凝，浊水性滞。山溪水削，平川水腻，泉水清神，涧水沉粹。长流水行，瀑布水遽，壑水生瘿，涛水增悸。潮水致淫，滥水致痹。黄河水重，大江水费。溪湖水散，池塘水聚。水性不同，变随土地，南北有别，东西有异，方民饮之，性质所系。或刚或柔，或娟或丽，或直或诈，或愚或智，或雅或俗，或鄙或义。水土之殊，声音湛瀳①。水性之辨，先尝其味，甘咸苦淡，泉井河系。美恶清浊，生居有际，他乡不服，故里无忮。有毒之水，亦当识记，古井龙渊，死坑物毙，水面五色，赤脉自沸，屋漏花瓶，粪田淤注。曝热

---

① 湛瀳（zhānchì 瞻赤）：声音不和谐。

之水，浴饮痢痈，败恶下流，饮皆有忌。万水难穷，明者会意。

诸火考

燧人钻火，教民熟食。火有阴阳，良毒辨别。龙雷电火，流星焅熷，泽焰鬼磷，井火地出。有粪火兽，有厌火国。樟脑獭髓，猾膏水烈。浓酒自焚，积油自炽，诸属阴火，变化莫测，或有或无，日用不及。春取榆柳，枣杏夏赤。秋取柞楢，槐檀冬黑。四季之火，桑柘取得。此皆古法，犹非便易。今之取火，以金击石。镜照太阳，尤为速捷。引取阳火，于人有益。既存火种，绵绵不熄。或巨或细，或猛或灭。拨之而燃，罨之而歇。燔焚草木，性亦有别。不独烹饪，亦可疗疾。艾火灸病，通经调脉。阳燧火珠，引火开结。神针之火，桃枝烧出。心腹冷痛，风痹熏穴。雷针散毒，雄硫乳没。鼍甲乌头，艾麝纸合。散痈肿毒，消癥痃癖。火针劫刺，风痹筋急，瘫痪癥瘕，痈疽溃捷。灯火焠皮，痧惊并截。火罐更奇，疗痛痹湿。俞穴打之，风寒能吸。〔批〕古人治疾，有用雷针、火针、火罐、灯焠等法，亦艾灸、神针之意也。桑柴最良，堪消痈疖。熏灸诸疮，拔毒散郁。煎炼膏丹，能助药力。煮食去毒，利人关节。灸蛇见足，能杀老鳖。炭火性平，紧而不焠。栎炭煅炼，烰炭焙炙。白炭栗炭，熔销金铁。煤炭火毒，致生疮疾。臭毒毙人，救以荠汁。北地气寒，常用不贼。南方炎蒸，烧之助热。芦火竹火，煎物不迫。杂草山柴，火性不一，炮药不用，惟以熟食。火本阳气，有形无质，附物为用，烧燎不息。珍羞美恶，烹饪得失，生熟之宜，惟火之力。神乎神乎，民用之急。万变何穷，功用无极。附烧不尽，性情难述。调和鼎鼐，须当考识。

五谷部

稷黍粱辨，注者不实，考古证今，庶无讹失。稷乃小米，粟名总一，其穗一柱，细颗攒集。去稃曰粢，在秆曰稷，炊熟曰粢，性黏曰秫。其米圆黄，中央正粒。黄者甘凉，健脾气益，解苦瓠毒，能压丹石。白者曰粟，性粳味别，咸淡微寒，利脏除热，通便止痢，补虚解渴。通称小米，乃古之稷，种类颇多，名当考识。〔批〕稷与粱相似，但粱穗有芒而稷穗无芒，犹大麦有芒小麦无芒之别也。其米通称曰粟，黏者曰秫，而《纲目》另立粟、秫二条，致相紊乱也。

黍乃谷子，其穗多岐，蓬松疏散，颗缀芒枝，形同稻尾，壳滑粒稀。在秆曰黍，离秆谷题。去稃称米，二米曰秠。苗赤白黑，赤乃称糜。黑者曰秬，定律无移，米亦称粟，种类须知。秆壳虽异，颗粒黄齐，黑白二种，甘缓和脾，多食滞气，肺病虚宜。动风热者，赤黍更黏。性温下气，止癥疗饥。有黏不黏，粳糯性殊，粳者造饭，糯者造饴。俱堪酿酒，质味醇醨。〔批〕黍有粳有糯，粳者饭黍，惟关中有之，糯者为酒黍，燕、赵、齐、鲁间俱种，惟为糕造酒耳。其米亦统称曰粟子，亦曰黄米。因其性糯，亦称秫壳。

粱形似稷，其穗多芒，黄黑赤白，大粒柔香。赤虋白苣，粳糯分行，粳炊粥饭，糯造酒糟。健脾止泄，饭美黄粱，甘平益气，除痹风殃，霍乱烦躁，磨粉调汤。白粱微冷，脏热宜尝，宽胸定呕，煮汁和姜。青粱补气，泻痢食良，通淋利便，疏理膀胱。俗曰黄米，自古称粱。〔批〕粱性粳多而糯少，故堪造饭，参黍而造糕造酿，其米亦称粱粟。凡稷、黍、粱之米统称为粟，黏者曰秫，如此分之，稷、黍、粱可一目了然矣，陕西志亦辨之甚详。

诸稻水种，有糯粳籼，栽有早晚，获有后先。有芒无芒，熟遄不遄，糯有红白，粒有长圆，圆米酿足，长米酒鲜。粳是晚稻，各种名专。或迟或速，随类栽田，或八十日，或逾百天。

香粳别种，粒大皮斑，占城之种，籼稻不黏，其类亦众，梭子米传，亦有早晚，赤白色宜，熟惟两月，收割为便。又有御稻，产在玉田，粿大洁白，地土使然。诸皆是稻，水插洼佃，收成迟速，节候无偏。种同名别，目录详编。〔批〕此水田所种者也。以谷浸水发芽曰芽谷，以谷撒田发苗曰秧，拔秧分插水田长高曰禾，禾上结穗曰稻，剥穗上之粒曰谷，袭去其桴曰糙米，杵去其糠曰白粱，碎米曰粞。

小麦甘寒，除烦渴热，养心肝气，止漏肛脱，杀蛔治淋，虚汗煎食，汤火疮疡，烧灰敷贴。入手少阴、太阳经，止吐血、漏血，心病宜之。〔批〕小麦连皮则凉，去皮则热，物性然也。新者热，陈者平。

小麦面温，厚肠强力，敷伤痛肿，止衄吐血。面筋宽中，解劳除热，北产者良，病后禁食。小粉甘凉，补中益脉，炒黑醋调，敷痈肿疾。〔批〕麦面北方者佳，南方者动热发病。

大麦咸温，调中益脉，面平胃气，除胀凉血。穬麦性寒，久食劲力，除热补中，亦宜造蘖。二麦食之，不动风气。又雀麦面，甘平滑肠。〔批〕大麦炒食则温，煮食则凉。穬麦一名秭麦，产胡地。

荞麦甘平，降气止泄，治绞肠痧，能压丹石。粉疗游丹，带浊痢疾，磨积滓秽，动风发脱。性燥伤血，故落须发。苦荞麦有毒，不宜人。〔批〕荞宜作河漏条，调蒜食，免致寒滞。苦荞麦伤胃动风，不堪食。

高粱甘涩，本名蜀黍，益胃温中，烧酒最旨。有玉高粱，即是玉米，开胃调中，滑肠消暑。南人称御麦，北人称玉蜀，黍有黄、白、赤色。〔批〕高粱为心谷，造糟吊酒大宜人。

薏苡仁甘，微寒益土，渗湿去热，肺痿瘫吐。抑木清金，止淋兼补，湿痹脚气，筋挛是主。治泻痢水肿，利便进食，杀蛔止渴，破肿毒。〔批〕凡使同糯米炒热，去米用，或以盐汤煮，入药炊饭食，治冷气。

穆子甘涩，益气厚肠。稗子米辛，微苦性凉，作饭调气，脾胃能强。稊名乌禾，亦可充粮。稗有水旱二种，水田生者稗，旱地生者稊。〔批〕稗黄白色，稊紫黑色，皆斗粟可得米三升。

青稞黄稞，形同大麦，皮薄面脆，麦中之一，西南夷人，倚为正食，下气宽中，壮筋益力。性平凉，除湿、发汗、止泄，多食脱发，损颜色。〔批〕青稞仁露于外，川、陕、滇、黔多种之，味咸可酿糟吊酒。

黑大豆甘，腰子样式，所以补肾，药饵宜入。即是马料，煮寒炒热，调中下气，止痛挛急，利水除胀，追风活血，生研敷肿，吞止烦渴，解一切毒，甘草煎汁，伤中淋露，产后诸疾，明目悦颜，制服有益。又有化豆，绿紫黄黑，形圆而大，炒煮美食，下气宽中，多餐胀胁。〔批〕《本经》黑大豆即今之马料豆也，其色黑而形如人腰，故入肾经，益水明目。多服令人身重，一年后复原，久服身轻。非花豆中之黑大豆也，凡服豆忌草麻子、厚朴、猪肉。

绿豆甘寒，除热止渴，解一切毒，去风明目。止泄散满，吐定水逐，赤丹风疹，生研汁服。反榧壳杀人，忌鲤鱼，同食令人肝黄渴病。〔批〕食绿豆宜连皮则清凉，去皮则壅气。

豌豆甘平，除吐泄痢，调和营卫，益中平气，解乳石毒，除胀水利，痈肿痘疮，黯黵涂济。烧存性，同血余灰、真珠，和油燕脂点痘疔。〔批〕豌豆属土，故补脾胃，多食动气病。

小白豆甘，补脏调中，益肾助脉，鬼气疏通。稆豆黑小，甘逐邪风，冷痹血滞，浸酒和融。稆豆治产后血风冷痛，其粒细不及马科①。〔批〕白豆即白豇豆，稆豆即小黑豆，因其粒细称驴豆，别马料也。

黄大豆甘，煮温炒热，下气宽中，利肠水释，多食壅气，生痰嗽呃，鲜者毛豆，善发疮疾。有黑、白、青、紫数色，性味同，细者打油造腐。〔批〕黄大豆鲜者为毛豆，皆绿色，老则出荚，有青者为美食，黄者榨油。

豇豆甘咸，补肾健胃，生津止渴，调和营卫，治痢便数，莽草毒退。黎豆甘苦，温中益气。豇豆汁泼莽草即烂。黎豆小毒，多食闷人。〔批〕豇豆为糕为酱俱佳，黎豆亦花豆中之一也。

干蚕豆辛，快胃和脏，大能下气，多食饱胀。发芽豆甘，炒煮食当。鲜豆不滞，食之无恙。误吞铁针，煮蚕豆，同韭菜食之，其针自出。〔批〕蚕豆煮食滞气，炒食动热，发芽以水浸，有微毒，发疮。

赤豆甘酸，通心小肠，行水消胀，脚气奇方。排脓散血，痈肿诸疮，通乳解酒，泻痢止良。一切疮痈初起，研粉，合大黄、生南星研敷。〔批〕磨粉作顿沙馅甚佳，忌鱼鲊，不宜造酱。

白藊豆甘，温调脾胃，通利三焦，消暑解醉。升清降浊，霍乱呕退，行风止泄，除湿清肺。止消渴，益中气，多食胪胀，有寒热病者忌。〔批〕凡用取白黄硬壳者炒热，或有去皮生用者。

黑脂麻甘，益气润脏，逐风止惊，虚劳困恙。催生长发，洗阴疮疡。白脂麻同，补益为上。功专润燥去风，蒸食延年，生嚼涂头疮效。〔批〕凡服食宜九蒸九晒，合茯苓良。

造食部

糯米炊饭，甘温止泄，滋脏疗虚，煮粥食益。打糍糕饵，

① 科：疑为"料"之误。

过餐发热，滞气生痰，壅经血脉。缩小便，止盗汗，性黏滞难化，小儿病人忌。〔批〕糯米造酿最醇，磨粉作食为用颇多，然性太黏，宜参粳米三分。

粳米饭甘，益气和胃，通脉壮筋，长肌色媚，滋脏益精，利便补肺，粞亦同功，啜粥热退。新米饭忌马肉，发痼疾，苍耳同食致心痛。〔批〕粳米，晚稻也。夏栽冬刈得金，金气故补肺，粥饭俱宜。

籼米饭淡，养胃和脾，除湿止泄，长力泽肥。宽中行滞，易化善饥，煮糜不黐，力薄同粞。籼米多产山田瘠地，故粒瘦而少黏不滞。〔批〕籼米种类颇多，而性俱不黏，故食之少滞。

陈廒米饭，微苦甘凉，调气和脉，益胃清肠。性不凝滞，产妇宜尝，病后弱极，煮粥研浆。婴儿缺乳，调哺称良，此指粳米，籼粟同方。蒸则力薄，造饭随汤。北方陈粟，稷黍诸粱，或窖或廪，困积盖藏。日久汗出，性并清凉，浓煎呷汁，救怯扶尪。缓调胃气，复正回阳，诸麦同意，面亦无伤。〔批〕大凡新米，黍、粟、粱、麦，食之俱动风热、滞气。窖廪之后蒸熟发汗，则性俱平，食之宜人也。

新炊之饭，益胃充肠，或籼粳糯，或粟黍粱。或新或陈，或白或黄，助气血脉，足志神强。扶弱起倦，调达阴阳，生津长力，脏腑和臧。病后慢食，复疾须防，宗气未转，骤食致伤。虽养人物，损益须量，食勿过饱，饻餲①休尝。男女遗溺，饭泼尿床，私拌与食，止住奇方。诸般饭灰，消饭积良，俱用本食，拌以沙糖。〔批〕闽、粤、湖、湘、豫、章多籼，故用甑蒸者多。江浙多粳，煮皆随汤，而干者北地皆潲汤飱饭，亦各处造法不同。治遗溺，以饭泼尿床与食，勿令本人知。小儿伤食，即用本物烧

---

① 饻餲（hàiài 害爱）：食物经久，变味，腐败发臭。

灰服，即下。

诸般煮糜，俗称曰粥，糯秫黍䅣，益气血足。止渴和中，粳籼粱粟，消烦利便，宽膈滋腹。推陈致新，痰滞能逐，补虚扶弱，润火散毒。病后缓进，免致劳复，产妇婴儿，多顿少服。诸般补药，不如米谷，人贪厚味，食不能笃。或加药味，或合诸菽，或调酸咸，或加诸肉。乡方造作，味变气馥，其性其治，详在本物。总之和脏，治症另录。〔批〕粥乃扶内伤不足，脾胃不充之物。人之病后及产后，大恸哀号之后，皆五脏受伤，宗气亏弱，不能运化食物，故古人造稀糜以调脏腑。用其质薄而易行气，香而醒脾，然常人早啜亦大益。

炒米苦甘，香温醒脾，涩肠渗水，舒气消脂。炒米粉同，和胃充饥，谷粞粓淡，清肺实肌。此皆糯米参粳为之，和糖太多，亦生中热。〔批〕米粉有加茯苓、山药、苡仁、芡实、扁豆、莲肉、砂仁，为入珍粉。

麦䴵甘凉，俗称麦蚕，除热止泄，解渴消烦。穞麦炒食，性味同甘。馓子巧果，面作油煎，醒脾热胃，味合甘咸。馄饨烧卖，汤饺蒸馒。䭃䭑餺饼，合子汤团，包馅性易，滞气胸填。角黍糍粽，皆糯包搏。端节粽角，治疟药丸。诸糕养胃，粳糯相参，厚肠益气，缩尿便坚。年糕陈者，治痢烧研。〔批〕诸谷粉面之物，无病之人点饥有益。若有病及病后，俱宜戒之为是。

绿豆粉甘，性凉解酒，发背痈疽，护心毒走。烂痘痈疹，灼伤身手，扑之收痂，服疗吐呕。作饵顿糕、荡皮、素粉俱佳，脾胃寒者忌食。〔批〕解砒霜、诸药、菇菌毒。

豆腐甘咸，清热散血，和中利脏，解毒下结。水豆腐同，腐皮美食，锅炙开胃，消滞逐积。豆腐能制硫黄毒，食豆腐伤者，萝卜解之。〔批〕造豆腐以煮熟豆浆入缸，用盐卤或石膏、酸畜汁点之则成。

　　熏青豆咸，鲜豆沦焙，充果作餤，下气开胃。水豆豉咸，酱油沦配，加以补皮，飺酒美味。以鲜青豆盐水沦熟，焙干，作果可以带远。〔批〕水豉以透骨青浸透，沦熟，清酱渍之，飺酒甚美。

　　补　遗

　　豆腐浆甘，微苦性凉，清热下气，利便通肠。能止淋浊，银杏研浆。腐干甘咸，开胃充粮。腐干有盐汤、酱油煮，可久藏，为路菜之要。〔批〕皆以黄黑豆水浸，去皮，同水磨成浆，以布滤去渣，煮热再造。

　　小豆腐甘，带渣造食，饱腹充肠，味粗而涩。腐滓气腥，垢腻用涤，救荒疗饥，饲猪肥益。北人浸豆连水碪，不滤渣，煮食称小豆腐。〔批〕此豆质未去，不用卤汁，故性味与豆腐不同。

油　部

　　豆油味甘，微辛性热，熬去其沫，肥滑调食。厚胃益气，润肠解结，外涂疮疥，亦解发腫。豆饼饲猪壅田俱佳，荒年人亦蒸食疗饥。〔批〕蒸熟榨油，气腥性腻，熬去其沫则清香肥滑，煎物良。

　　脂麻油甘，微寒利肠，下胞散结，涂癣疥疮。杀虫解毒，喑哑五黄，蛔虫心痛，秃发抹良。煎膏药良，解河豚、砒霜毒，吐发瘝，解热毒。〔批〕入药用生榨者良，今皆炒磨成酱，入水取油止，堪供食，麻酱同。

　　菜油辛温，行滞破血，除冷润肠，杀虫散结。泽肤消肿，涂发长黑，汤火风疮，涂蜈蚣螫。汤火伤，调蚯蚓泥涂蜈蚣螫，倾地取涂效。〔批〕吴人以菜油为正食，故妇女少血闭之症，而人不知也。

补　遗

茶油甘凉，气腥色绿，润肠清胃，杀虫解毒。不宜生食，用须熬熟，质清不腻，燃灯益目。以香料煎熬，抹发解膻不滞，胜于他油也。〔批〕乃槎树子油也，闽、粤、豫、章多有，为人正食，煎不熟令人泻。

果油色白，甘平气腥，滑肠下积，腻膈痰生，调食味劣，点火少明。核桃油苦，有毒伤人。二油本佳，因人以陈坏者榨之，故味劣有毒。〔批〕果油即长生果油也，人以参菜、豆、麻油市之，味劣坏。核桃油有毒，好者补火。

造酿部

诸酒名考

〔批〕以下凡○者分，右酒名也①，凡△者皆地名②，非酒名也。

酒类本繁，醙人惟一，生煮烧吊，三种总结。方土异称，近乎什伯，无非曲造，其名各立。曰醆曰醴，曰酓酟醾，未漉曰醅，酝酿名叶。桃花冬阳，春酒水白，隔宿三朝，俱言快易。醪带米粘，酿是米汁，掺水曰酒，醳去糟粕。重酿曰酎，久存醞的，此皆生酒，饮之无益。或煎或煨，煮酒名得，熟酒黄酒，老酒无别。吴苏糯造，福珍三白，玉露天香，女贞琥珀，状元红燥。松江香雪，松酒清酒，泖水造澈。慧山泉酒，造于无锡，苦蒿苦露，金盘露洁。京口酿造，锅粑酒黑，木瓜百花，俱指曲柏。雪酒皮酒，江都糯粒，其味多甘，江南酒挈。花醞碧香，

---

① 以下凡○者分，右酒名也：原文中凡右标"○"者为酒名，在本次校注中以"＿"标识，如原文酒名"生"标为"<u>生</u>"，下同。

② 凡△者皆地名：原文中凡右标"△"者为地名，在本次校注中以"≈"标识，如原文地名"吴"标为"吴"，下同。

蔷薇露彻，有竹叶青，梨花春设，造自杭州，鹤林旧说。秀州月波，并莲花白，有清若空，腊中酿秫。明州金波，双鱼印贴。赤城蒙泉，灵江风月。金华兰陵，郁金香醇。瀫溪桃曲，香山黄柏。风流泉酒，名于石室，洒落酿泉，严濑之质。处州谷帘，清薄绿醲。绍兴老酒，天下共歠①，以上诸酒，皆造于浙。闽中老酒，味甘红色，造法不精，未入品列。江右麻姑，因泉名特。丁坊封缸，加烧酒蜜。广中女酒，瓮埋地泽，年久发饮，甘泉清绝。毒草酿成，造于南粤，有罗浮春，海南真乙。酒藤严树，造酿捣叶。又有椰酒，树生奇极。饮至酕醄，不生苦疾。楚滇黔酒，有名无实。俚酿村醪，未堪品及。黔中苗酒，味醇丹色，造法未明，盖亦吊出。河东鹤觞，骑驴酒杰，盛以小瓶，任时啜吸。干和桃博，蒲州美沥。潞安红酒，辛辣性烈。玉露珍珠，羊羔莹彻。豆酒清香，汾阳吊积。天禄舜泉，芳馨清冽。桑落玉液，索郎名匹。造自太原，汾清余滴。襄陵佳酒，河陕独出。齐鲁燕冀，滴花烧洁，或有黍酒，性味终劣。中国之酒，各省名毕。红毛阿奈，葡萄醇敔。乌丸东墙，挑筴肉汁。扶南石榴，波斯三勒。更多药料，能助气血。顿逊国酒，树花醞渾。有文章酒，即是果汁。乌孙国酒，水注果核，随注随饮，即成美醴。天下之广，民用无极，方土酿醋，那堪尽述。驰名者录，以备考识，尽我所知，漏万挂一。

糯米酒良，陈者为妙，行药活血，经络通导。畅意消忧，泽肤腠窍，扶肝却寒，风痹并疗。浑浊酸甜，清薄苦燥，色味不同，略提其要。吴酒多甘，无灰藏窖。闽粤两湖，黔滇酿造。米用籼粳，醨而味拗，腊月造藏，老酒名号。以上米酒，入药

---

① 歠（chuò啜）：饮，喝。

取效。天下通行，出于浙绍，其味多酸，酿亦糯稻。有灰及砒，制药不妙，多饮头疼，发痔难疗。至于别谷，他物另道。酒性热中，令人气暴。〔批〕此皆煮煎或糠煨过，故称煮酒，可久藏，又称老酒，陈者佳。

黍酒苦甘，生热熟湿，饮伤脾胃，饱腹内急。粱米酒甘，性味同列。粟米酒苦，升降散郁。俱是无灰，拌药亦得。豆酒气腥，性味俱劣。生酒伤脏，热毒烦渴，物变难详，明者博识。〔批〕此等酒不能久留陈饮，故为下品。惟黍、粟、粱于沧州造者亦可久藏，而究为生酒。

烧酒类多，性皆辛烈，少饮宜人，高粱第一。御寒驱瘴，补气化积，宽膈行痰，燥皮开郁。止痢腹痛，霍乱疟疾，取其纯阳，以散阴结。可布全身，胃家之粒，其次糟烧，肺谷色白。专达皮毛，腠理开密，亦堪散寒，令人气逆。麦烧为下，味疏气劣，升而不降，头重鼻塞。麦本心谷，火随火急，多饮伤神，有损无益。玉米青稞，穆菽荞麦，粟黍稗稷，秫糯粱秋。以上诸谷，酿糟拌蘖①，败酒坏糟，造之味劣。蒸吊虽同，性味有别，又有果酒，木性不一。蒸酒之性，不离本物。有地瓜烧，有枣柿汁，桃李杏干，榧榛仁栗。其酒伤脾，助肝耗血。羊酥马酪，牛驼乳醳②，俱堪蒸露，气羶不洁。以上诸酒，曲性总烈，饮之昏神，扰乱血脉。腐骨烂肠，被害难涤，善养生者，毋任贪饕。〔批〕烧酒乃蒸吊之酒，以黍粟诸米伴曲酿糟，入锅蒸煮，其上升下溜之气水即酒也，故曰吊酒。诸物可吊，惟高粱即蜀黍最佳，其次糯粳籼秫吊皆可，其麦及诸物皆下品也。头酒为干，烧酒再吊三吊则味淡而不醇矣。被其毒者，盐水、冷水、绿豆粉解之。

---

① 蘖（niè 聂）：酿酒的曲。

② 醳（yì 义）：醇酒。

葡萄酿酒，气味甘辛，性热温肾，少饮怡神。吊烧大热，破冷消癥，行痰助气，健骨强筋。有毒，多饮致发喉风、口烂、痔瘘，诸疮下血。〔批〕此人常饮，习而不觉，南人服之致病，慎之。

糟罈底酒，名曰糟油，开胃暖脏，呕哕饮癀。解疏菜毒，素食拌投。糟笋中汁，调味同佺。糟油摩风瘙、腰膝痛，笋汁亦涂疬疡风。〔批〕用粳米糟名曰大糟，腊月造成，陈年者佳。

米醋酸温，滋肝益血，消痈肿毒，破癥散积。解鱼肉毒，血运熏焠，多食伤脾，损人颜色。麦豆糟酒，败果皆可造。性凉，惟米醋入药。〔批〕造法不一，而诸壳粟果俱堪酿之。大概罨黄拌水，搅打成之。

造酱之法，或豆或面，蒸熟罨黄，盐淹曝变。滤油磨滓，腌藏物擅，性俱咸凉，解毒利便。多食令人皮黑，涂汤火伤，解诸菜毒，油同。〔批〕以三伏曝盐水下，黄蒸日晒熟赤红，陈久者佳。

豆豉咸寒，杀腥和味，解热除烦，调中开胃。或益香料，性则变异，姜橘茴香，性温利气。凡调食，宜淡豉和盐为正味，胜于酱油也。〔批〕楚、粤、闽、浙多食豉，北人多食酱，吴人多食酱油，物同而造异耳。

饴糖甘温，补虚去冷，润肺止嗽，疗伤扑损。能出箭镞，治诸骨鲠，解乌附毒，瘰疬涂阴。多食动风热，伤肾，损齿，中满疳蚀者忌之。〔批〕粳籼糯秫及黍粟诸粱俱堪造，以大麦蘖和熬而成。

补　遗

茶膏苦甘，和药煎成，性凉气馥，止渴生精。宽胸开胃，解酒怡神，舌糜口臭，喉痹俱清。或加甘草、贝母、橘皮、丁香、桂子等和煎者。〔批〕诸茶膏俱非佳叶煎炼，皆系回残茶末造之也，然性俱凉。

蔬菜部

韭芽香美，多甘少辣。春韭甘温，味肥性滑，安脏助阳，根涂长发。夏韭辛苦，通肠腻刮。亦可腌食，花腌蘸白肉食爽口，多食昏目。〔批〕生辛熟甘，食之便臭，其温暖水脏可知，至于止痢、止血，疗扑伤。

山韭咸寒，叶圆头白，助肾健脾，利便除热。孝文韭辛，除胀肠癖，温中补虚，产于塞北。有孔明韭，性味相同，又签童严，乃水韭也。〔批〕绞汁和童便饮，并除喘息解肉毒，狂犬咬伤，盖俱温散功也。

葱类颇多，各随地土，性俱辛温，和肴是主。小葱多辛，生熟并咀，散寒通气，内结颓堵。有龙爪葱，不同葱伍，盆种根分，气平微苦。有黄芽葱，羊角名古，白多叶少，中实不鼓，其味甘多，生啖脆乳。冬葱慈葱，木葱名数，茖葱山葱，沙水一谱。胡葱蒜葱，回回葱辅。形名虽别，性味合所，驱逐风寒，调和脏腑。鼎鼐生香，解肉毒蛊。黄芽葱生啖佳，冬葱同小葱。〔批〕小葱白冷青热，同蜜食下痢，壅气杀人，同枣犬雉食致病，服地黄、常山人忌。茖葱即大葱，佛氏五荤之一。胡葱方术家用以煮石，先同梅子煮烂，去梅，捣饼阴干入药。凡葱，多食昏神损性。

薤菜辛苦，俗称藠子，白冷青热，助阳同使。泄气开滞，带痢能止，心病宜食，金疮涂已。温中散结，下水气，散血安胎，胸中痛，解毒。〔批〕黄热，病人忌。勿同牛肉食，致生疮，汁涂汤火伤。

小蒜辛热，茎叶似葱，消谷理胃，除痹温中。汁涂丹疹，并治疔痈，腌食下气，齑吐蛊虫。多食损性，脚气、风病人忌，杀蚝毛①、沙虱毒。〔批〕独头少瓣者即小蒜也，吴地种之，北土俱栽大蒜。

青蒜甘温，辟膻腥气，调中开胃，善和五味。大蒜苗甘，腌食脏利，冷癖堪消，亦能止痢。苗糖、饯醋浸，盐腌作蔬佳，久食伤目、昏神。〔批〕青蒜即胡蒜瓣，种之所发青扁叶也。苗即叶老而中抽嫩茎也。

大蒜头辛，大温微毒，暖脏壮阳，消食积谷。能除百病，脏腑邪伏，虫蛊疬癖，鳖癥水畜。霍乱疟痢，诸风入腹，心膈疞痛，关格通速。外灸痈疽，疔肿散逐，捣涂虫螫，贴足止衄。醋浸盐腌，捣泥蘸肉，其气熏烈，多食损目。〔批〕葫气极晕。置臭肉中，能掩其秽，故煮鱼、诸肉宜之。夏月能解暑嗅辟瘟疫、恶气，乃得纯阳之气者。

芥菜辛温，种类不一，南旋青紫，花大皱叶。七种腌煮，利窍下逆，通肺豁痰，开胃畅膈。多食动风、发痔，忌鱼、兔，白芥同子堪入药。〔批〕诸芥宜盐腌而不宜煮食，或以醋酱泼辣，亦去寒开胃，然发病。

芜菁辛苦，即是蔓菁，曰疙瘩菜，芥叶大根。生熟堪啖，利脏通经，消食除冷，解毒性平。宜腌食，可久藏，病人食之无碍，蔬中美品。〔批〕代北者大而甘，燕齐者辛苦而小，吴楚细长甘辣，一物数形。

蓝菜甘辛，大利脏腑，通经活络，关节无阻。益心坚肾，髓衰能补，聪耳明目，精神鼓舞。多食健人，少睡，去黄病，解诸毒，蔬食之珍。〔批〕云中产者根大，十余斤，有九蓿，亦称菘根，燕称擘蓝即此也。

莱菔种多，味皆甘辛，有红有白，大小粗精。沙地松脆，

---

① 蚝（cì次）毛：一种毛虫，刺蛾科黄刺蛾幼虫。俗称"洋辣子"。

沃土坚轻，有圆有长，有紫有青。生升熟降，面毒能清，消痰止嗽，血症安宁。宽肠化滞，疗浊通淋，解酒止渴，利肺开音。或麸或醋，腌酱糟熏，菔蘡辛苦，盐拌装瓶。曰天仙干，春不老名，尽皆爽口，蔬食之珍。菔花糟食，能使目明，地黄参忌，同食伤营。伏硇硫毒，善解鱼腥。〔批〕燕赵产者，脆实而甘美者曰水萝卜，生啖止渴解煤、火、面毒。两淮产者红紫可爱而辛多，余皆绿头白身辛多甘少。

胡萝卜香，小大二种，红黄色异，下气开壅。利膈宽肠，腌食味总，生熟宜人，家野共奉。小者气芳，有丁香之名，生熟可啖，腌食佳。〔批〕豫章人冬盐腌，作瓶菜至春夏开食，称状元红，甚佳。

姜有二种，老嫩之殊。紫姜辛热，制造佳蔬，酱糟麸醋，糖渍蜜菹。清神温脏，寒散风驱，下气止呕，暖胃和脾。解菌蟹毒，禽兽恶除，筵中助飧，哺啜佳茹。多食肝耗，血热筋纡，更令伤目，发痔疮疽。孕妇饕餮，致子指歧。水姜是老，味辣质粗，行痰逐冷，发汗喘舒。杀半星毒，茛菪恶沮，调和百味，外症忌咀。煎药为引，透络经疏。〔批〕子姜酱醋糟腌，纳蝉蜕则虽老无筋。水姜连皮温，去皮热，单用皮凉，一物之变如是，故炮炙不可不详。杀半夏、南星、菪毒，制药作引，皆用水姜。

同蒿气芳，辛甘利肠，醒脾开胃，痰化宽腔。邪蒿辛馥，胸膈舒张，通脉益气，治癣疗疮。二物生食动风，熟食除恶，忌胡荽，令汗臭。〔批〕同蒿、邪蒿一类二种，在叶之粗细别之。今人并呼为蓬蒿。

蕨荙茎叶，气臭辛温，利肠消谷，鱼肉毒清。散热头痛，表汗舒筋，痘疹不起，煮酒频喷。发痼疾、昏神，伏钟乳，口臭、胡臭、脚气人忌。〔批〕根不可同食，发痼疾。

芹菜甘香，开胃进食，除赤白沃，益气止血。去风利肠，疗烦解渴，淋血崩中，五种黄疾。去伏热，杀石药毒，疗酒后鼻塞，小儿暴热。〔批〕水芹苗短根长白如银，生熟可茹，中有虫子宜洗净，免致成患。

旱芹菜甘，性凉除热，止烦霍乱，能下瘀血。瘰疬瘘疮，生捣服汁，杀鬼吐蛊，外敷结核。气似芎䓖，能舒肝郁，性走散，多食发狐臭。〔批〕《本草》另出紫堇，乃即旱芹之赤色者，不中食，今并为一。

蘘菜辛温，去冷利膈，疗心气痛，豁痰进食。草豉辛平，解五脏结，开胃调中，加餐气益。草豉产巴西，形似韭，豉出花中，食之甚美。〔批〕蘘菜，江右建阳严陵人喜食之，而亦能发痼疾。

罗勒辛温，调中消食，除恶水气，㿈呕饮汁，多食动风，壅闭血脉。莳罗苗辛，下气利膈。莳罗即小茴香苗，其子似蛇床，不入肴馔。〔批〕今药中所用茴香皆莳罗子，俗反称大茴香，皆未考耳。

蘹香苗叶，治呕恶呃，小肠气痛，骑马痈疝。和酒煮饮，渣敷效捷。八角茴香，调羹臭辟。八角茴香出西番及两粤，为调鼎之要品。〔批〕蘹香子与莳罗子并称茴香，而番舶之八角茴香别是一种。

秦椒辛热，温中散寒，除风发汗，冷癖能蠲。行痰去湿，多食眩旋，动火发痔，齿痛肿咽。北人为调食之要，若油煎炒酱，动火发痔。〔批〕《纲目》诸注误为秦地花椒，此乃草本辣椒也，又名辣虎。

胡椒辛热，下气温中，去痰除冷，积滞行攻。鱼肉蕈鳖，蔬毒消融，嗜食昏目，损肺发痈。山居石饮者宜之，他处过食发疮痔、吐血。〔批〕研去黑皮用末，煮瓠瓜诸冷物，宜以调之。

芸苔菜心，辛凉破血，风疹乳痈，火丹敷汁。产妇恶瘀，痹痛煮食，过食损阳，发疮痼疾。患脚气、狐臭、口齿病者忌，多食腹内生虫。〔批〕苔菜吴人切碎，拌盐入瓶装实，倒罨灰中，月余开食佳。

菘菜甘凉，下气消食，通便解酒，治瘴烦渴。止嗽宽胸，和中清热，多食恶心，能发冷疾。发皮风瘙痒，气虚有足疾者忌，壮人宜之。〔批〕菘菜煮食宜用姜，腌食及瓶菜俱佳，宜加花椒。

菠菜甘冷，利胃通肠，解酒伏石，开壅尤良。蕹菜性同，解热痛疮，止郁积痢，禽兽诸伤。菠菜多食破腹、脚弱，忌鳝鱼。蕹菜寒，动气。〔批〕蕹菜治疾俱捣汁服，外敷效。

蕹菜甘冷，产难宜服，宽膈利肠，杀莽草毒。有东风菜，清肝明目，风热壅气，食臛①除却。有水苦荬辛寒，治风热上壅，咽喉肿痛效。〔批〕先食蕹菜后食野葛则无害，汁滴野葛则萎。水苦荬食根。

蕲菜辛苦，性凉清胃，利膈宽胸，通肠降肺。董葵菜寒，消烦热退，剥叶而食，蒂芥名配。蕲菜有白毛，宜挼揉煮食，楚地、豫章最多。〔批〕董葵江右称苔菜，浙江称蒂菜，栽莳，剥叶而食，渐剥渐生。

芋魁辛滑，充胃宽肠，调中下气，破血敷疮。芋苗辛冷，胎动安良，治泻痈肿，涂蛇虫伤。芋子味美，疗烦热，止渴，令人肥，多食滞气。〔批〕煮芋宜用稻草灰汁良，凡野芋及独根者俱不可食，有毒杀人。

百合甘苦，润肺宁心，清热止嗽，益胃和营。补中利便，胪胀堪轻，肺痿疮肿，百合病清。治伤寒百合症，清热和脏要药，虚人宜之。〔批〕白花者良，根形似肺，故专治肺病，百合症者魄散也。

---

① 臛（huò 或）：肉羹。

薯蓣煮食，补气调中，滋养脾胃，筋骨丰隆。零余子同，疗饥有功，补虚益肾，利湿多功。薯蓣数种，入药惟怀庆者，胜余皆充饮馔。〔批〕薯蓣，即山药，主治在迟部，零余即山药子也。

黄独子根，即是土芋，辛寒微毒，诸药毒除。蒸食甘美，热嗽能去，厚肠充胃，稀痘食预。生研饮汁，能吐一切毒药，蒸熟，儿食有益。〔批〕蒸熟食之，解一切药石毒。

苋菜甘冷，除热通窍，杀虫止痢，通肠滞导，妊妇食之，快产得效。落葵酸滑，利肠味妙。有生瓜菜甘寒，治走注、阳毒，除烦，利膈佳。〔批〕苋同猪肉食生蟨，落葵曾遇犬咬者不可食，生瓜菜服汁去热毒。

黄瓜菜苦，即野油菜，通结利肠，性亦相类。地瓜儿甘，盐醋酱配，蜜渍饧浸，菹果可爱。地瓜儿亦名甘露子，与襄荷根名同物异。〔批〕黄瓜菜即野油菜，因西北不种故野生而黄花，又误为黄瓜。

水萄菜酸，形似荞麦，苗可充蔬，江淮人吃。羊角菜辛，盐菹可食，动风滞脏，伤痹无益。羊角菜，花有黄白二种，俱有膻臭，不中食。〔批〕羊角菜煎水洗痔，捣敷风湿痹痛，擂酒饮止疟。

白苣甘寒，解酒毒热，利肠开胸，理气通脉。莴苣性同，通便尿血，杀蛔虫毒，令人齿白。诸苣相同，多食动冷气，昏目，有微毒，杀虫。〔批〕白苣、莴苣皆生食之菜，亦堪炒食。其笋腌食，竹脯蜜饯俱佳。

露葵苗叶，俗称滑菜，味甘性寒，热积行快。时疾黄疸，赤淋白带，能压丹石，涂疮肿瘶。蜀葵苗叶同忌猪肉，捣敷汤火伤、金疮效。〔批〕多食动风，发留饮，冷利脏腑，忌鲜鱼、黍米，狂犬咬过者勿食。

黄花菜甘，下气怡神，解热散郁，利便疸清。红花菜同，活血止崩，煮羹菹食，并号金针。黄花菜即萱花，红花菜即山丹，并可调羹。〔批〕金萱、山丹二花相似，齐汴人栽种采其花，干而质之，和肴甚美。

蕨萁甘滑，性寒去热，利水安脏，通经气结。水蕨性同，除痰痞积。薇菜甘寒，逐水脏益。蕨多食令人目暗、鼻塞、脚弱，水蕨味微苦。〔批〕薇菜调中益气，消水肿。水蕨淡煮，食下恶物，忌杂食油腻。

荠菜甘温，利肝明目，益胃和中，拌食解毒。菥蓂本同，汋茹味馥，捣汁点眼，能消努肉。菥蓂，荠菜一物也，惟菥蓂叶有白毛为异。〔批〕荠有数种，蔬食惟以三月前，嫩而芳香者拌食佳。

荷花莨莨，古称繁缕，嫩摘沦食，恶血下取。有金花菜，蔬食脆旨，除脏脂腻，鸡肠名此。繁缕，南人种以扰泥壅田甚肥，子亦可食。〔批〕北人食苜蓿，南人食繁缕，鸡肠草惟吴人食之。

苦菜性寒，俗称苣荬，除脏热邪，血淋痢瘥。调经和脉，拔毒疗快，安脏止烦，涂恶疮疥。食之去口糜、舌烂、齿痛，捣煮熏痔疮大效。〔批〕燕人于三四月采嫩苗，连根拌食，不可近蚕室，令蚕烂。

苜蓿甘淡，利脏除热，和酱作羹，干茹胃益。马齿苋寒，除风散血，煮热晒干，食疗毒结。苜蓿子可酿酒，有水马齿苋可喋食，性同。〔批〕西域有苜蓿草，可疗目疾，又非此苜蓿也。

灰涤菜甘，煮食除痧。胭脂菜同，沦食并佳。秦荻藜辛，作菹采芽。鸡候优殿，蔬吃餐加。又醍醐、茅膏、孟娘诸菜并可茹，治疗另详。〔批〕此皆草类而可蔬食者也，山野贫人或为常食。

黄芽白甘，燕地佳菜，炒煮并美，脏腑宽快。腌菹嫩脆，窖藏不败，他处种之，色味不类。安肃县产者，叶嫩黄而紧皱，齐地则青松也。〔批〕吴越种之则矮，而叶松如猪耳，故称猪摇头，闽、粤、黔、楚俱无。

合欢菜美，又名青囊，食蠲忧忿，出在高凉。有瑞莲菜，食脆清香，解酲消暑，宽腹充肠。又洋葱似独蒜，切丝食，味辛甘，产粤门岛。〔批〕洋葱番人款客，切缕，珑玑满盘不臭。

蓬生果美，又名乳瓜，青皮白肉，酱食脆嘉。树同棕类，皮亦腌膡，味如萝卜，结实不花。树如棕榈，叶同蒲葵，又称木瓜，树出肇庆。〔批〕此盖如菜瓜而树生者也。

蓬蒿之实，名曰沙米，清热消风，饥荒食旨。莿头菜肥，作蔬滑美。杏叶菜甘，春蔬摘取。莿头菜形似椿芽，出房山，杏叶菜出盘山。〔批〕沙米乃救荒，寒苦人所食，其去风清热，人不知也。

香芋藤生，如山药子，味甜开胃，芳香散痞。土瓜似葛，甘凉脆旨，可果可蔬，解食消痔。土瓜闽粤甚多，根如大升，可生啖，作蔬佳。〔批〕香芋吴人多种之，作蔬羹果食，多食令人气耗而闷。

莼菜甘寒，多食发痔，损颜毛发，伤胃及齿。病后忌食，病复致死，张翰之思，寓怀而已。性滑寒中，七月有虫着上，误食令人霍乱。〔批〕莼菜草也，因张翰有莼鲈之思①得著名，而食不宜人。

荇菜似莼，叶尖为异，白茎脆美，糖醋拌味。苤菜即苹，沦食爽利，可以已劳，并除油腻。此皆泽居者常得而食之，亦与莼同类耳。〔批〕荇《诗经》作荇，俗亦称荇丝菜，黄花者是也。

紫菜咸寒，消瘿脚气，利水散热，咽喉痛闭。多食吐沫，饮醋即住。石莼咸平，利肠风秘。石莼下水通便，散脐下结气，治疳疾五膈。〔批〕皆海产之物，能软坚、利水、破结，用时勿太洗，淡减力。

海带咸寒，拌食味美，解热利脏，疗风下水。消瘿瘰疬，

---

① 莼鲈之思：比喻怀念故乡的心情。见《晋书·张翰传》，曰："张翰在洛，因见秋风起，乃思吴中莼菜羹、鲈鱼脍，曰：'人生贵适忘，何能羁宦数千里以要名爵乎？'遂命驾而归。"

结痰清理，催生下胎，散瘕化痞。山居之人多瘿宜食，故山陕人充蔬作菜。〔批〕其白色者切丝漂淡，干之名披蛰，庖丁用以充燕窝，颇相似。

石花菜甘，微咸寒滑。鹿角菜同，面热能杀，解丹石毒，浸水抹发，煎胶酱食，经久得法。又名麒麟菜，煎胶为酱凝乳，多食发痼疾。〔批〕石花、鹿角乃一物，形色少异，皆可煎胶酱食，为凝乳。

龙须菜寒，利气消瘿，又名石发，解热便清。睡菜甘寒，清热定神，胸膈邪散，睡得安宁。睡菜叶似慈菇，根如细藕，食之令人思睡。〔批〕龙须菜又名石发，与石衣之石发不同。

茭白甘冷，性滑利脏，解酒去热，除烦消胀。止渴通便，丹石毒荡，黄病热痢，食之无恙。多食发痼冷，伤阳道，禁蜜，忌巴豆，茭苗同。〔批〕南人嗜食鱼盐多中热，故种茭白以为蔬，虽多食无伤。

蒲笋甘凉，除脏邪热，口臭糜烂，妊妇食益。安胎除烦，利便止血，聪明耳目，调气和脉。生食止消渴，治乳痈肿痛，捣根敷之并服。〔批〕或盐或糟甚鲜美，治病捣汁服良。

茄子甘寒，除劳散血，止痛消肿，滑脏宽膈。冷妇子宫，能发痼疾，动气损目，多食少益。凡人冷疟痢，伤寒病后，产妇俱不宜食。〔批〕煮茄食宜加花椒，或胡椒或砂仁，以制其冷性。

瓠子甘寒，利水清热，开胃滑肠，止渴解郁。压丹石毒，发脚气疾，虚冷脾寒，不宜多食。过食令人吐泻、发暴，以香薷汤解之得效。〔批〕《本草》瓠壶卢、瓠萎并而为一，盖不知瓠乃瓢子可食，不可为器。

冬瓜甘寒，利水通肠，止渴解毒，消痈肿良。止痢通便，马汗诸疮，性走而急，多食瘦庞。瓜肉可茹、可果、可蜜脯，触酒漆糯米即烂。〔批〕冬瓜同桐叶饲猪，肥大三四倍，治疾生用，煮食宜姜。

南瓜甘温，开胃益气，多食发病，疟疾尤忌。脚病黄疸，同羊肉闭，乌瓜番瓜，北瓜称异。可窖藏耐久，充粮，蜜饯为脯，子炒食味佳。〔批〕豫章称北瓜，而北瓜另有一种，形小色黄，惟可供玩而不中食。

菜瓜甘寒，止烦利肠，通便解酒，麸酱煮尝。黄瓜甘寒，利水发疮，清热解渴，瘟疾宜防。越瓜发心痛，癥结病后忌黄瓜，滑中生疳。〔批〕生瓜宜麸酱盐腌可久藏，为蔬菜之珍，黄瓜只可鲜食淡，晒干。

丝瓜甘冷，多食痿阳，清胃解毒，除热利肠。苦瓜苦寒，清热邪亡，或腌炒肉，味亦佳良。又有天罗勃，即野丝瓜也，亦治外症诸疮。〔批〕苦瓜，闽粤豫章颇食之，其瓤可生啖，解劳、清心、明目。

沿篱豆荚，甘寒清胃，沦煮炒蒸，充蔬美味。多食气胀，发疟冷痢，带荚而食，与诸豆异。此即扁豆之花色者，因食其荚，故入蔬部。〔批〕与白扁豆同形异色，只可带荚鲜食，酱煮佳。

刀豆甘平，蜜饯酱渍，烧灰利肠，止虚馤逆。豇豆荚甘，色紫绿白，可蔬可果，腌煮脯食。刀豆惟堪蔬果，而豇豆又堪充粮为胜也。〔批〕刀豆嫩时蔬，其子止堪栽种，疗馤。豇豆惟寒热病宜忌。

鹿藿可茹，生啖味苦，子亦可食，粉与豆伍。巢菜辛平，常食带补，止疟治疸，羹馅美咀。巢菜即翘摇子，名野蚕豆，可以磨粉充粮。〔批〕凡豆叶皆称藿，而此鹿藿即野绿豆也，又鹿喜食之故名。

大豆黄卷，即是芽蘖①。甘平无毒，消水除热，湿痹筋挛，和脏破血。黄豆芽同，解药毒结。又绿豆芽甘，清凉散火，利三焦，

---

① 蘖（niè 聂）：草木萌生的新芽。

解酒热毒。〔批〕诸豆芽俱受湿热□□气，故发疮动气，食多膨胀。

木耳甘平，微毒疗痔，拌食煮食，灰止血使。桑耳甘平，散癥积痞，治带崩中，排毒痛痔。槐耳苦辛，肠风血止，烧灰杀蛔，能断月水。榆耳疗饥，色白脆美，作蔬调羹，素肴必使。柳耳定吐，补胃气理。柘黄解毒，肺痈堪已。百齿霜丸，服效无比。杨栌耳平，破血酒煮。地耳甘寒，地生色紫，明目益气，令人有子。石耳寒平，石崖悬珥，气并灵芝，久食色美，益精悦神，至老不毁，泻血脱肛，灰服愈矣。〔批〕今之造木耳者，多于春末夏初，诸木或柳或槐，诸杂木断没以刀錾凿隙缝，泼以粥浆，用草罨之即生。收干货之中，其毒者捣冬瓜蔓汁解之。石耳产诸石崖，形同木耳堪茹，味美清香。

香蕈甘平，开胃通秘，破血引毒，调鼎美味。杉菌甘辛，心脾痛利。皂菌辛毒，荡垢涤腻，肿毒涂消，肠风血住。葛花菌苦，醒酒积去。天花菌甘，蛔虫能制。萑菌咸平，心痛消弃，杀腹中虫，白秃涂塈①。舵菌咸寒，清瘿结气。土菌甘寒，有毒宜试，误食腹痛，霍乱吐泻。鬼盖地芩，鬼笔同意，烧灰传疥，疗肿并治。蜀格味苦，疗带瘥痹。蘑菇甘寒，化痰行滞，素食佳品，生于北地。竹菇甘寒，止赤白痢，破血杀虫，苦竹菌济。鸡𡽱滇产，甘平益胃，消痔清神，菌大形异，虫窠上生，其毒可计。又有雷菌，与之不啻。蛇菌大毒，色美食毙。菌类极多，笔难尽缀，湿热蒸成，发疮与疡。〔批〕诸蕈皆湿热熏蒸，而苗于诸草木间，其性良毒亦各随所附。今采者不辨，食者苟知，其有毒者形色必异，若干之，则其汁尽气散，虽毒犹缓。若食鲜者，立致病亡，可不慎钦。其有毒者，如皂树、枫树、苦竹及杭药、墨荔、

---

① 塈（xì 戏）：取。

烂蛇、死马、蛇穴诸蕈，俱不可食。又南夷以胡蔓草毒人致死，悬尸树上滴汁于地。生蕈名菌药，毒人更烈，皆当知识。凡中毒，以苦茗、白矾、地浆、粪清等解救。

葛仙米淡，石耳之流，曝干馈远，色褐形柔。和羹素食，鼎腤佳肴，清神解热，痰火能瘳。产北流勾漏山，俗传是葛稚川遗丹所化。〔批〕生泉流之石上，细粒如米，或云久服延年，盖亦能清脏热者。

茶菇南产，香甘质脆，味甲诸菌，调食无忌。黑蘑菇丁，凉州产粹，味美质瘦，清香柔细。茶菇盰江南赣有之，质瘦而脆，生梣①茶树。〔批〕黑蘑菇丁产凉州诸处，有茎而无盖，形如鼓丁，味佳质脆。

花椒红辛，香调鼎食，杀鱼肉毒，开胃散积。多食散气，损心乱脉，中其毒者，凉水解得。闭口椒杀人，畏防风、附子、雄黄，能收水银。〔批〕素食用末，微出汗，研煮物，生用或连葱剁酱，香美。

醋林子酸，温止久痢，痔漏下血，蛔虫尽去。生津醒酒，诸疳服济，多食舌粗，动火之弊。出西川，形似樱桃，盐醋藏收充果，叶亦酸。〔批〕夷獠人采得，入盐和鱼鲊食，味米醋。

香椿牙苦，沦食性温，盐干美味，拌腐甘馨，消风祛毒，多食神昏。木盐草盐，并可调羹。又榆仁可造酱酿酒，嫩荚煤食甚美，杀虫。〔批〕椿芽多食壅气闭经，动风热。木盐即盐麸树，草盐产北方。

五加嫩叶，堪腌菹食，造酿作饮，能除风湿。棕笋及子，味苦性涩，可作果蔬，醋酱蜜渍。又槐芽、椿芽、枸杞芽俱堪盐菹，沦食代茗。〔批〕枸杞嫩头作蔬，肥滑，槐芽以拌面食佳。

---

① 梣（cén 岑）：木名。木犀科，落叶乔木。树皮称"秦皮"。

黄桡头苦，微甘代茗，盐食酸甜，解喉痛哽。味如橄榄，消热酒醒，舌烂口糜，嚼汁解怲①。吴越闽中人皆采食，北方鲜知其味也。〔批〕叶似槐而尖，嫩时采，干代茶，胜槐榆柳叶也，木甚细腻。

诸般竹笋，性滑甘寒，利膈下气，去热消痰。菫竹笋凉，解渴风删。冬笋最美，食味宜餐，能发痘疹，解毒消斑。苦竹笋苦，解酒除烦，黄汗音哑，灰擦牙痟。淡竹笋治，惊痫游丹，热狂迷闷，胎运能安。桃竹笋苦，六畜疮弃。酸笋性凉，解醒肠宽。刺竹笋毒，落发瘦颜。诸般盐笋，各种笋干，名色不一，难载多般。其性虽滑，滓化却难，称刮肠篦，忌合羊肝。菜不宜人，笋蕨同班。〔批〕凡竹之笋，皆寒滑利脏，虽甘而回味终苦。若内热燥结者，食之有益。若中寒不固者，非所宜也。

药苗充蔬，诸名备述，性味宜忌，亦当考识。香菜味美，辛温气苾②，采拌作蔬，醒脾宽膈。地笋味佳，泽兰根赤，酱醋拌之，甘温气馥。马兰头辛，鲜汋芳洁，曝干煮肉，味胜薇蕨。蓥菜清香，微苦沦食，调以酸咸，通经活血。有对节菜，乃是牛膝，以芼以沦，苦味即失。仙菜辛香，紫菀苗即，醋渍盐调，盘餐味杰。婆婆奶菜，地黄苗叶，亦可作蔬，滋阴火息。公公须嫩，王瓜藤摘，盐拌晒干，堪和脯膜。有莠翁菜，子即恶实，根苗可茹，和中散结。地松叶臭，救贫蔬食。蕲菜蒸啖，同鱼美吃，亦解鱼毒，外症消释。秃菜水煮，寒止痢疾，多食滑肠，解毒效捷。蓨菜可餐，酸模名别，性亦寒凉，火毒散撤。仙人杖草，作蔬口适，温除风冷，亦去痰癖。金簪菜甘，蒲公英苣，解毒消肿，食疗乳疖。鸡冠苋肥，青葙苗苗，炒煮作蔬，

---

① 怲（bǐng 丙）：忧愁的样子。
② 苾（bì 必）：芳香。

调羹滑啜。红蓝嫩苗，茹解瘀癖，子捣拌蔬，入醋煎汁。决明苗凉，食去目涩，利脏清头，翳障退彻。蒩菜小毒，食发气逆。襄荷旁根，作蔬蛊辟，本是佳蔬，盐酱醋滴。车轮菜凉，善通淋溺。香蓼嫩芽，拌食辛烈。独帚嫩苗，苦而味劣，明目止痛，头风可歇。百部之苗，亦堪煮吃。罂粟苗甘，作蔬美特，开胃厚肠，除泻痢泄。齐头蒿苦，蔬鲜血脉。有珊瑚菜，驱风散郁。有笔管菜，黄精苗即，食之甘美，五脏利益。藕丝菜美，即是荷密，脆滑芳甘，食散瘀积。莜菜味甘，止烦消渴。昆布海藻，肴馔并列。芦笋盐食，能解五噎，除诸鱼毒，利便呕截。紫苏薄荷，蜜煎糖渍，充果作蔬，华筵亦设。豆藿为羹，明目去热。萍蓬草根，名曰水粟，味亦如之，俭年充食，子形如粟，煮粥味涩。天藕甘苦，形同白术，救荒和饭，剥皮煮淅。菱茎曝干，造饭和粒。以上诸苗，救荒济急，野菜山蔬，名宜考切。

百果部

李子酸甘，肝病宜食，去骨节痛，痼疾劳热。多餐胪胀，忌雀肉蜜，发疟霍乱，曝脯美食。李类颇多，性味相似，盐曝糖藏，白李为胜。〔批〕李不沉水者有毒，勿食，其树接梨树者不酸，有无核者曰徐李。

杏子酸热，过食伤筋，损目发疾，生痰昏神。曝脯去冷，止渴益心，多食发落，燥血之徵。凡五果树皆以他木接之，则味不酸形异。〔批〕杏类梅者酸，类桃者甘，多食致疮痈膈热。

杏仁苦甘，降气止咳，开胸喉痹，发汗胀快。惊痫瘟病，伤寒喘赖，利膈通肠，杀虫疮疥。能治百病，服食之需，去痰理肺，气分要药。〔批〕凡用汤泡去皮尖炒用，双仁有毒勿食，解锡毒狗毒。

巴旦杏甘，止咳下气，消心腹闷，研酪通秘。定喘止渴，虚烦服济，补肺行痰，泻者亦忌。杏仁有甜苦二种，苦者入药，甜者造酪食。〔批〕研杏酪，以杏仁百枚，泡去皮尖，捣烂，和水漉浆去渣，即为杏酪。

梅子酸苦，多食损齿，伤筋脾胃，核桃解麵。蜜饯青梅，脆甘味旨。盐作霜梅，罨伤血止，敷疔痈肿，喉痹点使。梅酱酸咸，淹渍盐水，加鲜紫苏，解渴消暑。乌梅下气，疟痢用取，疗吐霍乱，安蛔痛瘳。解酒热噎，利筋和体，宁嗽生津，内烦渴已，痈疽恶肉，灰敷蚀砥。〔批〕北地无梅，种之变杏。造白梅以盐汁渍，晒十余次成。造乌梅，以稻草灰汤淋过，糠熏干黑。凡用去核。

桃类不一，酸甘性热，作脯悦颜，肺病宜食，多餐膨饱，所忌鳖术，发丹石毒，有损无益。又发疮疖，俗传蟠桃，服之神仙，盖非此类。〔批〕柿接为金桃，李接为光桃，梅接为脆桃，梨接为白桃，物性之妙。

栗子甘温，厚肠益气，健利腰脚，扶脾肾瘳，生食难化，熟食多滞，疗筋骨碎，涂肿散瘀。患风水人忌，小儿多食令齿不生，作粉佳。〔批〕一球三类中匾者为栗楔。

生枣甘热，多食膨胀，损脾动气。黑枣安脏，润肺益肾，和中气畅。红枣健脾，晒枣味上。诸枣干同，疳蟹中满人忌，多食助湿，黄齿。〔批〕生枣滑肠，蒸黑枣调营卫，晒红枣健脾胃，入药惟用红黑二种。

仲思枣美，形大核小，甘温补虚，润脏嗽少。西王母果，谷城紫枣，同是仙种，服之色好。此皆异种，致诸枣脯糖渍蜜渍，性味已变。〔批〕仲思等枣皆长三四寸，乃异种也。

南枣甘暖，产浙金华，形大核细，香脆味佳。糖渍蜜饯，肉皱皮裰，食多痰腻，虫蟹伤牙。少食可口，因过甜则热中伤肾，腻膈聚痰。〔批〕生食香脆，泡熟蜜煎可久藏寄远，皱皮如谷红润可爱日枣脯。

梨种颇多，味甘酸涩，北产者佳，其树俱接。性味甘寒，品称冰雪，润肺清心，消痰降热。驱风定喘，散痞塞结，解酒火毒，能压丹石。咳嗽失音，虚烦气急，汤火灼伤，切片易贴。鹿梨涩酸，煨止痢疾，棠梨味同，滑痢烧食。〔批〕梨多食成冷痢，若病劳热、痰火症，则多食始有效也。然必得消梨、雪梨、鹅梨，不酸之梨乃可。

有海红子，名海棠梨，酸甘可食，泄痢收提。楂子木桃，槟楂木梨，异名同类，酸梨名齐。味皆酸涩，解酒痰宜，止痢霍乱，醋心可医。多食损齿，伤气筋疲，木瓜同类，主治如之。木瓜作脯，香美和脾，蜜饯糖渍，性味俱移。〔批〕海红、楂子，皆木瓜同类而似梨，可生啖。槟楂大而无重蒂者，味皆酸涩，多食损齿、伤气及筋，致癃闭，或盐糖蜜渍，为易其性味。

庵罗果甘，微酸止渴，通经营卫，调和血脉。清胃生津，西域所出，多食动风，忌与蒜食。此亦梨也，皮细而嫩，北人呼为婆梨，味佳。〔批〕其色半红半黄，与梨同而形□稍异耳。又俗称鸭子梨是也。

榅桲酸涩，俗称槟子，温中下气，消食酒水。止泻烦热，辟臭甚美，多食动气，聚痰发痃。似花红，气香而大，北地有之，滞血脉，发疝。〔批〕榅桲一名槟子，惟燕赵晋地有之，因其气香故名，同榲莣之音。

苹果即奈，香寒甘味，生津止渴，能益心气。和脾消食，多餐胀肺，为脯晒干，充食佳制。生时亦酸涩，熟则甘香清美，开胃和中。〔批〕可以取汁造豉，又可压酱。作果单乃澄粉也，调食颇佳。

林檎甘酸，即是花红，俗称沙果，下气宽胸。消痰止渴，疗痢和中，霍乱腹痛，闪癖因风。多食令脉弱发冷，热疾疮疖，作脯晒干佳。〔批〕树生毛虫者，以蚕蛾垤树下，或以洗鱼水洒之即无。

楸子甘酸，小于沙果，色黄红黑，如樱桃颗。产于代北，清香味颇，作脯点茶，怡神口可。多食涩气，令人好睡，子宜去尽，食之烦心。〔批〕与林禽同名而异类，《本草》未分，今正之。

柿类颇多，树皆移接，性寒益肺，熟甘生涩。利脏清胃，通耳鼻塞，红紫青黄，其色不一。牛奶鹿心，铜盆形别，入棱鸡卵，猴枣椑漆，解酒除烦，能压丹石。君迁椑枣，味美悦色，多餐引痰，忌同蟹食，腹痛吐泻，木香解得。各种柿干，其名须识。柿饼柿糕，黄酥乌白，性变甘平，补虚止血。润和五脏，专疗咳逆，肠风便毒，五痔瘘疾。反胃血淋，火疮虫蜃，烧灰断下，破瘀解结。柿霜甘凉，清上焦郁，生津化痰，咽痛糜舌，多食动脾，生痰腻膈。〔批〕柿乃脾肺血分之果，故主治诸疾。生食寒中，同蟹食霍乱。柿干生曝者冷，火熏者热。一物性殊，不可不察考，治疾之应，当先识本物由来。致酥柿，或水收盐浸灰，此使汁尽存肉，性味大变，治病非所宜也。

山楂糕酸，微温化滞，消肉冷积，平胃开秘。多食嘈烦，齿龋人忌，热胃损齿，因夹糖味。名棠球子，北产者佳，亦可生食，消癥除胀。〔批〕以棠球子去皮核，捣烂加豆粉、蔗糖和成，北京造者佳。

石榴甘酸，有红有白，性温收敛，能压丹石。利咽损肺，疗痢赤白，止带崩中，因其性涩。多食损齿生痰，能止泻断痢，解渴，下三虫。〔批〕酸者疗痢止崩，皮能黑齿，其亦火化，而丙辛成水之意耶。

橘瓤甘酸，开胃利膈，润肺聚痰，多食胀逆。筋模能解，忌同蟹食。柑瓤甘寒，利肠解热。柑瓤利便，解丹石毒，多食冷肺，产难灰服。〔批〕柑子瓤类橘皮如橙，甘多酸少，皮亦可食，橘皮辛苦不可食。

橙子瓤酸，杀鱼蟹毒，伤肝发痃，最忌獖肉。皮辛苦甘，下气甚速，开胃调中，解酒痰逐。橙糕酸甘，敛五脏浮热浮风，多食伤齿筋。〔批〕可糖藏，蜜饯其皮香，糖果馅中宜用之。

柚瓤酸甘，性寒解酒，产于楚粤，北地无有，逐脏恶气，妊妇淡口，多食中寒，消食止呕。味稍带苦而酸少，故与橘、柑、橙性不同也。〔批〕闽粤江右最多，闽称文旦，粤称饱，江右称柚子，其瓤如丝。

香橼脯甘，气香开胃，调气和中，性温糖配。佛手脯同，快膈更锐，散郁消癥，去哕醒醉。橘、柚、柑、橙、金柑俱堪蜜饯为脯，性味略同。〔批〕《本草》香橼、佛手为一物，实两种也。树未果形俱异，古人未识耳。

金柑芳香，皮甘肉酸，同嚼佳美，快气中宽，解酲止渴，止恶胃安。金橘金豆，性味一般。金柑如枣，橘豆如弹，同类异形，俱堪作脯。〔批〕形长皮肉皆甘者金柑也，圆而皮甘肉酸者金橘也，又名金豆。

枇杷甘酸，止渴下气，定吐清热，滑肠利肺。多食聚痰，诸面所忌，亦可蜜饯，糟藏美味。北地绝无，南方有之，吴郡者胜，树接不酸。〔批〕产洞庭者最胜，广中虽有，不及吴地之美。

杨梅酸甘，微毒性热，荡涤肠胃，冷痢可绝。食损筋齿，令人衄血，发疮致痰，忌同葱食。烧酒藏之不败，更助其热，盐藏者可灭瘢。〔批〕以桑树接之不酸，以甘草钉钉之不癫，多生瘴地。

樱桃甘热，调中益脾，能益颜色，止泄痢奇。多食发热，风动筋疲，喘嗽痈毒，受害无知。有山樱桃辛平味劣，止泻肠癖，除热调中。〔批〕雨后则内生虫，以水浸之则出，始堪食。山樱桃有毛，别是一种。

桑椹甘苦，利脏安神，乌须黑发，聪耳目明。醒酒活血，疏络通经，消水散结，久服阳兴。疗诸骨鲠、瘰疬、结核，熬膏浸酒，反老变白。〔批〕须以紫黑者佳，捣汁熬膏，忌铁器。

枳椇子甘，大能解酒，并疗消渴，通便止呕。宽膈利肠，除风热走，和脾理湿，淋症尽剖。一叶入酒，即能淡味，故解酒利水，止渴良。〔批〕多食发蛔虫，止头风有效。

胡桃仁甘，润脏泽肌，乌须黑发，补肾相宜。止嗽养血，痿弱宜之，多食动火，虚热勿施。润肺肾之燥，连皮则涩精，与破故纸同用。〔批〕胡桃，肾之果也，能透命门。油胡桃有毒，不可食。

梧桐子甘，清心益肺，解热利咽，舒脾开胃。酸枣味酸，鲜食醒睡，止汗滋肝，生山萸配。酸枣、山萸俱可生啖作果，胡颓子亦可食。〔批〕梧桐子亦可榨油，调食、燃灯俱佳，然近者甚少。

榛仁甘平，益气实肠，调中开胃，健力筋强。阿月浑子，同类温良，肾冷痿弱，止痢充粮。产处不同，乃一物也，俱开胃，除肠中秽积。〔批〕阿月浑子得木香、山萸能兴阳。

银杏核仁，苦甘微毒，温肺定喘，止带便缩。生用降痰，杀虫疗浊，肠风齿䘌，阴虱涂伏。治狗咬、疳疮、鼻齇，多服胪胀，忌鳗，致风疾。〔批〕其树于夜半开花即谢，人不得见，故其性阴毒。

钩栗仁甘，充饥厚肠，令人肥健，久食无妨。楮子仁同，苦涩性凉，止泄破血，亦可充粮。二物一类，有甜苦之别，皆可作粉，疗饥妙。〔批〕楮子多食不宜人，盖其性枯涩，燥人津液故也。

橡实蒸晒，微苦性温，止痢健胃，御饥可珍。槲仁苦涩，蒸煮性平，救荒食粉，止痢功能。其性俱涩，故止泻痢，救饥充肠而能益人。〔批〕取仁水浸，淘去涩味，蒸极熟食益人，槲仁同。

荔枝甘酸，性热爽口，下气宽膈，止渴解酒。消瘿去瘰，瘤赘解纽，多食鼻衄，火病特抖。荔，火果也，形如心，多食血溢，饮壳水解之。〔批〕鲜者味美而热甚，曝干则性味俱变，酸多甘少，福产者佳。

圆眼肉甘，利滑五脏，滋心安志，归脾血旺。鲜者香温，压蛊毒胀，性味和平，食之无恙。又有龙荔，味甘性热，小毒，生食动风发痫。〔批〕以荔接龙眼则结龙荔，形质既变，性味亦异。

橄榄酸涩，细嚼回甘，解酒鱼毒，开胃除烦。生津止泻，咽痛咀安，烧灰研擦，牙𧉈风疳。盐食作脯俱佳，榄仁香甘开胃，研敷唇裂。〔批〕树大子繁难采，但于根下刻孔，纳盐少许，一夕子尽落也。

余甘子涩，性味酸寒，能压丹石，清肺嗽齁。涂头生发，除热风疳，橄榄一类，俗号白圆。又木威子，亦橄榄之类，辛酸，治心下恶水。〔批〕广中所产橄榄也，形如枣，较橄榄更松脆，俗称白圆。

毗梨勒苦，微温带涩，下气止痢，疗风发脱。暖肠去冷，作浆性热，能染须发，变白为黑。又名三果，亦治风虚热气，烧灰能干血效。〔批〕树似胡桃，核如诃子，产于南海诸国。

五敛子酸，甘除风热，止渴生津，晒干美益。五子实甘，金疮宜食，霍乱冷吐，性温止得。有三廉子，即五棱子也，味俱同，可充脯。〔批〕此皆产于闽广，形如田家碌碡①，皮肉脆软，五子实相似。

榾实甘涩，消积化虫，利肠疗痔，经络能通。止嗽白浊，助阳有功，柀子甘温，主治相同。忌鹅肉，生风动火，多食引火入肺，致气壅。〔批〕榾柀本一类也，榾柀反绿豆，皮能杀人。

松子仁甘，滋脏除风，醒脾强智，止嗽神充。泽肌疗痹，

---

① 碌碡（liùzhuó 六着）：用来轧谷物的圆柱形石制农具。

经络疏通，润燥开秘，毛发敷荣。辽产者佳，久食悦颜、润肤、清神，开益脾胃。〔批〕服食家多用之，同柏子仁治虚□。

椰子瓢甘，治风益气，悦色疗饥，糖煎美味。浆曰椰酒，风水肿去，涂头黑发，吐血止住。多食昏人，故称为酒，动气增渴，性温故也。〔批〕缅甸有树头酒，即椰子中浆汁也。

无漏子树，即是海棕，子温甘美，消食宽胸。除痰止嗽，益气调中，久食无损，肥健泽容。此即凤尾蕉之子耳，或称为枣，实非枣也。〔批〕以刀剥去青皮，石灰汤沦之，蜜浸瓶封，可久藏寄远。

蕉子甘寒，止渴润肺，通血破血，解酒醒醉。蒸熟晒干，清肌热退，小儿客热，丹石毒溃。性滑不益人，多食动气，寒中内燥者宜之。〔批〕有数种，惟广中所产羊角蕉最甜美。

波萝蜜瓢，甘香微酸，止烦解渴，醒酒悦颜。核仁味同，益气除痰，疗饥健力，五脏能安。不花而实，形似冬瓜，内肉如橘子，大如枣。〔批〕核仁如栗，黄色，炒煮食之俱佳，此果中之最久者也。

无花果子，性味甘平，开胃止泄，疗痔咽疼。文光如栗，仙果如樱，古度子酸，俱无花名。古度子煮作粽食，数日不煮，即化蚁飞去。〔批〕无花果即优昙钵也，而文光等皆不花而实者。

阿勃勒子，味苦性寒，除心膈热，杀虫下痰，通经活络，疗小儿疳。有罗望子，甘美煨餐。此亦不花而实者，形如皂荚、刀豆，炙煨食。〔批〕阿勃勒如皂荚，中有黑子，如饴美食。

沙棠果甘，能却水病。探子甘涩，止嗽痢应。麂目酸甘，发冷痰症。都念子酸，嗽哕可定。又都桷子酸涩，止泄疗痔，解酒止渴，除烦。〔批〕沙棠如李无核，探子如梨，麂目似梅李，都念似软枣，都桷如梅。

摩厨子甘，其汁如膏，益气润脏，可以煎熬，疗饥肥健，气血和调。有齐墩果，形似阳桃，压油煎饼，香美佳肴。有德庆果，炙食如臁。又有韶子，甘温味饶，治痢心痛，腹冷俱消。〔批〕摩厨子似瓜，德庆果形大如杯，韶子似栗，肉如荔枝，又有藤韶子大如兔卵柿。

甜瓜甘寒，性滑通肠，有青有白，有黑有黄，除三焦壅，消暑为良。多食下痢，去瓤无妨，或发黄疸，解胀麝香。子仁炒食，破内痈疮，月经能止，清肺热方。有哈蜜瓜，多肉少浆，香甘柔美，作脯佳尝，可藏可久，更可充粮。〔批〕瓜双蒂者杀人，子仁压去油，水调服，止月经太过，效。

西瓜瓤甘，消烦止渴，利便解酒，清暑退热，多食伤脾，致成痢疾。瓜皮甘凉，盐酱可食。皮烧灰涂口疮，瓜子甘寒，多食生痰动火。〔批〕伤寒瘟疫，烦热干渴宜食，名天生白虎汤。

葡萄酸甘，性热当究，有白有紫，北产肉厚。除肠中水，五淋能透，益力强志，健人疗瘦。食多发痔，烦闷心疚，亦可造酿，曝干远售。琐琐葡萄，如椒似豆，产在回邦，大能发痘。南产紫圆，蘡薁名旧，味甘酸涩，温脾悦膝。俱是葡萄，分条则谬。〔批〕南产葡萄形圆紫色，酸多核大，即古之燕薁也。北产形长而肉厚者，乃西域之种致。琐琐葡萄亦蘡薁之类耳，《纲目》分之，误也。

猕猴桃寒，酸甘止渴，调中下气，解烦除热。骨节风痛，能压丹石，通淋疗痔，瓤可煎食。内热者宜之，多食冷脾胃，动泄癖，可晒干。〔批〕生时极酸不可食，熟则带甘，过食寒中。

甘藷甘平，又名地瓜，生熟可啖，甘美味佳。补虚益气，脾胃充夸，磨粉久贮，粮糗功加。可以造粉，可以酿酒，充饥救难，功佐粮储。〔批〕一名地瓜，闽粤人以为正粮，蔓生食根。

鲜葛味美，如梨似卜，甘凉清胃，解酒热毒。和脏除烦，止血吐衄，济渴疗饥，澄粉调服。产于闽粤楚地者，大而松脆，他处不如也。〔批〕造粉之法与造藕粉同。

甘蔗甘寒，多食反热，下气调中，除烦宽膈。解酒止呕，利肠行积，多嗜损齿，口糜烂舌。烧滓油调，秃疮涂失。沙糖甘温，和脾行血，治痢酒毒，过餐引湿，生蛔心痛，成疳齿䘌。白沙糖同，缓肝脾益，润脏和中，腻腔痰积。又有冰糖，称为石蜜，煎炼澄成，色有黄白，味更鲜精，体存晶洁。煎酥和酪，浸酒调食，动火生虫，其害则一。〔批〕青皮者白荻蔗，白皮者曰竹蔗，紫皮者曰昆仑蔗。造糖惟用竹蔗，去皮叶磑成浆，用樟木槽澄清，煎过入瓮，凝结成沙糖，榨净汁炼凝为水糖，亦等次不一。

刺蜜甘平，草头上出，除痰嗽痢，消烦止血。又有酬齐，断取枝汁，其味香甘，清美疗疾。或云草蜜甘露所凝，亦无考，实乃熬成者。〔批〕草蜜一种，羊刺一种，蔓生皆取，草汁为蜜，达即古宾，盖甘露也。

蜂蜜甘酸，性非一样，产石土木，用宜考当。缓中除邪，毒风追荡，合姜止嗽，和药滋脏。蜂之造蜜，采百花酿成，留师蜜性味相同。〔批〕宜炼，生者令人泻，石岩者佳，除众病和百药，忌葱、莴苣，反鱼酢。

藕味甘凉，解热散血，通气清胃，醒酒止渴。蒸煮俱佳，鱼蟹毒释，止泄热痢，霍乱烦急。风去水气，其味更甘，水果之中最为宜人。〔批〕老藕味□□，可蒸食，作蔬，六七月之嫩藕可生啖，宜人，煮忌铁。

藕粉淡凉，清五脏郁，合冰糖冲，性温味别。通便开胃，散血和血，太甜聚痰，调和宜蜜。澄粉其味已变，再用沙糖冲拌则失本性。〔批〕今造藕于俱是老藕，其性微涩，真者良。

莲子甘温，补中养神，益气止痢，固肾涩精。强筋健骨，耳目聪明，除湿白浊，带下血崩。煮食补虚益脏，多食滞气，大便燥者忌之。〔批〕莲肉脾之果也，能交媾水火，会合木金者也。

菱芰一物，形味有别，四角两角，青紫红黑。青皮双角，风菱腰折，甘嫩清凉，只宜生吃。入泥变乌，生餐味劣，熟煮甘平，堪充粮食。四角红菱，嫩甜肥洁，生啖宽中，清胃除热。馄饨沙角，生熟俱得，老则甘香，补中气益，生者解酒，能压丹石。澄粉久藏，调食和蜜，水乡皆产，吴中第一。〔批〕三角四角者为芰，两角者为菱，生熟可啖，生甘熟香可以充粮，故曰菱米。生食性冷伤阳，其花背日向月，乃纯阴之性也。

荸荠甘寒，开胃下气，消食除积，止崩血痢。化铜压石，黄疸渴济，疗膈磨坚，癥痞并去。能辟蛊毒，多食发冷气，煮食甘平和胃良。〔批〕生啖发冷气，海蜇煮食化痰癖，亦可造粉。

芡实甘平，补中益精，除湿通痹，耳目聪明。白浊白带，便数遗精，多食难化，动冷风生。鸡豆壳涩，肉甘涩精，药中当连壳捣粉用。〔批〕鲜者煮食佳，或曝干剥仁用，以防风汤浸过则不坏。

慈菇根苦，汁寒治淋，疗惊解毒，产后血昏。煮熟甘凉，发疮漏崩，肠风脚气，食不宜人。多食滞气，损齿，失颜色，燥皮，发缓风，干呕。〔批〕孕妇忌食，恐滑胎难产，胎衣不下，捣汁服。

杂果类多，性味当识。津符子苦，爽口呆舌。有必思答，产回回国，甘凉顺气，饮膳载集。甘敛子酸，多食发疾。杨摇子甘，异形有脊，生树皮中，剥出可食。海梧子甘，形如大栗。有木竹子，如枇杷实。橹罟子甘，攒聚球结。罗晃子酸，七层皮出。柠子似桃，酸同梅汁。夫编子平，调羹美酵。白缘子甘，核桃样式。系弥子苦，回甘佳馔。人面子酸，食用蜜渍，人面之称，专指其核。黄皮果酸，拣子彷佛。四味果奇，味变刀切，竹刀剖甘，苦因遇铁，木酸芦辛，能止饥渴。千岁子甘，栗味类龁。侯骚子甘，冷消痰积。酒杯藤子，解酒散郁。蔺子味淡，熟如梨赤。山枣如荔，味酸甘洁。隈支味甘，与荔无别。诸般果品，多产闽粤。川蜀滇南，交趾西域，形色难详，性味略笔。养生之家，辨其损益，诸果有毒，亦当知识。未成核者，发疮痈疖。落地之果，致成漏疬。双仁杀人，双蒂同例。沉水者毒，异色者一。蛇蚀虫缘，俱不可食。灵床上果，除谵语疾。〔批〕津符子出《千金方》，必思答出回回地，甘敛子似巴榄产闽粤，杨榣子产闽越，海梧子树似青桐，橹罟子夏熟色红，罗晃去皮肉如栗，栌子、夫编子俱可盐藏食之，白缘子味似胡桃，系弥子如软枣，人面子大如梅，黄皮果出闽粤，四味果出祁连山，千岁子似李，侯骚子蔓生大如鸡卵，酒杯藤子味如豆蔻，蔺子核如鱼鳞，山枣如荔，隈支如荔而肉黄肤甘，皆南方之果也。

樱额甘涩，产于北地，实似燕薁，温补脾气。有菩提果，清甘美味，实似枇杷，食之快意。有箇摩子，藤生黄壳，里肉如莲子，堪煮食。〔批〕樱额似野葡萄，而树生菩提树似冬青。

有青檽子，产于四明，味甘青色，树不可寻。天台异果，多南子名。土翁侯闼，猴总柿形。此皆异果也，味甘美，产天台、四明，他处所无。〔批〕青檽子每于石上拾得，不知生于何树，故称仙果。

落花生甘，名长生果，生研下痰，炒熟味可。开胃醒脾，滑肠积堕，干嗽宜餐，滋燥润火。多食生痰，反黄瓜，其油性同，煎食肥滑。〔批〕藤生，种于沙地，花落沙中，结果于下，果不附本，是一异也。

棹树似椿，渍果煮叶，香甘而美，味在其汁，同彘肉餐，或遭雷击。有赤黎木，子亦堪食。有黏子味酸甜，四月花，八月熟，色红子细。〔批〕按赵□黏子诗云，结实重重黑正圆，盖似紫葡萄也。

浮沉藤实，其大如瓯，熟时赤色，甜酢津流。子藤实赤，味与梨侔。兰子藤实，桃味同侔。又野聚藤实味甜，酢可煮食，藤俱堪用。〔批〕此皆藤生之果，而其藤亦可束物。

跳子性滑，不花而实，产在粤西，肉紫黄色。柏树呼名，壳裂子出。卍果香甘，味佳生食。又留求子，形如栀子，肉味如枣，核治积滞。〔批〕卍字果乃其形也，又名蓬松子。

蒲桃壳厚，花似绒球，实如苹果，甜美香柔，造膏酿酒，产在罗浮。黎朦子酸，浆饮渴瘳。黎朦子大如梅，形似橘，孕妇宜食，能辟暑。〔批〕黎朦即宜濛，食之能安胎，故又名宜母。

蓬茇奈干，来自暹罗，形大如李，红润甘和。有冬荣子，似抽瓢皤，蔓生炙食，味美甘多。又榗胄了，匕加杯，炙而食之，似猪肉，甚美。〔批〕蓬茇奈产海外，来内地惟干耳，以沸汤泡之，皮脱而肉美。

古米子黄，肉如米粒。壳子果甘，橄榄一色。木莲子紫，胡桃无别。有特乃子，如榧味涩。有不纳子，甘酸可食。朱圆子红，形同楝实。匾桃形匾，色青味洁。有蜜望实，酸甘香冽。又有天桃，木瓜形色，二物食之，船晕止得。核桃形者，有名石栗，壳厚肉少，腴甘熟食。有山核桃，槟榔样式。有扁胡桃，形类半月，其味亦同，并名不忒。有万寿果，味类柚橘。有荸琢子，肉白壳黑，味赛核桃，甘香清蜜。以上诸果，并产南粤，少尝佳美，多食不益。〔批〕蜜望实食之能解船晕，天桃止呕吐，凡航海者购买携之，以济治疗。

茶 部

茶类最多，精粗不一，性味苦寒，大概无别。碧螺白云，吴茶名特，细者清淡，产于闽浙。龙井天目，旗鎗杰出，香林宝云，银针相匹。顾渚四明，紫笋雀舌。径山雨前，雁山嫩质。上云罗岕，昌化叶槠，去腻除烦，却昏散积。武夷嫩者，竹心莲薏。麦颗兰芽，白茅凤翼，天下通行，味厚浓艳，止渴醒睡，下气消食，清火除烦，和经调脉，陈者发汗，解药性急。槟榔合饮，令人洞泄，多饮寒胃，发痧呕逆。徽产松萝，紫霞气馞。或窨芝兰，芬芳更烈，多饮寒脾，令人冷呃。雅山六安，毛尖大叶。梅片香片，仙芝嫩碧。金地源茶，味清绿澈。北方宜之，因其水劣，和胃理中，解烦去热。湖湘君山，安化红赤，味浓色艳，清脏利膈，通便下行，多饮瘦瘠。或造为砖，行于西北，苦寒峻利，叶杂不洁。去腻削脂，解毒燔炙，牛羊酥酪，得以荡涤。济渴养生，殆不可缺。佳于此者，广西龙脊，亦造成砖，治疗有力，除瘴解毒，治痢赤白。滇南普洱，团茶苦涩，逐痰下气，刮肠通泄。感通太华，并产美叶，其性俱寒，煎宜姜汁。诸方产者，名难尽笔，考其性味，苦寒同列。垢腻能驱，伤脾引湿，坏胃败肾，多损少益。嗜嚼叶者，生虫成癖，面貌痿黄，神疲力怯，致死不改，深为慨惜。嗜茶之害，人皆不识，古者制饮，为济火食。〔批〕按陆羽《茶经》，但品茶之气味，未及茶之性质，而又品泉水与之相合，则云若佳芳否，此只是扬茶之美，为雅蕴之风，而但知饮茶之益，未及饮茶之害也。夫古人制茶为饮者，缘人食膏粱厚味腻质于中，则发热渴，遂饮茶以解火食之毒，荡涤脏腑积热。饭后渴时饮之，是得茶之益也。奈何风俗以茶款客，一碗未已一碗复继，本无热渴，而嗜饮绵绵。更酒后强饮，引湿入肾，伤脾致变病百出，此被饮茶之害，人不知也。又嫩茶上浮而气平，老茶下降而气利，新茶气聚而满中，陈茶气散而发表，此皆《茶经》之所未及也。至各处地气不同，产茶性味各别，皆录正文，亦不免挂一漏万耳。

禽　部

麦鸡肉甘，杀虫解蛊。鵁鹭肉咸，甘温能补，疗虫鱼毒，炙食作脯。雁肉除痹，利益脏腑。食雁去肾，多食除风，动气伤神，解丹石毒。〔批〕鹤、鹳、鹙、鹲阳鸟，诸肉俱不入馔，盖腥气而不益人，伧父①亦食之。

天鹅肉甘，益人气力，通利五脏，宜腌炙食。鸨鸟肉补，去风痹湿。鸧鸹肉咸，鱼虾毒释。又旋目似鹭，又鸧同类，性味与鸧鸹肉等。〔批〕天鹅煮冷，炙食。鸨纯雌无雄，与他鸟合见鹜，激粪射之毛自脱。

鸬鹚肉酸，微毒利水，冷治鼓胀，烧灰服已。鱼狗翠毛，肉咸味美，能治鱼鲠，亦煅灰使。鱼骨鲠，默念鸬鹚数十遍则消，治水肿效。〔批〕鱼狗言其能啄鱼也，翡翠指其羽彩，虽属林楼，亦游溪涧。

野鸭肉甘，益气补中，平胃消食，除热驱虫。病人食益，疮疖收脓，利水解毒，鸭鹥同功。血解蛊毒，热饮探吐。鸭鹥即䴔也，与凫同。〔批〕凫有数种，刁鸭最佳，又冠凫乃海凫，云是石首鱼所化，味同。

鸳鸯肉咸，小毒动风，作臛味美，肥泽肤丰。夫妇共食，相爱和同，疗梦思慕，血痔收功。又鸂鶒肉甘平，食之去惊邪，治射工毒效。〔批〕诸瘘疮，以酒浸炙，热贴之效。鸂鶒能食短狐，故治其毒。

鹭肉咸平，治虚羸瘦，益脾补气，风疾能透。鸥亦同类，性味不谬。淘鹅肉滑，微带醒臭。又越王鸟乃仁禽，惟食木叶，人当勿食其肉。〔批〕越王鸟即鹲鹴，嘴钩末如冠，可为酒器。

---

① 伧（cāng仓）父：泛指粗俗、鄙贱之人，犹言村夫。

鹲鹱如鹭，俗称白鹲，游于大泽，不入林巢，肉味不美，腥气无膘。鹝鸟肉类，亦带腥臊。鹝，鳼母也，如鸡黄白色，常呕吐蚊虫数升。〔批〕鹲鹱，《纲目》引为鸬鹚，误也，鹲鹱色白如鹭，俗称白鹲。

野鸡肉甘，补中止泄，治痢蚁蝼，多食发疾。鹳雉肉同，安脏喘息。鹖鸡肉甘，食健气力。鸡肉同胡桃、鲜菌食，发头风、痔疾，能瘦人。〔批〕野鸡忌同荞麦、生葱食，致生腹虫。鹖鸡益人。

鷩雉肉甘，性温微毒，食之聪慧，补虚不足。吐绶鸡奇，行避草木，其肉温肥，辟灾宜畜。吐绶鸡嗉囊中有采绶，每向日吐之焕烂。〔批〕二鸡俱宜豢畜，能禳辟火灾，云吐绶鸡亦反哺。

白鹇肉甘，补中解毒。鹧鸪肉温，除蛊酒服，疗疟利脏，益心明目。竹鸡肉甘，腹虫能逐。鹧鸪、竹鸡俱有毒，宜生姜解之，又杉鸡同。〔批〕鹇，白雉也。鹧鸪飞必南向，竹鸡畜之辟白蚁、壁虱，烹宜用姜。

英鸡肉甘，温益阳道，补虚悦色，冷患食妙。因食石英，其性克肖。秧鸡肉甘，蚁蝼服效。又一种邓鸡亦同类，食之俱宜人而无损。〔批〕英鸡如鸡，而雉尾。秧鸡白颊，长嘴，短尾。邓鸡，雄褐而雌斑。

鹑肉甘平，益气补脏，散热止痢，除疳鼓胀。鹌肉味同，疮疾可荡。鹑鹌两物，形体一样。鹑，虾蟆、海鱼所化，有斑。鹌，田鼠所化，无斑。〔批〕同猪肝食生黑痣，合菌食发痔，治胀用鹑。

白鸽肉咸，调精气益，解诸药毒，疮疡宜食。蛋解痘毒，治蛊用血。鹬肉甘温，补虚疗怯。鹬，田蛙所化，知阴雨，与翡翠名同而物异。〔批〕鸽最补气，服他补药者，能解药力，又不宜过食。

麻雀肉温，益精壮阳，止崩带下，补弱气强。黄雀味美，糟炙肥香，入水化蛤，形小毛黄。又蒿雀味同，益阳道。突厥雀，性热甘，补虚。〔批〕忌李诸肝，妊妇多食令子瘖，合豆酱食生黰䵝，服白术人忌。

巧妇鸟肉，甘温味佳，称十姊妹，雌类相谐。黄脰味美，稷雀同侪。白头翁肉，开胃除痰。有三和尚，皆小雀也，肉味俱佳，病人宜食。〔批〕皆能助阳，盖与麻雀同类。

胡燕肉毒，治痔虫疮。土燕肉甘，暖脏壮阳，添精补髓，除瘴瘟瘟，产于乳穴，食乳者良。紫燕不可食，土燕产钟乳穴中，如蝙蝠形。〔批〕渡海人不宜食燕肉，亦损人神气。

蝙蝠肉咸，微热有毒，炙食解忧，止疟明目。飞生鸟温，有毒是肉，食之堕胎，催生亦速。寒号鸟肉，甘温无毒，食之补益，即鹖鴠也。〔批〕此等肉不入肴馔，惟伧人①食之，而可治病疗疾。

斑鸠肉甘，补阳助阴，益气明目，大宜病人，食之不噎，血解蛊灵。鸣鸠肉暖，定志安神。又蜡嘴雀肉甘温，补虚赢，长肌肉，泽皮肤。〔批〕或云斑鸠春分化为黄褐侯，鸣鸠秋化为鹰。

青鹖肉甘，味美安脏，助气补虚，炙腌糟酱。疮痈疖瘘，服之脓畅。鸺鸠肉甘，味佳馈饷。又苦恶鸟味劣，陈思所谓鹎声嗅嗅者也。〔批〕青鹖，云斑鸠所化，秋复化斑鸠。

八哥肉甘，食治吃噫，五痔下血，久嗽并瘥。百舌肉同，儿食语快，即告天子，飞鸣不懈。又伯劳肉，小儿食之能言，即俗称百灵也。〔批〕此皆利舌之鸟，故小儿食之能言也。

练雀肉温，益气治风。黄鹂肉同，补气调中。食令不妒，脾胃亦充。啄木鸟肉，疗痔追虫。啄木鸟治风痫、牙疳、痔瘘，

---

① 伧人：粗俗无知的人。

烧灰纳孔中效。〔批〕啄木儿能以嘴画符取虫食。头有赤毛者，俗称火老鸦，善食火。

慈乌肉酸，补劳虚瘦，骨蒸劳损，煮食止嗽。山乌鸦乌，其肉气臭。鬼雀不祥，老鸦白膘。诸鸦肉皆醒气，又睢鸠肉臭恶，俱不堪食。〔批〕乌与鸦有别，慈乌是乌也，有山乌、燕乌、楚乌、元乌，皆是鸦也。

雄鹊肉凉，热解淋通，亦止消渴，痰结能松。山鹊肉甘，诸果毒攻。鹘嘲肉咸，益气除风。鹘嘲即拙鸠也，食之治头风目眩，益脾胃。〔批〕其翼左覆右者是雄，又烧毛入水，沉者雌，浮者雄也。

杜鹃肉甘，脆美佳食，疮痔瘘虫，薄切熟贴。鹦鹉肉温，虚嗽煮吃。有秦吉了，鸟凤同炙。孔雀肉咸凉，味同鸡鹜，能解诸药蛊毒效。〔批〕凡食孔雀肉者，自后服药无效矣。

鹰肉酸腥，食辟狐魅。雕肉咸平，疗伤逐祟。产鹰背狗，虎鹰同类。鸱肉疗癫，诸鸟积退。毂辘鹰肉治恶疟，鹏鸟肉治噎食、风痫、瘘。〔批〕鹏鸟南方甚多，见之不为怪，鸱鸺亦常闻其声而不为爽也。

白鹅肉甘，温脏动热，补虚生津，味厚而馝①，多食生风，发疮痼疾。苍鹅有毒，生痈疮疖。鹅蛋甘温，补中益气，腌糟味佳，多食发病。〔批〕炙食动风发疮，小鹅有毒，老者良。

鸭肉甘凉，补虚除热，和脏利水，疗惊痢疾，黄白者良，有毒是黑。鸭蛋咸毒，腌食味益。蛋忌鳖、李、椹，多食闷气，鸡、鹊、鸽、雁、鹭蛋同。〔批〕以石灰拌盐，腌之为变，蛋黄白俱黑，温中，多食滞气。

丹雄鸡肉，甘温补虚，益肺止血，带漏能除。白雄鸡同，

---

① 馝（bì必）：食物的香气。

安脏邪驱。乌雄鸡补，孕产宜茹。多食助肝火，动风发疮，六指四距者有毒。〔批〕肉坏怪症，口鼻出臭水如铁色，有虾鱼走跃者急，多食白鸡馔。

黑雌鸡甘，安胎活血。黄雌鸡同，强脾止泄。乌骨鸡补，治虚劳怯，反毛鸡同，反胃宜食。骟鸡肉味美益人，老鸡脑毒，肉性热，发痘。〔批〕鸡类最多，而味性俱补肝，故多食动风发疮，雄补火，雌益血。

鸡蛋咸凉，除热益气，生吞开音，煮食止痢。白寒除烦，涂面黯去，黄温补中，呕逆能治。多食闷气生癖，忌糯米、鳖、獭、兔、鲤肉同食。〔批〕黄雌卵佳，将孵者，可造琥珀，而黄白入药颇多。

畜　部

猪肉咸冷，为民正食，虚火宜餐，多食化湿，动风生痰，弱筋滞脉。产各有方，味性不一。北产肉粗，味薄气劣，南产肥柔，厚膘唊腫。忌同食者，乌梅连橘，苍耳动风，落发荞麦。牛肉羊肝，鸡蛋龟鳖，鱼豆茱萸，有损无益。所疗治者，火嗽关格，洗痘疮疡，能解丹石。猪头有毒，除瘰惊热，敷鱼脐疮，灰调蛋白。槽头肉同，能清酒积，去其滞腻，腌熏性别。火腿咸温，开胃宽膈，病人宜之，下气疗噎。腊腌风肉，脂清味洁，和胃补中，良不发疾。〔批〕凡作肴馔，宜合菜蔬、萝卜等。分其脂腻，不致伤人。十日一餐，亦无妨碍。白煮酒爆，多食皆滞气生痰。其黄膘，米猪、病猪、老母猪，俱不宜食，煮用土碱山楂易烂。得皂荚、桑白皮、高良姜不发风，合砂仁不腻膈。修馔繁多，亦难尽录，惟宜精洁少食，庶几无损。

猪心咸平，疗惊悸疢，自汗怔忡，卒痛引救。肝苦性温，益筋血膝，止泄虚冷，多食目瞀。肺甘微寒，疗虚咳嗽。腰子咸冷，肾热通透，止痛治聋，定崩带候。肚子甘温，补虚劳瘦，益胃扶脾，泽肤肉厚。大肠甘凉，疗痢血漏，脏毒肠风，黄连合凑。小肠苦暖，止便不谬。脏腑之性，与人合就，用以引导，药力功奏。春不食肝，夏心勿构，秋肺冬肾，旺藏勿构。善养生者，食性当究。〔批〕心多食耗心气，忌吴萸。肝合鱼食生痈伤神，合鹌鹑食生野鼯。肺合白花菜食滞气。霍乱忌饴肾，多食冷肾。肠肚宜人，小肠补火。

狗肉咸暖，带血用肴，种类不一，性味同条。雌者力薄，黄色雄高，壮阳健胃，益肾除劳，填精通脉，温暖三焦。黑白花色，猃猲猗獒，肥龙猎犬，俱可充庖。虚寒宜食，阳盛休饕。蹄肉下乳，肾毒暖腰。心除恚气，风痹能调，治疮鼻衄，疯犬伤消。肝疗脚气，治痢功饶。涂狂犬咬，气味臭臊。肉反商陆，海鮋忌交。悬蹄猘狗，有毒勿肴。〔批〕狗肉之补功在于血，故宜绞杀用之则有益，不宜炙食令人消渴。孕妇食之，致子暗痖，伤寒疫病后大忌。道家为地厌，故不食。自死、赤眼、癫病者有毒，俱不宜食。肝和泥涂灶，令新妇孝顺。

羊肉甘咸，气羶性热，其类本多，性味有别。羖羊大尾，脂丰膘泽，补形暖脏，除寒通脉。治风眩瘦，开胃健力，五劳七伤，疗虚劳怯。产妇宜餐，润肤悦色。羖羊止惊，壮阳肾益。牝羊除风，能下乳汁。胡夏洮羊，膏多肉洁。绵封羷黄，并产西北。骨种地生，不羶可吃。吴羊味苦，助阳燥血，性发疮疖，动风复疫。山羊羱羊，南北并出，肉美气同，性温一例。羊有毒者，白身头黑，独角赤目，黑身头白。羵羊怪异，俱不可食。烹羊忌铜，令人洞泄。半夏菖蒲，鳜鱼荞麦，或共食之，能发痼疾。古羊肉汤，虚赢疝决。〔批〕煮羊肉以杏仁九片则易糜，入核桃则不臊，同竹鼦则助味。黄羊脑不可食，伤寒瘟疫、疥疮肿毒病后不可食，致复病。以铜器煮之，令人伤阳。孕妇多食，产子发疮疥。

羊心甘温，亦能补心，解忧恚气，有孔毒人。羊肺有虫，食宜洗清，利便行水，止嗽肺宁。羊腰子暖，益肾固精，补虚阳健，更散痕癥。羊石子同，更治滑淋。羊肝凉苦，肝热能平，忌合梅食，椒豆伤经。羊肚益胃，虚瘦调羹。羊舌补气，羊靥消瘿。〔批〕羊心用白羝羊者良，有孔者杀人肺。三、四、五月有虫，腰子补肾□食佳，羊肚多食令人唾水、反胃、作噎。

牛类不一，性味有殊。黄牛肉甘，温胃养肌，补益腰脚，百疾堪医，有倒仓法，熬膏服奇。水牛肉咸，微冷疗虚，强筋健骨，消水和皮。独肝白首，自死病疲，食之有毒，致发疔痠。心亦补心，脾亦健脾，并治痔瘘，痞块能驱。肺亦益肺，肝止疟痕，肾理腰脚，胃治风痹。腤能除热，煮食痢稀，广南之犣，凉地犎犝，俱称菜牛，肉嫩甘肥。〔批〕《本经》缘只用髓、胆黄及角腮，故不分种类。如食肉则水牛、秦牛形体不同，性味各异，须宜分别也。然热病后，大忌合猪肉、黍米、酒，食之生瘕痞。煮入杏仁易糜。

马肉辛冷，除热有毒，下气强志，长筋健骨，亦疗痿痹，汁洗白秃。心治健忘，乳能消肉。中马肉毒，饮莱菔汁、杏仁可解，多食生疔。〔批〕劣马食之则驯，亦物性之异。反苍耳、苍术，宜洗尽血煮，不可盖釜。病死者有毒，宜饮清酒。

驴肉甘凉，除风止狂，补血益气，劳损食良。头肉治疸，风眩消亡，乳甘冷利，去热急黄。肉反荆芥，妇食难产、病死者毒，乳点赤目。〔批〕黑驴乳治小儿惊邪、赤痢、天吊、卒心痛，饮之良。

骡肉苦温，性味俱劣，令难生产，孕妇勿食，禀气不正，食之无益。牡马交驴，馺騠名识。牡驴交牛，名曰馲駞，牡牛交驴，騊駼称切。牡牛交马，駏驉呼别，惟驴交马，赢名总摄。牝骡不孕，后有锁骨。古用骡肝，亦堪疗疾。〔批〕骡乃非类交媾而成，故牝牡俱不能生育，其肉之性可知，善养生者，须当考之。

驼肉甘温，除风下气，壮筋健骨，耐寒疗痹。驼峰称珍，蹄肉美毕，乳甘性冷，经络通利。驼，北方畜也，其脏杂与牛同，番人炙食之。〔批〕驼肉盖与牛肉相同，俱堪炙食，烹煮者少。

乳酪甘冷，煎炼和良，止烦解渴，饮理阴阳。诸乳并合，驼马牛羊。牛寒羊暖，马冷驼凉，并而熬就，润燥滋肠。奶酥甘美，泽色肤光。酥之精液，醍醐更良，亦堪作酒，醇美肥芳。有酸奶饼，味醋色黄，生津齼齿，解热疗狂。〔批〕乳酪等性皆寒，北人嗜食，炙煿饮此，以解火毒。更风高土燥，服此得以滋润脏腑，悦泽肌肤，土地相宜也。若南人效食必致腻膈生痰，助湿生虫成痞，不可不知，惟虚火甚者堪服。

奶茶即乳，甘凉除热，多饮饱中，更令泻泄。造腐甘咸，利咽凉膈，多食伤脾，致成肠澼。北人造酪酥，南人造乳腐，单用牛乳为之。

兽　部

虎肉味咸，益胃止恶，杀精鬼魅，能除恶疟。豹肉相同，强志力作，安脏壮神，肾亏宜酌。虎肉臊劣，宜腌炙。豹胎味美，为八珍之一。〔批〕虎肉只宜盐食，豹肉食之令人志性粗豪发勇，正月忌食。

豺肉酸热，有毒食损，消脂伤精，令人瘦瘠。狼肉咸热，益脏除冷，味胜狐犬，补髓令猛。或云狼筋焚之能发窃盗，亦术者所为也。〔批〕豺瘦无肉食之损人，狼肉味胜狐犬，其肠直鸣，则诸窍沸应。

象肉甘淡，肥滑而脆，烹调味美，滋脏和胃。能通小便，灰又止秽，调油涂秃，脏杂可脍。自死者有毒，臭秽不堪馔，交缅有生杀者。〔批〕《吕氏春秋》云肉之美者旄象之约，《尔雅》云象肉肥脆。

犀肉甘凉，水牛同气。牦即毛犀，肥甘美味。犁牛肉丰，犉牛肉利，月支牛肉，疗伤亦异。犀牦与水牛同类，山犍犁㸲皆是野牛也。〔批〕犀及诸野牛，肉皆肥美无毒，食之益人，《纲目》失载，亦一缺也。

野马肉甘，毒不沾沙，食亦味劣，治痹木麻。马痫迷惑，筋脉抽斜，千金方用，羹煮毼膳。驖一角似鹿，无角是骐，又騊駼皆野马也。〔批〕用当去净血，其皮可以为裘，产辽东、甘肃，亦有山水二种。

野猪肉甘，味美胜豕，润肌益脏，食疗肠痔，癫痫亦除，多食风起。豪猪肉寒，利肠通里。豪猪非野猪，有矢射人，南海有鲍鱼所化。〔批〕野猪多食能减药力，令人虚肥。豪猪有毒，不宜多食，瘦人。

猪獾肉酸，能除水胀，止痢咳嗽，肥肤和脏。狗獾肉美，补益肥壮。貉肉甘温，食之无恙。三物一类异名，俱肥美宜人，又元豹肉同。〔批〕狗獾、貉皮可为裘，甚温暖。貉好睡，故俗云貉睡，作瞌、渴并非。

熊类数种，人猪马狗，其头虽异，似人脚手。肉甘除风，筋骨健走，掌为八珍，补益悦口。性温御风寒，除脚气，补虚羸，有痼疾者忌。〔批〕肉，有痼疾人勿食。掌难软，以酒醋水同煮即如球，熟已。

羚羊肉甘，柔筋和骨，能去恶疮，蛇虫伤螫。肺疗水肿，利便引急。山羊肉同，却冷性热。山羊肉、脏俱热，虚寒人宜，除瘴疟、赤白带。〔批〕山羊，石羊也，或称山驴，其血能疗伤、止血，非羬羊之山羊也。

鹿肉甘温，去风养血，补中益气，通调经脉。蹄止筋痛，脚风鹤膝，头肉安神，鬼梦能释。肉生切，贴中风口喎，忌雉、蒲、鮠、虾等同食。〔批〕正月前九月后宜食，余则发冷痛，炙不动，曝不燥者，毒杀人。

麋肉甘凉，补脏不足，利阴益阳，虚火滋伏。亦健腰脚，性异鹿肉，多食弱房，孕妇勿食。忌猪、雉肉，发痼疾，合虾、梅、李、生菜食损精。〔批〕多食发脚气，孕妇食之令子病目。

麂子肉甘，五痔食愈。麇肉甘温，祛风带补。益力悦颜，滋和脏腑。麝肉甘温，去癥消蛊。食麝心肝令人怯，肉忌梅、鹄、李、虾，能病人。〔批〕麝肉腥气不中食，而能解诸蛇毒。

狐肉甘温，羹治迷惑，寒热蛊毒，语言恍惚，补虚益脏，久疮食瘳。风狸肉同，驱风络活。食狐去首，风狸虽死，吸风复活，皆妖兽也。〔批〕狐之皮制裘，一身之间名色十数，以腹腋者贵。

兔肉甘凉，去热湿痹，止渴健脾，凉血肠利。白兔味薄，黄兔味脆，孕妇忌之，食痿阳事。忌鸡、獭、橘、芥，致发病，多食伤血脉，发疮毒。〔批〕八月至十月食之美，余伤人。孕妇食之难产，且令子缺唇。

香狸肉甘，食之性灵。虎狸肉同，疫鬼驱清。猫肉疗疰，其味酸温，瘰疬鼠瘘，蛊毒食平。灵猫食之令人不妒，又野猫肉已瘋疮，反藜芦。〔批〕狸类颇多，肉皆可食，惟猫狸肉不美。香狸能自为牝牡。

水獭肉咸，性凉解热，治水肿胀，骨蒸劳怯。疏经通脏，调理血脉，煮食味佳，亦去瘟疫。又海獭即海驴，肉咸温，烹饪颇佳，出关东。〔批〕其皮皆可制裘帽，甚佳。

海狗肉温，即腽肭兽，补虚助阳，暖脏去疚。山獭肉温，益精气茂，疗损补虚，兴阳经透。山獭乃媱兽也。或云其精及茎，用造缅铃。〔批〕海狗肾补阳，其肉可知。山獭，滇粤夷人珍食之，味美而温补。

猴肉酸美，熏炙佳餐，风劳能去，疟瘴消删。狨肉及血，五痔食安，有独猨玃，猳玃同班。玃无牝，猳无牡，猨善啼，玃善掷，独鸣猿散。〔批〕猴头作羹甚美，肉可盐藏，粤夷喜啖。

果然兽肉，无毒咸平，味非佳品，治疟最灵，坐能止疼，其皮可珍。獬狐蒙颂，犹豫异名。猩然可必，犹豫无决，物类虽同，其性各别。〔批〕果然乃仁兽也，食相让，居相爱，生死可必。犹豫多疑之兽也。

猩猩肉咸，味美性温，食之不昧，益力健行。猩唇佳美，品列八珍，血染毛罽①，红号猩猩。又野女亦类猩猩，遇男求合，腰间有肉印。〔批〕猩猩似人形而不害人，故与人熊、狒狒有别也。

貘豻狡兔，啮铁兽别，性俱属火，餐铜食铁。肉同虎豹，味粗性热，强骨坚筋，壮神多力。《神异经》云：南方啮铁兽如牛肉，食之长力。〔批〕吴王武库兵毙皆尽，掘得二兔脏脐皆铁，取以铸刃能切玉。

狮子猛悍，象犀能裂，吞食百兽，惟畏天铁。西域所产，肉精美洁。白泽应瑞，人言报德。麒麟似牛，有鳞彩色，仁不伤生，盛世一出。酋耳似虎，其毛黑白，专杀恶兽。驺虞名特，駮状如马，身白尾艳，独角锯牙，以虎为食。猣猥似犬，虎豹畏怯。黄腰逆兽，食母恶极，形小似豹，前后黄黑。山驴有角，曰间瑜即，岐蹄马尾，山海经述。有騨如羊，四角翘立。有双头鹿，余义名色。以上诸兽，良恶非一。肉稀有餐，录备考识。〔批〕魏武至白狼山，获狮子杀之。唐高宗时，伽毗耶国进天铁兽，

———————————

① 罽（jì 剂）：用兽毛做成的毡子。

能擒狮猊。白泽似狮而能人言，或云黄腰亦虎，生长则食母。

狒狒之肉，味类猩猩，杀虫癣疥，切薄贴平。彭侯似狗，贾胐如豚，肉温酸美，食啖壮神。封肉似手，烹食强筋。视肉聚肉，如牛肝形。太岁土肉，炙食俱馨。猾兽膏髓，水中火生。方相四目，脑辟邪灵，二目为魉，物同异名。又有怪魅，羊鼍首身，魍魉即是，曰弗述蝹，食亡人脑，插柏逃奔。山都木客，旱魃山精。山猱山鬼，蔓猩共称。山姑山丈，夜叩人门，邪踪不测，惟畏正人，遇之驱逐，爆竹之声。老蟾能杀，善退呼名。〔批〕此等或是野兽，或是山精，名虽异而其作祟害人一也。或有获之者，其血肉可食不可食亦当识之，故备录存考。或千岁蟾蜍能食之，或呼其名则退。

海马肉暖，名曰海骝，海螺同类，皮可为裘。海虎海龙，并有海牛，衣皮食肉，西北佳肴。海骝、海骡产辽东，海虎、海牛俱产鄂罗斯。〔批〕海马、骡皮如獭皮，可制帽沿。海虎毛丰皮厚，制裘胜豹皮。

麋筋麂筋，与鹿同类，煮食续绝，健筋开胃。麅子啼筋，多食力倍，味薄称珍，浓肴杂配。皆蹄筋也。味甘淡，合诸厚味，为山珍之一。〔批〕诸筋人皆伪充鹿筋市之，竟无可辨。

牛筋甘凉，食去风热，能消胀满，通小便涩。羊蹄筋咸，作羹腊切，病冷人忌，性亦补益。牛筋多食令人生肉刺，盖亦补筋所致耳。〔批〕羊筋最补，患水病人不宜食之，百不愈一。

鼠 部

猬肉甘平，肥滑美炙，理胃止呕，令人进食。诸瘘能疗，烹调饮汁，骨宜去尽，误食瘦瘠。猬或作蝟，盖能除胃虫也，故治反胃有效。〔批〕猬类颇多，唯脚似猪蹄者佳，鼠蹄者次之，有山狃琢形相似。

仓牡鼠肉，温甘似鸡，小儿疳疾，煨里黄泥。除骨作羹，水胀亦宜，骨蒸劳瘦，虫积皆医。竹鼯肉甘，益气解毒。鼧鼥肉肥美，治诸瘘。〔批〕粮艘及仓囷中者，肉肥而不臊。土地水中者，腥气。

田鼠鴐化，肉味咸凉，通经去热，消散虫疮，或云鱼变，烹食味良。貂鼠银鼠，肉美堪尝。又相鼠肉，肥甘润肺，煎膏疗诸疮，解毒效。〔批〕田鼠春化为鴐，至秋鴐复为田鼠，亦有鱼化者。

黄鼠狼肉，味劣气臭，惟可煎油，涂疮疥瘘。毫堪造笔，捕鼠技骤。又有松狗，肉味亦陋。鼠类极繁，肉有美劣，贵者不尝，寒贱所食。〔批〕黄鼠狼，人捕之急则放屁，极臊臭，肉亦不美。

火鼠之毛，火浣布织，鼹鼸鼬鼪，鼰鼲灾出。水鼠冰鼠，竹䶄与麛，䶅䶅巨虚，即云其拙。䶆鼠无争，与鸟同穴，鼫鼬鼢鼩鼪，鼥鼠鼤鼠，鼣鼠鼫鼠鼠耳，鼲鼢鼳鼸鼫鼠，鼠鼩鼸鼠足鼩，鼠鼺鼠鼶鼠鼠鼠顶，鼳鼤鼠鼱鼹，鼧鼸鼠备识，鼷鼠无功，肉俱可食。〔批〕鼠类本繁，大概肉皆可食，而皮皆可裘。惟鼷鼠形小口毒，啮畜伤人，令成疮致死，宜以狸肉疗之。

鳞　部

龙肉可醢①，亦可作羹，汉和烹食，以赐群臣。作鲊用错，五色俱生，食之脆美，肝更称珍。粤中有堕龙，海人烹食，云味美如鲟鳇。〔批〕按《左传》《述异记》《博物志》所云，则龙可食，《本草》未载是，缺也。

蛟本可食，骨青肉紫，汉昭作鲊，烹调称美。蜃亦同类，龙雉之子，土人挖食，肉腴滑旨。或云龙蛇与雉交，产卵入土，久化为蛟蜃。〔批〕汉昭帝钓于渭水，得蛟作鲊食，甚美。又南夷挖

---

① 醢（hǎi海）：用肉、鱼等制成的酱。

土，寻蛟而食。

鼍肉似鸡，味甘小毒，补虚益气，癥虫并逐。鲮鲤肉涩，气味腥恶，有毒发疯，血亏忌服。鼍身具十二生肖，惟蛇肉在尾，大毒，杀人。〔批〕鼍肉最补，然有灵之物不宜多食。鲮鲤肉大动风疾，慎之。

鲤鱼肉甘，止咳气逆，黄疸水肿，烧灰疗得，定喘利便，反胃痃癖。雄甚兴阳，即是其白。白俗称雄，公鱼所有也，子合猪肝食害人。〔批〕脊上两筋及黑血、脑有毒，俱不宜食，肉忌犬、葵、菜，多食动风。

鲢鱼肉甘，温中下气，腌食佳美，开胃肠利，多食热中，发疮疗痢。鳙鱼相同，头肉腴腻。又鳟鱼性味俱同，多食皆能动风发疥。〔批〕鳙鱼之已疣，同鳟俱暖胃益人，味美滑脆。

青鱼肉甘，食疗湿痹，韭白同食，能疗脚气。肝肠鳔杂，肥美滑腻，酱豉调煮，甘腴美味。肉腌糟食佳，肚杂多食反胃，服木石人忌。〔批〕忌生胡荽、生葵、菜、豆、藿同食。

鲩鱼肉甘，暖胃发疮，竹鱼肉平，和气甘芳。鲻鱼肉洁，开胃宽肠，鳗鱼肉同，腌干食良。有鳣鱼肉，食之止呕，暖中益胃，俱不发疾。〔批〕鳗鱼产江湖，腊月淡风干味美。或称楚鱼，因楚地多造也。

白鱼甘平，调胃和经，益肝助脾，脏腑得宁。腌糟味美，多食痰生，热中疮发，痈肿可兴。多食伤胃滞膈，致腹冷。与枣同食，患腰痛。〔批〕用葱、豉、花椒调煮，少食宜人。

黄花鱼肉，甘能开胃，干称白鲞，消瓜为最。下痢腹胀，食积并退，大能去腻，病家食配。此鱼饮咸水，而无热中之患，故宜食之也。〔批〕鲜者味美，多食发疮疥，臭败者坏人。

勒鱼肉甘，开胃暖中，作鲞咸涩，下食肠通。江鲚味甘，性发疮痈，鲥鱼腴嫩，蒸食油融。皆海鱼也，暮春始出，性俱温，发痼疾疮疽。〔批〕胡瓜生者用勒鳖骨插蒂即熟，白鳖亦可。鲥脂化在鳞，宜带鳞烹。

嘉鱼肉甘，川产丙穴，益肾虚瘦，令人肥泽。鲈鱼四鳃，吴淞所出，甘腴柔美，五脏补益。皆珍味也，有微毒，发疮疾，鲈鱼肝不可食。〔批〕嘉鱼常食乳石沫，故补益，鲈忌乳酪同食，二物为吴蜀佳品。

鲳鱼肥美，食之健力，其子有毒，误食痢疾。鳊鱼甘温，调胃脾益，助肺除风，疳痢忌食。有石斑鱼肉毒，其子、肠食之，令人吐泻。〔批〕鲳，海鱼也。多食发疮。鳊食宜人，石斑与蜥蜴交故毒。

鳜鱼甘平，肉紧而脆，肥健益力，能补脾胃，肠风下血，腹虫俱退，亦治劳瘵，又名石桂。又有𩾃鱼形相似而味同，惟尾赤纹苍耳。〔批〕黄身黑斑或有桂花点，故称桂花鱼，仙人刘凭嗜食之。

沙鳁肉甘，俗称阿浪，暖中益气，食之无恙。土鲋鱼温，肉紧脆壮，擘口咬卵，能消癞胀。此皆溪河中小鱼也，肉多刺少，食之甘美。〔批〕土鲋讹音杜父，其色黑，阔口，大腹，宽尾，小儿癞疝以鱼口含之。

鲫鱼肉温，止痢补土，调中逐水，肠澼痔阻。糖食生疳，合芥肿苦，反麦门冬，忌同鹿脯。诸鱼属火，惟鲫属土，又黔中石鲫味美同。〔批〕鲫鱼治一切外症，或烧灰熬膏，治疗俱在沉部。

鳉鮂鱼温，其名曰鳝，味甘气腥，多食中热。石鮍鱼甘，发疮疥疾。黄鲴鱼温，煮食止泄。又鳖鲦鱼甘温，腌食更佳，暖脾胃，止冷泻。〔批〕此皆溪河中小鱼也，不入肴馔，而常人食之，令人多子。

银鱼甘平，健胃宽中，曝干炒煮，味美和冲。鱵鱼细脆，其啄消风，食之辟疫，开胃宽胸。有鳞鱼名鹅毛脮，味甘胜虾米，和中益气。〔批〕此亦鱼之最小者,若天津银鱼,亦长四五寸,与吴越者异。

丹鱼色红,或鲤或鲫,肉味甘咸,食止痢疾。金鱼供玩,种类不一,肉韧味短,鳞黄赤白。金鱼形小,鳞有花、黄、红、白、黑者,腥不中食。〔批〕凡丹鱼是鲤居多,故亦称金线鲤。以葱椒蒸食,治噤口痢效。

乌鳢肉甘,性寒利水,通便消肿,除风疗痔。浴儿稀痘,脚气食止,善发痼疾,道家忌此。头有七星,道家为水厌,与蛇通气,故有毒。〔批〕同赤豆、葱白、冬瓜煮食,治十种水气效。

鳗鲡鱼甘,性温肥腻,疗痔杀虫,传尸劳瘵。补虚益阴,诸药毒制,湿风带下,诸疮食济。海鳗味逊而功用同,煮之极烂则无毒也。〔批〕腹下有黑斑及水行,昂头四目,背有白点无腮者俱毒,杀人。

黄鳝肉甘,大温补益,健骨壮筋,增强气力。追风疏络,产后宜食,黑者有毒,蛇变辨识。多食动风发疮,难化复疫症,忌犬肉及血。〔批〕食之,劳动作强则增力健筋。若坐卧不动,致滞胀发病。

泥鳅甘温,暖中益气,补胃健脾,能兴阳事。醒酒解渴,收痔止痢,作臛甘美,犬血所忌。生溪涧沙中者佳,池沟江中次,海鳅味劣。〔批〕泥鳅处于土中,故亦属土而温补脾胃,不动风也。

鳠鱼微毒,俗称着甲,甘平肥腻,利脏性滑。动风发疮,生热气乏,荞麦荆芥,切忌同呷。俗称鲟黄鱼,而实非鲟也,多食难化发疾。〔批〕其身灰色,体有甲三行,亦能化龙,大者千斤。

鲟鱼即鲔,其肉甘平,补虚益气,能治血淋。鼻肉作脯,下气调羹,子亦肥美,杀虫消癥。多食动风,发诸药毒,疮疥心痛,瘫痪诸症。〔批〕肉如鳠,而鼻长,与身等,岐尾无鳞,亦能化龙。

鮑鱼似鲟,其尾如鲇,开胃利水,发疾疮痁。牛鱼似鳢,辽产味甘，肉腴刺少，腌脯风干。牛鱼治六畜病，又关东鱼似鲭，肉厚味佳。〔批〕鱼危形似鲇，而肉似鲟，身白无鳞。牛鱼似鳝而无鳞，背有斑纹。

鲇鱼肉甘，作臛性温，消水利便，疗血痔疼。补虚开胃，有毒无鳞，牛肝鹿肉，同食风生。尾贴口吻。同野猪肉食，令人吐泻，反荆芥。〔批〕治食先割其翅，悬之则其涎自流尽，不滑。

人鱼白骥，形似妇人，肉甘有毒，疗蛊瘕瘕，其膏不耗，可以燃灯。孩儿鱼毒，疫疾追清。孩儿鱼能缘木，獭鱼也，误为鳎、魶、鲵等字。〔批〕人鱼白翼也，至□鲵即孩儿鱼，一物也，《纲目》为二条，非。

鮧鱼甘，醒酒祛风，消水浮肿，利便疏中。灰治瘰疬，敛溃收脓，性反荆芥，外毒俱攻。无鳞鱼也，有毒，其胆春夏在上，秋冬在下。〔批〕无鳞鱼也，似鲇而小，色黄黑，多食发疮。

河鲀鱼温，甘腻味珍，血脂眼毒，肝子害人。煤炱甘草，桔菊附荆，相反毒发，橄榄救醒。中毒者以槐花、胭脂、芦根、甘蔗、粪汁解之。〔批〕河鲀似鲴鱼而大，乃海鱼也。江淮亦有，去尽脏杂、眼、血则无毒。

比目鱼甘，补虚长力，多食动气，荆芥忌切。海鹞鱼咸，食之无益，治浊膏淋，玉茎痛涩。有鼠尾鱼、地青鱼、鸡子鱼，有肉翅，无鳞同。〔批〕海鹞有毒刺在尾，螫人致死，以獭皮解之。

鲔鱼甘平，疗痔下血。文鳐鱼肉，甘治痔蛊，烧灰酒服，难产即出，临月佩佳，并疗狂疾。文鳐有肉翅，群飞海上则有大风，状如鲤。〔批〕文鳐鸟翼鱼身，苍文白首赤啄，其音如鸾，常夜飞。

江豚海豚，拜浪风生，肉咸醒腻，治蛊疗瘶。或称懒妇，膏可燃灯，石灰调和，船缝舱凭。金陵人取其脂，揸元青缎黑，光润而不泛。〔批〕作脯食之，亦疗瘴疟，味如水牛肉。

鲛鱼肉甘，补脏利益，作鲊宜人，功亚于鲫。鱼翅甘脆，海珍之一，味美清痰，开胃进食。鲨鱼皮甘咸，烧灰治蛊疰，下一切鱼毒效。〔批〕即鲨鱼，有数种，鹿鲨能变鹿，虎鲨亦变虎，翅为正食。

墨鱼肉咸，活血通经。柔鱼相类，无骨异名，益气强志，动风味珍。章鱼相似，性冷食平。章鱼俗称皮鱼，似乌鲗而骨无用，肉味同。〔批〕三鱼俱可焙干作鲞，豫章闽粤为正肴。

鲍鱼鳆化，墨柔章类，即是鲊鱼，淡干食贵。行血利肝，通经疗痹，腌称鲍鱼，作膲开胃。鲊即墨鱼，鳆化为鲊，干称鲍鱼，鳆音同也。〔批〕鲍鱼即墨鱼、柔鱼、章鱼所造，去骨焙干。形似马蹄者，淡鱼也。

鱼虎有毒，形如刺猬，变猪变虎，物化之异。又有鱼师，杀人须记。鲨鱼化鹿，成乎大气。或云鱼虎化鲨，鲨化虎，有化麋鹿、野猪者。〔批〕鱼虎有毒，或亦化鲨鱼，鲥老鱼也。《纲目》作鱼师，非。

鱼鲙虾生，和以姜芥，味美脆滑，口爽胃快。兴阳利水，多食发疥，成癖生虫，变异百怪。多食动风伤脏，受害无穷，疮家、小儿尤忌。〔批〕近夜勿食，不消成积生虫。

乌鱼蛋咸，开胃利水，产在登莱，柔脆味美。令人闷者，诸般鱼子，小儿戒食，目疾药使。决明散用之，亦只取青鱼、鲤鲫之子而已。〔批〕乌鱼蛋即白也，凡鱼雄有白，雌有子。

诸般腌鱼，味咸性暖，开胃进食，利肠消满。多食动热，发疮嗽喘，腌卤面调，蒸食痢缓。凡鱼皆动风，腌之则杀其性，然多食热中。〔批〕诸鱼或有毒或无毒，得硝盐矾腌之，其性已杀。

海蜇咸凉，本名海蛇，或即是鲊，引动须虾。除劳血癖，积聚癥瘕，河鱼腹疾，丹毒疯痧。外生者为白皮，近内者为花头，陈者良。〔批〕海蛰鲜者不堪食，皆以盐矾腌之，始堪食。

诸虾甘暖，托痘壮阳，开胃进食，下乳宽肠。动风发疥，虾米味良，多食虫积，热反生疮。海虾肉粗味劣，有小毒，发疥癣癫，干食佳。〔批〕虾清明后脱壳，芒种后抱子，味更佳，子煎酱油味美。

卤虾咸温，味鲜气臭，爽口开胃，动痰发癫。鱼鲊甘咸，疗疮痔瘘，白驳风斑，揩擦热透。鱼鲊不熟，损人脾胃发疾，忌蜜、豆、藿同食。〔批〕卤虾、鱼鲊皆生肉，糁盐醅酿成者也。

鮆鮆海产，俗称鲞子，肉少子多，煎食佳美，气温发疮，鲊烧疗痔，河生细小，腥气不旨。海鮆多食坏胃，发疥动火。腌，曝干，煎食良。〔批〕产河泽者四时皆有，小而无子。海产者，自二月至五月有，多子。

鲖鱼善嗔，鼓气如毬，肝大肉少，味佳微毒，开胃益气，甘滑水逐。大姑似鲤，肥美子足。大姑鱼，大鳞无鳔，冬月了多，味佳，发疮疥。〔批〕鲖鱼似河鈍而小，产于江河，非河鈍也，《纲目》未分。

琴鱼细小，龙鬣①鲦腹。幙鱼形同，无鬣美肉。更有桐鱼，春时游逐，俱产宁国，嫩腴味足。又琵琶鱼，形同蝌蚪，无鳞，冬初始出，味美。〔批〕桐鱼，桐花时始有。诸鱼烹调食之俱佳，过食反胃。

带鱼形长，扁薄似带，色白无鳞，肉细佳脍。腌鲰风干，久藏不败，煎烹味美，多食发疥。又鰐鲛鱼似鲟而无鳞，味亦脺美，如鲲鱼。〔批〕带鱼衔尾而行，得一可连数十，腌食佳。黑夜有光，故有毒。

鲻鱼肥美，似鳊一概，名火箭嘴，腌食可爱。又铜盆鱼，

---

① 鬣（liè 猎）：鱼颔旁小鳍。

味亦相类，海鱵鳞鱼，鳅鱼佳配。诸鱼俱产闽浙，多食动风发疥，宜腌食佳。

黄河之鱼，鲜白者多，滑柔肉嫩，味美性和。石花佳品，保德州窝，江湖淮海，味不能过。池塘、沟油，清浊、泥沙，所产诸鱼，味性有别。〔批〕志云黄河无老鱼，盖水浊而无激湍，鱼不劳也，石花最佳。

香鱼味美，产雁荡山，潮通淡水，鱼出其间。苦鱼微辛，形细色斑，烹食腴美，消酒除癗。又盅鮋鱼，尾有星穴。泥中田瑟，无鳞可食。〔批〕此皆小鱼也，可食而不入馔。

介 部

龟肉甘温，除湿风痹，蹉折筋痛，止嗽血痢。诸龟肉同，气味不异，惟呷蛇龟，有毒食忌。贲龟肉辟时疾消肿，蠵龟肉去风热利肠。〔批〕以龟肉酿酒治大风拘挛，忌猪肉、菇、米、瓜、苋同食，六甲日忌杀。

鳖肉甘冷，补阴疗热，益气止痢，带下赤白，虚劳羸瘦，脚气宜食。鳖胆味辣，代椒腥辟。凡赤腹、蛇纹、独目、三足、五爪、旱鳖，俱杀人。〔批〕忌苋菜、猪肉、兔、鸭、芥子同食，反薄荷、荆芥。

瑇瑁肉甘，除风逐热，调气安神，通经利脉。鼋肉甘毒，杀虫利湿，熟煮毒消，食之补益。鼋性难死，剔其肉悬之即垂长，多食成癖。〔批〕瑇瑁肉解毒去风膈热气，其卵可腌食，煮之白不凝。

鲎鱼非鱼，形似熨斗，原属介类，雌雄并偶。肉咸疗痔，杀虫定吼，子醢酱美，开胃爽口。雌大雄小，常相负行，血碧色脂，烧之可集鼠。〔批〕小者名鬼鲎，食之害人，肉微毒，多食发嗽疮疥。

蟹肉甘咸，蒸煮性冷，调羹去热，胃清酒醒。多食瘘阳，腹泻痛紧，糟酱盐藏，亦称佳品。紫苏、蒜汁、芦根、木香解其毒，忌柿，反荆芥。〔批〕独螯、独目、六足、四足、腹有毛、有骨头、背有星目赤者，害人。

　　蟛蚏名蟛，咸寒解热，脆硬味佳，同美有蟹。蟛蜞望潮，糟酱味益。蟛蜞蜦北，有毒少食。又蚌江、蛎奴、蟹奴、寄生虫似蟹，有毒害人。〔批〕蟛蜞以下皆形似而性异，今吴人概称蟛蜞。而堪食者，蟛蜞也。

　　牡蛎肉甘，调中和血，补损泽肤，解烦止渴。蚌肉甘冷，醒酒除热，止血崩带，疗痔眼赤。又马刀与蚌同，多食俱动风，湿冷气反热。〔批〕蚌中有珠者，其水点目疗痔更妙。

　　蛏蛳肉冷，多食动风。蚬肉甘咸，开胃气通，解酒去湿，洗痘疗痈。石决明肉，与壳同功。又车螯甘咸性冷，解酒止渴消肿，勿多食。〔批〕车螯俗称蛼螯，亦曰蜃，非蛟蜃之蜃也，多食冷胃。

　　蛤蜊咸冷，止渴润脏，开胃散血，醒酒胸畅。蛏肉甘温，治痢热当，产后虚损，热烦消荡。又文蛤肉，与蛤蜊肉相同，或亦黄雀所化。〔批〕蛤冬天始有，乃黄雀所化者。蛏肉可晒干，为海错①之一。

　　瓦垄子肉，甘温利脏，健胃进食，追风冷恙，痿痹泄痢，疮肿消畅。车渠肉同，丹热毒荡。海螺肉甘脆，开胃下痰，疗心痛，洗目赤痛。〔批〕瓦垄肉遏食壅气，海螺肉脆滑，味美益人。

　　贝肉不一，其性相同，形如蝌蚪，食可消风。珂螺石蚜，肉少味融，闽粤人食，利水宽中。此皆滇南及海边人，以姜醋调食，味如蛤。〔批〕贝大小、紫白黄黑色不同，古者以其壳为货易。

　　淡菜甘温，补虚止痢，散血疗崩，赤白带治，兴阳消瘿，

---

① 海错：众多的海产品。

癥瘕积聚，多食脱发，动风之弊。多食令人闷暗肠结，发丹石毒，微利即止。〔批〕以少米先煮熟去毛，同萝卜或紫苏、冬瓜同煮佳。

田螺肉甘，大寒除热，利便醒酒，黄疸痢疾。去湿通淋，水点目赤，疗肿火症，疗痔痛捷。治一切火症、咽肿大效，虚冷久泻人忌食。〔批〕煮食宜用椒姜，否则寒人脏腑，痔疮胃热人宜之。

螺蛳肉甘，寒解热痢，黄疸水肿，通淋便利。白浊痔痛，脱肛目翳，解酒止渴，吐衄可治。又担罗，大能消水，合昆布散结气，消饮食。〔批〕春日采取蒸之，肉自出，晒干，酒烹糟煮食佳。

江珧柱肉，甘腴鲜美，调中利脏，滞消尿止。蓼螺肉辛，姜醋和旨，飞尸游蛊，亦能涤洗。琑珸腹中蟹有毒，不可食。琑珸，即明瓦也。〔批〕珧柱调羹食之，令人加餐。蓼螺、琑珸俱不中食。

青蛙甘寒，食调疳瘦，除劳解热，消肿水透，疗痢噤口，肛蚀痔漏。虾蟆肉同，性味不谬。其骨反热，令人苦淋，娠妇食之致子夭寿。〔批〕渔人以虾蟆去皮作田蛙，味似而股肉多，惟狗不食。

蛇蟠甘温，又名田父，味美胜蛙，开胃带补。助阳通阴，除积逐蛊，脆滑其皮，肉盈腿股。又山蛤肉，食之微毒，味美，性味与蟾蛙等。〔批〕此山居之人取而食之。蛇蟠目赤者能食蛇，有毒，去头目无害。

海参咸寒，降火滋肾，通肠润燥，除劳怯症。辽产小佳，刺密脆硬，南产厚大，肉味稍逊。虚火燥结者，同木耳切烂，入猪大肠煮食。〔批〕海参辽产者佳，吴浙闽粤者，肥大而无味。

燕窝甘咸，降火化痰，调中益气，清肺平肝。滋养五脏，定嗽利咽，生津止渴，虚热能删。燕归海上，即水沫成之，故能清火化痰也。〔批〕此乃海燕所造，或云食海边虫，虫背有筋吐而成窝，未知然否。

吐铁咸凉，肉韧壳软，糟食最佳，海边所产。海蛳性冷，如蚕有厣，肉与螺同，暮春佳噉。吐铁亦螺类也，似蜗牛而微长，口大无厣。〔批〕海蛳于清明前后有之，吴人以葱椒煮食，过时则无。

弹涂味咸，质同蚯蚓，潮退而出，跳跃形蠢，似鳅而短，亦名土笋。椒酱醋醢，多食性冷。又海胆亦螺类，取一连十，鲜煮食，如鹿脯。〔批〕土笋煮之如糊，而色赤味甚鲜，吴闽人嗜之。

诸盐考

煎海为盐，夙沙氏术，调鼎之需，民食之急。或取诸海，或产池泽，井汲崖生，草含树出。沃土淋灰，取有法则，产采既殊，性味不一。解池〔批〕解池即河东盐也，黑白粗细不等，是为种盐。之䃋，味苦大粒，秋夏南风，浇曝种结。调味和羹，颇有优劣。戎盐羌盐，生于西北。戎盐带甘，光明精洁，大块若冰，盐中奇特。亦属池产，天生莹澈，张掖所产，或山或石。古人有赞，美其赤黑，赤者如丹，黑者如漆。大小从意，镂之为物，作兽辟恶，佩之乃吉。积古称之，虎盐名列。又有青盐，可以疗疾，明目补肾，止痛溺血。用吐风痰，亦通关格，和醋饮之，治病患虫。〔批〕人身怪病，虫出月斗，皮肉腐烂，以醋调盐，饮之自愈。洗诸虫伤，喉肿点息。配药疗疴，青盐首粥，此皆山产，淋卤晒得。蜀滇所产，凿井引汲，灰淋煮炼，亦有黑白。兼火土气，味带苦涩。辽冀砂子，两淮及浙。闽粤七省，海咸散屑。〔批〕自辽至粤七省沿海皆是，海卤煎成。或熬或曝，造不同律。青黑红黄，杂矾皂荚，美恶精粗，气味迥别。海卤带腥，专走血脉，醶草树盐，另条专述。咸肴供膳，酱醢毕集，藏菜渍蔌，腌腥罨物。烹饪珍羞，和羹饯汁，鼎𤉲鲜肥，惟盐是饕。嗜之既久，病生中热，败色黧肤，伤筋损力。伤肺喂呷，伤肾精泄，伤脾肉绉，伤肝亡血。咸本属水，伤心是克，大耗精液，令人消渴。长齐之辈，咸蔬任吃，伐正伤生，脏腑津竭。神形渐槁，犹不减草，受病弗知，齿落发脱。劳嗽之人，更宜禁绝，水肿病忌，助肾泛溢。古人茹淡，避其伐贼，能慎口舖，方称明哲。善养太和，饮食宜节。

校注后记

一、《脉药联珠药性食物考》作者与成书

《脉药联珠药性食物考》8卷，为清代龙柏所撰。

龙柏，字佩芳，自号青霏子。关于龙柏的资料很少，据本书及《吴县志》考证，龙柏为长洲（今苏州西北部地区）人，约生活于乾隆、嘉庆年间。介庭扎拉芬赞其曰："为人性情豪爽，洒脱绝伦。"他对于医学、天文学、地理学等方面均有比较深入的研究和成就，谭尚忠记"青霏有异秉，少时读书，过目不忘，诗古文词洋洋洒洒，如有神助……尤邃于医，治病有奇效，不自炫，知者争延之"。《吴县志·卷第七十五下·列传·艺术二》载："龙柏……诗古文辞，医卜星命，百家学术，无不洞晓。"

《脉药联珠药性食物考》全书包括《脉药联珠》《古方考》《药性考》《食物考》四部分。该书约成于乾隆六十年（1795），龙柏有感于"今之学者，惟记汤头，念药性，读脉诀"，临证不能融会贯通，认为自《伤寒论》下诸医书可谓"简而备也"，但"其脉作脉，症作症，使初学者犹不能了然"，因此作《脉药联珠》，上言脉症，下联方药，于伤寒、瘟疫、杂症、妇科等多所发挥。百余年间，《脉药联珠药性食物考》多次被刻印流传，对后学临证多有裨益。

二、《脉药联珠药性食物考》的版本源流

《脉药联珠药性食物考》在流传过程中几经增删，多保留《脉药联珠》《古方考》两部分内容。据薛清录《中国中医古籍

总目》记载，《脉药联珠药性食物考》的流传体系里，版本共有 11 种，分别为清嘉庆元年丙辰（1796）刻本，清嘉庆十三年戊辰（1808）刻本，清嘉庆二十一年丙子（1816）醒愚阁刻本，清嘉庆刻本，清光绪十四年戊子（1888）冯氏刻本，清刻本，清抄本，1931 年上海江左书林石印本，冯兆年辑《翠琅玕丛书》本，黄任恒重辑《翠琅玕丛书》本，《芋园丛书》本。

因此，《脉药联珠药性食物考》的版本可分为两大体系：一是《脉药联珠药性食物考》系统，一是《脉药联珠》《古方考》合刻系统。

1. 《脉药联珠药性食物考》系统

《脉药联珠药性食物考》系统内容包括《脉药联珠》《古方考》《药性考》《食物考》四部分。清嘉庆元年丙辰（1796）刻本为《药性考》《食物考》之残卷，藏于上海中医药大学图书馆；清嘉庆二十一年丙子（1816）醒愚阁刻本为《脉药联珠药性食物考》，于《脉药联珠》相应脉类下，夹杂《古方考》内容合并论之，其后为《药性考》《食物考》，长春中医药大学图书馆藏有该版本，且保存完好、内容完整、版刻清晰。

2. 《脉药联珠》《古方考》合刻系统

《脉药联珠》《古方考》合刻系统内容包括《脉药联珠》《古方考》两部分。

清嘉庆十三年戊辰（1808）刻本即为《脉药联珠古方考合刻》，湖南中医药大学图书馆藏有该版本。

此外，《脉药联珠》《古方考》合刻多见于丛书之中。《翠琅玕馆丛书》为清末冯兆年所辑。冯兆年字穗知，顺德马岗（今广东省佛山市）人，寓居广州河南，好与文士交游，于南洋经商致富，好风雅，室名翠琅玕馆，辑有《翠琅玕馆丛书》四集。其中《脉药联珠》《古方考》见冯兆年所辑《翠琅玕馆丛书》第四集。光绪中，冯兆年因诉讼之累逃亡南洋十余年，民国初年始回广东，穷老而终。冯兆年家富时所藏之书，多归巴陵（今湖南省岳阳地区）方功惠碧琳琅馆收藏。民国黄任恒之《翠琅玕馆丛书》汇辑了冯兆年所刊《翠琅玕馆丛书》之旧版，又取民国五年（1916）保粹堂重编《艺术丛书》本，按经、史、子、集分类，重为编次而成，《脉药联珠》《古方考》见黄氏《翠琅玕馆丛书》子部。其后，黄任恒之姨甥黄咏雩集《翠琅玕馆丛书》《碧琳琅馆丛书》，经增补修订后合为《芋园丛书》。《芋园丛书》以经、史、子、集分类，《脉药联珠》《古方考》见该书子部。《翠琅玕馆丛书》几经刻印，为《脉药联珠》《古方考》流传的重要版本之一。

1931年上海江左书林单行之《脉药联珠古方考合刻》，内封有"许松如署"字样，是目前流传可见的唯一石印本。

以上诸本内容略有不同。嘉庆二十一年丙子（1816）醒愚阁刻本为《脉药联珠药性食物考》，于《脉药联珠》相应脉类下，夹杂《古方考》内容合并论之，其后为《药性考》《食物考》，其序依次为扎序、谭序、张序、自序、再序。《翠琅玕馆丛书》本为《脉药联珠》《古方考》，其序依次为扎序、张序、谭序、再序、自序。1931年上海江左书林石印本为《脉药联珠古方考合刻》，内容包括《脉药联珠》并《古方考》，其序依次为再序、自序、扎序、张序、谭序。

三、《脉药联珠药性食物考》学术探析

1. 以脉类药，另辟本草研究之蹊径

《脉药联珠药性食物考》以四言歌诀形式论述了脏腑病位、入手诊脉法、二十八脉体象、十二经本脉体象、常脉、病脉、变脉、奇经脉、贵脉、贱脉、真脏脉、贼脉、痧脉症治、兼脉有主宾邻会、手足十二经同归三部脉理。并取二十八脉中浮、沉、迟、数为提纲，分为四大部，以脉领方，再言其各种兼脉的主病、症状、主治、方药及煎炼之法，并加以注释说明。全书说理浅显易明，切于实用。

2. 师古不泥古，启发临证灵活变通

《脉药联珠药性食物考》序云：夫医者不异乎将兵，切脉者，探贼之所在也；用药者，行兵以攻贼也。认为医生临证时要能够悟脉理、识药性，去古方而合新法，才能一击而中。因此，切脉时，不囿于古脉诀，要根据自己的理解与经验总结脉的分布及规律，分清常脉、病脉、变脉、奇经脉、贵脉、贱脉、真脏脉、贼脉等；用药时，虽有方药可供借鉴，但临证一定要灵活变通，使古方与新法巧妙结合，师古而不泥古。

3. 论治痧胀，详审病因病机诊断愈后

《脉药联珠药性食物考》中论治痧胀，认为"痧"即瘾疹、湿疹之未发者，其病因为感受邪风，脾胃薄弱者最易受病。病机为邪中皮毛，至使肌肤筋脉受损，重伤脏腑；或由外感，或入口鼻，或触即发，或伏变瘅。症状为呕恶气逆、绞肠霍乱、冷麻闷嗌、钻心锁喉、噤口胀膈、抱头缠腰、落弓挛厥、眩晕颠仆、唇青面白。脉象"或伏或革，或大或细，或促代结，部位错乱，至数沸歇"。治则为"刮提刺放"。治法为在皮之邪，刮疏腠理；阳明经痧，刮胸腹膺乳；少阳经痧，刮腋两胁；太阳痧症，刮腰背脊、风池、风府及膏肓、后肋；颈项周用提法；邪缠经络者用刺法，手足指端是刺痧要穴，入针放去恶血，以使营卫疏通，脏腑邪释。愈后为"感不发者，本元不怯。隐伏膜原，变成瘟疫。形劳正亏，邪发脉急。不浮不沉，舌苔白色。

病能缠染，恶气化迹。"如此论治痧胀可致速效，特为歌诀以启后学。

4. 上勒眉批，使用经验表述鲜明

《脉药联珠药性食物考》另镌眉批于上，以免阙失。眉批于目录之上注明方、脉、药、食所分类部；于《药性考》《食物考》之上注明各药食之异名、产地、使用部位、制法、使用心得、禁忌等内容。如《药性考》皂角上眉批注为"水浸去粗皮、子，或酥，或蜜炙，绞汁烧灰用"；《食物考》黄瓜菜上眉批注为"黄瓜菜即野油菜，因西北不种故野生而黄花，又误为黄瓜"。

5. 药食分考，条目详备有别《纲目》

《脉药联珠药性食物考》将非人常食之物，如甘草、黄芪、人参等类概归《药性考》，将生民常食之品，如蔬、谷、果、肴之类，俱归《食物考》，以示区别，不致杂乱，并通过眉批、注解等方式补充使用方法及经验。《药性考》分草、藤、木、水、土、金、石、禽、兽、鳞、介、虫、人、服器、造酿十五部；《食物考》分诸水、诸火、五谷、造食、油、造酿、蔬菜、百果、茶、禽、畜、兽、鳞、介、盐十五部。药食别名分别附于各书目录药名下，正文以四言歌诀形式简述药食之性味、归经、功能、主治，歌诀后附简注，阐明用法、形态、品种等，歌诀上以眉批形式标明药用部位、炮制、产地等内容。

《药性考》《食物考》内容主要取材于《本草纲目》，另外新增部分民间常用药食及外来药物，如伽南香、灵通草、茶油、果油、茶膏等。同时另审《本草纲目》以"去误存实"，如将蔓草类析分为二，另出藤部；认为《本草纲目》误将紫梢花归于鳞部，实应列于草部；认为《本草纲目》误将石中黄水归于石部，实应列于水部；认为秦椒本辣椒，又名辣虎，非《本草纲目》所注之秦地花椒。

6. 别名俗称，俱列名下详参辨

《脉药联珠药性考》中药品有一物数名，或者古今药物名称之异，或者地域不同药物异称，龙氏恐读者知此失彼，故于药物目录下备载其别名，不仅利于医学考识，亦可为文人咏物之助。如：琥珀又名江珠、阿湿摩揭婆、明珀、香珀、水珀，嫩黄者曰蜡珀。马齿苋又名马苋、五行草、五方草、九头狮子草、长命菜、大叶名狁耳、小叶名鼠齿、马齿龙牙。

7. 相类对比，辨脉用药细端倪

《脉药联珠》一诀中所用之药虽众，而其间同一脉因病有上、下、寒、热、虚、实之不同，故诀中或前用温而后用凉者，或前用泻而后用补者，即虽一诀药众，实非一方，故不得不辨。如论及"沉短"脉时，沉短脉主气滞，七情郁结，调理需视情况而定："寸尺弱强，寸短有力，气积阻殃。陈皮厚朴，乌药草苍，砂仁白蔻，檀藿木香，丁皮半夏，参补为良。尺短腹痛，消导何妨，青皮卜子，广茂槟榔，麦芽神曲，枳橘茴香，菖蒲故纸，澄茄可襄。"沉脉主积滞，短脉主气病，综之，为积滞阻于气道而脉缩不及本位。临证治积必先调气，气调然后积能化行。虽同为"沉短"脉，宜区分脉之有力无力，有力者先调气，行积为要。若无力者，可先用补气之剂。又宜察其积之寒热，脉之滑涩，随症加减。寒则加肉桂、吴萸、川椒等类，热则加黄连、栀子、黄芩等类；有痰加南星、川贝等类；血积加归尾、红花、桃仁等类可也，总在乎学者临证变通为是。

8. 主宾邻会，补阙前人之未逮

龙氏对于脉法开创性地提出"兼脉主宾邻会说"。即兼脉应识主、宾、邻、会。相对于浮、沉、迟、数四部主脉，兼脉中表现甚者是为"宾"，合时为"会"，相似为"邻"。如浮数之脉，浮脉为主，数脉为宾，洪脉为邻，钩脉为会，临床主风热之因。沉数脉，沉脉为主，数脉为宾，动脉为邻，石脉为会，临床主内有积热。龙氏对于主脉、兼脉之"兼脉主宾邻会说"开创性地将相类、相关脉进行切合临症的总结，对于脉症相合，临症辨因，对症论治具有极强的临床实用性，堪为后世习效。

　　《脉药联珠药性食物考》内容切合实际，易读易诵，说理简明扼要，于脉药研究颇有见地。使学医者知脉理之精，审古方之变，明药食之用，对后世本草学、文献学及现代中医临床研究有着重要的参考价值和借鉴作用。在临床辨治方法学上另辟蹊径，启后学之功著。其脉、药、方"联珠"之法，对现代研究中医临症辨治特点，更大程度发挥中医中药临症疗效具有重要的指导作用和研究价值。

方名索引

八　画

总 书 目

医 经

内经博议

内经提要

内经精要

医经津渡

素灵微蕴

难经直解

内经评文灵枢

内经评文素问

内经素问校证

灵素节要浅注

素问灵枢类纂约注

清儒《内经》校记五种

勿听子俗解八十一难经

黄帝内经素问详注直讲全集

基础理论

运气商

运气易览

医学寻源

医学阶梯

医学辨正

病机纂要

脏腑性鉴

校注病机赋

内经运气病释

松菊堂医学溯源

脏腑证治图说人镜经

脏腑图书症治要言合璧

伤寒金匮

伤寒考

伤寒大白

伤寒分经

伤寒正宗

伤寒寻源

伤寒折衷

伤寒经注

伤寒指归

伤寒指掌

伤寒选录

伤寒绪论

伤寒源流

伤寒撮要

伤寒缵论

医宗承启

桑韩笔语

伤寒正医录

伤寒全生集

伤寒论证辨

伤寒论纲目

伤寒论直解

I

本　草

药征

药鉴

药镜

本草汇

本草便

法古录

食品集

上医本草

山居本草

长沙药解

本经经释

本经疏证

本草分经

本草正义

本阜汇笺

本草汇纂

本草发明

本草发挥

本草约言

本草求原

本草明览

本草详节

本草洞诠

本草真诠

本草通玄

本草集要

本草辑要

本草纂要

识病捷法

药性提要

药征续编

药性纂要

药品化义

药理近考

食物本草

食鉴本草

炮炙全书

分类草药性

本经序疏要

本经续疏证

本草经解要

青囊药性赋

分部本草妙用

本草二十四品

本草经疏辑要

本草乘雅半偈

生草药性备要

芷园臆草题药

类经证治本草

神农本草经赞

神农本经会通

神农本经校注

药性分类主治

艺林汇考饮食篇

本草纲目易知录

汤液本草经雅正

新刊药性要略大全

淑景堂改订注释寒热温平药性赋

方　书

医便

卫生编

袖珍方

仁术便览

古方汇精

圣济总录

众妙仙方

李氏医鉴

医方丛话

医方约说

医方便览

乾坤生意

悬袖便方

救急易方

程氏释方

集古良方

摄生总论

摄生秘剖

辨症良方

活人心法（朱权）

卫生家宝方

见心斋药录

寿世简便集

医方大成论

医方考绳愆

鸡峰普济方

饲鹤亭集方

临症经验方

思济堂方书

济世碎金方

揣摩有得集

疢斋急应奇方

乾坤生意秘韫

简易普济良方

内外验方秘传

名方类证医书大全

新编南北经验医方大成

临证综合

医级

医悟

丹台玉案

玉机辨症

古今医诗

本草权度

弄丸心法

医林绳墨

医学碎金

医学粹精

医宗备要

医宗宝镜

医宗撮精

医经小学

医垒元戎

证治要义

松厓医径

扁鹊心书